科学出版社"十四五"普通高等教育研究生规划教材

# 中西医结合风湿病临床与实验研究

主 编 黄传兵

科学出版社

北 京

## 内容简介

本书是一本专为中医药、中西医结合专业研究生编写的教材，论述中医与西医在风湿病领域的理论、临床实践及实验研究成果，旨在培养高层次的研究型医学人才，为读者提供一个全面、深入理解风湿性疾病的机会。本书以中医辨证论治为主导，结合西医的先进诊断治疗技术，全面介绍了风湿性疾病的中西医临床与实验研究的成果。全书分为总论、分论两部分，总论共四章，分别为中西医结合风湿病发展概述、风湿病中西医病因病机研究、风湿病中西医辅助检查进展及风湿病中西医治疗。分论共十章，系统阐述了各风湿病的概说、病因病机、临床表现、诊断与鉴别诊断、治疗、临床研究、转归与预后、预防调护等，重点聚焦于临床基础研究、临床应用研究及中医药研究的最新进展，强调中西医结合在风湿病治疗中的优势，并展望了该领域未来的发展前景。教材不仅注重理论知识的传授，还强调临床实际应用的培养，通过实验研究等内容，增强了教材的实用性和操作性。此外，书中还融入了最新的研究成果，反映了风湿病领域的最新进展，对于提高风湿病的诊疗水平具有重要的指导意义。

本书适合作为教学和研究的参考书，供专业医生、研究生及医学院校的师生使用。

---

**图书在版编目（CIP）数据**

中西医结合风湿病临床与实验研究 / 黄传兵主编 . 北京：科学出版社，2025.6. --（科学出版社"十四五"普通高等教育研究生规划教材）.
ISBN 978-7-03-082206-2

I．R593.21

中国国家版本馆CIP数据核字第2025E2B991号

责任编辑：郭海燕 凌 玮 ／责任校对：刘 芳
责任印制：徐晓晨 ／封面设计：陈 敬

版权所有，违者必究。未经本社许可，数字图书馆不得使用

**科学出版社**出版
北京东黄城根北街16号
邮政编码：100717
http://www.sciencep.com

固安县铭成印刷有限公司印刷
科学出版社发行 各地新华书店经销

\*

2025年6月第 一 版 开本：787×1092 1/16
2025年6月第一次印刷 印张：18
字数：520 000

**定价：128.00元**
（如有印装质量问题，我社负责调换）

# 本书编委会

主　编　黄传兵
副主编　王　鹏　刘　健　武　剑　陆　燕
编　者　（以姓氏笔画为序）
　　　　万　磊（安徽中医药大学）
　　　　王　鹏（安徽中医药大学）
　　　　刘　健（安徽中医药大学）
　　　　汪　元（安徽中医药大学）
　　　　张皖东（安徽中医药大学）
　　　　陆　燕（南京中医药大学）
　　　　陈瑞莲（安徽中医药大学）
　　　　纵瑞凯（安徽中医药大学）
　　　　武　剑（苏州大学）
　　　　姜　辉（安徽中医药大学）
　　　　黄传兵（安徽中医药大学）
　　　　曹云祥（安徽中医药大学）
　　　　谌　曦（安徽中医药大学）
秘　书　李　明（安徽中医药大学）
　　　　常　新（苏州大学）

# 前　言

　　风湿免疫病学作为现代医学的一个重要分支，专注于研究和治疗影响关节、肌肉及其周围结构的疾病，同时也涵盖了一系列涉及全身多个系统的自身免疫性疾病。随着医学科学的不断进步，特别是分子生物学、遗传学和免疫学等领域的突破，风湿免疫病学的发展迎来了前所未有的机遇，为患者提供了更为精准的诊断和更为有效的治疗方案。正是在这样的背景下，《中西医结合风湿病临床与实验研究》一书应运而生，旨在为我国研究生教育体系中的高层次人才培养提供专业、系统的学术支持。

　　党的二十大报告明确提出，在推动中医药发展的过程中，高层次、创新型人才的培养是重要内容。本教材的编写正是为了响应这一人才培养需求，以问题为中心，全面覆盖风湿病学的各个关键领域。本教材旨在通过深入探讨风湿病的中西医研究内容，结合中西医两种医学体系的优势，突出学科的重点、难点、疑点和热点，为读者提供一部全面、深入、实用的学术研究教材。

　　风湿病是一类涉及多个系统和器官的复杂疾病，其诊治过程充满挑战。本教材总论部分包含四章，涵盖了中西医结合风湿病的发展概述、病因病机研究、辅助检查进展及中西医治疗。分论部分则包含十章，深入解析了各类风湿病的基本概念、病因病机、临床表现、诊断与鉴别诊断、治疗、临床研究、转归与预后及预防调护，重点聚焦临床基础研究、临床应用研究及中医药研究的最新进展，特别强调了中西医结合在风湿病治疗中的独特优势，并对该领域的未来发展趋势进行了展望，力求为读者提供一个系统的学习框架。

　　在编纂过程中，我们特别注重了以下几点：首先，中西医结合的理念贯穿始终，本教材不仅详尽介绍了西医在风湿病领域的现代诊断与治疗方法，还融入了中医对风湿病的独到见解及治疗策略，充分展现了中西医结合的全局观念与个体化治疗原则。其次，临床与实验研究并重，本教材在阐述风湿病的临床知识的同时，也涵盖了该领域实验研究的最新进展，旨在激励学生及临床医生关注科学研究，以推动医学知识的不断更新与进步。再次，实用性与前瞻性并重，本教材强调实用价值，致力于协助读者解决实际临床问题；同时，也兼顾前瞻性，引入了风湿病学领域的最新研究成果并分析了未来发展趋势。最后，注重对研究思路的分析，通过探讨风湿病常见的动物模型、细胞模型及常用的生物信息学方法，本教材意在提升读者的实验研究思维与问题解决能力。

本书面向的专业读者群体包括风湿科医生、中医院校的师生及相关专业的研究生。本教材以纲要性表述为主，旨在为研究生和教师留有思索和研究的空间。我们鼓励研究生在掌握基础知识的同时，积极思考、探索未知，提出新的问题和研究解决方案。通过实验研究和临床实践，读者可以更深入地理解风湿病的复杂性，提高临床诊疗能力和学术研究技能。我们希望本教材能够成为医学生、临床医生及相关科研工作者的宝贵资源，为其在风湿免疫病学的学习和实践中提供指导。

最后，我们要感谢所有参与编写、审校和支持工作的专家学者。正是他们的辛勤工作和无私奉献，使本教材得以顺利完成。同时，我们也期待广大读者提出反馈和建议，以便我们不断改进和完善教材内容，更好地服务于医学教育和临床实践，共同推动风湿免疫病学的发展。

编 者

2025 年 2 月

# 目 录

## 总 论

**第一章 中西医结合风湿病发展概述** ............................................ 3
- 第一节 风湿病的范围与命名 ................................................ 3
- 第二节 风湿病发展历史 .................................................... 6

**第二章 风湿病中西医病因病机研究** ............................................ 10
- 第一节 风湿病中医病因病机研究 ............................................ 10
- 第二节 风湿病西医发病机制 ................................................ 11

**第三章 风湿病中西医辅助检查进展** ............................................ 17
- 第一节 风湿病实验室检查进展 .............................................. 17
- 第二节 风湿病影像学诊断进展 .............................................. 23
- 第三节 风湿病病理诊断进展 ................................................ 25

**第四章 风湿病中西医治疗** .................................................... 30
- 第一节 中医治疗 .......................................................... 30
- 第二节 西医治疗 .......................................................... 34

## 分 论

**第五章 弥漫性结缔组织病** .................................................... 43
- 第一节 类风湿关节炎 ...................................................... 43
- 第二节 系统性红斑狼疮 .................................................... 53
- 第三节 干燥综合征 ........................................................ 66
- 第四节 系统性硬化病 ...................................................... 78
- 第五节 多发性肌炎及皮肌炎 ................................................ 88
- 第六节 混合性结缔组织病 .................................................. 102

**第六章 血管炎** .............................................................. 109
- 第一节 大动脉炎 .......................................................... 109
- 第二节 抗中性粒细胞胞质抗体相关血管炎 .................................... 118
- 第三节 皮肤血管炎 ........................................................ 128
- 第四节 白塞综合征 ........................................................ 136

## 第七章　脊柱关节病 …… 147
### 第一节　强直性脊柱炎 …… 147
### 第二节　银屑病关节炎 …… 156
### 第三节　肠病性关节炎 …… 164

## 第八章　骨关节炎 …… 173

## 第九章　与代谢和内分泌相关的风湿病 …… 182
### 第一节　痛风 …… 182
### 第二节　自身免疫性肝病 …… 192

## 第十章　非关节性风湿病 …… 200
### 第一节　纤维肌痛综合征 …… 200
### 第二节　成人斯蒂尔病 …… 208
### 第三节　IgG4 相关性疾病 …… 214

## 第十一章　与感染相关的风湿病 …… 227

## 第十二章　风湿病常见动物模型 …… 234
### 第一节　风湿病动物模型概述 …… 234
### 第二节　类风湿关节炎动物模型 …… 237
### 第三节　系统性红斑狼疮动物模型 …… 240
### 第四节　干燥综合征动物模型 …… 242
### 第五节　强直性脊柱炎动物模型 …… 243
### 第六节　银屑病关节炎动物模型 …… 245
### 第七节　骨关节炎动物模型 …… 246
### 第八节　其他风湿病相关动物模型 …… 247

## 第十三章　风湿病常见细胞模型 …… 250
### 第一节　风湿病细胞模型概述 …… 250
### 第二节　类风湿关节炎细胞模型 …… 253
### 第三节　系统性红斑狼疮细胞模型 …… 255
### 第四节　干燥综合征细胞模型 …… 257
### 第五节　强直性脊柱炎细胞模型 …… 259
### 第六节　银屑病关节炎细胞模型 …… 260
### 第七节　骨关节炎细胞模型 …… 261
### 第八节　其他风湿病相关细胞模型 …… 263

## 第十四章　风湿病常用生物信息学方法 …… 265
### 第一节　生物信息学概述 …… 265
### 第二节　生物信息学在风湿病中的应用 …… 275

## 主要参考文献 …… 279

# 总　　论

# 第一章 中西医结合风湿病发展概述

## 第一节 风湿病的范围与命名

### 一、中西医风湿病范围和特点

(一) 中医风湿病范围概述

中医风湿病的涵盖范围很广。中医对于具有风湿病临床表现的疾病，仍然沿用《黄帝内经》的分类办法，归纳为"痹病"范畴，也就是凡出现局部疼痛、肿胀、强硬、麻木、发红、发热、恶寒、畏冷症状的疾病，均属于"痹病"的范围。以《黄帝内经》为例，其对痹的解释是"凡气血经脉有所阻滞，如气滞、血瘀、痰凝等，均可导致痹的发生"，后世医家亦解释为"痹者，闭而不通之谓也"。这类解释对痹的成因及机理的理解都是正确的。所以，"痹病"实际上是一个涵盖范围很广的概念，《黄帝内经》把脏腑病证都纳入了"痹病"的范围。

(二) 西医风湿病范围和特点

根据现代的学术发展，风湿病在西医学中有了新的内容，凡是与免疫、代谢、感染、遗传、骨组织等有关的，以骨、关节、肌腱、肌肉、皮肤疼痛为主的疾病都属风湿病的范畴。在现代医学中，风湿病是指一类以侵犯关节、骨骼、肌肉、血管等结缔组织为主的疾病，其分类复杂，病种繁多，与免疫、代谢、感染、遗传、退行性变相关，多数为自身免疫性疾病。风湿病包含100多种疾病。1983年，美国风湿病协会（American College of Rheumatology，ACR）将这些疾病共分为十大类，这一分类后被世界卫生组织（World Health Organization，WHO）采纳。十大分类如下：①弥漫性结缔组织病，如类风湿关节炎、系统性红斑狼疮、干燥综合征；②脊柱关节病，如强直性脊柱炎、银屑病关节炎；③退行性关节病，如骨关节炎；④晶体性和代谢性关节病，如痛风和假性痛风；⑤感染性关节病，如直接感染引起的莱姆病和间接感染引起的反应性关节炎；⑥神经相关疾病，如腕管综合征；⑦肿瘤相关疾病，如肺部原发肿瘤引起的骨、关节症状；⑧有关节和骨表现的疾病，如弥漫性特发性骨肥厚、变形性骨炎、致密性髂骨炎；⑨无关节和骨表现的疾病，如腱鞘炎、筋膜炎、血管舒缩障碍；⑩其他疾病，如纤维肌痛综合征、结节红斑、结节性脂膜炎等。

### 二、历代对风湿病的命名与分类

(一) 历代中西医对风湿病的认识

中医所讲的风湿病是指人体营卫失调，感受风寒湿热之邪，合而为病；或日久正虚，内生痰浊、瘀血、毒热，正邪相搏，使经络、肌肤、血脉、筋骨，甚至脏腑的气血痹阻，失于濡养，而形成的以肢体关节、肌肉疼痛、肿胀、酸楚、麻木、重着、变形、僵直及活动受限等症状为特征，甚至累及脏腑的一类疾病的总称。实际上中医所讲的风湿病包括了中医的"痹证""风湿""历节""痛风""漏肩风""鹤膝风"等。西医学的风湿病是指侵犯关节、肌肉、韧带、肌腱、滑囊等组织，以疼痛为主要表现的疾病。无论其发病原因如何，均属风湿病范畴。确切地讲，其全称应是"风湿性疾病"（rheumatic disease）。风湿性疾病实际上是一组疾病，到目前为止，已知具有不同名称的风湿性疾病已达100种以上，ACR将这些疾病共分为10大类。其致病因素既包括人们传统概念所指的受风、受冷、潮湿等环境因素，也包括感染性因素、免疫学因素、代谢性因素、内分泌性因素、退变性因素等；其病变范围可以是局限的，也可以是广泛的，如以关节痛等局部症状为临床表现之一的全身性疾病。

（二）中医风湿病病名发展史

成书于2000多年前的《五十二病方》中就有关于"风湿"的记载，但将"风湿"作为独立的病名则始于东汉时期的"医圣"张仲景，他所著的《金匮要略》记载："病者一身尽疼，发热，日晡所剧者，名风湿"，"风湿，脉浮身重，汗出恶风者，防己黄芪汤主之"。由此可见，风湿作为中医病名，至少已有1800年的历史了。现在所用的"痹"字，最早见于《黄帝内经》。"痹"的含义较为丰富，既可以表示病名、症状，也可以表示病机。《素问·痹论》曰："痹在于骨则重；在于脉则血凝而不流；在于筋则屈不伸；在于肉则不仁；在于皮则寒。"这里的"痹"则是指病机。"痹"作为病名，有广义和狭义之别。广义的"痹"，泛指机体为邪闭阻，而致气血运行不利，或脏腑气机不畅所引起的病症，如胸痹、喉痹、五脏痹、五体痹等；而狭义的痹，就指"痹证"。目前对风湿病中医理论的系统继承和研究始于20世纪80年代。1989年全国痹病委员会在江西庐山成立，该委员会在20世纪90年代通过多次学术会议讨论后确定将"痹病"更改为"中医风湿病"，认为"风湿"病名自古有之，既有较为严谨的内涵和外延，也符合中医的命名原则，同时也避免了"痹"为病名所引起的与其他病种交叉错杂的弊端。中医风湿病病名的提出有利于中医学术的发展，有利于中西医学术的交流，有利于临床的研究，也有利于中医学知识的普及和推广。1986年3月在卫生部于北京召开的中医证候规范学术会议上，老中医专家和中西医结合专家提出的《疾病定义草案》确定了中医风湿病学的概念。

（三）西医风湿病病名发展史

"风湿"源于古希腊语"Rheuma"，意为流动。公元前4世纪，《希波克拉底全集》提出了"体液论"，认为人体生命由四种基本体液构成，异常则致病。"风湿"描述了因体液异常导致的关节疼痛，但定义和范围不明确。1547年，布尔德（Audrew Boord）设想黏液与关节炎相关，提出风湿为黏液导致病变的观点。法国人巴尤把风湿病命名为系统性肌肉骨骼疾病。1858年，《医学英华字释》收录"rheumatism"等词汇，并将其译为"风湿"。1940年，科姆罗确定了"风湿病学家"的命名。1949年，奥朗代介绍了风湿病学。1942年，克伦佩雷尔统称胶原组织改变的疾病为"胶原病"。1952年，埃里克建议将"胶原病"改名为"结缔组织病"。风湿病的概念早于胶原病和结缔组织病，后两者根据受累部位命名。现今，风湿病范围广泛，超出胶原病和结缔组织病的范畴。自身免疫病是免疫系统对机体自身抗原发生异常反应导致的疾病，与胶原病和结缔组织病有交叉，但多属风湿病范畴。

（四）中西医风湿病病名的联系

近代西医学传入中国后，与中医体系产生碰撞与融合。风湿病命名上，霍布森在《医学英华字释》中将"rheumatism""gout"译为"风湿"和"酒脚风"。与此同时，现代医家也在努力建立中西医风湿病病名联系。类风湿关节炎：中医古籍中称"痹病""历节"等，焦树德教授首创"尪痹"，现代类风湿关节炎多归此类。系统性红斑狼疮：病情复杂，中医古籍虽无此病名，但根据描述，常将其归为"阴阳毒""红蝴蝶疮"等。干燥综合征：路志正教授根据其临床表现和中医学特点，率先提出"燥痹"病名。硬皮病：属中医"痹病"范畴，局限性为"皮痹"，系统性为"脉痹""五脏痹"。强直性脊柱炎：属中医"痹病"范畴，古人称"龟背风"等。焦树德教授提出"大偻"，得到中医界认可。银屑病：皮肤损害与中医"白疕"等相似，关节病变属"痹病"范畴。白塞综合征：临床表现与中医"狐惑病"相似，故归此类。痛风：属中医"痹病"范畴，与"痛风""痛痹"等症状相似。

中、西医风湿病学虽研究对象相近，但理论体系不同。两者在病因、病理、分类、诊断、治疗、预后等方面存在显著差异。中、西医风湿病病名对应关系不代表概念等同。以类风湿关节炎为例，西医认为类风湿关节炎为自身免疫病，早期表现为关节肿胀、疼痛，晚期可致关节畸形、功能丧失，严重者可伴脏器损害。中医将类风湿关节炎归为痹病范畴，但痹病还包括红斑狼疮、干燥综合征等疾病，故焦树德教授提出用尪痹代表类风湿关节炎。在诊疗中，中医病名诊断需根据病情、部位、阶段等实际情况，明确西医病名后，再给出中医病名诊断，以指导后续治疗。

## 三、中医风湿病的分类

历代医家对风湿病的命名及分类都很重视，然而，其命名及分类相当繁杂，据相关记载统计，有关痹病的名称约400种，从中可以看出前贤诸家对风湿病命名及分类的认识颇不一致，但归纳起来，不外乎从病因、病位、症状、特征等方面进行分类。

### （一）从病因分类

中医对风湿病的分类是多方面的，按病因分类是中医对痹证最常用的也是最通用的方法。最早的分类可见于《素问·痹论》，其记载："风、寒、湿三气杂至，合而为痹也。其风气胜者为行痹，寒气胜者为痛痹，湿气胜者为着痹"，另有"其热者，阳气多，阴气少，病气胜，阳遭阴，故为痹热"。以上为按病因风寒湿热分类。患者感受风、寒、湿邪而引起的痹痛，各有其特点，与感受邪气的偏胜有关。

### （二）从疼痛部位分类

中医风湿病主症为疼痛，痹病还常伴随肿胀、强硬等表现。痹病按关节部位可分为四肢及躯干。四肢中，上肢病变常涉及手指、手腕、手肘、肩胛等；下肢病变常见于膝关节、踝关节，尤其是外踝至足后跟部分。躯干常见颈部、肩部、脊背、腰部等部位，症状多为疼痛和强硬。此外，临床上臀部外侧至足底方向也常出现窜痛，同样属痹病范畴。中医书籍中提到的相关病症包括肩痛、肩颈痛、膝痛颈项强痛、背脊痛等。

### （三）从发病部位分类

中医风湿病亦可由发病部位深浅分为皮、肉、脉、筋、骨等痹，其中最常见的是皮痹。皮肤肿胀疼痛，或皮起白色皮屑，或如鱼鳞状，局部皮肤痛如针刺或触之痛甚者，称为皮痹。《素问·四时刺逆从论》记载："少阴有余，病皮痹隐疹。"肌痹为风、寒、湿、热之邪滞留于肌腠之间，肌肉失于濡养，而引起肌肉疼痛酸楚，麻木不仁，渐至肢体痿软无力的病症。《素问·长刺节论》记载："病在筋，筋挛节痛，不可以行，名曰筋痹。"大凡腰膝不利、筋脉拘挛、能屈不能伸、抽筋痉挛之类，皆属此症。骨痹是指风、寒、湿、热之邪深入于骨，骨失所养引起的以骨节痛重、活动不利、腰脊酸软、关节畸形为主要特征的病症。周痹是指痹邪影响的范围较大，上至头须，下至足底，可以自由游走或不固定，侵犯的部位和层次也不固定。众痹则是表现为全身肢节疼痛，痛多发，部位对称，上下左右，无有定处，且休作更替，无有终时。

### （四）从脏腑分类

按照脏腑分类主要指五脏痹。五脏痹是肝痹、心痹、脾痹、肺痹、肾痹的总称，最早见于《素问·痹论》。明代医家王肯堂在《证治准绳·杂病》中对五脏痹理论进行了系统总结，进一步完善了其辨证论治体系。五脏痹是痹证深入脏腑，影响脏腑功能而致，多由五体痹发展而来。

### （五）从临床特征分类

有些风湿病在临床上确有其独特的征象或发生、发展、诊治的规律。故至今临床上仍在使用其临床特征命名，如历节、痛风、产后痹、狐惑、血痹、周痹、众痹、顽痹、鹤膝风、鼓槌风、鸡爪风、尪痹等，可总称为特殊痹。

## 四、西医风湿病分类

随着生物化学、免疫学、免疫组织化学及分子生物学的快速进展，医学界对风湿病的研究领域也大为扩大和深入，使风湿病的研究进入到免疫学和分子生物学的崭新阶段。在这一背景下，人们对风湿病的认识更加全面，其发病原因涉及免疫、感染、内分泌、代谢、退化、遗传、肿瘤、环境等诸多因素。同时，在疾病分类上，风湿病涵盖内容也十分丰富。

被许多国家和地区采用的是1983年美国风湿病协会的分类方法，其根据病因、发病机制和部位的不同，将风湿病分为10个类别，共计包含疾病100余种，其中弥漫性结缔组织病在风湿性疾病中始终占有重要地位，主要因为结缔组织病在临床上较为常见，且常累及多个器官。近年来，随着免疫学的迅速发展，结缔组织病的研究不断推进，出现了对发病机制新的认识及新的诊疗手段。

以上疾病分类中，系统性血管炎的分类较为复杂。2012年教堂山共识会议（CHCC）将系统性血管炎分类为：①大血管炎：大动脉炎（主要累及主动脉及其主要分支）、巨细胞动脉炎（常累及颞动脉）；②中血管炎（主要影响中等动脉，与抗中性粒细胞胞质抗体无关）：结节性动脉炎、川崎病；③小血管炎：抗中性粒细胞胞质抗体（antineutrophil cytoplasmic antibody，ANCA）相关性血管炎包括肉芽肿性多血管炎（granulomatosis with polyangiitis，GPA）、嗜酸细胞性肉芽肿性多血管炎（eosinophilic granulomatosis with polyangiitis，EGPA）及显微镜下多血管炎（microscopic polyangitis，MPA）。免疫复合物性小血管炎如抗肾小球基膜病、冷球蛋白性血管炎、IgA性血管炎（过敏性紫癜）、低补体血症性荨麻疹血管炎。④变异性血管炎：无主导血管类型，可以累及任何大小血管（大、中、小）和类型（动静脉、毛细血管），包括贝赫切特综合征（白塞综合征）和科根综合征。⑤单器官性血管炎：累及单一器官血管，为系统性血管炎局限性表现，包括皮肤白细胞破碎性血管炎、皮肤动脉炎、原发性中枢神经系统性血管炎及孤立性动脉炎。⑥与系统疾病相关的血管炎：与系统性疾病相关，可能继发于某病因或系统性疾病，诊断需加上明确的系统性疾病的前缀，如类风湿性血管炎、结节病性血管炎。⑦与可能病因相关的血管炎：该分类侧重病因关联，包括丙肝病毒相关性冷球蛋白血症性血管炎、乙肝病毒相关性血管炎、梅毒相关性主动脉炎、血清病相关性免疫复合物性血管炎、药物相关性免疫复合物性血管炎、药物相关性ANCA相关性血管炎和肿瘤相关性血管炎等。

## 第二节　风湿病发展历史

### 一、中医风湿病发展史

风湿性疾病在中医学中属于"痹证""风湿"范畴。《山海经》记录了30余种疾病，其中包括痹证。《左传·昭公元年》提出了"风淫末疾"的概念，即风邪为病导致四肢疼痛。长沙马王堆三号汉墓出土的文物中就有"疾痹"的记载，可见在汉代之前人们对风湿病就有了明确的认识和防治经验。

（一）战国、秦汉时期

《素问·痹论》谓："风寒湿三气杂至，合而为痹也"，"风气胜者为行痹，寒气胜者为痛痹，湿气胜者为着痹"，"痛者，寒气多也，有寒故痛也"。这些论述不仅明确了痹证的主要病因是风寒湿邪，还指出邪正盛衰与痹证发生之间的关系。此后，《金匮要略》进一步发展了痹证理论，首次提出外感寒湿、郁而化热而致热痹的治疗理论，将痹证分为风寒湿痹与风湿热痹两大类，并记载了麻黄加术汤、麻黄杏仁薏苡甘草汤、桂枝芍药知母汤等一系列方药，对于深伏于内的痹邪，除祛风除痹从表而解以外，尚需扶阳气、充腠理，缓缓蒸发，通畅营卫，致风湿尽去，对后世医家的临床实践起到了指导作用。《神农本草经》记载的痹证病名有痹气、气血痹、血痹、风痹、寒痹、寒热痹、湿痹、筋骨湿痹、骨节痛痹、风湿痹、风湿痹痛、风湿偏痹、风寒湿痹、寒湿痹、寒湿痿痹、肉痹、阴痹、肉痹、周痹、风寒湿周痹、诸痹、骨间诸痹、喉痹、咽喉痹、胃痹等。从这些名称可以看出，《神农本草经》已经明确认识到痹证的发生不但与风、寒、湿、热密切相关，且与血虚、痰瘀等有关，并创造性地提出血痹、肉痹、胃痹等概念。《神农本草经》中明确记载治疗痹证的药物共83种，这些药物涉及补肝肾、健脾、强筋壮骨、祛风除湿、利湿消肿、清热解毒、行气活血、祛瘀、补血、祛痰等各类中药，为后世治疗痹证奠定了药物学基础。

（二）隋唐时期

隋代巢元方在《诸病源候论》里强调体虚感邪是引起痹证的主要因素，如《诸病源候论·风湿痹候》言："由血气虚，则受风湿，而成此病"，并提出脏腑积热蕴毒可致痹，并对"历节风"进行了详细的论述："历节风之状，短气，自汗出，历节疼痛不可忍，屈伸不得是也，由饮酒腠理开，汗出当风所致也，亦有血气虚，受风邪而得之者，风历关节，与血气相搏交攻，故疼痛，血气虚，则汗也，风冷搏于筋，则不可屈伸，为历节风也。"唐代医家孙思邈提出风毒致"历节风"，在《备急千金要方》中提到"夫历节风着人久不治者，令人骨节蹉跌……此是风之毒害者也"，并创立了清热解毒的治则，使用犀角汤治疗"热毒流入四肢，历节肿痛"。王焘在《外台秘要》中提出白虎病之名："白虎病者，大都是风寒暑湿之毒，因虚所致，将摄失理，受此风邪，经脉结滞，血气不行，蓄于骨节之间，或在四肢，肉色不变。其疾昼静而夜发，发即彻髓酸疼，乍歇，其病如虎之啮，故名曰白虎之病也。"

（三）金元时期

金元时期，史称"金元四大家"的刘完素、张从正、李东垣、朱丹溪对痹证病因病机提出了不同观点和治痹之法，进一步推动了痹病学的发展。刘完素根据临床实际创立新说，如以《素问·至真要大论》病机十九条为纲，创造性地补充了"诸涩枯涸，干劲皱揭，皆属于燥"的病机，认为"火灼真阴，血液衰少"可导致"皮肤皱揭而涩"，甚则"麻痹不仁"，对后世五淫痹之"燥痹"的病因病机有着指导意义；并创立"麦门冬饮子"，使其成为目前临床治疗燥痹的常用方剂。张从正在《儒门事亲》中首次提出"痹证以湿热为源，风寒湿为兼"的论点，认为湿热也是致痹的主要原因之一；还指出各种痹证致病特点不同，对后世临床痹证之鉴别诊断具有实际意义。李东垣认为"脾病，体重节痛，为痛痹，为寒痹，为诸湿痹"，提出"脾胃所伤"为痹证主要发生原因之一，丰富了痹证的病因学说；同时在痹证的辨证论治中，李东垣强调首先要辨外感还是内伤。朱丹溪首立"痛风"之名，认为人体若平素阴虚火盛，则会出现"血受热自沸腾"的情况，此后若涉水遇冷，或久居湿地，或当风受凉，必当"寒凉外搏，热血得寒，污浊凝涩"而成痹；朱丹溪认为"湿痰浊血流注"是其发生病机，在临床实践中以气血痰郁为纲，以人的体质作为辨证论痹的客观依据，强调从痰瘀论痹，《丹溪心法》中载有："肥人肢节痛，多是风湿与痰饮，流注经络……瘦人肢节痛，是血虚。"

### （四）明清时期

张介宾《类经》谓"非若皮肉、筋骨、血脉、脏腑之有形者也，无迹可着，故不与三气为合，盖无形亦无痹也"，治疗上"最宜峻补真阴，使血气流行，则寒邪随去，若过用风湿痰滞等药，而再伤阴气，必反增其病矣"，方剂上提出用三气饮、大防风汤等治之。叶天士认为痹证不离风寒湿热虚瘀，并创造性地将痹证的病机融入络病理论，以经络学说加以解释。吴鞠通在《温病条辨》中指出："痹之因于寒者固多，痹之兼乎热者，亦复不少"，并总结了暑湿痹、湿热痹、湿痹的辨证治疗经验。林珮琴在《类证治裁》中对前人论治热痹进行了总结归纳，认为其病机有"风热攻注，筋弛脉缓"，有"初因寒湿风郁痹阴分，久则化热攻痛"。王清任继承朱丹溪、喻昌关于瘀邪致病的观点和叶天士"久病入络"的说法，在《医林改错》中突出论述了因血瘀致痹的学术观点，创制了一系列补气活血逐瘀之剂，对"瘀血痹"的概念及相关理、法、方、药的确立作出了贡献，在活血逐瘀法治疗痹证的广泛应用上树立了典范。

## 二、西医风湿病发展史

西方医学对风湿病的认识经历了从局部症状逐步扩展至全身病变、从模糊到清晰的漫长过程。而中医早在2000年前就已形成了对风湿病认识的完整理论体系，体系涵盖了病因病理、外部症状及内在脏腑病变。中医先有理论，后经过2000年的实践逐步验证，与西医的发展体系截然不同。

早在公元前3世纪，《希波克拉底全集》就已提及风湿（rheuma），该词源自古希腊语"流动"，指体内游走性病变。基于体液论，希波克拉底认为人体中有4种基本液体，体液失调或异常流动会导致疾病，肢体疼痛即为风湿病的表现。此后，体液论长期统治风湿病因学，但具体流动机制未明。在此理论影响下，西医长期将酸痛或疼痛视为风湿病的模糊表现，但其具体定义和临床范围不明。

公元1世纪的阿雷提乌斯（Aretaeus）描述了一种以小关节起病后累及其他关节并伴有关节畸形为主要表现的关节炎，很像后来的类风湿关节炎。考古学还证实，很早以前强直性脊柱炎就存在，考古人员曾在埃及金字塔的木乃伊上发现这类改变。

西医Baillon（1538～1616年）最早将风湿病与关节疾病联系在一起，从而将风湿病看作是一个独立的疾病。1676年西德纳姆（Sydenham）最早将侵犯青少年的剧烈的游走性关节疼痛并伴有红肿的疾病——急性风湿热与当时流行的痛风类疾病相区别。

18世纪后，西方医学的基础理论知识逐步加深，各种先进技术开始广泛使用，西方医学进入一个新的时代，特别是1776年舍勒（Scheele）对于尿酸的发现标志着现代风湿病学的开始。

19世纪初，希伯登（Heberden）认为风湿病是多种酸痛和疼痛的统称，难以与其他疾病区分。于是众多学者开始研究其特征以便区别。19世纪末，人们认识到风湿病不仅是关节病，更是全身性疾病。克林（Kling）发现风湿热有全身结缔组织病变，克伦佩勒（Klemperer）提出风湿病是"胶原病"。1952年，埃里希（Ehrich）将风湿病更名为"结缔组织病"，但风湿病名称仍沿用至今。

19世纪，医生认为类风湿关节炎与慢性感染相关。1930年有学者从患者血清中分离出链球菌，但结果未被重复。1932年，学者发现患者血清中有凝集素可凝集链球菌。1947年，皮尔斯（Pearce）发现她的血清能凝集致敏绵羊红细胞，罗斯（Rose）认为这由类风湿因子所致。1948年，罗斯（Rose）和雷根（Ragan）创立了用致敏绵羊红细胞凝集反应检测类风湿因子的方法，并将其作为诊断类风湿关节炎的实验室方法。

近30年，免疫学的快速发展极大地推动了风湿病研究，逐步揭示其为自身免疫性疾病，与免疫遗传学相关。研究表明，主要组织相容性复合体（major histocompatibility complex，MHC）与类风湿关节炎、红斑狼疮有关，且可能与微生物感染相关。分子生物学技术如杂交技术和聚合酶链反应，为确定微生物在风湿病发病中的作用提供了手段。此外，补体基因缺失也被证明与风湿病发病有关，而免疫多样性的产生则基于基因重组。通过深入研究基因对风湿病的作用机制，我们有望找到与疾病发生发展相关的敏感基因，使用免疫学方法干扰致病过程，可能促进类风湿关节炎的治疗和预防。目前风湿病诊断方法不够准确且难以早期诊断，如关节活检、X线片等对人体有创伤，而早期诊断对治疗意义重大，但目前尚无满意方法。不过，随着免疫学和免疫遗传学的发展，风湿病学诊断有了巨大飞跃，新的诊断工具和药物出现，风湿病研究进入新阶段。

## 三、中西医结合风湿病发展史

新中国成立初期（1949~1978年）：中西医结合初探索。新中国成立后，医疗卫生事业迅猛发展，风湿病作为影响民众健康的重要病症受到重视。当时医疗资源紧缺，中医药凭借简便验廉的优势开始在基层医疗中占重要地位。许多风湿病患者依赖中医治疗，中药、针灸、拔罐等传统疗法得到广泛应用。与此同时，西医在风湿病药物研究上也取得了进展，如非甾体抗炎药（nonsteroidal anti-inflammatory drug，NSAID）和类固醇激素。但此类药物长期用药有副作用，促使着医学界开始寻求中医药辅助治疗，探索中西医结合的新路径。中医方面，传统中药如杜仲、狗脊等被用于治疗风湿病，针灸、拔罐也用于临床，帮助患者缓解症状。

改革开放初期（1978~1990年）：中西医结合的推广阶段。1978年，中国改革开放，中西医结合治疗风湿病得到推广。医疗卫生事业快速发展，医疗技术水平提升。20世纪80年代，西方医学文献引入，中国医生学习应用西医先进技术。X线、MRI等现代诊断技术逐渐普及，为风湿病的早期诊断提供重要依据。抗风湿病药物如甲氨蝶呤、来氟米特等得到广泛应用。在中医药领域，国家鼓励中医药现代化研究，中药制剂如黄芪、丹参复方制剂用于改善风湿病症状。中药注射剂如双黄连、清开灵也取得良好疗效。

快速发展期（1990~2010年）：中西医结合深化阶段。20世纪90年代，随着经济与技术快速发展，中西医结合在风湿病治疗上进入快速发展期。中医药与现代医学技术结合紧密，众多中医院和综合医院纷纷开设中西医结合风湿病专科，为患者提供更专业的诊疗服务。中药方剂得到优化和标准化，如葛根、赤芍、黄芪等中药成分被制成稳定且易于服用的中药制剂。针灸、拔罐等传统技术也在风湿病治疗中得到推广。中西医结合治疗风湿病的效果和安全性得到临床验证。西医方面，生物制剂和免疫抑制剂如肿瘤坏死因子（TNF）抑制剂、白介素（IL）抑制剂等为风湿病治疗提供新选择，显著改善患者病情和生活质量。

现代阶段（2010年至今）：中西医结合治疗风湿病创新阶段。生物制剂、靶向药物等西医新技术与中医药结合，提升了治疗效果。在政策支持方面，政府加大投入，相继建立了如国家中医药管理局重点风湿病研究室、中西医结合风湿免疫疾病研究中心等多个科研平台，为学术研究与技术创新提供了有力保障。中医药在风湿病治疗中应用广泛，中西医结合治疗方案在临床得到广泛应用，多中心研究积累了大量数据，现代科技推动中医药研究走向现代化和国际化。随着国际合作增多，中医药的国际认可度不断提升。国外研究机构关注中医药在风湿病治疗中的应用，部分中药制剂获临床试验许可。

未来，中西医结合治疗风湿病将向精细化、个体化、系统化发展。借助大数据、人工智能等技术，治疗手段将更加丰富精准。个体化治疗将成为趋势，即综合患者基因、环境、生活方式制定个性化方案。中医药现代化研究不断深入，提供了多样化治疗选择。现代科技将揭示中药的作用机制，开发出新制剂和疗法，为风湿病治疗带来更多可能性。

总之，1949年后中西医结合治疗风湿病的发展史是一部不断探索、不断创新的历史。在中西医结合的道路上，中国的风湿病治疗取得了显著成就，未来也将迎来更加辉煌的前景。通过不断加强中西医结合的研究和实践，为风湿病患者提供更加优质和高效的医疗服务，提高他们的生活质量，是我们共同的目标和努力方向。

# 第二章 风湿病中西医病因病机研究

## 第一节 风湿病中医病因病机研究

中医对风湿病病因的认识，早在《黄帝内经》中即有记载，其曰："风寒湿三气杂至，合而为痹也"、"所谓痹者，各以其时重感于风寒湿之气也"。这些论述代表了古人对风湿病外因的认识，同时古人也意识到外因只是疾病发生发展的外部条件，内因则是疾病发生演化的根本因素。导致痹病的原因很多，主要在于正气虚衰、六淫杂感两个方面。内因方面，《素问·逆调论》曰："荣气虚则不仁，卫气虚则不用，荣卫俱虚，则不仁且不用"，提及了营卫不和可致痹的理论。从相关论述看，风湿病内因为正气不足，包括营卫失调、脏腑精气失常。外因为风寒湿外邪侵袭，病机演变有邪气痹阻、郁而化热、瘀血阻络、痰浊形成、脏腑内伤、劳欲体虚等。

### 一、外感六淫之邪

六淫外邪是风湿病外因。《黄帝内经》提出风、寒、湿三气合为痹论，其致病程度不同，症状各异，风气胜为行痹，寒气胜为痛痹，湿气胜为着痹。风寒湿邪闭阻经络，导致气血不畅，引起疼痛。行痹疼痛呈游走性，痛痹以冷痛为主，着痹则表现为重着不移。痹证中，寒湿为主要邪气，其中，湿邪在痹证发病中尤为关键。王承德认为湿为痹证根源，湿性黏腻难解。此外，人体阴阳盛衰也影响病邪转化，阳虚或阴盛易感寒湿，阳盛或阴虚易感风热，转化后可成寒湿痹或湿热痹。

### 二、营卫气血失调

营卫失调是风湿病发生的重要内在病理基础。《素问·痹论》认为"逆其气则病，从其气则愈，不与风寒湿之气合，故不为病"，从痹病的发生及治疗方面论述了风湿病与营卫之气的密切关系。若营卫功能正常，风寒湿邪不能侵入，就不会发生风湿病；如果饮食劳倦，营卫失调或虚损，风寒湿邪乘虚侵袭，就会发为风湿病。即使发病，营卫二气调和，运行正常，痹病也易痊愈。这为调和营卫法治疗风湿病提供了理论依据，后世张仲景以桂枝芍药知母汤治疗风湿历节病，即以调和营卫为基本法则。另一方面，这也为预防风湿病的发生提供了思路。"邪之所凑，其气必虚"，"正气存内，邪不可干"，预防本病发生就要强身健体，经常参加体育锻炼，增强体质，提高自身抵抗力，除此之外也可以服用玉屏风散类方以益气实卫、固表，抵御外邪侵袭。营行脉中，卫行脉外，阴阳相贯，气调血畅，濡养四肢百骸、脏腑经络。现代关于痹证的研究进一步证明，营卫和调，则卫外御邪；营卫不和，邪气就会乘虚而入。由此可见，营卫失调是风湿病发病的重要原因之一。

## 三、脏腑阴阳内伤

《黄帝内经》认为"五脏皆有所合,病久而不去者,内舍于其合也。"风湿病初起表现在筋脉皮骨,病久而不愈则可内传入脏,病邪入里一旦形成脏腑痹,则更伤五脏,称为五脏痹。肺主气,朝百脉,司皮毛。若皮痹不愈,肺卫不固,病邪循经入脏,致肺失宣降,气血郁闭,则成肺痹。西医的风湿性心脏病、类风湿关节炎伴发的肺炎及胸膜炎、皮肌炎、硬皮病、系统性红斑狼疮等,均可见肺痹表现。心主血脉,若脉痹不已,复感于邪,内舍于心,则成心痹。脾司运化,主肌肉。饮食失节,或劳倦内伤,或外受寒湿之邪等,均可致脾虚湿困,运化失司,气机不利,而成脾痹。肝藏血,主筋。"筋痹不已,复感于邪,内舍于肝",肢体痹证久不愈,反复为外邪所袭,肝气日衰;或由于情志所伤、肝气逆乱,气病及血,肝脉气血瘀阻,则成肝痹。肾主骨,生髓。"骨痹不已,复感于邪,内舍于肾",骨痹日久不愈,肾气受损,又反复感受外邪而致肾气亏损,则成肾痹。现代中医大家大多认为五脏痹之间可以发生传变,依据中医理论知识,临床中痹病出现肺脏病变时,可进一步累及心脏、肾脏。

## 四、痰浊瘀血内生

《灵枢·寿夭刚柔》中说:"久痹不去身者,视其血络,尽出其血。"提示久痹难愈,瘀血形成,治疗应刺络放血,去其瘀血。顽痹为气伤入血络,瘀阻血络,深达骨骱,顽固不愈,出现关节畸形、肿痛、僵硬、功能障碍等严重症状,乃为"久病入络"之病机。风湿病日久,五脏气机紊乱,升降无序,则气血痰浊交阻,痰瘀乃成,流注于骨骱,闭阻经络,遂致关节肿大、变形,疼痛加剧,皮下结节,肢体僵硬,麻木不仁,其证多顽固难愈。痰瘀作为病因,或偏于痰重,或偏于瘀重,或痰瘀并重,临床表现亦不相同。若以痰浊痹阻为主,因痰浊流注关节,则关节肿胀,肢体麻木;痰浊上扰,则头晕目眩;痰浊壅滞中焦,气机升降失常,则见胸脘满闷,纳差恶心。若以瘀血为主,则血瘀停聚,脉道阻涩,气血运行不畅而痛,表现为肌肉、关节刺痛,痛处不移、久痛不已、痛处拒按、局部肿胀或有瘀斑。若痰瘀互结,痹阻经脉,痰瘀为有形之物,留于肌肤则见痰核、硬结或瘀斑;流注关节、肌肉,则肌肉、关节肿胀疼痛;痰瘀侵入筋骨,则骨痛肌萎、关节变形、屈伸不利。针对上述痰瘀致病的复杂病机,朱良春指出治痹"扶正"是根本,祛邪的关键是化痰消瘀。

## 五、劳欲体虚致痹

劳欲适度,阴阳协调,有助于气血流通,身体健康。若劳欲失度,将息失宜,体力下降,则损伤机体,机能降低,耗伤肾精,引发疾病。肾精亏损,发为痹证,《症因脉治·痹证论》言:"或不慎房劳……而肾痹之症作矣。"一方面,房劳不节,耗伤肝肾之精,精气亏竭,阴血燥枯,筋骨失于滋润濡养,发为痹证;另一方面,若因病久、年老、素虚,肝肾羸弱,气血亏少,使得肢体筋脉失濡,腠理松懈,外邪干内,发为痹证。《类证治裁·痹证》言:"诸痹……良由营卫先虚……久而成痹。"体虚则抗邪不利,邪气不能驱散,注于经络,或正气被邪气所困,不能通顺,停于经脉,气血滞结,发为痹证。现代中医理论研究表明,痹证本质是"本虚标实"之证,先天禀赋不足或久病所致人体正气亏虚,加上劳累过度,外邪侵犯机体,引起经络瘀阻,不通则痛,而成痹证。

## 第二节 风湿病西医发病机制

目前,风湿病发病机制的研究仍有很多方面尚未明确。大部分风湿病如类风湿关节炎、系统性红斑狼疮、干燥综合征等与自身免疫密切相关。其发病多与感染、环境、遗传、性激素等因素相关。风湿病发病机制复杂，可累及多系统、多脏器，其发病机制包括自身免疫系统异常、补体系统功能失调、疾病相关表观遗传改变、细胞因子异常表达及多种信号通路的介导作用等。

## 一、自身免疫

自身免疫是指对自身机体组织的免疫反应，20世纪初由 Paul Ehrlich 提出，当时被称为"恐怖的自身毒性"，用来形容这种情况会产生不堪设想的后果。事实上，自身反应的程度可轻可重：低水平的自身反应是生理性的自身免疫反应，这在淋巴细胞的选择和免疫系统平衡的维系中发挥着不可或缺的作用；中等水平的自身反应是未能引起临床后果的自身抗体的产生和组织浸润；高水平的自身反应引发了致病性的自身免疫性疾病，这类疾病由免疫介导的功能障碍或相关损伤所致。从临床角度看，自身免疫性疾病是指机体从轻微的自身反应到明显致病的自身免疫状态时所患的一类疾病。自身免疫性疾病的诊断通常是建立在自身反应性抗体和特异性T细胞之上，两者可引发适应性免疫应答介导的病理过程。对于许多常见的自身免疫性疾病来说，更确切的诊断依据为自身抗体或自身反应T细胞。

### （一）T细胞耐受

T细胞在建立和调节高度特异性的耐受过程中发挥着关键作用，目前已证实3种相关机制：①中枢耐受，T细胞在这个过程中首先获得其抗原受体；②外周耐受，T细胞在此过程中遭遇不存在于胸腺的自身抗原；③激活后调控，活化和增殖的T细胞克隆在此过程中恢复到静息状态。

### （二）B细胞耐受

B细胞不仅可以产生抗体，也可作为T细胞和滤泡树突状细胞潜在的抗原呈递细胞，同时还具有免疫调节作用。B细胞的中枢耐受发生在骨髓前B细胞向未成熟的B细胞转化的过程中，此时B细胞在其膜表面表达重排的免疫球蛋白基因。当受到一些在外周存在、但是不表达于骨髓的抗原刺激时，B细胞并不被活化，甚至可能发生凋亡，这一特性导致了B细胞被清除。因此，B细胞的这个特性表明了中枢耐受向外周耐受拓展的必要性。

## 二、补体系统

### （一）补体激活途径

补体系统是一套精细平衡的蛋白质级联激活系统，其中补体调节因子可防止生理条件下不必要和过度的补体激活。补体主要有三条激活途径，分别是经典途径、凝集素途径和旁路途径，通过不同的途径裂解和激活补体中心成分C3。C3被裂解后，三条途径经过共同终末通路产生膜攻击复合物。最先被发现的补体激活途径是经典途径。识别分子C1q与其配体结合后可激活补体经典途径，活化的C1s随后裂解与C4b结合的C2，产生C2a和C2b，进而形成经典途径的C3转化酶C4b2a。C3转化酶是具有酶活性的蛋白复合物，可将C3裂解为活性片段C3a（过敏毒素）和C3b（调理素）。与C4b相似，C3b可迅速与附近的抗原表面共价结合。C3被认为是补体激活的中心成分，因三条补体激活通路均需激活C3然后经过相同的补体终末通路形成攻膜复合物。除经典途径外，凝集素途径在补体激活中也发挥着重要作用。凝集素途径与经典途径相似，区别在于使用不同的识别分子和不同的丝氨酸蛋白酶，凝集素途径识别的配体主要由碳水化合物组成。甘露糖结合凝集素相关丝氨酸蛋白酶（MASP）与甘露糖结合凝集素（MBL）结合后，MASP-2同时裂解C4和C2，产生与经典途径完全相同的C3转化酶。补体的旁路激活途径不同于其他两种通路，采用"急速运转"机制，这是一种重要的独立激活途径，同时也为经典途径和凝集素途径提供放大环。

### （二）补体缺乏

几乎所有的补体成分都会发生原发性缺陷，一旦出现补体缺陷，就会增加机体细菌感染风险，但某些补体缺陷引起的感染只在免疫功能低下患者中有明显表现。补体经典途径的早期参与成分C1q、C4和C2的缺乏与系统性红斑狼疮的自身免疫发展高度相关。在疾病发作期，许多SLE患者体内经典途径补体成分含量极低，这与免疫复合物介导的补体激活和耗竭引起的继发性缺陷有关。补体成分缺陷与SLE相关性最强的是C1q（90%），其次是C4（70%）和C2（15%）。继发性补体缺陷主要由补体过度激活引发过度消耗所致，而非合成减少，可能与补体激活过程缺乏抑制有关，如I因子或H因子缺乏可导致旁路途径补体成分的激活和耗竭，继而造成继发性C3缺乏，增加感染风险。尤其在系统性红斑狼疮患者中，血清总补体溶血活性（CH50）水平降低，与循环中C1q、C3及C4水平的降低成正比。此外，在自身免疫性疾病的研究中发现，干燥综合征患者C3和C4水平的下降是预后不良标志之一，如出现淋巴瘤、严重的疾病表现。

## 三、风湿性疾病遗传学

近年来，风湿病学专家在肌肉骨骼疾病遗传基础的研究上取得了显著进展，认为风湿性疾病与遗传风险因素紧密相关，尤其在易感人群中高发。通过追踪家族中的多态性遗传标志物，研究人员可以成功分析遗传标志物与疾病表型共同分离的现象，从而揭示基因与疾病的紧密联系。此方法已成功应用于分析具有孟德尔遗传模式的风湿病。

类风湿关节炎（RA）易感基因有HLA-DRB1和蛋白酪氨酸磷酸酶非受体型22（PTPN22）两种，它们是已知的最大遗传风险因子，这两种基因占遗传负荷的60%。HLA II类分子见于免疫系统的抗原呈递细胞，如B细胞、巨噬细胞等。它们主要参与向$CD4^+T$细胞呈递外源抗原。Runt相关转录因子3（RUNX3）基因与银屑病关节炎和银屑病相关。免疫芯片测试进一步显示，8个位点与全基因组显著相关，其中7个位点（如HLA-C、TRAF3相互作用蛋白2等）与银屑病有报道关联。

家族研究显示，强直性脊柱炎的遗传力超过95%，兄弟姐妹复发风险为9.2%，普通人群为0.1%~0.4%。HLA-B27等位基因为其最强遗传易感性因子，在白种人中有超过90%的强直性脊柱炎患者携带此基因。HLA-B27基因携带频率在多数种族中与强直性脊柱炎发病风险存在一致性，这种相关性支持其直接参与发病机制。研究人员发现IFN调节因子5（IRF5）与系统性红斑狼疮易感性相关，并证实其参与干扰素通路的激活，IRF5是狼疮和相关疾病发病的核心因素。IFN通路中多个基因参与狼疮易感性，这一发现表明多基因参与IFN通路可能是自身免疫性疾病的危险因素。

## 四、风湿性疾病表观遗传学

表观遗传学是指在不改变其DNA序列的情况下发生的基因调控改变。这些改变通常是"可遗传的"，即在细胞分裂过程中这些表观遗传学改变相对稳定。目前认为，DNA甲基化、组蛋白修饰及非编码RNA调控是三种主要的表观遗传学机制，它们共同参与了组蛋白的结构调控过程，从而控制基因调节位点与转录因子的结合。在哺乳动物体系中，DNA甲基化、组蛋白修饰及微小RNA（microRNA）等非编码RNA已经经历了一系列复杂的表观遗传学改变，这些改变决定了特定基因位点的特定染色质结构的变化，从而调控基因表达。这些表观遗传学机制对发育和组织分化必不可少、在不同细胞类型、组织及基因表达和信号传递中也至关重要。

## （一）DNA 甲基化

DNA 甲基化是真核细胞中的普遍修饰方式，是哺乳动物基因表达调控的主要表观遗传学形式，对胚胎发育、染色质重塑、基因转录等过程至关重要。它通过影响 DNA 构象、稳定性及染色质结构来影响基因表达。DNA 甲基化多发生在基因启动子区胞嘧啶（C）-磷酸（p）-鸟嘌呤（G）岛上，可抑制基因转录。研究表明，DNA 甲基化参与类风湿关节炎、系统性红斑狼疮及干燥综合征的发病。系统性红斑狼疮患者存在整体 DNA 甲基化缺陷，Ⅰ型干扰素（IFN）信号相关基因的差异甲基化与其发病有关。干燥综合征患者 CD4$^+$T 细胞中淋巴毒素 α 和 IFN 诱导基因相关位点发生低甲基化。对类风湿关节炎患者 CD4$^+$T 细胞的研究发现，IFN 相关基因存在显著差异甲基化。

## （二）组蛋白修饰

组蛋白是真核细胞核中的碱性蛋白，与 DNA 共同构成核小体。组蛋白包括组蛋白 H2A（H2A）、组蛋白 H2B（H2B）、组蛋白 H3（H3）、组蛋白 H4（H4），能阻碍转录因子与 DNA 结合，抑制基因表达。组蛋白翻译后修饰，如乙酰化、甲基化等，是风湿类疾病重要的表观遗传调控机制。这些修饰能改变组蛋白与 DNA 的结合，引起核小体结构变化，实现基因表达调节。组蛋白甲基化可调控 T、B 淋巴细胞的功能和细胞因子应答，而泛素化修饰参与自身免疫反应。研究发现，类风湿关节炎和系统性红斑狼疮患者的免疫细胞中存在多种组蛋白修饰改变，影响基因转录。

## （三）非编码核酸核糖调控

非编码 RNA（ncRNAs）是指基因组转录后不编码蛋白质的 RNAs，包括核糖体 RNA（rRNA）、转运 RNA（tRNA）、小干扰 RNA（siRNA）、微小 RNA（miRNAs）、长链非编码 RNA（lncRNAs）和环状 RNA（circRNA）等。其中，miRNA 是长 21～23 个核苷酸的小分子 RNA，可以调控 mRNA 表达，揭示了 ncRNAs 在转录后水平调控基因表达的机制。LncRNAs 是超过 200 个核苷酸的 RNA 分子，与 DNA、RNA 及蛋白质结合，参与基因转录和转录后调控。circRNA 是环状 RNA 分子，参与调控和短肽翻译。ncRNAs 参与风湿病各阶段的发生发展，靶点和作用各异，可直接调控编码基因转录水平，快速调节疾病发展。

研究发现，lncRNA 通过参与调控免疫应答过程中多种细胞的增殖、分化和功能，进而影响疾病发生发展。与干燥综合征相关的 lncRNA 包括负链转录本（NeST）、长链非编码 RNA Cox2（lincRNA-Cox2）、长链非编码 RNA CMPK2（lncRNA-CMPK2）、转移相关肺腺癌转录本 1（MALAT1）、长链非编码 RNA Ccr2-5′ 反义（lincRNA-Ccr2-5′ AS）等；与系统性红斑狼疮相关的 lncRNA 包括生长停滞特异性转录物 5（GAS5）、核富集的长链非编码 RNA 1（NEAT1）、长链非编码 RNA 7074（lnc7074）、长链非编码 RNA 0597（linc0597）、长链非编码 RNA 0640（lnc0640）、长链非编码 RNA 5150（lnc5150）等；与类风湿关节炎相关的 lncRNA 包括长链非编码 RNA LUST（LUST）、长链非编码 RNA Hotair（Hotair）、长链非编码 RNA antiNOS2A（antiNOS2A）、长链非编码 RNA MEG9（MEG9）、长链非编码 RNA SNHG4（SNHG4）、长链非编码 RNA TUG1（TUG1）等。

## 五、细 胞 因 子

免疫功能依赖于细胞因子，细胞因子是具有广泛的功能活性的小糖蛋白信使分子，不仅参与免疫调节和宿主防御，还参与正常生理和代谢过程。目前细胞因子命名不统一，常见类型包括 IL-1 到 IL-38、TNF、粒细胞集落刺激因子等。IL-1/IL-1 受体超家族包含多种细胞因子，如 IL-1β、IL-1α、IL-18 等，而 Toll 样受体（TLRs）可以在固有免疫反应中识别微生物。

细胞因子受体以结构相关的超家族形式存在，由负责介导细胞因子信号传递的高亲和力信号分子复合物组成。细胞因子受体通过多种机制发挥作用。一种是通过具有完整细胞内信号传导结构域的膜受体与可溶性的细胞因子结合，结合后能够将信号传递给靶细胞核，并引发效应功能。另一种是通过膜受体与细胞膜上的细胞因子结合，以帮助相邻细胞进行信号交叉传递。此外，膜结合的细胞因子与可溶性的细胞因子可以引发不同的效应器功能。以类风湿关节炎为例，TNF 与 TNF-RⅠ、TNF-RⅡ结合的亲和力相同，但是其与 TNF-RⅠ 的解离速率稍慢。

有研究表明，在类风湿关节炎中，Th17 细胞主要产生 IL-17A、IL-6 和 TNF-α。IL-17A 可以诱导多种炎症细胞因子，IL-6 和趋化因子如 IL-8 在诱发炎症反应中起到重要作用。IL-6 也是关节炎症中主要的炎症介质。IL-17A、IL-6、TNF-α 均是在类风湿关节炎发病机制中起促炎作用的细胞因子，参与类风湿关节炎的发生、发展过程。

## 六、信号通路的介导

细胞通过不同分子间相互作用产生的级联反应，将其感知的外界刺激传递到细胞质和（或）细胞核中，从而直接或通过调节基因转录和蛋白质翻译产生效应功能。根据感知环境刺激的机制不同，可以将信号通路进行分类，例如，细胞表面受体介导的相互作用或细胞内脂溶性分子受体的识别，可以分为细胞表面受体信号通路和细胞内受体信号通路等类别。在此基础上，受体介导的信号通路可以根据酶的活性进行进一步分类。

### （一）Janus 激酶/信号传导与转录激活因子信号通路

哺乳动物的 JAK 家族包含 4 种酪氨酸激酶：JAK1、JAK2、JAK3 和酪氨酸激酶 2（Tyrosine Kinase 2，Tyk2）。JAK1 和 JAK2 参与生长、发育、造血和炎症等生理功能，而 JAK3 和 Tyk2 在免疫应答中起关键作用。JAK 通过翻译后修饰机制进行调控。当细胞因子与其受体结合后，JAK 成员之间相互磷酸化并激活，进而使磷酸化受体细胞质尾端磷酸化。这导致 STAT 蛋白（STAT1-6）被募集和活化。STAT 蛋白的 SH2 结构域具有同源性，该蛋白包含 DNA 结合和反式激活结构域，通过 SH2 结构域与磷酸化受体结合，并在 JAK 的作用下磷酸化，从而被激活。研究指出，Janus 激酶/信号传导与转录激活因子（JAK/STAT）信号通路参与类风湿关节炎发病机制，尤其是与 CXC 趋化因子配体（CXCL）12 及其复合物相关的炎性反应相关。患者体内细胞因子激活此通路，引发滑膜炎症。此外，JAK/STAT 信号通路在 CXCL16 作用下，增加成纤维样滑膜细胞（FLS）中核因子 κ-B 受体活化因子配体（RANKL）的表达，促进骨吸收和破骨细胞分化，导致关节骨质受损。

### （二）肿瘤坏死因子通路

TNF 超家族由 19 种配体和 29 种受体组成，在炎症、凋亡和细胞增殖过程中起着关键作用。TNF 通过 NF-κB 途径发挥促炎功能。TNF 和 TNF-β 为最初成员，它们的蛋白序列有约 50%的同源性。其他成员包括淋巴毒素-β（LT-β）、CD40 配体（CD40L）、Fas 配体（FasL）等。TNF 直接结合 TRAF2（肿瘤坏死因子受体相关因子 2），间接募集 TRAF1（肿瘤坏死因子受体相关因子 1）、TANK（TRAF 家族成员相关核因子 κ-B 激酶）和 cIAPs（细胞凋亡抑制蛋白），激活 NF-κB 通路。TNF 信号通路诱导促炎因子如 IL-6 和基质金属蛋白酶（MMP）表达，参与细胞的活化和迁移过程。有研究证明，TNF 通路参与类风湿关节炎、干燥综合征、强直性脊柱炎等风湿病的体内免疫炎症反应，促进疾病病情进展。

### （三）磷脂酰肌醇 3-激酶/蛋白激酶 B（PI3K/Akt）通路

Ⅰ型 PI3K 家族成员由 p110 催化亚基和 p85 调节亚基组成，活化后产生磷脂酰肌醇三磷酸（PIP3）。该家族进一步分为 IA 类，其催化亚基包含 p110α、p110β 和 p110δ，能与 p85 亚型结合，并可被酪氨酸激酶相关受体激活。当免疫受体酪氨酸激活基序（ITAM）发生磷酸化时，PI3K 通过 SH2 结构域被募集至细胞膜,水解磷脂酰肌醇二磷酸(PIP2)产生 PIP3。蛋白激酶 B(Akt)作为丝氨酸/苏氨酸激酶,通过 PH 结构域(PH)被募集到细胞质膜上并结合 PIP3。Akt 经 3-磷酸肌醇依赖性蛋白激酶 1(PDK-1)和雷帕霉素靶蛋白复合物 2(mTORC2)磷酸化而活化,能磷酸化许多下游分子,如叉头转录因子 O1(FOXO1)、糖原合成酶激酶 3α/β(GSK3α/β)、快速加速纤维肉瘤蛋白 1(RAF1)、雷帕霉素靶蛋白 2(TSC2)、富含脯氨酸的 Akt 底物 40kDa 蛋白(PRAS40)、IκB 激酶 α(IKKa)、p21CIP1、Bcl-2 拮抗剂 BAD(BAD)和半胱天冬酶 9(Caspase-9)。PI3K/Akt 通路是血管内皮生长因子(VEGF)下游信号传导的关键环节,参与类风湿关节炎血管翳形成。此通路在 RA 炎症中发挥重要作用,影响 TNF-α、IL-1β、IL-6、IL-17 的产生及 IL-21、IL-22 的促炎效应。它同时涉及类风湿关节炎成纤维细胞异常增殖、滑膜炎症以及破骨细胞增生、迁移和血管翳生成,深度参与 RA 病理变化。

### (四)有丝裂原活化蛋白激酶(MAPK)通路

MAPK 信号通路包含三层级联反应。第一层为 MAPK 激酶激酶(MAP3K),包括 Raf、凋亡信号调节激酶 1(ASK1)、MAPK 激酶 1~4(MEKK1~4)、混合谱系激酶(mlK)和转化生长因子 β 活化激酶 1(TAK1)等。MAP3K 可激活第二层的 MAPKK,如 MEK1/2 和 MKK。随后,MAPKK 再激活第三层的 MAPK 分子,包括细胞外信号调节激酶 1/2(ERK1/2)、c-Jun 氨基末端激酶(JNK)和 p38 MAPK。其中,JNK 和 p38 是应激活化的 MAPK。这些活化后的 MAPK 能够激活转录因子,如 Ets、Elk-1、激活转录因子 2(ATF2)、p53、cAMP 反应元件结合蛋白(CREB)、NF-κB 和激活蛋白-1(AP-1)。转录因子的活化主要通过磷酸化或其他激酶作用实现。细胞因子、应激信号和生长因子等刺激因素可激活 MAPK 信号通路,调节基因表达及细胞反应,如生长、增殖、存活和炎症免疫反应。研究证实,活化的 MAPK 信号通路释放炎症因子 TNF、IL-1、IL-6,并诱导 COX-2 和诱导型一氧化氮合酶(iNOS)的表达,激活滑膜和免疫细胞,加剧关节炎。此外,MAPK 过激活会增加基质金属蛋白酶(MMPs)等降解酶的表达,影响细胞外基质(ECM)合成、降解和修复过程,最终介导软骨破坏。

### (五)先天免疫受体通路

TLR 和 NOD 样受体(NLRs)是先天免疫的主要病原体识别受体,两者启动细胞自主抗菌反应。病原体相关分子模式(PAMP)识别并引发级联反应,通过 IRF 转录激活 IFN 基因,导致炎症发生和组织修复。PAMPs 被 TLRs 识别,TLRs 在巨噬细胞、单核细胞和树突细胞上表达,具有亮氨酸重复结构域和 TIR 基序。病原体识别后,IFN 产生和释放。IFN 分为三型,与不同受体结合激活 JAK/STAT 信号通路。Ⅰ型 IFN 结合 IFNAR,包括 IFN-α、IFN-β 等;Ⅱ型 IFN 仅含 γ 干扰素(IFN-γ),结合 IFNGR;Ⅲ型 IFN 包括 IL-29 等,激活 IL-10R2 和 IFNLR1 受体复合物。TLRs 信号途径在免疫介导的组织损伤中起关键作用。系统性红斑狼疮研究发现:TLRs 与其发展相关,针对 TLR 的药物治疗在模型及细胞中有效。SLE 患者与健康人血清外泌体 miRNAs 谱存在差异,可能与 TLR7/9-IFN 信号通路有关。

# 第三章　风湿病中西医辅助检查进展

风湿病的实验室、影像学、病理学检查作为临床辅助诊断手段，对于疾病的早期诊断与鉴别诊断、了解病情的发生发展、治疗效果及判断预后具有重要意义。随着基础医学研究的不断深入，中西医结合辅助检查技术日益发展，其在风湿病的诊断、治疗、预后中的广泛应用使得风湿病辅助检查成为风湿病学中不可或缺的一部分。

## 第一节　风湿病实验室检查进展

### 一、抗核抗体谱

（一）抗核抗体（ANA）

抗核抗体（ANA）是抗细胞核抗原成分的自身抗体的总称，对 ANA 靶抗原的认识已从传统的细胞核扩大到整个细胞，包括细胞核、细胞质、细胞骨架、细胞分裂周期等。因此 ANA 是风湿病的重要血清学标志，对自身免疫性疾病的进一步诊断也很有价值。ANA 荧光类型大致有 5 种。

**1. 均质型**

核质染色均匀，与抗组蛋白抗体有关，许多自身免疫病患者的血清中可出现该荧光类型。

**2. 核膜型或称周边型**

近核的边缘部分着染较强的荧光，中心厚，与此型相对应的是抗双链 DNA 抗体，多见于 SLE，特别是有狼疮性肾炎（LN）的患者。

**3. 斑点型**

核内散布大小不等着染荧光的斑点，与此型相关的抗体为抗可溶性核抗原抗体，呈现此型的血清应进一步做有关特异性抗体的检测。

**4. 核仁型**

仅核仁着染荧光，此型与核内的核糖体抗体有关，多见于 SLE 患者，还可见于系统性硬化病（SSc）。

**5. 着丝点型**

染色特点为分裂象的细胞核呈现核膜消失、染色体向两端整齐排列的状态，着丝点部位着染荧光，荧光斑点不会超过染色体数，改型主要与雷诺现象有相关性。

ANA 主要用于风湿性疾病的筛选试验，ANA＞1∶80 有临床意义。而 ANA 抗体阳性与疾病的活动性可无平行关系，即使高滴度 ANA 也不一定预示病情严重。自身抗体可用于判断疾病的活动性及预后，观察治疗反应并指导临床治疗。由于间接免疫荧光法（IIF）可检测到完整的 ANAs 抗原谱，可预测分析 ANA 靶抗原范围，被认为是 ANA 检测"金标准"，现在也被 90% 以上的实验室采用。目前 ANA 是诊断 SLE、SSc、多发性肌炎（PM）、皮肌炎（DM）、干燥综合征（SS）、混合性结缔组织病等疾病的重要参考依据，也是判断结缔组织病预后的重要指标。结缔组织病患者 ANA

阳性率较高，但也存在普通人群中女性、老年人、结缔组织病直系亲属中阳性率超过30%或者ANA滴度超过1∶320，但终身无临床表现的情况。此外，也存在SLE患者ANA荧光抗体（FANA）滴度阴性的情况，因此在实际诊断中需具体结合临床表现综合分析。

## （二）抗DNA抗体

抗DNA抗体分为单链（变性）和双链（天然）抗DNA抗体，抗单链DNA（ssDNA）抗体可在多种疾病患者和正常人的血清中存在，无特异性。抗双链DNA（dsDNA）抗体对诊断SLE有较高的特异性，且与SLE的活动性相平行，可作为评估治疗效果和判断预后的重要指标。

## （三）抗组蛋白抗体

抗组蛋白抗体可以在多种风湿性疾病中出现，药物性狼疮患者的阳性率达95%以上，抗组蛋白抗体的滴度在服用异烟肼者和SLE患者中最高。抗组蛋白抗体检测采用酶联免疫吸附法（ELISA）。抗组蛋白抗体有H1、H2A、H2B、H3和H4五个亚单位，不同药物所致的抗组蛋白的亚单位抗体不同。在SLE患者中，抗组蛋白抗体主要以抗H1和抗H2A-H2B复合物的IgG型抗体为主。在RA患者中以IgM型抗体为主。

## （四）抗ENA抗体

抗ENA抗体对风湿性疾病的诊断具有重要意义，且与风湿性疾病的活动度无明显关系。ENA是可提取性核抗原，可溶于盐水，属酸性核蛋白。其主要成分包括抗U1小核糖核蛋白抗体（U1RNP）、抗Sm抗体、抗SS-A抗体（SSA，又称抗Ro抗体）、抗SS-B抗体（SSB，又称抗La抗体、抗Ha抗体）、DNA拓扑异构酶1（scl-70）、抗合成酶抗体（Jo-1）和rRNP等。免疫印迹法是检测ENA时最为敏感的方法之一。

**1. 抗U1RNP抗体**

临床上应用较多的是抗U1RNP抗体，其靶抗原中具有抗原性的成分，分子量分别为73kD、32kD和17.5kD。抗U1RNP抗体在混合性结缔组织病中几乎均为阳性，而且滴度很高。混合性结缔组织病患者常有双手肿胀、雷诺现象、肌炎和指（趾）端硬化。抗U1RNP抗体阳性的SLE患者，往往抗dsDNA抗体阴性，且肾病发生率低；若抗dsDNA和抗Sm抗体同时存在，患者发生LN的可能性很大。

**2. 抗Sm抗体**

抗Sm抗体对SLE的诊断高度特异，在SLE中阳性率为30%，对早期不典型SLE或经治疗缓解后SLE回顾性诊断有很大帮助。

**3. 抗SSA/Ro抗体**

抗SSA/Ro抗体的靶抗原是含有Y-YBNA的蛋白质，主要在胞质中存在，分子量有52KD和60KD。52kD的多肽条带与干燥综合征（SS）相关，60kD的多肽条带多见于SLE患者。

**4. 抗SSB/La抗体**

抗SSB/La抗体（又称Ha抗体）的靶抗原是RNA多聚转录酶中的小RNA磷酸蛋白质，分子量有48kD、47kD和45kD，其中48kD的抗原更具特异性。抗SSB/La抗体与SS相关，在SS的诊断中较抗SSA抗体更为特异。原发性干燥综合征中，抗SSA抗体和抗SSB抗体的阳性率分别为60%和40%，在其他风湿性疾病中，两种抗体也可出现，常提示继发性干燥综合征的存在。抗SSB和抗SSA抗体多相伴出现，抗SSA抗体可单独出现，但单独出现抗SSB抗体的情况很少。

**5. 抗rRNP抗体**

抗rRNP抗体的靶抗原主要存在于胞质中的磷酸蛋白，免疫印迹法测得抗rRNP抗体的靶抗原主要有38kD、16.5kD、15kD三条蛋白多肽。抗rRNP抗体常在SLE活动期存在，与中枢神经症状相关。抗 rRNP 抗体不随病情的缓解立即消失，多持续 1~2 年后才转阴。

**6. 抗 scl-70 抗体**

本抗体对 SSc 的诊断高度特异，阳性率为 40%，抗体阳性的患者发生肺间质病变的危险性大。

**7. 抗 Jo-1 抗体**

抗 Jo-1 抗体是氨基酸 tRNA 合成酶中的一种，位于胞质。抗 Jo-1 抗体是多发性肌炎（PM）和皮肌炎（DM）的标记性抗体，在 PM 的阳性率为 20%，在 DM 中的阳性率为 10%。抗体阳性的患者，常有肌炎合并间质病变、对称性关节炎、"技工手"、雷诺现象和发热等一组特殊综合征，称为抗 Jo-1 抗体综合征。

**8. 抗 PCNA 抗体**

抗 PCNA 抗体即抗增殖细胞核抗原抗体。用免疫双扩散法测得其在 SLE 患者中的阳性率是 3%~5%，其他弥漫性结缔组织病中多为阴性。

**9. 抗 Ku 抗体**

抗 Ku 抗体的靶抗原 Ku 是直接与 DNA 结合的 70kD 和 80kD 的蛋白二聚体，多见于 PM 和 SSc，在混合性结缔组织病、SLE 中也可见到。

**10. 抗 PM-Scl 抗体**

抗 PM-Scl 抗体的靶抗原是分子量为 110~120kD 的多种蛋白。主要出现在 PM 或 DM 与 SSc 相重叠的患者中，其中 PM 或 DM 与 SSc 重叠伴有肾炎的患者抗 PM-Scl 抗体阳性率高达 87%。现认为患者血清中高效价的自身抗体既是风湿病的特点之一，亦是临床对疾病确诊的重要依据。目前，临床通过研究不断发现某些自身抗体在特定的风湿病疾病中具有较高的敏感度及特异性。

（五）抗着丝点抗体（AcA）

AcA 的靶抗原是染色体着丝粒区的 17kD、80kD 和 140kD 的蛋白。80% 的 Crest 综合征患者（表现为软组织钙化、雷诺现象、食管功能障碍、指端硬化、毛细血管扩张）AcA 抗体阳性。本抗体与雷诺现象和皮肤硬化相关。

（六）抗核仁抗体

抗核仁抗体的靶抗原包括核仁内分子量为 210~211kD 的 RNA 多聚酶、分子量为 30kD 的原纤维和分子量为 40kD 且与 7-2、8-2RNA 形成复合物的蛋白 To/Th。抗核仁抗体与 SSc 有关。

（七）抗 DNP 抗体

抗 DNP 抗体是一种抗 DNA 与蛋白复合物的抗体，可作为狼疮细胞检测的替代方法。抗 DNP 抗体试验可作为 SLE 的筛选试验，在 SLE 活动期阳性率为 80%~90%，非活动期约为 20%，在其他风湿性疾病中阳性率较低，正常人阴性。

## 二、抗中性粒细胞胞质抗体

抗中性粒细胞胞质抗体（ANCA）是指针对中性粒细胞及单核细胞质成分的一组自身抗体。抗原成分包括人类中性蛋白酶 3（PR-3）、髓过氧化物酶（MPO）、杀菌/通透性增高蛋白（BPI）、丝氨酸蛋白酶、人白细胞弹性蛋白酶（HLE）、乳铁蛋白（LF）、组织蛋白酶 G（CG）等。临床上常用的 ANCA 检测方法主要有间接免疫荧光法（IIF）和酶联免疫吸附法。

不同的 ANCA 有不同的临床意义，如 P-ANCA 被认为是溃疡性结肠炎（UC）的诊断抗体，若采用 ELISA 法检测 P-ANCA 结果为阳性，UC 诊断敏感度约为 60%，特异性为 95%。P-ANCA 可用来区分 UC 和克罗恩病，UC 患者中 P-ANCA 阳性率可达 60%～86%，克罗恩病只有 10%～20%。与 ANCA 相关的自身免疫性疾病可分为以下两类。

**1. 与 C-ANCA 相关的疾病**

包括 Wegener 肉芽肿（WG）、结节性多动脉炎（PAN）、特发性新月体肾小球肾炎及肺-肾综合征等。C-ANCA 在 WG 的特异性为 95%，与疾病的活动性相关。

**2. 与 P-ANCA 相关的疾病**

包括颞动脉炎、I 型自身免疫性肝炎、原发性硬化性胆管炎（PSC）和显微镜下多血管炎（MPA）等。另外，SLE、药物性狼疮患者也可出现 P-ANCA 阳性。类风湿关节炎（RA）和系统性硬化病（SSc）的肾危象也偶可出现 P-ANCA 阳性。

## 三、抗磷脂抗体

抗磷脂抗体（APA）是一组针对磷脂或磷脂复合物的自身抗体的总称，主要包括狼疮抗凝物质、抗心磷脂抗体、抗磷脂酰丝氨酸抗体、抗磷脂酸抗体、抗 $\beta_2$-糖蛋白 I 抗体、抗凝血酶原抗体和抗蛋白 C 抗体等。与临床关系最密切的是狼疮抗凝物质和抗心磷脂抗体。

临床上 APA 的测定主要包括梅毒血清试验生物学假阳性试验、狼疮抗凝物质和抗心磷脂抗体的测定，以狼疮抗凝物质和抗心磷脂抗体的测定最常用。抗磷脂综合征（APS）是以动脉、静脉血栓形成、习惯性流产和血小板减少等症状为表现的自身免疫病，在患者血清中可检测到狼疮抗凝物（LA）、抗心磷脂抗体（aCL）和抗 $\beta_2$-GPI 抗体等，其中 LA、aCL 已被列入 APS 的分类诊断标准。LA 对动脉和（或）静脉栓塞的敏感度和特异性分别为 8.5%～14%和 98%～100%；而 aCL 对这些疾病的敏感度和特异性分别为 10%～34%和 81%～98%。此外，中高滴度的 IgG/IgM 型 aCL 与血栓形成密切相关。抗 $\beta_2$-GPI 抗体具有 LA 活性，且其与血栓的相关性比 aCL 强。

## 四、自身免疫性肝病抗体

自身免疫性肝病抗体谱 8 项包括 ANA、抗平滑肌抗体、抗肝肾微粒体抗体、抗肝细胞胞质 1 型抗体、抗线粒体抗体、抗 Sp100 抗体、抗可溶性肝抗原抗体、抗核膜抗体，是自身免疫性肝炎的特异性指标。自身免疫性肝病是慢性炎症性疾病，因患者自身免疫机制失衡引起肝细胞或胆管上皮细胞异常，导致肝功能障碍和肝硬化。其中原发性胆汁性胆管炎（PBC，旧称原发性胆汁性肝硬化）是指机体存在自身免疫反应而致慢性进行性肝内胆汁瘀积性肝病。PBC 患者血清特征性自身抗体包括抗 AMA-M2、抗 SP100、抗 gp-210，其中 gp-210 抗体水平和患者机体肝功损伤程度有关。抗着丝点抗体也可见于 PBC 患者，与早发门静脉高压具有一定联系。因此，就 PBC 患者病情评估及诊断而言，检测患者自身抗体具有重要意义。

## 五、类风湿关节炎相关抗体

早期诊断、早期治疗是阻止 RA 病情发展和减少致残率的关键。RA 患者血清中可检测到多种自身抗体，如列入 RA 诊断分类标准的类风湿因子（RF）及抗环瓜氨酸多肽（CCP）抗体。对于 RA 诊断，RF 的敏感度为 69%，特异性为 85%；抗 CCP 抗体的敏感度为 50%～80%，特异性＞90%。目前研究表明还有一些与 RA 相关的自身抗体，如抗瓜氨酸波形蛋白抗体（anti-citrullinated vimentin antibody，Anti-Sa）、抗钙蛋白酶抑素（calpastain）抗体、抗突变型瓜氨酸波形蛋白（MCV）抗体、抗葡萄糖-6-磷酸异构酶（GPI）抗体、14-3-3η 蛋白、与关节损伤密切相关的抗 II 型胶原抗体和抗磷脂抗体等。而 RA 特异性自身抗体，如瓜氨酸蛋白抗体（ACPA）是 RA 的特异性标志物，通常作为抗 CCP 抗体进行检测，此外的特异性标志物还有抗 Sa 抗体、抗 RA33 抗体、抗核周因子抗体（APF）、抗角蛋白抗体（AKA）、抗氨甲酰化蛋白（anti-carbamylated protein，CarP）抗体、抗聚丝蛋白抗体（AFA）等。抗 CCP 抗体检测被认为是 RA 诊断的重要指标，其敏感度为 46.6%，特异性为 96.6%；并且该抗体阳性的 RA 患者骨关节破坏程度较阴性者严重。而抗 CarP 抗体在 RA 患者中的阳性率大概在 40%～55%，抗 CarP 抗体还与 CCP 抗体相关，在血清阴性患者中只有 10% 的阳性率。14-3-3η 蛋白是调节细胞内信号传导蛋白质家族中的一员。在 RF 或是 ACPA 阳性的健康患者中，血清中 14-3-3η 蛋白的水平与患 RA 的风险有显著的相关性。早期 RA 患者中 14-3-3η 阳性的患病率为 58%，显著高于疾病对照组和健康受试者的患病率。因此，14-3-3η 蛋白可能是 RA 的有用的诊断生物标志物，且其浓度可用于区分早期 RA 患者和其他风湿病患者。

## 六、抗肌炎抗体谱

特发性炎性肌病被普遍认为是一种自身免疫性疾病，90% 以上 PM 或 DM 患者体内存在抗细胞核或抗胞质成分的自身抗体，即"肌炎特异性自身抗体"（MSA）和"肌炎相关性抗体"（MAA），这些抗体在炎性肌病，尤其是皮肌炎（DM）和多发性肌炎（PM）的临床诊治过程中发挥了不可替代的作用。肌炎特异性抗体包括 Jo-1、PL-7、PL-12、EJ、OJ、KS、YARS、ZOA、ZOB、HMGCR、SAE、SRP54、Mi2、TIF1、MDA5、NXP2、Ku 等；肌炎相关性抗体包括 PMSCL、CENPA、Scl70、POLAR3A、RO52、RO60、La、RNP、PO、M2 等。

## 七、其他抗体

人白细胞抗原 B27（HLA-B27）与强直性脊柱炎（AS）有密切的相关性，研究数据显示，90% 的 AS 患者 HLA-B27 呈阳性反应，而 HLA-B27 在正常人中的阳性率仅为 4%～7%。但并非 HLA-B27 阳性的人都会患 AS。据统计 HLA-B27 阳性人群中约 20% 会发展为 AS 或其他血清阴性脊柱关节病，如 Reiter 氏综合征、反应性关节病、牛皮癣关节病等。目前随着医学的进步，越来越多新的抗体被发现及证实与风湿性疾病密切相关，例如目前认为，抗 U11/U12 RNP 抗体、抗 Th/To 抗体、抗 U3 RNPETAR 抗体、抗 AT1R 抗体、抗 ICAM-1 抗体、抗 AECA 抗体、抗 M3R 抗体、抗 PDGFR 抗体被认为是 SSc 的新型特异性及功能性抗体。而在肌炎领域中发现了 2 种新型 ARS 抗体（CARS1 和 VARS1），其中 CARS1 抗体具有较高特异性，常以抗 Ly 抗体形式用于临床检测，对肌炎的分型和预后判断具有重要意义。

## 八、其他免疫学指标

### （一）细胞因子

细胞因子由多种细胞产生，具有生物活性，对揭示风湿病等发病机制有重要价值。细胞因子分类广泛，如白介素、干扰素等。在 LN 中，单核细胞趋化蛋白-1（MCP-1）等细胞因子参与其发展，与肾损害密切相关。IL-8、IL-13 等细胞因子在 LN 活动期中水平升高，与病理损害程度相关。VEGF 在 RA 血管翳形成中起关键作用，经典炎症因子包括 TNF-α、IL-6 等也参与了 RA 的炎症反应。SS 患者体内的趋化因子，如 BCA-1、SDF-1 等参与了炎症细胞募集。IL-21、IL-18 等细胞因子则通过促进 B 细胞增殖，促进疾病的发展。AS 患者 T 细胞浸润和 TNF-α 等水平升高，与疾病的发生发展密切相关。细胞因子具有多效性，其生物学效应相互交织成复杂的网络。针对细胞因子的生物制剂如 IL-1、TNF-α 等已广泛应用于临床。

## （二）免疫球蛋白

免疫球蛋白（Ig）指具有抗体（Ab）活性或化学结构，与抗体分子相似的球蛋白，是免疫活性分子中的一类。免疫球蛋白分为五类，即免疫球蛋白G（IgG）、免疫球蛋白A（IgA）、免疫球蛋白M（IgM）、免疫球蛋白D（IgD）和免疫球蛋白E（IgE）。其中IgM、IgG、IgA在人体中的含量较高，与风湿免疫疾病关系密切。IgM为初次免疫应答反应中的Ig，IgM病理性增高见于RA、SLE等。IgG是人体含量最多和最主要的Ig，占总免疫球蛋白的70%~80%，属再次免疫应答抗体。IgG增高是再次免疫应答的标志，常见于各种自身免疫性疾病如SLE、RA等。

## （三）淋巴细胞亚群

淋巴细胞亚群中的T淋巴细胞、B淋巴细胞、自然杀伤（NK）细胞及淋巴细胞功能亚群中的调节性T细胞是细胞免疫检测的常用指标，现也广泛应用于风湿免疫疾病的诊疗中。风湿免疫性疾病主要表现为免疫系统功能紊乱。例如SLE主要表现为$CD4^+T$细胞下降和$CD8^+T$细胞升高，导致功能异常，而大量的B淋巴细胞产生的抗体参与机体免疫应答反应，引起自身免疫反应，产生大量的自身抗体，并与体内相应的自身抗原结合形成相应的免疫复合物。淋巴细胞参与其中，在发病机制中起到关键性作用，影响疾病的进展及预后。因此对淋巴细胞亚群的检测对于风湿性疾病的诊断及治疗意义重大，在临床免疫抑制剂调整方面仍具有指导作用。

## （四）补体

补体是广泛存在于血清、组织液和细胞膜表面的一组精密调控的蛋白质反应系统，包括30多种可溶性蛋白和膜结合蛋白，故亦称补体系统。补体系统的组成按其生物学功能分为补体固有成分、补体调节蛋白和补体受体。补体的生理学作用包括：①细胞毒作用，可以抗感染、抗肿瘤、病理情况下引起机体自身细胞破坏；②调理吞噬作用；③炎症介导作用；④清除免疫复合物；⑤参与适应性免疫应答。补体激活与常见的风湿性疾病有关，如SLE，RA和系统性血管炎等，受影响的组织中存在补体沉积，血液或滑液中补体蛋白水平降低和补体激活片段水平高及实验模型数据等都是将补体激活与这些疾病联系起来的证据，补体系统将成为风湿性疾病治疗的靶标。

## （五）基质金属蛋白酶

RA、OA患者常有软骨破坏，但目前尚无反映软骨及骨破坏程度的实验室指标。基质金属蛋白酶（MMPs）能直接降解软骨和骨质，进而对关节产生破坏，被认为是一种重要的致病因素。研究发现MMP-3可导致软骨降解，其水平与RA患者受累关节数目、X线分期严重程度及红细胞沉降率（ESR）呈正相关，MMP-3不仅可反映病情活动，其在血清中浓度升高还可提示已有关节软骨破坏。OA的病理特征为关节软骨进行性变性和破坏，有研究认为MMP-9可能是反映关节局部炎症的标志物，与关节软骨破坏程度相关。

## （六）基因检测标志物

表观遗传学在风湿病研究中占据重要地位，涉及DNA甲基化、组蛋白乙酰化、微核糖核酸（miRNA）、长链非编码RNA（LncRNA）和环状RNA（circRNA）等多种调控机制。DNA甲基化：RA、OA、SLE和动脉炎中免疫和基质细胞的DNA甲基化变化已被描述。MTF1与滑膜成纤维细胞中超增强子形成有关，其抑制对RA小鼠关节炎有益。OA软骨细胞研究：OA软骨细胞中H3K79me2, 6缺失。IL-1β刺激后，去甲基化酶KDM6B和KDM7表达增加。原代人OA软骨细胞中，KDM7A或KDM7B沉默可增加H3K79me2水平和COL2A1转录，降低MMP13和ADAMTS5表达。miRNA在风湿病中的作用：白塞综合征患者血浆中miR-224-5p、miR-206、miR-653-5p上调。

AS 外泌体中 miR-30c-5p 富集，靶向 IRF4，增加 CD4+T 细胞中 miR-30c-5p 水平，减少 FOXP3+IRF4+Treg。风湿病的表观遗传学持续研究，靶向标志物治疗不断完善。

## 第二节　风湿病影像学诊断进展

随着影像学的快速发展，其在风湿病诊断中的应用越来越重要和广泛，尤其是 X 线、电子计算机断层扫描（CT）、磁共振成像（MRI）、磁共振血管成像（MRA）、超声（US）、正电子发射计算机断层显像（PET-CT）、核医学成像（NMI）、骨扫描、数字减影血管造影（DSA）、关节镜等应用，使得疾病在早期即可明确诊断。现就影像学在几种常见风湿病中的应用作一概述。

### 一、X 线

常规 X 线在风湿免疫性疾病诊断中起着非常重要的作用。X 线为常用的基础检查，一般诊断和鉴别诊断通过 X 线平片即可得到解决。其常应用于 RA、痛风关节炎、膝骨关节炎、结核性关节炎、化脓性关节炎、AS、银屑病性关节炎和 Reiter 综合征、骨质疏松等的诊断与判断病情进展情况。通过 X 线可观察到：①关节周围软组织的病变，包括关节积液、滑膜炎、钙化；②关节间隙病变，包括关节间隙狭窄、关节僵直、关节间隙增宽等；③关节面骨病变，可见骨质疏松和破坏、骨膜反应等。还可以观察椎体及骶髂关节是否存在病变，要注意椎体的边缘、密度、高度和形态，如椎体呈正方形见于 AS、椎体呈楔状可见于创伤、转移瘤和骨质疏松。

### 二、CT 检查

CT 图像通过改进成像方法，提高了显示解剖结构和反映病变的能力，因此在疾病的诊断中，CT 较 X 线片更为深入、精细和准确。我们可以通过 CT 检查了解骨皮质及关节骨端的完整性，有无骨质硬化、侵蚀破坏及其范围，对于 RA、痛风等的诊断及评估病情活动度均具有明显的意义。CT 可以用来明确被检查部位的组织学成分，评估病变与周围的软组织之间的关系，方便我们了解关节病变是原发性还是继发性，以及病灶内有无钙化、出血、积液、坏死。对于骶髂关节面的骨质破坏、骨质硬化、关节间隙狭窄伴强直，以及椎间盘的变性膨出或脱出，有无神经根受压，椎间小关节病变来说，CT 检查是一种理想手段。

CT 还可以用来评估四肢复杂大关节如髋、膝及肩关节等的病变，测定骨内矿物质含量，估价骨质疏松及骨质软化等。

### 三、MRI 检查

MRI 成像基于质子量及弛豫，所含信息丰富。它与 CT 各有优缺点，可互补。MRI 具备多方向成像能力，展现解剖关系，特别适用于关节解剖显示和病变评估。MRI 软组织对比度高，适用于肌肉、肌腱等显示，而且无辐射，适合评估关节软骨、半月板等。MRI 对 RA、AS、OA 等疾病诊断具有重要意义。

### 四、超声及超声引导下穿刺

超声（US）的优点是成本低、诊断时间更短和更少的门诊就诊次数，提高了医疗资源的利用率。

此外，US 无电离辐射，也没有任何绝对的禁忌证。因此，它可以用于体内有金属植入物或患有慢性肾脏疾病的患者。与 X 线检查相比，US 在 RA 早期能发现更多的骨侵蚀。通过 US 测定关节滑膜厚度可以作为衡量 RA 患者病情活动的指标。高频 US 是显示关节积液的最敏感方法，可明确显示最少为 1ml 的液体。膝关节 B 超检查可见患者髌上囊积液，滑膜厚度和内髁软骨厚度可准确定量，同时可间接反映患者功能状况。痛风患者超声下可见受累关节软骨表面"双轨征"或云雾状低至高混杂回声影。另外彩超除了观察关节外，还可以观察动静脉血流变化，可以用于血管炎类疾病的诊疗。

肌肉骨骼超声（musculoskeletal ultrasound，MSUS）技术是利用高频超声（3~17MHz）扫描提供高质量的临床图像，以清晰显示肌肉等软组织层次关系及其内部结构，进而诊断肌肉骨骼系统疾病的新型超声检查技术。通过肌骨超声，医生可以清晰分辨肌肉、肌腱、韧带、关节囊、关节面及周围神经等浅表组织结构在毫米级以下的动态毗邻关系，并观察其形态大小、结构纹理、血流分布，从而获取这些组织器官在解剖变异、炎症病变、退行性改变及创伤等方面的详细信息，进而对疾病进行精准评估。MSUS 技术对检出早期强直的血管翳非常敏感，可早期发现病变。由于 AS 早期累及骶髂关节，尤其是在活动期炎性反应阶段，骶髂关节的滑膜会出现增生，病理可表现为血管增生，一般多伴有局部血流增加等。

US 引导下的穿刺技术通过开展细胞学和组织学检查解决了许多临床问题，此外，US 还可引导造影、置管引流等技术。在超声引导下，使用自动活检枪进行微创活检可以获取关节滑膜组织等，通过进行病理学诊断提升诊断价值。超声引导下进行关节腔穿刺可以精准定位病变部位，提高穿刺活检的准确性和可重复性，减少并发症。

## 五、数字减影血管造影

数字减影血管造影（DSA）是目前诊断大动脉炎的主要依据。其造影征象以动脉的狭窄和阻塞为主，部分病例可见血管扩张和动脉瘤形成或两者并存（混合型）。具体表现为管腔粗细不均或较均匀的向心性狭窄和阻塞，边缘比较光滑。累及主动脉的狭窄以长段或广泛者居多，而主支病变则多为局限性狭窄和阻塞。扩张型病变多见于腹主和胸降主动脉下段，偶可见于头臂和肾动脉的近端，以边缘不规则的普遍扩张、梭形动脉瘤常见，囊性动脉瘤少见。DSA 主要用于观察动脉管腔的改变，其缺点是不能观察管壁的变化。

## 六、磁共振血管成像

磁共振血管造影（MRA）是利用电磁波产生身体二维或三维结构的图像，进而辅助诊断血管相关疾病的一种检查方法，是 MRI 技术的一种特殊应用，属于断层成像技术。它利用磁共振现象从人体中获得电磁信号，并重建出人体信息，可以显示血管和血流信号特征显示。欧洲抗风湿联盟制定的大血管炎诊治指南明确推荐将 MRA 作为首选的影像学检查方法。MRA 可实现全身动脉显像，可以用于评估 TKA 血管管腔和血管壁，有助于显示血管狭窄程度，联合延迟扫描管壁强化可半定量评估血管壁炎症。

## 七、CT 血管成像

CT 血管成像（CTA）是一种将螺旋 CT 扫描和图像后处理相结合以显示血管及其病理生理改变的无创影像技术。随着技术创新和研究的推进，CTA 在很大程度上替代了传统的有创性血管造影，成为大多数心血管疾病的首选检查方法。CTA 增强三维重建技术对血管腔空间结构的评估有优势，也常用于风湿病的诊断，如大动脉炎、多动脉炎、血管炎等。

## 八、$^{18}$F-FDG PET/CT

PET-CT 融合了 PET 与 CT，可以提供详尽的功能与代谢分子信息及精确解剖定位，实现全身断层图像显像，灵敏、准确、特异，用于早期发现与诊断疾病。风湿疾病涉及免疫机制紊乱、多抗体、多脏器系统受累。18F-FDG PET/CT 可识别不同组织的炎症状态和关节炎症变化。近年来，其在风湿性疾病如类风湿关节炎、脊柱关节病等诊断中取得显著进展。

## 九、骨扫描

同位素全身骨扫描通过放射性核素检测骨组织的形态或代谢异常。骨显像包括骨全身显像、局部骨平面显像、骨三相显像、骨断层显像、骨 SPECT/CT 显像、F18（氟）正电子骨显像。该检查用途广泛，常用于下列情况：①原发性骨肿瘤及骨肿瘤的软组织和肺转移的早期诊断；②排查原因不明的骨痛；③选择骨骼病理组织学检查部位；④制定放疗计划；⑤对可疑肿瘤患者进行筛选；⑥骨骼炎性病变的诊断及随访；⑦应力性骨折、缺血性骨坏死等骨关节创伤的鉴别诊断；⑧Paget病的定位诊断及治疗后的随访。骨扫描能判断疼痛是由关节炎还是关节旁骨骼病变所致，是骨关节病变还是内脏、神经性疼痛；能诊断各种代谢性骨、关节病变；在肢体软组织炎症中早期诊断骨髓炎；能发现一些特殊部位如跖骨、肋骨等的细微骨折；观察移植骨的血液供应和存活情况并评估上述各种骨关节良、恶性病变治疗的效果。因此，骨扫描在国外癌症患者中已成为常规检查项目，也是国内大型综合性医院中核医学科最主要的检查项目之一。

## 十、关节镜检查

关节镜检查（arthroscopy）是应用于关节腔内部检查的一种内镜，借助它可以直接观察滑膜、软骨、半月板与韧带，特别是通过关节镜技术采取滑膜，为诊断各种关节炎提供了更可靠的病理依据。临床上可用于：①诊断不明的炎性与非炎性关节病（尤其拟诊 RA，OA 或晶体性关节炎的患者）。②已诊断的炎性关节病，其症状与临床表现不符，且治疗无效者。③临床表现提示急性化脓性关节炎，但培养阴性，或采用合理的抗生素治疗及重复闭式引流无效者。总而言之，关节镜检查可用于类风湿关节炎、骨关节炎、痛风性关节炎、结核性关节炎、感染性关节炎、炎性关节炎、反应性关节炎等，现在关节镜普遍应用于类风湿关节炎滑膜切除术等。

## 十一、其他影像学检查

风湿性疾病易累及其他脏腑系统，如易导致肺动脉高压、风湿性心脏病的产生，因此心脏彩超是估测肺动脉压、评估心脏是否受累的有效方式；在呼吸系统，风湿性疾病导致间质性肺炎的产生，因此肺部 CT、高分辨率肺部 CT、肺功能、纤维支气管镜等也是检查所必需的。此外，排查风湿性疾病及系统累及还有许多有效辅助方式，如神经肌肉电生理检查、消化系彩超、全腹部 CT、头颅 CT、头颅 MRA、颈椎 MRI、骨密度等。

## 第三节　风湿病病理诊断进展

病理学任务就是运用各种现代医学技术及方法研究疾病的原因、发病机制、病理变化（包括形态、功能、代谢变化）及结局，并探索其内在联系，从而阐明疾病的本质，为防治疾病提供科学的理论基础。同时，在临床医学中病理学又是实践性很强的确定疾病诊断的重要方法之一，因此，病理学也属于临床医学。病理诊断是许多风湿性疾病诊断中的金标准，例如皮肤型狼疮、狼疮性肾炎、多发性肌炎、系统性硬化病、干燥综合征、巨细胞动脉炎、ANCA相关性血管炎、IgG4相关性疾病等。病理学的观察方法包括大体观察、组织观察、细胞学观察、超微结构观察、组织化学及细胞化学观察等。近年来我国病理学不断进步和发展，在风湿免疫方面也不断取得新突破，不同的风湿疾病病理组织及病理表现是完全不同的。风湿病的基本病理变化发展过程一般分为三期，即变质渗出期、增生期、纤维化期，风湿病的整个病变过程需6个月左右，因反复发作，故在同一部位可有各期病变并存，导致病变部位较严重的纤维化和瘢痕形成。风湿病可累及不同器官和组织，因此不同部位、不同阶段，病理表现均有明显的差异，现根据脏腑组织进行如下分类介绍：

## 一、皮肤组织

风湿病中以皮肤组织作为病理诊断依据的疾病主要有系统性红斑狼疮（SLE）及系统性硬化病（SSc），此外，风湿性皮下结节、风湿性红斑等皮肤表现，也可为相关风湿病的诊断提供重要参考。例如，SLE皮肤型病理表现具有特征性：可见表皮萎缩、基底细胞液化变性、真皮浅层水肿，以及皮肤附属器周围淋巴细胞散在或灶状浸润。同时，真皮上部水肿伴黏蛋白沉积，真皮毛细血管壁可有纤维蛋白样物质沉积。盘状红斑皮损病理改变表现为表皮角化过度、毛囊口扩张并形成角质栓，颗粒层增厚，棘层萎缩，表皮突变平，基底细胞液化变性。SSc患者的硬变皮肤活检结果显示，网状真皮致密胶原纤维增多，同时伴有表皮变薄、表皮突消失、皮肤附属器萎缩；在真皮和皮下组织内（或广泛纤维化部位），可见T淋巴细胞大量聚集。环形红斑可出现在躯干和四肢皮肤（erythema annulare），为环形或半环形淡红色斑，通常1～2日可消退，常见于风湿热的急性期，对急性风湿病有诊断意义。镜下观察显示，红斑处真皮浅层血管充血，血管周围存在水肿现象，并伴有炎性细胞浸润。皮下结节（subcutaneous nodules）多见于肘、腕、膝、踝关节附近伸侧面皮下，直径0.5～2cm，圆形或椭圆形，质地较硬，活动，压之不痛。镜下，结节中心为大片纤维素样坏死物质，其周围可见呈栅状排列的增生的成纤维细胞和Anitschkow细胞，伴有炎性细胞（主要为淋巴细胞）的浸润。数周后，结节逐渐纤维化而形成瘢痕组织。在风湿热的过程中，皮下结节出现频率较低，但有诊断意义。

## 二、肾脏组织

肾脏组织的病理检查主要用于系统性红斑狼疮、干燥综合征、痛风、系统性硬化症、结节性多动脉炎、ANCA相关性血管炎等累及肾脏的诊断。肾脏是系统性红斑狼疮中累及最多的器官，统计学研究显示，约60%的患者可出现肾脏受累的表现，常表现为蛋白尿、血尿、严重者肾衰竭。因此，SLE已成为我国最常见的继发性肾小球疾病的病因。而狼疮性肾炎依据病理特征分为6型，各型的临床表现不尽相同。Ⅰ型：光镜下肾小球正常，但免疫荧光和（或）电镜可见系膜区免疫复合物沉积；Ⅱ型：光镜下可见单纯系膜细胞不同程度增生或伴有系膜基质增多，伴系膜区免疫复合物沉积；Ⅲ型：<50%肾小球中呈节段性分布的毛细血管内和毛细血管外细胞增生和炎症；Ⅳ型：呈弥漫性（受累肾小球≥50%）节段性或球性的肾小球毛细血管内增生、膜增生和中重度系膜增生，或呈新月体性肾小球肾炎，典型的弥漫性内皮下免疫复合物沉积，伴或不伴有系膜病变；Ⅴ型：肾小球基底膜弥漫增厚，可见弥漫性或节段性上皮下免疫复合物沉积，伴或不伴系膜病变；Ⅵ型：超过90%的肾小球呈现球性硬化，无活动性病变。

原发性干燥综合征肾损害以尿浓缩功能减低伴低钾血症最为常见，肾脏病理主要为间质性肾炎，少部分患者可有系膜增生伴 IgA 沉积、肾小球膜性病变。

强直性脊柱炎继发肾脏损害发病率为 5%～20%，强直性脊柱炎相关性肾损伤的病理改变多样，但主要表现为 IgA 肾病，也可表现为膜性肾病，局灶增生性肾炎和慢性肾小管间质肾病。

痛风肾病是一种血液中尿酸盐浓度增高达到过饱和状态，尿酸盐结晶沉积于肾脏而引起的病变。尿酸性肾病的特征性组织学表现为：肾间质和肾小管内可见尿酸盐沉积，形成具有双折光的针状尿酸盐结晶，这些结晶造成其周围单个核细胞浸润，导致肾小管上皮细胞坏死、肾小管萎缩、管腔闭塞、间质纤维化，最终造成肾单位毁损。此外，在集合管内形成的微小钙化可使集合管扩张。

系统性硬化病肾脏受累的主要类型包括硬皮病肾危象、慢性肾疾病和炎症性肾损害，其中肾脏受累仍然是硬皮病的主要并发症之一。病理光镜下可见特征性的小弓形动脉和小叶间动脉受累，表现为内膜增厚伴内皮细胞增生，呈"洋葱皮"样改变，严重时可部分或完全阻塞血管腔。肾小球常呈缺血性改变，表现为毛细血管腔萎缩、血管壁增厚、皱折、甚至坏死，同时伴随肾小管萎缩、肾间质纤维化。

肾脏是结节性多动脉炎最常侵犯的脏器，肾多动脉炎为该病常见的组织改变。病变主要累及肾弓形及小叶间动脉，病变特点为动脉壁纤维素样坏死，轻者仅影响动脉一部分，重者可累及全层。坏死性肾小球肾炎可见疾病有弥漫或节段性肾小球纤维蛋白样坏死，伴系膜细胞增生、球囊壁层细胞增生、新月体形成和毛细血管内微血栓形成；免疫荧光检查显示，毛细血管壁存在 Ig、C3 及纤维蛋白沉积。

ANCA 相关性血管炎中，出现新月体性肾小球肾炎表现的主要有 3 种类型：MPA、GPA 和 EGPA。这三种类型的病理特征均表现为弥漫性分布的新月体，伴纤维素样坏死。除新月体型肾炎外，ANCA 相关性血管炎的肾脏病理类型还有以下类型：局灶型（＞50%肾小球正常）、硬化型（＞50%肾小球球性硬化）、混合型（＞50%肾小球损伤，但病变介于新月体型和硬化型之间）。

抗磷脂抗体可导致多种肾脏病变，其中由肾脏大血管血栓、肾动脉狭窄等一系列肾脏损害构成的病症，被称为抗磷脂综合征肾病（APSN）。肾急性血栓性微血管病（TMA）是急性 APSN 最严重的病理形式，主要表现为肾功能急速下降和不同程度的血尿、蛋白尿。此外，微血栓常累及其他器官，进而引起灾难性 APS（CAPS）。

## 三、肝脏组织

肝脏组织学在自身免疫性肝病（AILD）的诊治中发挥重要作用。AILD 主要包括自身免疫性肝炎（AIH）、原发性胆汁性胆管炎（PBC）、原发性硬化性胆管炎（PSC）、IgG4 相关硬化性胆管炎（IgG4 SC）和肝脏 IgG4 疾病。AIH 组织学特征性表现为界面性肝炎伴淋巴浆细胞浸润、"玫瑰花环样"肝细胞和淋巴细胞穿入现象；慢性非化脓性破坏性胆管炎伴上皮样肉芽肿形成需考虑 PBC；胆管周围"洋葱皮样"纤维化提示 PSC；席纹状纤维化伴大量 IgG4 阳性浆细胞浸润需考虑 IgG4 SC。

## 四、心脏组织

风湿病病变累及全身结缔组织，尤其以心脏、关节、血管等部位受累最为显著，其中心脏病变最严重。风湿性心脏病易累及心内膜、心肌、心包等，风湿性心内膜炎常侵犯二尖瓣，表现为浆液性心内膜炎，随后形成疣状赘生物。病变后期，心内膜下病变和赘生物机化形成瘢痕，称为马氏斑，长期反复发作可形成慢性心瓣膜病。风湿性心肌炎累及心肌间质结缔组织，发生纤维素样坏死，形成风湿小体，后期纤维化形成瘢痕。风湿性心包炎累及心包脏层，呈浆液性或浆液纤维素性炎症，形成心包积液，大量纤维蛋白渗出时可形成绒毛心。恢复期多数渗出吸收，少数形成缩窄性心包炎。

## 五、肺脏组织

风湿性疾病可累及全身多器官，肺是常受累的器官之一。肺间质、肺血管、胸膜、肺实质和呼吸肌等是常受累的部位。风湿病肺部表现以间质性肺病（ILD）、肺部斑片影和胸腔积液最为常见。其中 ILD 是以弥漫性肺实质、肺泡炎症和间质纤维化为病理基本病变，在病程的早期，白细胞、巨噬细胞和富含蛋白质的液体积聚在间质间隙，引起炎症。若炎症持续存在，瘢痕（纤维化）可替代正常肺组织。随着肺泡被逐渐破坏，其原有的位置会留下厚壁囊肿，这一系列病理改变最终导致肺纤维化的发生。

## 六、肌肉组织

肌肉组织活检是诊断肌肉疾病及神经肌肉疾病的关键手段。通过显微镜和染色技术，医生能准确诊断多种疑难病。特征性病理改变的肌病，如炎症性肌病、肌营养不良、代谢性肌病和先天性肌病，可直接通过活检确诊。多系统受累疾病如线粒体病、系统性血管炎等，可通过肌肉和神经联合活检诊断。例如，PM 的病理表现为肌源性损害，主要特征包括有肌纤维变性、坏死及再生，伴以淋巴细胞为主的炎性细胞浸润，非特异性改变包括核内移、氧化酶活性减低和线粒体异常的红纤维。

## 七、血管组织

血管组织活检病理用于风湿性动脉炎、ANCA 相关性血管炎、IgG4 相关性疾病的诊断。风湿性动脉炎累及中、小动脉，表现为血管壁纤维素样坏死和细胞浸润，晚期血管壁增厚、管腔狭窄。巨细胞动脉炎通过"颞动脉活检"诊断，表现为动脉壁炎症和肉芽肿形成。ANCA 相关性血管炎表现为小血管壁炎症与坏死，特征为纤维素样坏死，可致血管壁增厚、管腔狭窄和血栓形成。IgG4 相关性疾病表现为 IgG4$^+$浆细胞浸润、席纹状纤维化和细胞浸润等。

## 八、唇腺组织

唇腺组织活检病理主要用于干燥综合征的诊断。干燥综合征唇腺活检采用 Chisholm 标准分级，在此标准中，干燥综合征唇腺活检病理分级共 4 级，少量淋巴细胞浸润为Ⅰ级，中等量为Ⅱ级，介于Ⅱ～Ⅳ级间为Ⅲ级，广泛密集淋巴细胞浸润（每 4mm$^2$ 含≥1 个显著灶伴腺体结构破坏）为Ⅳ级。阳性诊断标准为每 4mm$^2$ 腺体组织中存在≥1 个灶性淋巴细胞浸润（1 个灶定义为≥50 个淋巴细胞聚集）。

## 九、滑膜组织

风湿病极易累及滑膜组织，出现滑膜组织的病变，如 RA、骨关节炎、脊柱关节炎及结缔组织病中的多种病症等，活动期风湿性关节炎病理改变表现为关节滑膜及周围组织水肿、滑膜下结缔组织中有黏液性变、纤维素样变及炎性细胞浸润，有时有不典型的风湿小体。常见的滑膜炎病理特点包括以下几种类型：①内膜下层多形核白细胞浸润；②内膜下层单核细胞浸润；③表层纤维蛋白沉积；④内膜增生；⑤滑膜表面绒毛肥大；⑥血管增生；⑦血管周围水肿；⑧肉芽组织形成；⑨纤维化。临床常根据以上内容评估关节炎滑膜组织损伤的轻重程度。

## 十、软骨组织

风湿性疾病易导致骨与关节问题，如骨质疏松、骨坏死等，常见于 RA、SLE 等风湿病。病理上表现为软骨基质的颜色变化、变性、原纤维显现等，软骨细胞常出现空泡变性，且可能散在性坏死。软骨坏死有两种形式：液化性坏死和凝固性坏死。电镜下，软骨细胞胞质致密化，胞核消失，细胞成为致密团块，基质失去嗜碱性。坏死物质可崩解为碎屑。骨坏死多发生在长骨末端，关节表面变平且不规则，可能导致骨关节炎和疼痛加剧。

# 第四章 风湿病中西医治疗

## 第一节 中医治疗

风湿病临床特点复杂多变，中西医在对其认识、诊断和治疗上都有各自的优点和不足，中医的优势在于宏观、辨证和扶正，而西医的优势在于微观、辨病和祛邪，两者可以优势互补，取长补短，有机结合。临床上中西医结合治疗风湿病目标就是提高疗效，减少毒副作用，改善患者生活质量。中西医结合不是单纯的中药加西药，而是在治疗策略上的科学结合。根据疾病不同时期、西药使用的不同剂量阶段、西药的不同副作用表现，制定相应的中医治疗方案。

### 一、辨证论治

"辨证论治"关键在辨证候，证候是对疾病发展某一阶段临床特征的高度凝练，具有整体性的特点。同时，证候并不固定，它是发展、变化的。针对证候动态性这一特点进行长期纵向随访，探究疾病动态发展过程，实现临床精准干预，对提升中医疗效至关重要。因此，了解风湿病患病率和证型分布特点，为制定中西医结合规范化治疗方案提供参考依据，可以使患者在最佳时间窗得到正确诊治。以类风湿关节炎（RA）、系统性红斑狼疮（SLE）、强直性脊柱炎（AS）、痛风（Gout）为例论述部分风湿病的辨证论治进展。

（一）类风湿关节炎

2018年中华中医药学会风湿病分会发布的《类风湿关节炎病证结合诊疗指南》，是参照国际最新的临床实践指南制订方法，基于循证医学证据，在符合中医药理论、辨证论治原则的基础上，通过对近30年中医治疗RA文献的检索、梳理，结合现代研究成果，并经过中华中医药学会风湿病分会专家的广泛论证而形成的。该指南将RA分为风湿痹阻证、寒湿痹阻证、湿热痹阻证、痰瘀痹阻证、瘀血阻络证、气阴两虚证、气血两虚证、肝肾不足证8个证型。在对某地区成年居民进行RA筛查的一项研究中，研究人员对RA患者进行中医证候辨证分型，研究结果表明湿热痹阻证型是RA的主要证型，多处于疾病高度活动期。另外，研究结果显示红细胞沉降率（ESR）、C反应蛋白（CRP）、类风湿因子（RF）、抗环瓜氨酸肽抗体（抗-CCP抗体）与湿热痹阻型RA存在密切联系，可作为湿热痹阻型RA辨证定型的客观指标。一项囊括1191例寒湿痹阻证RA患者样本的研究结果表明，随疾病进展寒湿痹阻证RA患者会发生证候演变，湿热痹阻证、风湿痹阻证、肝肾不足证是演变的主要方向。疾病活动与寒湿痹阻证RA证候发生演变具有一定的相关性，寒湿痹阻证向风湿痹阻证方向的演变在秋季比较集中。

## （二）系统性红斑狼疮

在临床实践中各医学家都提出了多种 SLE 辨证分型方案，例如有研究表明，可将 SLE 分为 5 型，分别为邪热伤肝证、阴血亏虚证、热毒炽盛证、气阴两伤证、脾肾阳虚证。也有研究将其分为肝热血瘀证、气阴两虚血瘀证、脾肾阳虚证、阴阳两虚证及气血两燔证等证型。1994 年国家中医药管理局颁布的《中医病证诊断疗效标准》，将 SLE 这一疾病分为 5 型，分别为热毒炽盛证、脾虚肝旺证、脾肾阳虚证、气滞血瘀证、气阴两伤证。但是在 2002 年国家药品监督管理局针对系统性红斑狼疮这一疾病制定的指导原则当中，SLE 被分为 6 种证型，分别为瘀热痹阻证、脾肾阳虚证、热毒炽盛证、风湿热痹证、阴虚内热证、气血两虚证。范永升教授对 SLE 提出了二型九证法，首先参考西医 SLE 分类标准，根据有无重要器官或系统受累将该病分为轻重两型；然后分别对轻重两型进行辨证施治，共有 9 种证型。其中轻型有风湿痹痛证、气血亏虚证、阴虚内热证 3 个证型；重型有热毒炽盛证、饮邪凌心证、痰瘀阻肺证、肝郁血瘀证、脾肾阳虚证和风痰内动证 6 个证型。二型九证法为临床诊治 SLE 提供了良好的范式，具有一定的临床价值和现实意义。

## （三）强直性脊柱炎

AS 中医辨证多以脏腑辨证为主，各医家均有自己的临床经验和辨治体系，主要从肝、脾、肾论治，尤以从肾或从肾督论治居多。从督脉论治 AS 者认为，督脉在经络中占主导地位，以督脉阳气不振为本，风寒湿邪留于督脉，久病气血不通、经脉失养发为本病。也有从阴阳辨治 AS 者，基于中医阴阳学说与现代医学免疫学理论的相似之处，这些中医学家们以运用中药调节阴阳-免疫功能平衡为切入点，创立了具有中西医结合特色的阴阳-免疫双调法来治疗 AS。历代中医学家大部分认为 AS 本质是肾督亏虚，加之外感风寒湿邪，内外合痹而发病。AS 辨证主要根据临床中医师经验，有研究认为 AS 中医辨证主要涉及肾虚、寒、热、湿、痰、瘀等病理因素，拟定 AS 中医辨证分型有 6 个证型：肾虚督寒证、肾虚湿热证、湿热痹阻证、寒湿痹阻证、瘀血痹阻证、肝肾阴虚证。另有研究认为 AS 以虚为本，寒、湿、热、痰瘀为最主要的病性因素，证候以肾虚督寒证、湿热阻络证、寒湿阻络证、肝肾不足证和瘀血阻络证最为常见，以湿热相兼频率最高。2017 年参照国家中医药管理局"十一五"重点专科协作组制定的《大偻（强直性脊柱炎）诊疗方案》主要将 AS 分为肾虚督寒证与肾虚湿热证。

## （四）痛风

根据痛风的病因可将其辨证分为痰湿、风湿、风热和血虚证。而体质作为机体的固有特质，其辨证贯穿于疾病的发生、发展和转归的全过程。朱丹溪首提"肥人湿多，瘦人火多"，强调根据体质不同进行分"质"论治。临床研究将痛风按照"虚邪瘀"辨证体系分为三候六型：一为邪实候，为湿热蕴结证；二为正虚候，为肝肾阴虚证、脾虚湿阻证、气血两虚证；三为痰瘀候，为痰浊阻滞证、痰瘀互结证。由于痛风在不同分期病机特点各异，因此临床主张依据辨证分型进行针对性治疗。有研究将痛风分为五型，并提出相应治疗方剂：湿热痹阻型，方用四妙散为主进行治疗；寒湿痹阻型，方用大乌头煎合五苓散进行治疗；脾虚湿阻型，方用五苓散进行治疗；痰瘀阻络型，方用桂枝茯苓丸进行治疗；肝肾亏虚型，方用独活寄生汤进行治疗。此外，《中医病证诊断疗效标准》将痛风分为四型指导临床辨治，分别为湿热蕴结型、瘀热阻滞型、痰浊阻滞型、肝肾阴虚型。

## 二、治则治法

临床中，由于医家对证候的认知、经验及体会不同，风湿病的辨证用药呈现多样化特点。治疗时紧密结合中医临床四诊及实验室检查，辨证准确、治法得当、合理运用方药组合，对提高患者生活质量、减轻患者痛苦有着重要意义。本病为感受风、寒、湿、热等邪气,邪气痹阻经络,气血运行不畅所致,故祛风、散寒、除湿、清热及舒经活血、化痰通络为本病的基本治疗原则,各治法还应相互兼顾、各有侧重。疾病后期还应适当配伍补益正气之品。以整体观念为指导,运用辨证论治的方法,在风湿病综合分析和判断基础上提出治病宜早、治病求本(扶正祛邪、标本缓急、正治反治)、病证结合、以平为期、异法方宜、重视调护等临证治疗原则。

在痹证的治疗过程中应当遵循以下三条原则:时刻固护脾胃、治痹以通为要、扶正与祛邪并举。研究报道,治疗风湿病常用的药物组合有蜂房-黄芪、陈皮-蜂房、蜂房-丹参、陈皮-黄芪、蜂房-土茯苓、丹参-莪术、蜂房-青风藤、丹参-黄芪、土茯苓-丹参。这些药物组合具有清热、利湿、活血通络、益气等功效,体现了扶正祛邪的治疗原则。清热利湿活血法是风湿病活动期的重要中医治法。早期治疗以羌活、独活、苍术、白芷、防己、秦艽、川芎、青风藤等药祛风散寒除湿,蠲痹通络。晚期以熟地黄、生地黄、黄芪、桃仁、红花、皂角刺、姜半夏、胆南星、当归、赤芍、丹参等益肾蠲痹,化痰通络。在另一项研究中,运用关联规则和聚类分析等数据挖掘方法,对李中梓所著《医宗必读》中痹证用药规律及其科学内涵进行分析发现,该书治疗痹证所用中药药性涵盖寒、热、温、凉、平性,其中,寒、温性药使用最为频繁,出现频率均在 25.00%以上。基于中医药味理论,所用中药药味涵盖酸、苦、甘、辛、咸、涩、淡味,其中辛、苦、甘味药应用最为频繁,出现频率均在 21.00%以上。从治则治法来看,有医者认为治疗痹证常以"调和营卫"为主要治疗原则,用药时去除湿邪的同时顾护中焦脾胃,用药轻清,使湿去而不伤正。有研究提出临床应用强调"调补气血、扶正祛邪""健脾化湿、通络除痹""健脾滋肾、治病求本",可缓解痹证患者的临床症状,调节机体免疫功能,提高患者生活质量。

## 三、中 药 研 究

近年来,中药在治疗风湿病方面应用广泛且效果明显。内治法追求"治病必求于本",基于中医整体观念、辨证论治的理论特点,方药多以清热滋阴、理气散瘀、调肝补脾肾为主,以达到治疗的目的。外治法则多直接作用于病灶,或通过作用于外而治于内。

### (一)中药复方

风湿病无外乎虚、邪两方面,本虚为主、外邪侵袭为标,涉及多脏腑、多经脉,病情复杂,临床证候分型繁多,证候兼夹情况多见,常以复合证候为主。临床常用经典方剂有独活寄生汤、青蒿鳖甲汤、犀角地黄汤、桂枝芍药知母汤、金匮肾气丸等。例如独活寄生汤,有补肝肾、益精血、强筋骨之功效,临床常用于治疗肝肾不足型、肾督寒湿型 AS 患者;SLE 常见的面部红斑、皮疹、脱发等多出现于阴虚内热证和热毒炽盛证,方用青蒿鳖甲汤加减以清热滋阴消斑,犀角地黄汤加减以清热解毒、凉血消斑;桂枝芍药知母汤方中发散药物居多,功效以祛风除湿、温经止痛为主,兼能滋阴清热,散大于补。适用于寒热错杂型痹证的急性期、活动期;肾气丸方中补肾药物居多,功效滋肾化气为主,健脾养肝,兼能利湿行血,补大于通,适用于肝肾不足型痹证的慢性缓解期或善后调养。

### (二)中药单体

药理学实验证明,黄芪中主要的化学成分为黄酮类、皂苷类和多糖类。其中,黄芪多糖可通过影响 T 盒转录因子(T-bet)、GATA 结合蛋白3(GATA-3)的表达水平,调节辅助性 T 细胞 1/2(Th1/Th2)细胞的平衡,进而下调自身抗体水平,对 SLE 起到治疗作用。现代研究表明,生地黄及其活性成分具有免疫调节作用。有学者通过环磷酰胺(CTX)诱导小鼠建立免疫抑制模型,使用生地多糖处理后显著增加血清 IFN-γ、白介素-4(IL-4)、IL-10 表达水平,提高单核细胞吞噬能力。山茱萸含有环烯醚萜苷类、黄酮类、三萜类等成分，具有抗炎、抗凝、抗凋亡、抗氧化应激等多种生物学活性。牡丹皮属于清热凉血药，其发挥抗炎、解热、抗血小板聚集、改善血液流变性等药理作用依赖于其主要成分丹皮酚。雷公藤多苷是从雷公藤植物根中提取的总苷，具有抗炎、免疫抑制等多种生物学活性，可通过泛素-蛋白酶体通路、Th17细胞分化信号通路等多条信号通路发挥治疗风湿病的作用。

### （三）单味中药

一些中药在风湿病防治研究中也显示出潜在的开发价值，例如一项基于网络药理学对雷公藤治疗SLE的相关靶点及通路进行分析的研究证明，雷公藤对SLE有良好效果。据研究报道，金银花、凌霄花、玫瑰花等花类中药对SLE的蝶形红斑消除具有良好的效果，花类中药多质轻，具有芳香辟秽、宣扬清泄的特点，大部分具有清热解毒的功效，因此可以达到治疗目的。有研究发现虎杖通过调控尿酸盐阴离子转运体1（URAT1）和有机阴离子转运体1（OAT1）、有机阴离子转运体3（OAT3）的水平，抑制尿酸的重吸收，促进尿酸排泄，起到降尿酸的作用。车前草能降低抗药抗体（ADA）、黄嘌呤氧化酶（XOD）的活性而抑制尿酸生成，并通过收缩大鼠膀胱平滑肌、舒张尿道平滑肌促进排尿，下调肾脏URAT1蛋白含量促进尿酸排泄，降低尿酸含量。现代研究发现黄芪具有多种药理作用，可抑制炎症、清除自由基、抑制血管内皮单层通透性，具有抗病毒、保护心脑血管、提高免疫力、抗肿瘤等功效，在临床治疗痹证方面应用广泛。但单味药的疗效较组方差，单味药功效相对单一，故而临床治疗多以组方为主。

### （四）外用药物

除中药内服外，中医外治法的疗效也不容小觑，临床上常内、外治法联合使用。中医外治法在治疗上有操作简便的优势，避免了口服汤药对胃肠道的刺激，易于被患者接受，有利于提高患者对治疗的信心，改善患者的生活质量。古今痹证外治方药用法多样，包括敷法、洗法、熨法、摩法、熏法、蒸法等。对《圣济总录·诸痹门》痹证外治七方进行证治分析，总结组方特色，发现其组方多以膏摩方为主，组方用药在贴合痹证致病因素的同时，重用辛温之品且喜配峻猛有毒药物。中药熏药疗法通过蒸煮中药形成的热气和药气，协同作用于患病部位，发挥舒筋活血、散寒止痛的效用；对于SLE面部红斑等皮肤改变，有研究将金银花、生地黄、牡丹皮、赤芍、紫草、凌霄花、白花蛇舌草等药物煎成汤剂，运用冷湿敷的方法作用于皮肤损害处，起到清热解毒、疏通经络的作用，临床治疗效果显著。

## 四、转归预后

中医风湿病是一类很复杂的疾病，如发病后不及时诊治，病邪有可能由表及里，步步深入，以致侵犯内脏从而使病情愈来愈深重，治疗也愈加困难。因此，掌握其发生发展规律及传变途径，进行有效的治疗，控制其传变，就显得十分重要，五体痹在初发病时，就应及时救治，以防其传变为五脏痹。如脉痹不已，内舍于心，而成心痹；皮痹不已，内舍于肺，而成肺痹，那么，用药时就要先用少量的补心、益肺之品，先安未受邪之地，而达到既病防变的目的。

痹病因体质差异，病因有别，治疗调摄是否得当等因素，有不同的预后转归。其转归规律一般是风寒湿痹日久化热转化为风湿热痹；风、寒、湿、热痹日久不愈，转为虚实夹杂的尪痹以及痰瘀相结、气血亏虚证；久痹不已，内舍其合，转成五脏痹。一般病程短，全身状况好者，预后良好；痹病反复不已，全身状况差者，治疗较难；若关节变形，肌肉萎缩，或伴见心悸、浮肿等脏腑痹证状者，多预后不良。《温病条辨》言："寒痹势重而治反易，热痹势缓而治反难，实者单病躯壳易治，虚者兼病脏腑夹痰饮腹满等证，则难治矣。"

## 五、中医预防与调摄

本病多因正气不足，外感风寒湿热之邪所致。因此，平时注意调摄、增强体质和加强病后调摄护理显得格外重要。预防方面，锻炼身体，增强机体抗病能力；创造条件，改善阴冷潮湿等不良的工作、生活环境，避免外邪入侵；一旦受寒、冒雨等应及时治疗，如服用姜汤、午时茶等，以预防痹病的发生。病后调摄护理方面，更需做好防寒保暖等预防工作；应保护病变肢体，提防跌扑等以免受伤；视病情适当对患处进行热熨、冷敷等，可配合针灸、推拿等进行治疗。除药物等治疗外，还需关注患者的心理变化，注重情志的调节。有一项对34例AS患者实施中医情志护理的研究，护理措施主要包括入院指导、用药护理、心理护理等，结果显示，治疗组病情活动指数、躯体功能、生活质量指数均高于对照组，这表明在治疗疾病的过程中加用中医情志护理可以提高患者的生活质量。

调节情志除心理开导外，还可以运用一些运动疗法，如五禽戏、太极拳、八段锦等，这些运动疗法尤其适用于疾病稳定期的患者。每日适当的运动可保持脊柱和关节处于最好位置，并增强周围肌肉的力量，五禽戏对改善AS患者的关节疼痛作用明显。研究指出，进行规范长期的五禽戏可以调节脊柱生理弯曲度，促进脊柱活动平衡，达到扶正祛邪、调节阴阳的作用。太极拳锻炼能调节人体免疫系统，使其达到平衡状态。在放松状态下锻炼五禽戏，具有转移注意力、使身心舒适、缓解焦虑等不良情绪的作用。研究指出，八段锦第一式"两手托天理三焦"可以将身体打开，从下焦丹田过中焦再逐渐到上焦，这一过程可以让全身气血运行流畅，通经活络，最终达到缓解关节疼痛的作用。每日坚持八段锦锻炼可以促进血液循环和肌肉舒张，有助于炎症消散和改善关节活动度。

# 第二节 西医治疗

风湿性疾病种类繁多，涵盖类风湿关节炎、强直性脊柱炎等，累及多系统，临床表现复杂多样。早期诊断和干预对疾病治疗至关重要，可控制炎症，防止关节损伤。西医在风湿病治疗领域已形成系统的理论和方法体系，特别是现代影像技术和生物标志物检测技术，为疾病的精准诊断提供支持。其治疗原则包括控制病因、防止组织损伤、改变炎症反应、促进恢复等。虽病因不完全清楚，但个体化治疗已成为发展方向。通过基因检测、免疫学检测等手段，了解患者的具体病情和药物反应，制定个性化的治疗方案，提高治疗效果，减少副作用。但大多数患者通常采用综合治疗措施，包括药物治疗、手术治疗、其他辅助治疗和生活方式干预等。药物治疗虽有一定经验积累，但在整个风湿病的治疗中是最基本、最主要的手段，具体包括 NSAID、糖皮质激素（GC）、免疫抑制剂、生物制剂、靶向合成改善病情的抗风湿药 DMARDs 等；对于药物治疗无效或关节严重损伤的风湿病患者，手术治疗可能是必要的选择。常见的手术方式包括滑膜切除术、关节置换术、关节切除成形术等。手术治疗可以显著改善患者的关节功能和生活质量，但手术风险和术后康复也是需要考虑的问题。辅助疗法包括血浆置换、免疫吸附、干细胞移植等，根据临床病情需要合理选用；除上述治疗外，医生还要根据疾病的特点，对患者的一般治疗和生活进行具体的指导，其目的是改善预后，保持关节、脏器的功能，缓解相关症状，提高生活质量。生活方式的调整在风湿病管理中非常重要，健康的饮食习惯、适当的运动、避免过度劳累和应激等，有助于控制病情和改善症状。戒烟、限酒、防寒保暖等措施也有助于减少风湿病的发作和加重。此外，心理支持和疾病教育对风湿病患者的身心健康和自我管理能力也有重要意义。未来，西医治疗风湿病将继续向更加精准、高效和全面的方向发展，为广大风湿病患者带来更多希望。

# 一、风湿病的药物治疗

## （一）非甾类抗炎药

非甾体抗炎药（NSAID），又称解热镇痛抗炎药（antipyretic-analgesic and anti-inflammatory drug），是一类具有解热、镇痛、抗炎作用的药物。本组药物的临床特点是具有解热、镇痛、抗炎的作用，兼有抗凝作用，共同的作用基础是抑制前列腺素（PGs）的合成，由于 PGs 是炎症介质，也有重要的生理作用，所以，NSAID 在发挥抗炎作用的同时，也干扰着体内生理性 PGs 的合成，进而产生不良反应，目前临床广泛应用于风湿病的对症治疗和抗凝治疗。

NSAID 种类繁多，依照化学结构和作用机制可将本类药物做如下分类。根据化学结构分类，可分为吲哚类、丙酸衍生物、丙酰酸衍生物、吡喃羧酸类、非酸类、昔康类、磺酰苯胺类、昔布类。根据作用机制分类，可分为两大类：①传统类，即非选择性环氧化酶（COX）抑制剂，包括吲哚类、丙酸衍生物、丙酰酸衍生物、吡喃羧酸类；②环氧合酶-2（COX-2）抑制剂。其中非酸类、昔康类、磺酰苯胺类属于选择性 COX-2 抑制剂，昔布类属于特异性 COX-2 抑制剂。

常用药物包括吲哚美辛、阿西美辛、布洛芬、萘普生、洛索洛芬、双氯芬酸钠、依托度酸、萘丁美酮、吡罗昔康、美洛昔康、尼美舒利、塞来昔布等。

## （二）糖皮质激素

该类药物具有强大的抗炎和免疫抑制作用，因而被广泛用于治疗风湿性疾病，是治疗多种结缔组织病（CTD）的一线药物。GC 制剂众多，根据半衰期可以分为：①短效 GC，包括可的松、氢化可的松；②中效 GC，包括泼尼松、泼尼松龙、甲泼尼龙、曲安西龙等；③长效 GC，包括地塞米松、倍他米松等。其中氢化可的松、泼尼松龙和甲泼尼龙为 11 位羟基化合物，可不经过肝脏转化直接发挥生理效应，因此肝功能不全患者优先选择此类 GC。长期大量服用 GC 会产生不良反应，包括感染、高血压、高血糖症、骨质疏松、撤药反跳、股骨头无菌性坏死、肥胖、精神兴奋、消化性溃疡等。故临床应用 GC 时要权衡其疗效和副作用，严格掌握适应证和药物剂量，并监测其不良反应。

## （三）免疫抑制剂

免疫抑制剂是一类药物，其作用是抑制免疫系统的反应，从而减少或遏制免疫系统对自身组织器官或移植物的攻击。这些药物在多种疾病的治疗中发挥重要作用，如器官移植、自身免疫性疾病等。免疫抑制剂通过不同的机制发挥其作用，主要包括以下几个方面：抑制 T 细胞的活性、抑制 B 细胞的功能、减少炎症反应、阻断免疫反应信号传导。临床上常用的免疫抑制剂包括甲氨蝶呤（MTX）、来氟米特（LEF）、抗疟药、柳氮磺胺吡啶（SSZ）、硫唑嘌呤、CTX、环孢素 A（CsA）、他克莫司等。根据药理机制，可分类如下：①干扰细胞代谢药物，如 MTX 可抑制细胞增殖和抗炎；②硫唑嘌呤抑制嘌呤合成，进而抑制细胞 DNA、RNA 及蛋白质的合成；③霉酚酸酯（MMF）形成霉酚酸，选择性抑制 T 和 B 淋巴细胞增殖；④烷化剂如 CTX，主要抑制 B 淋巴细胞；⑤钙调磷酸酶抑制剂如环孢菌素 A 和他克莫司（FK506），抑制 Th 细胞的活化；⑥抗疟药如氯喹和羟氯喹（HCQ），具有免疫调节和抗炎作用；⑦SSZ 和 LEF，分别具有抗炎和免疫抑制作用，具体机制不详。

综上所述，免疫抑制剂是目前自身免疫病诱导和维持治疗最重要的一大类药物。细胞毒免疫抑制剂 CTX 和 MTX 作用强，但要注意检测不良反应，尤其是 CTX 会出现骨髓抑制和感染。MMF 的优势是没有性腺毒性。CsA 或 FK506 建议与其他免疫抑制剂联合使用。需要重视 CTX 和雷公藤的性腺毒性问题。

### (四)生物制剂

生物制剂,即基因工程制造的单克隆抗体或细胞因子受体融合蛋白,是风湿免疫领域的重要进展,用于治疗类风湿关节炎(RA)、脊柱关节炎、系统性红斑狼疮(SLE)等。它们通过阻断疾病关键环节发挥疗效,数十种生物制剂已上市或处于临床试验阶段。肿瘤坏死因子-α(TNF-α)为靶点的生物制剂在 RA、脊柱关节炎治疗中成功,可改善病情、阻止关节破坏。抗 CD20 单抗已用于治疗难治性 RA 和 SLE 相关疾病。另有 IL-1、IL-6 受体拮抗剂,细胞毒 T 淋巴细胞相关抗原 4 免疫球蛋白融合蛋白(CTLA-4Ig),抗 B 细胞刺激因子单抗等已上市,用于治疗 RA 和 SLE。抗 CD22 单抗正在进行临床试验,具有广阔的应用前景。

生物制剂发展迅速,已成为抗风湿性疾病药物的重要组成部分。其主要的不良反应是感染、过敏反应等。此外,其价格昂贵,远期疗效和不良反应还有待评估。临床使用时应严格把握适应证,注意筛查感染,尤其是乙型肝炎和结核,以免出现严重不良反应。

### (五)Janus 激酶抑制剂

JAK/STAT 信号通路是关键的细胞内信号传导通路,影响细胞增殖、分化、凋亡和免疫调节。Janus 激酶(JAK)是细胞质内非受体型酪氨酸蛋白激酶,有 4 个家族成员:JAK1、JAK2、TYK2、JAK3。JAK3 仅存在于骨髓和淋巴系统中。RA 滑膜组织中的 IL-6、IL-15、干扰素、粒细胞-巨噬细胞集落刺激因子(GM-CSF)等细胞因子表达水平升高,通过 JAK/STAT 信号通路发挥作用。阻断 JAK 可控制炎症、抑制免疫反应,治疗疾病。

常用药物包括托法替布(tofacitinib)和巴瑞替尼(baricitinib)。作为第一代 JAK 抑制剂,托法替布通过抑制 JAK 途径,阻断 IL-1、IL-6、TNF-α 等细胞因子的信号传导,用于中重度活动性 RA 成年患者,可与 MTX 或其他改善病情的抗风湿药(disease-modifying anti-rheumatic drugs,DMARDs)联合使用。巴瑞替尼是选择性 JAK1 和 JAK2 抑制剂,适用于对 DMARDs 疗效不佳或不耐受的中重度活动性 RA 成年患者,可与 MTX 或其他非生物 DMARDs 联用。

风湿病的靶向药物为风湿免疫性疾病的治疗开拓了新的篇章,使用这类药物前医护人员需做好感染疾病如结核、肝炎等及肿瘤的筛查,用药期间亦需注意随访药物可能出现的副反应,以保证持续用药的安全性。这里仅综述了在我国有疾病使用适应证的药物种类,相信随着更多靶点基因及分子的发现和疾病发病机制的逐渐明晰,会有更多更好的药物应用于临床,为风湿病患者的康复带来希望。

### (六)CAR-T 细胞免疫疗法

嵌合型抗原受体 T 细胞免疫疗法[chimeric antigen receptor(CAR)T-Cell immunotherapy,CAR-T]属于过继性细胞免疫治疗,该疗法通过在体外制备表达嵌合抗原受体的 T 细胞,再将其回输到患者体内,利用抗原抗体的特异性和 T 细胞的细胞毒性发挥治疗作用。CAR 由胞外的肿瘤相关抗原结合区、促进抗原结合的铰链区、固定 CAR 的跨膜区以及胞内信号区组成。将这些有序结合并组装在 T 细胞上,即可获得 CAR-T。当 CAR 特异性识别并结合肿瘤相关抗原后,能为 T 细胞激活和增殖提供信号,促使 T 细胞释放大量细胞因子,从而发挥肿瘤免疫作用。CAR 靶向具有高特异性且不受人类白细胞抗原(human leukocyte antigen,HLA)限制。因此,许多病原体和肿瘤针对 T 细胞的逃逸机制,对 CAR-T 往往难以奏效。

自身免疫性疾病的传统治疗方案主要是使用免疫抑制剂,但这类药物有可能引发严重的副作用和并发症。目前,CAR 技术已在实验室和小动物模型中显示出其在治疗自身免疫疾病和促进器官移植方面的前景,同时也为 MHC 不匹配的非人灵长类动物的器官移植研究奠定了基础。CAR-T 在自身免疫性疾病领域的研究方向主要分为以下两种:一种是嵌合自身抗体受体(chimeric autoantibody receptor，CAAR）T 细胞，通过靶向破坏引发自身免疫疾病的免疫细胞发挥作用；另一种是 CAR-调节性 T 细胞（CAR - Treg），Treg 细胞被 CAR 引导至自身免疫反应部位后激活、增殖并发挥其抑制功能。

在对嵌合自身抗体受体 T 细胞免疫疗法（chimeric autoantibody receptor T-Cell immunotherapy，CAAR-T）的研究中，科学家们将其应用于 B 细胞介导的自身免疫疾病。已有报道显示，将 CAAR-T 细胞用于寻常型天疱疮的人源化小鼠模型中，可诱导靶向结合和裂解致病性 B 细胞，将其用于产生自身抗体的血友病小鼠治疗时，也取得良好效果。CAAR-T 细胞的应用还可以扩展到治疗其他 B 细胞介导的自身免疫疾病，例如系统性红斑狼疮或类风湿关节炎。此外，CAAR-T 未来可用作安全开关，以消除输注 CAR-T 细胞引起的自身免疫反应。

（七）补体抑制剂

补体系统是人体的一种自我保护机制。当面对微生物感染、凋亡细胞的威胁时，补体系统需要快速的清除这些颗粒物，并要保证足够的特异性。补体系统涉及 50 多个蛋白，包括激活因子、调节因子和受体等。由于补体系统的高度复杂性及其自我调节功能，常导致靶点抑制剂难以达到预期临床效果。因此，合理选择适应证、精准选择补体系统靶点及理想抑制剂，对于药物研发成功至关重要。

经典途径（classical pathway，CP）、替代途径（alternative pathway，AP）、凝集素途径（lectin pathway，LP）及备解素直接通路（properdin direct pathway，PDP）等补体系统过度激活和（或）调节失衡，参与了风湿病的发病及进展。相应地，应用补体调节蛋白和（或）拮抗大量补体活化片段有可能阻断或延缓风湿病的进展。目前临床前研究及临床试验应用的补体抑制剂主要有：可溶性补体受体 1（sCR1）；抗补体蛋白抗体，如艾库组单抗（eculizumab）；小分子补体抑制剂，如 C5a 受体 1 拮抗剂（C5a receptor 1 antagonist，C5aRA）；还有一些非特异性补体抑制剂，如大剂量丙种球蛋白等。尽管绝大部分补体抑制剂在动物实验中展现出一定的治疗效果，但目前能够进入临床试验的仍然较少。

艾库组单抗（eculizumab）是美国食品药品监督管理局（FDA）批准用于治疗阵发性睡眠性血红蛋白尿症（PNH）和非典型溶血尿毒综合征（aHUS）的重组人源型抗 C5 单克隆抗体。Barilla-Labarca 等指出，在Ⅰ期临床研究中，SLE 患者对艾库组单抗耐受较好，且能显著降低血浆总补体活性。Jayne 等报道，C5aRA 有潜力替代大剂量 GC 治疗 ANCA 相关性血管炎（AAV）。

## 二、手术治疗

（一）滑膜切除术

滑膜切除术起初多用于治疗关节结核病。约自 1894 年始用于类风湿关节炎。20 世纪 60 年代许多学者将其应用于类风湿关节炎，以防止炎症的进一步破坏。多中心、较长时间的研究表明，对较早期炎症病例，手术确有良性作用，手术甚至被视为局部的基础治疗。在关节滑膜切除手术中，除传统切开关节外，尤其对较大的关节，如膝、肩，可经创伤较小的关节镜手术进行滑膜切除。关节镜手术虽然存在一定的使用限制，但可用于肘、踝、腕等关节。此外还有传统切开与关节镜结合的手术方法

（二）关节切除、关节切除成形术

关节切除术早期用于肘、膝、髋等关节，但效果不佳。1911 年后，跖/趾关节切除成形术等得到发展，但并非全关节切除。术后常因僵直、运动受限而插入各种材料，但效果短暂。现今多用自体组织如肌腱、关节囊等。同种异体关节移植虽曾尝试，但问题多。至今，关节切除-插入物-成形

术在上肢仍有使用指征，下肢主要负重关节则不再使用。切除术后，多种材料被尝试用于修复，包括肌肉、脂肪、皮肤等，但效果不持久。现今常用自体组织，如肌腱、关节囊。同种异体关节移植效果有限。关节切除-插入物-成形术在上肢如肩、肘、腕等部位仍有应用。下肢除跖趾关节外，主要负重关节不再使用此方法。

（三）人工关节置换

负重关节术后存在不耐压、活动度差等问题，进而推动了早期人工关节置换的发展。1939年钴-铬杯髋成形术是早期尝试，但效果不理想。20世纪60年代起，人工关节在材料（金属、陶瓷、高分子聚乙烯等）和固定方法（骨胶、螺纹等）上取得显著进步。1961年类风湿关节炎人工关节置换成功，是人工关节置换的重要突破。人工关节结构上多样，包括轴链限制型、非限制型等。计算机导航和辅助手术为人工关节置换带来显著优点。近年来，人工关节置换在减痛、活动度、存活率等方面有进步。硅树脂弹性人工关节在特定关节仍受欢迎。

（四）关节融合固定术

关节融合固定术早期曾用于治疗类风湿关节炎，如曾有患者膝关节固定术后恢复负重，丢弃了行走辅助器。对肘、腕关节病变固定，可有效减轻疼痛症状；对髋、膝、踝关节固定有助于恢复其负重功能，但由于类风湿关节炎的多关节病变特点，当对髋、膝等关节实施固定手术后，患者的手术关节本身、同侧或对侧其他关节可能受到负面影响。但有了人工关节的进步，患者常不愿接受关节融合固定术。但某些关节在特定条件下不适合换为人工关节。对于全身多关节残障患者，关节固定术可以起到止痛、改善肢体功能的作用，不失为较佳选择，例如手指近端与末端指间关节、拇掌指关节、跖趾关节、腕关节、距舟、跟骰、跟距关节或肩关节等，如适应证选择合理，常有较佳结果。尤其是对寰枢椎不稳、脊髓受压患者，经脊髓减压后，上颈椎融合固定术是一项有用乃至挽救生命的重要手术措施。

（五）关节镜

关节镜是直径约5mm的棒状光学器械，用于观察关节内部结构。其通过细管端部的透镜，将关节内部结构显示在监视器上，医生可借此直接观察关节软骨、滑膜、韧带等结构的病变情况。关节镜不仅用于诊断，还广泛用于治疗关节疾病。其发展和应用是科技进步的必然结果，适用于多种关节相关疾病的诊断与治疗，如半月板损伤、韧带断裂、关节软骨损伤等。

（六）关节腔注射

关节腔注射是在无菌操作技术下，用空针刺入关节腔内，抽取积液了解积液性质，为临床诊断提供依据，或向关节腔内注射药物、富血小板血浆等治疗关节疾病的一种方式。关节腔内直接给药治疗的方式对缓解关节的严重疼痛，保持关节的生理功能具有一定作用。关节腔注射的作用包括诊断和治疗两方面，诊断作用即抽取关节内液体，进行化验检查、细菌培养等；治疗作用即抽出关节内液体，同时注入治疗药物以治疗关节疾病，如关节结核、类风湿关节炎、化脓性关节炎等。

## 三、其他辅助疗法

（一）血浆置换

血浆置换（PE）是将全血引出体外，分离血浆并将其替换为新鲜血浆或代用品的过程，旨在减轻病理损害和清除致病物质。该疗法适用于多种免疫性疾病，对于血栓性血小板减少性紫癜累及重要器官者，尤其建议尽早进行。但需注意，对血浆、人血清蛋白等有严重过敏史，处于全身循环衰竭的状态，或患有非稳定期的心脑梗死、脑出血或重度脑水肿，以及存在精神障碍及严重出血、凝血障碍的患者，均属于该疗法的绝对禁忌人群。

### （二）免疫吸附疗法

免疫吸附疗法（IA）分为血浆分离和全血直接吸附。前者需建立体外循环，抗凝后分离血浆并吸附致病物质，再将净化血浆回输体内。后者则是全血直接进入免疫吸附柱。1979 年，Terman 等制备活性炭 DNA 免疫吸附剂并成功救治 SLE 患者，开创了 IA 治疗先河。1985 年，蛋白 A 免疫吸附疗法首次在瑞典临床使用。2001 年欧洲第一届 IA 研讨会讨论了 IA 在多种疾病中的应用经验。至今，IA 已广泛应用于多种疾病，如风湿性疾病、免疫性溶血性贫血、血友病等，尤其适用于激素治疗无效的患者。

### （三）干细胞移植

干细胞具有自我更新和多向分化能力，能修复组织和调节免疫。干细胞移植包括造血干细胞和间充质干细胞（MSCs）移植。造血干细胞来自胚胎卵黄囊，能复制并分化，是生命发育的基本动力。多功能活化细胞抗衰老通过采集自体细胞，培养后注入体内修复受损组织。造血干细胞移植治疗自身免疫病虽短期有效，但费用高、不良反应大、复发率高。而 MSCs 具有类似胚胎干细胞的潜能，来源丰富、无争议，是理想干细胞来源。其免疫调节通过抑制免疫细胞增殖与活化实现，现用于难治性疾病治疗，如狼疮性肾炎、系统性硬化病等。

### （四）静脉注射免疫球蛋白（IVIG）

IVIG 是从数万健康人血浆中提取的浓缩免疫球蛋白（主要为 IgG）制剂，抗体谱广泛。其作用机制尚未完全明确，但研究显示其可阻止补体结合、减少抗体产生、调节细胞增殖与凋亡、中和抗体及细胞因子、抑制细胞黏附、提高 GC 受体敏感度等。IVIG 临床可应用于重症 SLE，尤其合并严重感染、血小板减少、中枢神经病变、肾脏病变者；还可用于治疗无效的进展或难治性 RA，以及严重的血管炎、皮肌炎/多发性肌炎，干燥综合征、原发性血小板减少性紫癜等疾病。与激素、免疫抑制剂联合应用，可挽救患者生命。

### （五）光疗法

光疗法使用光线辐射治疗疾病，包括紫外线疗法和红外线疗法。紫外线疗法利用 UVB、UVA 或两者结合辐射，具有消炎、止痛、抗佝偻病作用，对骨质疏松、骨关节炎等有治疗作用。红外线分为近、中、远红外线，近红外线穿透力最强，可改善血液循环，促进炎症吸收、创面愈合，减少疼痛，增加肌肉松弛度，被誉为"生命之光"。临床上使用红外线治疗仪治疗多种疾病，如 AS、RA 和产后风湿等，操作简单且安全。

## 四、日常生活指导

风湿性疾病种类较多，涉及范围很广，临床表现及受累程度因病而不同，因此对于患者在日常生活中的功能锻炼、生活方式、心理状态等，均需要予以正确指导，这将有助于增强系统治疗和药物治疗的效果。

RA 患者急性期需卧床休息，维持关节功能位。缓解期推荐主动与被动运动结合。运动方式多样，如散步、骑车等，可根据关节病变部位选择。活动量应逐渐增加，每日以不加重症状、不影响次日锻炼为宜。通过锻炼，患者可改善关节挛缩，增强肌肉力量，防止萎缩，增大关节活动度。

AS 患者需每日坚持体位锻炼，旨在保持脊柱最佳位置，增强肌肉和提高肺活量，其重要性等同于药物治疗。站立、坐位需挺胸、收腹。睡眠宜睡硬板床，保持仰卧位，避免处于易导致屈曲畸形的体位。枕头高度要低，若脊柱等相关部位受累时需停用枕头。同时避免可能引发持续性疼痛的行为和剧烈运动，游泳对AS患者较为有益。此外，还需积极预防肠道和泌尿系感染，定期测量身高以便及时发现并防范脊柱弯曲情况。

骨关节炎多见于中老年人，随老龄化进程加快，患病人数增多。发病与年龄、外伤、肥胖、炎症等多种因素有关。对超体重患者，减轻体重至关重要。同时，患者要保护受累关节，充分休息，避免过度使用，防止机械性损伤。此外，患者可使用辅助设施减轻负荷，进行肌肉锻炼以增强关节稳定性。在饮食方面，多食含钙和胶质食品，补充钙剂。

SLE患者需要保持乐观，树立战胜疾病信心，抵御不良心理刺激。活动期应绝对卧床，缓解期合理安排饮食起居，适当休息，参与适当工作和劳动。患者要定期监测体重，注意个人卫生，少去人群密集地，预防和控制感染。约30%患者光敏感，故应避免强烈阳光照射，外出时戴帽、撑伞，穿浅色长袖衣物，必要时使用防紫外线产品。避免使用能诱发光敏感的药物，如四环素、磺胺药等。

# 分　论

# 第五章 弥漫性结缔组织病

## 第一节 类风湿关节炎

### 一、概　说

类风湿关节炎（rheumatoid arthritis，RA）是一种以侵蚀性、非感染性、对称性多关节炎为主要临床表现的慢性、全身性、高致残性自身免疫性疾病。RA以关节滑膜慢性炎症、关节的进行性破坏、血管炎为基本病理特征。流行病学调查显示，我国RA的患病率为0.42%，患者总数约为500万，男女比例约为1∶4。RA可以发生于任何年龄，女性高发年龄为45～54岁。随着病程的延长，RA患者残疾率升高。

RA主要表现为关节肿胀、疼痛、僵直和变形，在中医里属于"痹证"范畴，与骨痹、历节病、白虎历节、鹤膝风、顽痹等疾病的临床表现相似，目前被称为"尪痹"。当代医家焦树德于1981年提出"尪痹"之名，他认为凡是关节弯曲变形，骨质受损，身体羸弱，不能自由行动的痹证均为"尪痹"，其特点与1987年ACR颁布的诊断标准中的RA特点相一致，在当时这一中医病名被医学界认可，并被认定为国家行业标准，一直沿用至今。《素问·痹论》记载："风寒湿三气杂至，合而为痹也。"《类证治裁·痹证》曰："诸痹……良由营卫先虚，腠理不密，风寒湿乘虚内袭，正气为邪所阻，不能宣行，因而留滞，气血凝涩，久而成痹。"

### 二、病因病机

类风湿关节炎的发病原因复杂，尚未明确，目前普遍认为是环境因素和遗传因素共同作用的结果，早期主要是适应性免疫功能的紊乱，而在后期主要是固有免疫的异常。

（一）病因与发病机制

RA病因和病理机制复杂多样，一般认为是在遗传易感性的基础上，在感染、性激素、环境、社会、心理等因素相互作用下，机体免疫功能紊乱而引起的关节慢性炎症性病变。目前临床上普遍发现类风湿关节炎具有很高的家族遗传倾向，有研究表明，易感基因HLA-DRB1等与RA的发生密切相关。引起本病的病原体曾被怀疑为支原体、分枝杆菌、肠道细菌、EB病毒、HTLV-I和其他逆转录病毒。RA与病毒，特别是与EB病毒的关系，是国内外学者关注的问题之一。研究表明RA发病率男女之比为1∶（2～4），妊娠期病情减轻，服避孕药的女性发病减少。有研究表明RA患者的肠道菌群失衡，并发现普雷沃氏菌（Prevotella）、牙龈卟啉单胞菌、拟杆菌等显著表达失衡。寒冷、潮湿、疲劳、营养不良、创伤、精神因素等，常为本病的诱发因素，但多数患者发病前常无明显诱因可查。

RA作为一种自身免疫性疾病，在关节和其他受累器官及组织内，有与免疫反应密切相关的淋巴细胞、浆细胞和巨噬细胞浸润，并可伴淋巴滤泡形成。研究表明在RA发病机制中，T淋巴细胞（T细胞）、B淋巴细胞（B细胞）、巨噬细胞、树突状细胞（dendritic cell，DC）和自然杀伤（natural killer，NK）细胞等多种免疫细胞分泌大量细胞因子和趋化因子，导致持续的关节炎症和损伤。RA的免疫异常由特异性抗原诱导的T细胞活化介导，由B细胞和TH17细胞等共刺激，进而导致关节炎症产生，最后破骨细胞生成，伴随骨和软骨的退化、血管翳形成、在关节X线图像上可见典型关节破坏和疾病侵蚀现象。

### （二）中医病因病机

痹证病因分内外，外因涉及气候、生活环境，内因关联体质、饮食、劳逸。久居潮湿、严寒或汗出入水，外邪侵袭经络关节，致气血瘀阻，成风寒湿痹。炎热潮湿的环境易使人外感风湿热邪，邪气痹阻气血经脉，为风湿热痹。劳欲过度，致使体力下降、防御减弱，外邪易于入侵。现代医家认为RA病因含风寒湿等外邪与内因正气虚。"正气存内，邪不可干"（《素问·刺法论》）。饮食不当致脾运失健，湿热痰浊内生；外伤损筋脉，气血瘀阻，亦与痹证相关。

RA病机要点为本虚标实，肝肾气血阳气虚衰为本，湿热痰瘀痹阻为标。患者体虚，阳气不足，易受外邪侵袭，痹阻筋脉肌肉骨节，致患者四肢疼痛肿胀酸麻，活动受限。外邪侵袭可因人禀赋素质而异，痰瘀水湿在疾病中作用重要，其与外邪结合可阻闭经络，深入骨骱，致关节肿胀变形，水湿停聚致关节肢体肿胀，日久可影响脏腑功能。

## 三、临床表现

类风湿关节炎患者的病情和病程多具有异质性，该疾病临床上可以表现为单关节炎和多关节炎。病程迁延也会导致多器官受损，甚至危及生命。现按关节表现和关节外表现分类。

### （一）关节表现

类风湿关节炎患者临床症状可表现为疼痛、肿胀、僵硬及功能障碍。最常累及的关节为腕、掌指关节、近端指间关节、足趾、膝、踝、肘、髋等，关节受累多呈对称性、持续性。随着类风湿关节炎进展，滑膜炎症累及软骨和软骨下的骨质，造成关节纤维性或骨性强直畸形，又因关节周围的肌腱、韧带受损使关节不能保持在正常位置，出现手指关节的半脱位如尺侧偏斜、天鹅颈样畸形等，进而因关节痛肿和畸形造成关节的活动障碍。病情多呈慢性且反复发作。

### （二）关节外表现

RA患者出现关节外结构受累，主要表现在皮肤、肺、心脏、肠道、肾脏、神经系统和血液系统等方面。类风湿结节是本病较特异的皮肤表现，出现在20%～30%的患者身上，结节多位于关节隆突部及受压部位的皮下，它的存在体现了本病的活动性。类风湿血管炎可出现在患者的任一系统，查体能观察到的有指甲下或指端出现的小血管炎。肺间质性变是最常见的肺病变，见于约20%患者。该病变虽有肺功能异常但临床常无症状，有时通过肺X线检查方能发现。心包炎是RA最常见的心脏受累的表现。通过超声心动图检查，约30%患者出现小量心包积液，多不引起临床症状。RA患者可有上腹不适、胃痛、恶心、纳差、甚至黑便等临床表现，但均与服用抗风湿药物有关，很少由类风湿关节炎本身引起。类风湿关节炎的血管炎很少累及肾。在神经系统方面，RA患者可能出现脊髓受压和周围神经因滑膜炎而受压。RA患者在血液系统方面可能会出现低血红蛋白小细胞性贫血。约30%～40%的患者出现干燥综合征。

# 四、诊断与鉴别诊断

## （一）诊断标准

典型的 RA 诊断依靠临床表现、实验室检查及影像学检查，按 1987 年 ACR 分类标准（表 5-1）诊断并不困难，但对于不典型的早期类风湿关节炎患者易出现漏诊情况，因此 2010 年 ACR 和欧洲抗风湿病联盟（EULAR）提出了新的类风湿关节炎分类标准和评分系统（表 5-2）。

表 5-1　1987 年 ACR 分类标准

| 序号 | 定义 | 注释 |
| --- | --- | --- |
| 1 | 晨僵 | 持续至少 1 小时 |
| 2 | 多关节炎 | 14 个关节炎区中至少累及 3 个（双侧近端指间关节、掌指关节、腕、肘、膝、踝和跖趾关节） |
| 3 | 手关节炎 | 关节肿胀累及近端指间关节、掌指关节、腕关节中至少一个 |
| 4 | 对称性关节炎 | 同时累及左右两侧相同的关节区（但 PIP、MCP 或 MTP 受累并不要求绝对对称） |
| 5 | 类风湿结节 | 皮下结节常见于易摩擦部位（如前臂伸侧、跟腱、枕骨结节等） |
| 6 | RF 阳性 | 血清 RF 水平升高 |
| 7 | 放射学表现 | 手、腕关节 X 线片显示骨侵蚀改变 |

注：1～4 项必须持续超过 6 周；符合 7 项中至少 4 项，可排除其他关节炎，诊断为 RA。
MCP. 掌指关节；MTP. 跖趾关节；PIP. 近端指间关节。

表 5-2　2010 年 ACR/EULAR 类风湿关节炎分类标准

| | 受累关节数（个） | 得分（0～5 分） |
| --- | --- | --- |
| A. 受累关节情况 | | |
| 　中大关节 | 1 | 0 |
| | 2～10 | 1 |
| 　小关节 | 1～3 | 2 |
| | 4～10 | 3 |
| 　至少 1 个为小关节 | >10 | 5 |
| B. 血清学 | | 0～3 |
| 　RF 或抗 CCP 抗体均阴性 | | 0 |
| 　RF 或抗 CCP 抗体至少一项低滴度阳性 | | 2 |
| 　RF 或抗 CCP 抗体至少一项高滴度阳性 | | 3 |
| C. 滑膜炎持续时间 | | 0～1 |
| 　<6 周 | | 0 |
| 　≥6 周 | | 1 |
| D. 急性时相反应物 | | 0～1 |
| 　CRP 或 ESR 均正常 | | 0 |
| 　CRP 或 ESR 至少有一项升高 | | 1 |

注：目标人群：①至少一个关节的明确临床滑膜炎（关节肿胀）；②其他原因无法解释的滑膜炎；③患者如果按上述标准评分 6 分或以上，可确诊 RA。大关节：肩关节、肘关节、髋关节、膝关节和踝关节；小关节：掌指关节、近端指间关节、第 2～5 跖趾关节、拇指指间关节和腕关节；A～D 项，取符合条件的最高分（如患者有 5 个小关节和 4 个大关节受累，评分为 3 分）；
阴性：低于或等于当地实验室正常值上限；低滴度阳性：高于正常值上限，但低于正常值上限 3 倍；高滴度阳性：高于正常值上限 3 倍；如 RF 为定性检测，阳性结果应视为低滴度阳性；抗 CCP 抗体：抗瓜氨酸蛋白抗体。

基于临床病史、体格检查、实验室和影像学检查的 RA 分类标准已为临床试验而制定。满足 1987 年 ARA 制定的 RA 分类标准要求滑膜炎持续 6 周或更长时间，以排除其他自限性关节炎。由于 1987 年的标准更符合长期疾病证据，如存在放射学改变和皮下结节，所以该标准对诊断早期 RA 缺乏敏感度。

鉴于人们认识到早期诊断和治疗的重要性，2010 年 ACR/EULAR 提出了新的 RA 分类标准，新标准强调了其他血清学检查的重要性，包括抗 CCP 抗体和 RF，并纳入急性时相反应物。以关节肿胀和压痛确定受累关节，废除晨僵、皮下结节、对称性关节炎三个条目。分类标准确定了 0～10 分，患者评分达到 6 分及以上表示存在 RA 可能，即使压痛和（或）肿胀关节数量不足（或在某些不存在压痛和肿胀的情况下），依据 2010 年分类标准仍可进行早期诊断。

2010 年 ACR/EULAR 制定的分类标准主要用于初发患者，目的是对初发患者早期诊断、早期治疗、判断可能发展为骨侵蚀和持续滑膜炎的对应人群，以发现更多早期 RA 患者。尽管 2010 年分类标准在确定 RA 患者方面具有极高的灵敏度（97%），但特异性明显低于 1987 年标准（分别为 55%和 76%）。

1987 年和 2010 年的分类标准在敏感度和特异性方面各有优势，临床医师可同时参考，结合患者的临床表现、实验室和影像学检查对 RA 做出准确诊断。

### （二）鉴别诊断

**1. 西医鉴别诊断**

（1）**骨关节炎** 类风湿关节炎与骨关节炎都可出现大、小关节的肿胀、疼痛，而骨关节炎多发于中老年人，关节病变好发于负重关节，如膝关节、颈椎、腰椎、髋关节等。累及手小关节者，以远端指间关节常见，足关节第一跖趾关节常受累。关节僵硬时间持续较短，不超过 30 分钟，活动后可缓解。RF 阴性，血沉正常，可有 CRP 升高，X 线影像学检查显示关节间隙狭窄，密度增高，关节边缘骨质增生，骨赘形成，关节半脱位或关节游离体出现。

（2）**痛风** 类风湿关节炎与痛风都可出现关节肿胀、疼痛，但痛风男性多见，起病急骤，多发于第一跖趾关节，其次易发于踝、膝关节，关节快速出现红肿热痛，数小时内症状发展至高峰，疼痛剧烈，甚者不能触碰，常伴血尿酸升高。急性发作持续 3 日至数周，常反复发作，慢性痛风性关节炎关节和耳廓等部位可出现痛风石，甚至关节畸形或累及肾脏。

**2. 中医鉴别诊断**

**痹证与痿证**

痹证是由风、寒、湿、热之邪侵袭肌腠经络，痹阻筋脉关节而致，痿证则以邪热伤阴，五脏精血亏损，经脉肌肉失养为患。鉴别要点如下。首先在于痛与不痛，痹证以关节疼痛为主，而痿证则为肢体痿弱不用，一般无疼痛症状；其次在于肢体活动障碍与否，痿证是无力运动，痹证是因为疼痛而影响活动；最后在于部分痿证病初即有肌肉萎缩，而痹证则是由于疼痛甚或关节僵直不能活动，日久废而不用导致肌肉萎缩。

### （三）疾病评估

准确地评估 RA 疾病活动度，对确定治疗方案，评价治疗结果，规范治疗路径十分重要。目前均采用特定的评分方法进行评估，最常用的是基于 28 个关节的疾病活动度评分（DAS28）、临床疾病活动指数（CDAI）、简化疾病活动指数（SDAI）（表 5-3）。

**1. 疾病活动指数（DAS28）**

DAS28 以 28 个关节肿胀数（SJC）和关节压痛数（TJC）、ESR（或 CRP）、基于视觉模拟法（VAS）对于整体健康状况（GH）的评估结果为依据。28 个关节包含肩关节、肘关节、腕关节、掌指关节、近端指间关节和膝关节，公式如下：DAS28=0.56×（$\sqrt{TJC28}$）+0.28×（$\sqrt{SJC28}$）+0.70×ln（ESR）

+0.014×GH。在 DAS28 中，2.6 作为缓解与否的分界点［DAS28：临床缓解（≤2.6 分）、低度疾病活动度（＞2.6～＜3.2 分）、中度疾病活动（≥3.2～≤5.1 分）、高度疾病活动（＞5.1 分）］。

**2. 简化的疾病活动指数（SDAI）和临床的疾病活动指数（CDAI）**

SDAI 是传统的 5 个核心变量的数值总和：SJC、TJC（同于 DAS28 的 28 个关节数）、患者对疾病活动性的整体评估（PGA）、评价者对疾病活动性的整体评估（EGA）、CRP 水平。除缺少 CRP 外，其余均相同的指数 CDAI 作为临床判断标准更简便实用，更适用于 RA 的日常评估。

两者计算公式：SDAI=SJC28+TJC28+EGA+PGA+CRP；CDAI=SJC28+TJC28+EGA+PGA。CDAI 和 SDAI 均与 DAS28 高度相关，且两者均划分了疾病活动分期的截止点。其中，SDAI 的分期标准为：临床缓解（≤3.3 分）、低度疾病活动度（＞3.3～＜11 分）、中度疾病活动（≥11～≤26 分）、高度疾病活动（＞26 分）；CDAI 的分期标准为：临床缓解（≤2.8 分）、低度疾病活动度（＞2.8～＜10 分）、中度疾病活动（≥10～≤22 分）、高度疾病活动（＞22 分）。SDAI 和 CDAI 均与关节破坏程度密切相关。

达标治疗指治疗达到临床缓解的标准，即 DAS28≤2.6，或 CDAI≤2.8，或 SDAI≤3.3。在无法达到以上标准时，可以以低疾病活动度作为治疗目标，即 DAS28≤3.2 或 CDAI≤10 或 SDAI≤11 分。

表 5-3　RA 疾病活动度分级

| 疾病活动度分级 | DAS28（分） | CDAI（分） | SDAI（分） |
| --- | --- | --- | --- |
| 临床缓解 | ≤2.6 | ≤2.8 | ≤3.3 |
| 低度疾病活动度 | ＞2.6～＜3.2 | ＞2.8～＜10 | ＞3.3～＜11 |
| 中度疾病活动度 | ≥3.2～≤5.1 | ≥10～≤22 | ≥11～≤26 |
| 高度疾病活动度 | ＞5.1 | ＞22 | ＞26 |

**3. EULAR 反应标准**

EULAR 反应标准以 DAS28 为基础，分为以下三个标准：目前 DAS28≤2.4 分，较前评分降低＞1.2 分视为效果好；目前 2.4 分＜DAS28≤3.7 分，较前评分降低介于 0.6～1.2 分之间视为效果一般；目前 DAS28＞3.7 分，较前评分降低≤0.6 分视为效果差。

**4. ACR20/50/70**

1996 年 ACR 提出了一项评价 RA 疾病缓解程度的标准，该标准包括 TJC、SJC、VAS、医生总体病情评估（MDGA）、患者总体病情评估（PGA）、物理功能评估（HAQ）及急性期反应物水平（ESR 或 CRP）等内容。

根据该标准，如果患者 TJC 和 SJC 改善≥20%，且以下五项参数中至少三项改善≥20%：①疼痛 VAS；②PGA；③MDGA；④HAQ；⑤急性期反应物（ESR 或 CRP），那就称为达到 ACR20；如果改善程度≥50%或≥70%，则称为达到 ACR50 或 ACR70。ACR20 在临床试验评估中被视为金标准，能有效区分某种治疗方式或治疗药物的疗效，这也是 FDA 用于评估 RA 新型药物疗效的工具。

**5. Boolean 缓解标准**

2011 年，ACR 和 EULAR 推出下述被称为 Boolean 的缓解标准：压痛关节数、肿胀关节数、CRP 水平及 PGA 均≤1，由于其特异性较高，便于评价和记忆，因此已逐渐在临床实践中采用，但因其达标率较低，故临床医师可根据实际情况选择恰当的评估标准。

## 五、治　疗

RA 不能彻底治愈，治疗总体目标是通过控制症状，达到临床缓解，防止关节破坏，提高患者远期的生活质量。西医治疗 RA 主要依赖药物，以缓解病情为主，主要使用抗风湿药，必要时可与

GC、生物制剂、非甾体抗炎药等药物联合使用。中医治疗则以方药为主，辅以多种中医特色治疗，以缓解患者的临床症状。

（一）西医治疗

**1. 治疗原则**

RA 治疗原则：早期、联合、个体化。早期和达标治疗能够显著改善预后，首要目标是临床缓解，长病程可选择将低疾病活动度作为治疗目标。达标治疗通过监控病情，调整方案以尽快达到目标。医生治疗时需评估不良预后因素，选合适药物。此外还要关注关节症状、实验室指标（ESR、CRP、RF、ACPA）及关节外受累情况，监测合并症。针对初治或高活动度患者，建议每月监测，而对于缓解或低活动度者，可每 3～6 个月监测 1 次。若治疗 3 个月患者病情改善程度<50%或治疗 6 个月未达标，需及时调整方案。

**2. 治疗药物**

（1）DMARDs

1）传统合成改善病情的抗风湿药（csDMARDs）：RA 确诊后应尽早进行 DMARDs 治疗，控制病情进展。首选 MTX 单药治疗，小剂量（≤10mg/周）口服，不良反应轻。治疗期间补充叶酸（每周 5mg）减少副作用。MTX 不适用时，可考虑来氟米特（LEF）或 SSZ。LEF：10～20mg/d，有副作用需监测。SSZ：2～3g/d，磺胺过敏者禁用。硫酸羟氯喹（HCQ）适用于轻症患者，建议与其他 DMARDs 联用。用法：100～200mg/次，2 次/日，需监测眼底和心电图。

2）靶向药物：对合并预后不良因素或 GC 减停失败者，应及早联用一种靶向药物治疗。靶向药物主要包括生物原研改善病情的抗风湿药（bDMARDs）、生物类似改善病情的抗风湿药（bsDMARDs）及 tsDMARDs，能够抑制 RA 的核心致炎因子或关键促炎步骤，快速缓解 RA 病情。一种 bDMARDs 或 tsDMARDs 治疗若未达标，应考虑换用另一种靶向药物，优先考虑不同作用机制的 bDMARDs 或 tsDMARDs，目前我国常用的生物和靶向 DMARDs 主要有以下几种。

TNF-α 拮抗剂是目前治疗 RA 证据较为充分、应用较为广泛的一类 bDMARDs。包括依那西普、英夫利西单抗和阿达木单抗。此类药具有快速抗炎、降低 RA 疾病活动度、阻止骨质破坏的作用。依那西普的用法是每次 50mg，每周 1 次。英夫利昔单抗的用法是 3～10mg/kg，第 0 周、第 2 周、第 6 周各给药一次，之后每 8 周一次，剂量为 3mg/kg。阿达木单抗用法是每次 40mg，皮下注射，每 2 周 1 次。此外，对于 TNF-α 拮抗剂治疗继发失效的 RA 患者，可以考虑换用另一种 TNF-α 拮抗剂继续治疗。

IL-6 拮抗剂，如托珠单抗（tocilizumab），主要用于中重度 RA，对 csDMARDs 或 TNF-α 拮抗剂治疗应答不足的活动性 RA 患者，建议使用 tsDMARDs 联合托珠单抗进行治疗。治疗推荐的用法是 4～8mg/kg，静脉输注，每 4 周 1 次。

IL-1 拮抗剂，如阿那白滞素（anakinra），推荐剂量为 100mg/d，皮下注射。

T 细胞共刺激信号调节剂：如阿巴西普，采用该药物治疗可能为抗 CCP 阳性患者带来更多临床获益，常用剂量为 125mg/周，皮下注射。

抗 CD20 单抗，如利妥昔单抗，其主要用于对 TNF-α 拮抗剂应答不足的活动性 RA，推荐剂量为每次 1000mg，第 1 日和第 15 日需静脉滴注。

JAK 抑制剂属于 tsDMARDs。临床用于对 csDMARDs 或生物制剂治疗应答不佳的 RA 患者，目前获批的为托法替布和巴瑞替尼，托法替布常用剂量为每次 5mg，每日 2 次；巴瑞替尼每次 2～4mg，每日 1～2 次。值得注意的是，JAK 抑制剂在使用中可有注射部位反应或输液反应，有增加感染和肿瘤的风险，偶有药物诱导的狼疮样综合征及脱髓鞘病变等。用药前应进行结核筛查，除外活动性感染和肿瘤。

（2）NSAID 具有抗炎、止痛、退热、消肿的作用，是改善关节症状的常用药物，但不能控制病情进展，必须与改善病情药物同时使用。常用的有以下几种。①双氯芬酸：每日剂量 75～150mg，分 2～3 次服用；②布洛芬：每日剂量为 1.2～2.4g，分 2～3 次服用；③洛索洛芬：每日剂量 120～180mg，分 2～3 次服用；④醋氯芬酸：每日剂量 200mg，分 2 次服用；⑤美洛昔康：每日剂量为 7.5～15mg，分 1～2 次服用；⑥尼美舒利：每日剂量 100～200mg，分 2 次服用。此类药物的主要不良反应是胃肠道症状，其次为肝肾功能损害、凝血障碍、外周血细胞减少及水肿等。选择性 COX-2 抑制剂可以减少胃肠道不良反应的发生，但可能增加心血管不良事件的发生率。NSAID 的使用原则是注意种类、剂量和疗程的个体化，尽可能用最低有效剂量，并尽量缩短疗程，一般选择一种 NSAID，足量使用 1～2 周无效时再更换另一种药物，严禁同时使用 2 种 NSAID，以免增加不良反应。有消化道活动性出血者，禁用 NSAID，心血管疾病高危人群慎用。

（3）GC　对于重症 RA 伴有心、肺或神经系统等受累的患者，可给予短效激素，迅速改善关节肿痛和全身症状。针对关节病变，如需使用，通常为小剂量激素（如泼尼松≤7.5mg/d），仅适用于少数 RA 患者。激素可用于以下几种情况：①伴有血管炎等关节外表现的重症 RA 患者。②不能耐受 NSAID 的 RA 患者，可使用激素作为"桥梁"治疗。③其他治疗方法效果不佳的 RA 患者。④伴有局部激素治疗指征（如可进行关节腔内注射）的患者。激素治疗 RA 的原则是小剂量、短疗程。使用激素必须同时应用 DMARDs。在激素治疗过程中，应补充钙剂和维生素 D。另外关节腔注射激素有利于减轻关节炎症状，但过频的关节腔穿刺可能增加感染的风险，并可发生类固醇晶体性关节炎。

（4）艾拉莫德（iguratimod，IGU）　作用机制复杂，具有调节免疫平衡、抗炎、抑制 B 细胞成熟、减少免疫球蛋白分泌等作用，可以改善关节肿痛，安全性较好。服药后可能出现胃肠道反应、转氨酶升高、白细胞减少、皮肤瘙痒等不良反应，多数患者不良反应轻微，停药后可缓解。

（5）雷公藤多苷及其衍生物　雷公藤多苷在治疗 RA 上具有抗炎和抑制影像学进展的效果，且价格低廉。但其有肝肾毒性、骨髓抑制、性腺抑制及生殖毒性等不良反应，有生育要求的育龄期 RA 患者应避免使用。

（6）白芍总苷　白芍总苷临床常与 csDMARDs 联合用药，具有免疫调节的作用，疗效温和，副作用较少。服药后可出现大便次数增多、稀便，减少药物剂量后可缓解。

**3. 其他治疗**

可以采用外科手术矫正功能受限的关节，提高生活质量。常用的手术包括滑膜切除术、人工关节置换术、关节囊剥离术、腕管松解术等。值得注意的是手术并不能根治 RA，术后仍需使用 DMARDs 治疗。随着 RA 早期治疗、达标治疗策略的推进及越来越多的 DMARDs 的出现，需要手术治疗的患者已显著减少。

（二）中医治疗

**1. 风湿痹阻证**

主症：关节肌肉疼痛、肿胀、痛处游走不定，恶风、发热，或头痛，或汗出，肌肤麻木不仁。舌质暗红，苔薄白，脉浮或滑。

治法：祛风除湿，通络止痛。

代表方：羌活胜湿汤（《内外伤辨惑论》）或大秦艽汤（《素问病机气宜保命集》）加减。

**2. 寒湿阻络证**

主症：关节冷痛而肿，遇寒痛增，得热痛减，关节屈伸不利，口淡不渴，恶风寒，阴雨天加重，肢体沉重。舌质暗淡，苔白，脉弦紧。

治法：温经散寒，除湿通络。

代表方：乌头汤（《金匮要略》）加减。

**3. 湿热痹阻证**

主症：关节红肿热痛，发热，晨僵，口渴或渴不欲饮，汗出，小便黄，大便干。舌质红，苔黄厚、腻，脉滑数或弦滑。

治法：清热除湿，活血通络。

代表方：宣痹汤（《温病条辨》）加减、当归拈痛汤（《兰室秘藏》）加减。

**4. 痰瘀痹阻证**

主症：关节肿胀刺痛，或疼痛夜甚，关节屈伸不利，皮下硬结，关节局部肤色晦暗，皮肤干燥无光泽，或皮肤甲错。舌质紫暗，有瘀点或瘀斑，苔腻，脉沉细涩。

治法：化痰通络，活血行瘀。

代表方：双合汤（《万病回春》）加减。

**5. 瘀血阻络证**

主症：关节疼痛，或疼痛夜甚，或刺痛，肌肤干燥无泽甚或甲错，舌质黯，舌边尖有瘀点，苔薄白，脉细涩。

治法：活血化瘀、通络止痛。

代表方：身痛逐瘀汤（《医林改错》）加减、当归四逆汤（《伤寒论》）加减、桃红饮（《类证治裁·痹证》）加减。

**6. 肝肾不足证**

主症：关节疼痛或酸痛，屈伸不利，晨僵，关节畸形，腰膝酸软，头晕目眩，五心烦热，咽干，潮热。舌质红，苔少，脉沉细涩。

治法：补益肝肾、蠲痹通络。

代表方：独活寄生汤（《备急千金要方》）加减。

**7. 气血两虚证**

主症：关节疼痛酸楚，劳作后加重。肌肤麻木，神疲乏力，形体消瘦，面色无华，唇甲色淡，心悸气短，头晕目花，舌淡苔薄白，脉细弱。

治法：益气活血、通经活络。

代表方：黄芪桂枝五物汤（《金匮要略》）加减、归脾汤（《妇人良方》）加减。

**8. 气阴两虚证**

主症：关节肿大伴气短乏力；肌肉酸痛，口干眼涩，自汗或盗汗，手足心热，体瘦弱，肌肤无泽，虚烦多梦。舌质红或有裂纹，苔少或无苔，脉沉细无力或细数无力。

治法：养阴益气、通络止痛。

代表方：四神煎（《验方新编》）加减。

中药外敷法（使用复方雷公藤外敷剂或金黄膏等）、穴位贴敷（冬病夏治穴位贴敷、三九贴敷、春秋分穴位贴敷等）、中药泡洗或熏蒸法、中药离子导入、穴位注射、针灸、针刀、推拿按摩等中医特色疗法也可辅助药物治疗，缓解患者关节肿胀疼痛等不适，改善晨僵等功能障碍。

## 六、临 床 研 究

RA 诊疗研究已取得长足的发展，现临床上针对 RA 的中西医结合治疗已初步形成共识，渐渐趋于规范化。然而现代学者对 RA 的临床研究仍孜孜不倦、步履不停，现研究热点多聚焦于 RA 发病机制的基础研究及改善 RA 免疫失衡的靶点药物研究，在 RA 中医证候规律、中药复方、中药单味、中药单体研究等方面也有大量创新的研究，并注重中西结合，突出现代药理研究。

（一）临床基础研究

**1. RA 免疫紊乱**

免疫紊乱被认为是 RA 发展过程的中心环节。在疾病初始阶段，遗传、环境诱导"自我肽"的产生，使固有免疫和适应性免疫系统发生改变，随后身体产生各种自身抗体。在疾病的后期阶段，免疫紊乱主要以局部的炎症浸润及系统性免疫反应为主。

**2. RA 与 T、B 细胞平衡**

T 细胞亚群如 Th1/Th2 细胞、Th17/Treg 细胞及 Tfh/Tfr 细胞参与 RA 发生发展。B 细胞能够通过抗体依赖和非抗体依赖等多种途径参与 RA 的发生和发展，同时具有正负反馈双向调节作用，成为近来研究的热点。

**3. RA 巨噬细胞极化**

巨噬细胞是参与 RA 滑膜炎症和骨侵蚀的重要免疫细胞，分布于整个关节滑膜层的各个位置，其主要来源于常驻组织的巨噬细胞和循环中的单核细胞，在 RA 滑膜炎症发生发展中发挥核心作用。

**4. RA 炎症反应**

炎症因子主要由免疫细胞合成，由于免疫细胞异常激活及调控炎症因子的信号通路功能失常，促炎因子和抑炎因子失衡，出现炎症级联反应，并引起滑膜细胞的异常增生，从而导致 RA 的进一步发展。

**5. RA 与肠道微生物菌群**

肠道微生物菌群在维持人体生理平衡中起主要作用，尤其是对促进免疫系统的发育及调控免疫系统功能具有重要作用。近年来，大量研究表明肠道微生物菌群的紊乱是 RA 发生发展的重要病理环节。

**6. RA 表观遗传**

RA 患者表观基因组中的 DNA 甲基化、组蛋白修饰，以及转录组中 miRNA、lncRNA 等表达的改变通过影响关键的炎症和基质降解途径参与 RA 的发病发展。

（二）临床应用研究

**1. 生物制剂研究进展**

目前临床研究集中于生物制剂和合成小分子靶向药物治疗。生物制剂如单克隆抗体、重组抗体等，通过阻断 RA 炎症级联反应的细胞因子发挥作用，常用的生物制剂有 TNF-α 拮抗剂等。关于生物制剂的研究丰富，如阿达木单抗治疗 RA 的 Meta 分析显示，在 ACR 标准下，阿达木单抗与安慰剂在病情缓解率、关节触痛肿胀数、疼痛评估等方面有显著差异（$P<0.05$）。依那西普作为 FDA 批准的用于治疗 RA 的药物，已被安全有效使用 17 年，适用于传统 DMARDs 疗效不佳的 RA 患者。

**2. JAK 抑制剂研究进展**

由于促炎症细胞因子通过激活 JAK/STAT 信号通路参与自身免疫病病理过程，所以特异性抑制 JAK/STAT 信号通路可改善自身免疫病。当前研究重点是托法替布、巴瑞替尼、菲格替尼。随机、双盲、对照、多中心的 3 期临床试验证实，托法替布对 RA 患者（包括 DMARDs 治疗失败者）有良好疗效，口服托法替布 5 或 10mg 单药或与 DMARDs（主要为 MTX）联合，可持续改善患者体征、症状、功能，且起效快。

**3. RA 新药研究进展**

新药方面，Filgotinib 的Ⅲ期随机对照临床试验提示，Filgotinib 200mg 与阿达木单抗疗效相当。而发表于 The Lancet Rheumatol 有关 Seliciclib 的研究提示，其安全性较好。2021 年 EULAR 大会上也报告了多种生物药包括 ABBV-3373、CD40L 拮抗剂融合蛋白（VIB4920）、口服选择性非甾体 GC 受体调节剂、Fenebrutinib（BTK 抑制剂）、重组 CD22 单抗、MBS2320（选择性免疫代谢调节剂）等。新型细胞治疗 CAR-T 疗法也是目前 RA 治疗的研究热点之一。另外在诸多药物中如何进行个体化选择和精准治疗仍是重要的研究方向。

### (三) 中医药研究

**1. 病证结合研究**

RA证候诊断的正确与否是中医临床疗效的关键。研究人员通过开展RA证候分型的研究，据病分证，确立了RA的常见证候类型及诊断标准，为RA中医规范化治疗奠定了基础。中华中医药学会制定了《类风湿关节炎病证结合诊疗指南》，细化和规范了RA证候分型和诊断标准，提出风湿痹阻、湿热痹阻、寒湿痹阻、痰瘀痹阻、瘀血阻络、气血两虚、肝肾不足、气阴两虚证共8个证候，并通过运用聚类分析及关联规则等研究技术，进行证候分析。一项对1602例RA患者进行的中医证候分布特点的横断面研究显示，湿热痹阻证占比例最高，为43.86%。证候诊断受地域、季节等因素的影响，除西南地区以寒湿痹阻为主外（32.82%），华北、东北、华东、西北、中南等地区均以湿热痹阻证为主要证候。而结合研究对象所在地域分布分析，不同地域类风湿关节炎中医证型分布与全国大体一致。另外，常见临床治法以活血化瘀、活血通络、理气化痰、清热解毒、益气养血、滋阴养肾等为主。

**2. 临证用药研究**

（1）**中药复方研究** RA多导致关节/肌肉疼痛、肿胀、僵硬、屈伸不利、变形等，相关研究发现，肝肾不足是RA较为多见的中医证型，补益肝肾之经典方"独活寄生汤"出自《备急千金要方》，至今仍广泛用于治疗RA肝肾亏虚型的患者，现代药理对此经方的研究表明，独活寄生汤有效成分与RA交集靶点超过50个，可作用于IL-6基因、IL-17信号通路，发挥治疗RA的作用。桂枝芍药知母汤出自《金匮要略》，祛风除湿、通阳散寒兼清热，原方主治历节病，临床常用于治疗RA寒湿痹阻证的患者，具有抗炎、抑制骨破坏、促滑膜细胞凋亡等药理作用。另外，一项纳入13篇RCTs、共1151例患者的Meta分析显示，桂枝芍药知母汤联合MTX干预4~24周，可提高总有效率、降低疾病活动度、改善关节功能。

（2）**中药单味研究** 基于类风湿关节炎证-法-方-药规律的探索，研究者对现代医家治疗本病的常用中药进行了归纳性回顾，结果显示以辛、苦、甘味及温、平、寒性药为主，主要归肝、肾、脾经。其中多数为祛风湿药（26.98%）、补虚药（21.24%）、活血化瘀药（14.10%）、解表药（12.02%）、清热药（9.65%）。通过高频药物关联分析，得出治疗RA的核心药对为羌活-独活，对于羌活-独活药对的抗炎研究表明，羌活-独活药对可通过JUN、ESR1、NOS、PTGS2通路发挥作用，其能影响细胞迁移与凋亡、调节免疫反应，抑制炎症因子产生。桂枝-白芍是风寒湿痹型RA用药频次最高的中药药组，现代药理学研究发现桂枝中含有桂皮醛、谷甾醇、β-谷甾醇等化合物，这些化合物具有抑制炎症反应作用；白芍含有多种化合物成分，主要有效成分为白芍总苷，白芍总苷具有抗炎、镇痛、免疫调节、保肝等作用。

（3）**中药单体研究** 随着中药药理学的深入研究，临床研究的热点多聚焦于中医药复方或单味中药等，因其含有多种化学活性成分，会触发多个分子靶点，对类风湿关节炎患者产生协同治疗作用。单味药里的主要化学成分对疾病的治疗作用，也是关注的热点，如雷公藤中的雷公藤多苷、白芍的白芍总苷、青风藤中的青藤碱等。雷公藤治疗RA疗效确切，其主要活性成分为雷公藤多苷，研究表明，雷公藤多苷可以减少VEGF诱导的管腔形成，抑制滑膜组织的血管生成。雷公藤脂质纳米粒能有效降低雷公藤对生殖系统的损害，对雷公藤诱导的肝毒性也有一定的保护作用。青风藤的主要化学成分为青藤碱（SIN）。其作用于RA的各个病理环节，不良反应少、安全性高，具有抗炎镇痛、免疫抑制、抑制骨破坏等作用。

**3. 中医外治与特色研究**

为使中医药更好地发挥效用，并在确保疗效的情况下降低有毒中药的毒副作用，需强调RA中医内外合治的综合治疗方案。中医外治法包含外敷、针灸、熏蒸、穴位注射、推拿等适宜疗法，可在一定程度上减轻疼痛症状，降低疾病活动度。外敷与熏蒸通常配合使用，具有操作方便、普适性强的特点，例如利用三伏贴的方式冬病夏治可有效增强 RA 患者体质，驱除体内寒湿之气。针刺治疗 RA 不但能提高机体免疫力，而且具有抗炎镇痛作用，可改善关节局部微循环，有效缓解关节疼痛、肿胀、晨僵等临床症状，常选取穴位包括气海、关元、太溪、足三里、内膝眼、犊鼻、血海、阳陵泉等。

## 七、转归与预后

RA 是世界上主要致残性疾病之一，可造成全身多关节肿胀疼痛，晚期可致关节畸形，功能丧失，在患病 10 年的 RA 患者中至少有 50%不能坚持工作，RA 患者的平均寿命较常人缩短 7~10 年。目前只有不到 1/2 的 RA 患者能够达到缓解期，其中 10%~15%是难治性的。然而，截至目前，医学界仍然没有治愈这种疾病的方法。

RA 诊断后，要对患者的病情活动性和预后进行判断。由于 RA 病情的复杂性，判断病情活动性需要综合患者的症状、体征、实验室指标和关节功能等多方面因素，以及医生和患者对病情的总体评估。RA 确诊后，早期干预，规范治疗，采用中西医结合治疗策略，积极控制疾病活动度，达到临床缓解或低疾病活动度，能有效延缓 RA 骨破坏进程，避免残疾。

## 八、预防调护

现代研究普遍认为，环境因素是触发 RA 的第一要素。其中，由链球菌感染所致的反应性关节炎和 RA 密切相关。因此，预防措施方面，首先要预防链球菌感染，避免患者感染环境中的其他致病菌、支原体和病毒；其次 RA 的发生与遗传因素亦密切相关，若家族中有 RA 病例，其他直系亲属需做好防护，定期检查。一旦出现滑膜炎需积极治疗，防止发展为 RA。活动期 RA 需注重关节症状，及时口服药物以缓解疼痛肿胀。同时，应进行适当的关节功能锻炼、开展健康教育、采取无负重锻炼，并保持合理膳食等护理措施。对于缓解期 RA 患者，需从健康宣教做起，平时生活起居远离寒冷、潮湿环境，减少链球菌、支原体及病毒等感染；要避免滥用药物，并做好定期复查。

中医理论认为，痰湿及湿热偏胜体质人群易因内湿与外湿相互搏结而致痹证。对此类人群而言，他们应远离湿热及寒湿环境，饮食宜清淡，少食肥甘油腻，防止内生痰湿。中年女性是 RA 的高发人群，日常可采取艾灸、拔罐、红外灯照射等非药物预防措施。也可通过口服补益肝肾的中药来增强体质。精神情志方面，RA 患者需保持愉快的心情，这样就不会影响到机体的气机升降浮沉。RA 患者在给予基础药物治疗的同时还需进行积极的心理疏导，防止患者进一步出现抑郁及焦虑等心理疾病。

> **课后思考**
>
> 思考题 1：类风湿关节炎是对称性多关节炎，一般分为活动期和稳定期，其临床评价疾病活动度量表有哪些？各有什么优势？
>
> 思考题 2：类风湿关节炎归属中医学"尪痹"范畴，在辨证论治时需要注意什么，活动期和稳定期各自有什么中医论治特点？

# 第二节 系统性红斑狼疮

## 一、概 说

系统性红斑狼疮（systemic lupus erythematosus，SLE）是一种多系统受累、高度异质性的自身免疫性疾病，多系统受累和免疫学异常（特别是 ANA 阳性）是 SLE 的主要特点。本病在大多数病例中起病缓慢，呈亚急性和慢性经过，缓解与复发交替出现。流行病学调查显示，我国 SLE 患病率为 19.47/10 万。SLE 的年发病率随地区、种族、性别和年龄等而异。发病以青壮年为主，多见于 15～45 岁。

中医虽无相对应的疾病名称，但根据 SLE 的临床特征，古代医家将其命名为"阴阳毒""温毒发斑""五脏痹"等。"阴阳毒"所述表现与 SLE 蝶形红斑、关节疼痛、咽喉疼痛等典型症状契合；根据 SLE 的皮肤特征，《诸病源候论》将其命名为"温毒发斑"；《素问·痹论》中以"五脏痹"命名，分别指出了 SLE 病位在心、肝、脾、肺、肾的临床表现，认为 SLE 与五脏虚损有关。现代医家多称 SLE 为"蝶疮流注"，中国中医药管理局发布的《中医病证诊断疗效标准》将本病定为皮肤病的"红蝴蝶疮"。随着病情的进展，医家可以主要症状为命名，如狼疮性肾炎可归为中医"水肿""虚劳"等范畴。

## 二、病因病机

SLE 的病因及发病机制尚不完全明确，西医通常认为其与遗传、环境、药物、感染、性激素及某些食物和化学物质等多种因素有关。这些因素使得免疫系统失衡，导致细胞凋亡增多或凋亡物质清除效率降低、大量自身抗体产生等，最终导致多种组织器官损伤。而中医认为先天禀赋不足、情志不调、外感六淫、瘀热内阻等原因致使四肢脉络及脏腑之脉络受损，最终损及三焦、脏腑。了解这些病因病理对于 SLE 的预防、诊断和治疗具有重要意义。

（一）病因与发病机制

SLE 病因未明，可能与遗传、免疫异常、环境因素及内分泌有关。SLE 存在遗传易感性，涉及多基因相互作用和表观遗传调控异常。而当免疫调节失衡时，T 细胞与 B 细胞功能异常，产生多克隆免疫球蛋白和自身抗体。环境因素如紫外线、药物、感染等影响 SLE 发病。激素方面，雌激素可刺激免疫细胞，促进细胞因子释放，在 SLE 发病过程中发挥重要作用。而甲状腺激素与 SLE 相互影响，SLE 患者甲状腺疾病发病率增加，SLE 常导致自身免疫性甲状腺疾病（AITD）。

现普遍认为 SLE 发病机制是在遗传背景的基础上，环境因素如感染、紫外线、药物、高糖高盐饮食等通过表观遗传修饰打破免疫系统的平衡，导致细胞凋亡频率增加和凋亡物质清除效率降低、免疫细胞异常分化活化等，进而诱导机体产生大量的自身抗体，最终导致多种组织器官损伤。

（二）中医病因病机

本病多属先天禀赋不足，肾阴本亏；或情志不调，致使人体气血、阴阳失调，从而使机体易感外邪。外感六淫常引发或加重狼疮。内有真阴不足，外有六淫化火，外火引动内火，则狼疮发作，或壮热，或虚热，外能伤肤损络，内传损及营血、脏腑、三焦，病情渐深渐重。不论真阴不足，水亏火旺，还是外感六淫郁而化热，血与热都最终结成瘀热。故本病瘀热为多，瘀寒为少。所以急性发作期、慢性活动期患者大多有火旺内热之象，其瘀亦必为血热。至后期脾肾两虚者可有瘀寒的表现。

SLE 的病机以本虚标实为要点，脾肾阴虚血虚为本，晚期则五脏与气血阴阳俱虚。郁热、火旺、风湿、瘀滞、积饮、水湿为标。本病初起在表，四肢脉络痹阻，先表后里，由表入里，由四肢脉络入内而损及脏腑之脉络，再损脏腑之本体。病势在内先由上焦而下，渐至中焦再及下焦，病情由轻渐重，由浅渐深，病在表在上较为轻浅，在里在下较为深重，若表里上下多脏同病，当为重症，如病邪再由下而上弥漫三焦，致五脏六腑俱虚，上入巅脑最为危重。病位以三焦为主，遍及经络血脉，与心、脾、肾密切相关，可累及肝、肺、脑等脏腑，以及皮肤、肌肉、关节、营血等全身多个部位。

## 三、临床表现

SLE 的临床表现具有高度异质性,系统受累表现多样,病程和疾病严重性不一。其自然病程多表现为病情的加重与缓解交替。多数起病隐匿,开始仅累及 1~2 个系统,随着疾病的进展,多数患者逐渐出现多系统损害,仅有少数患者长期稳定在亚临床或轻型狼疮状态。

### (一) 全身症状

高热者多为稽留热,长期发热者,多呈不规则热型。发热前有畏寒或不畏寒,极少有寒战。

### (二) 皮肤及黏膜损害

皮损多样,其中颜面部蝶形红斑为 SLE 重要诊断依据。皮肤血管改变和光敏感常见。黏膜损害累及唇、颊、硬腭、齿龈、舌和鼻腔。SLE 患者常有弥漫性脱发或头发脆性增加。

### (三) 骨、关节和肌肉

近端指间关节、膝关节、腕关节最易受累,常呈对称性、游走性,少数非对称。可发生无菌性骨坏死,尤其是股骨头坏死。全身性肌痛和肌肉压痛常见,部分伴肌炎。

### (四) 内脏损害

**1. 肾脏病变**

肾脏受损是 SLE 常见且严重的表现,患者多表现为蛋白尿、镜下血尿、白细胞尿、管型尿、水肿、肾性高血压、肾功能不全。狼疮性肾炎(lupus nephritis,LN)是 SLE 引起的肾脏损害,可导致肾功能不全甚至肾衰竭。

**2. 神经系统病变**

SLE 累及神经系统所致的疾病称神经精神狼疮(neuropsychiatric SLE,NPSLE),表现为认知功能障碍、头痛和癫痫。脊髓受累可出现截瘫和二便失禁。外周神经系统受累表现为多种神经病。

**3. 心血管系统病变**

心包炎可无症状,多数患者胸痛,心前区可听到心包摩擦音。心内膜炎和心肌炎可致杂音、心动过速等,常与心包炎合并。个别病例出现冠状动脉炎。

**4. 呼吸系统病变**

胸膜炎常见,可伴胸腔积液。急性狼疮性肺炎表现为咳嗽、呼吸困难等。肺动脉高压表现为劳力性呼吸困难等。弥漫性出血性肺泡炎表现为咯血、呼吸困难等。

**5. 消化道病变**

消化道症状多为胃肠道血管炎和栓塞所致,包括食欲减退、恶心等。少数出现肠系膜血栓或梗死。部分患者可合并自身免疫性肝炎。

**6. 血液系统病变**

主要表现包括白细胞减少、贫血、血小板减少和淋巴结肿大。贫血包括慢性病贫血和自身免疫性溶血性贫血。严重并发症为血栓性血小板减少性紫癜和噬血细胞综合征。

**7. 眼部病变**

比较特征性的改变为眼底中心血管附近出现小圆或卵圆形白色混浊物,称为丝棉样白斑。其他有眼底出血、视盘水肿、角膜病变、结膜炎等。

### (五) 抗磷脂综合征

抗磷脂抗体(APA)水平与 LN 预后、妊娠并发症和血栓栓塞风险密切相关。伴抗磷脂综合征

（antiphospholipid syndrome，APS）的狼疮患者常出现血小板减少、网状青斑、心瓣膜病等。APS 肾病特征为血栓性微血管病和慢性血管损害。灾难性抗磷脂综合征（CAPS）表现为多发血栓形成、多器官功能衰竭和血小板减少，严重者危及生命。

### （六）其他

SLE 常继发干燥综合征，表现为口、眼干燥，部分患者可有腮腺肿大，血清中抗 Ro/SSA 抗体和抗 La/SSB 抗体常阳性。SLE 可与皮肌炎、硬皮病和 RA 等重叠，还可合并其他自身免疫性疾病如重症肌无力、桥本甲状腺炎、天疱疮、类天疱疮和白塞综合征等。

## 四、诊断与鉴别诊断

### （一）诊断标准

目前普遍使用的 SLE 疾病分类标准包括 1997 年 ACR 标准、2012 年 SLICC 标准和 2019 年 EULAR/ACR 分类标准（表 5-4）。

**1. 1997 年 ACR 标准**

1）颧部皮疹。

2）盘状红斑。

3）光过敏。

4）口鼻部溃疡。

5）累及 2 个或以上关节的非侵蚀性关节炎。

6）浆膜炎：胸膜炎或心包炎。

7）肾脏病变：持续性尿蛋白＞0.5g/d，如若未进行尿蛋白定量检测，定性检查结果为＞3+，或细胞管型（可为红细胞、血红蛋白、颗粒管型或混合管型）。

8）神经病变：癫痫、精神病。

9）血液系统异常：溶血性贫血伴网织红细胞增多，或白细胞减少（＜4000/mm³），或淋巴细胞减少（＜1500/mm³），或非药物导致的血小板减少（＜100000/mm³）。

10）ANA 阳性：任何时间免疫荧光法或其他等效实验检测，抗核抗体滴度异常。

11）免疫学异常：抗 DNA 抗体阳性或抗 Sm 抗体阳性或抗磷脂抗体阳性（以下三者之一：①抗心磷脂抗体 IgG/IgM 阳性；②狼疮抗凝物阳性；③梅毒血清试验假阳性至少 6 个月）。

分类诊断要求：同时或相继符合 11 项诊断标准中的 4 项及以上者可确诊。

**2. 2012 年 SLICC 标准**

1）急性或亚急性皮肤型红斑狼疮。

2）慢性皮肤型红斑狼疮。

3）口鼻部溃疡。

4）非瘢痕性脱发。

5）≥2 个关节滑膜炎：肿胀、渗出，或压痛+晨僵≥30 分钟。

6）浆膜炎：胸膜炎和心包炎。

7）肾脏病变：24 小时尿蛋白＞0.5g 或有红细胞管型。

8）神经病变：癫痫、精神病、多发性单神经炎、脊髓炎、外周或脑神经病变、急性精神错乱状态等。

9）溶血性贫血。

10）白细胞/淋巴细胞减少：白细胞减少（＜4000/mm³）或淋巴细胞减少（＜1000/mm³），除外药物、感染等其他明确病因。

11）血小板减少：<100000/mm³，除外药物、感染、血液系统其他疾病等明确病因。

12）ANA 阳性。

13）抗 dsDNA 抗体阳性。

14）抗-Sm 抗体阳性。

15）APA 阳性：满足以下至少一项：①采用标准酶联免疫吸附试验（ELISA）检测，抗心磷脂抗体 IgG 或 IgM 滴度＞正常参考值上限；②抗 β₂ 糖蛋白-I（β₂-GPI）抗体 IgG 或 IgM 阳性；③狼疮抗凝物检测阳性；④梅毒血清学试验假阳性且持续至少 6 个月。

16）低补体血症：C3、C4 或 $CH_{50}$ 降低。

17）直接 Coomb's 试验阳性。

分类诊断要求：符合四项诊断标准（至少 1 项临床+1 项免疫学异常）或者患者经肾活检证实为 LN 伴 ANA 或抗 ds-DNA 抗体阳性可确诊。

表 5-4　2019 年 EULAR/ACR 分类标准

| 临床特征 | 标准 | 得分 |
| --- | --- | --- |
| 1. 全身系统 | 发热＞38.3℃ | 2 |
| 2. 皮肤黏膜 | 非瘢痕性脱发 | 2 |
|  | 口腔溃疡 | 2 |
|  | 亚急性皮肤或盘状狼疮 | 4 |
|  | 急性皮肤型红斑狼疮 | 6 |
| 3. 关节炎 | ≥2 个关节滑膜炎，或≥2 个压痛关节且晨僵≥30 分钟 | 6 |
| 4. 神经系统 | 谵妄 | 2 |
|  | 精神症状 | 3 |
|  | 癫痫 | 5 |
| 5. 浆膜炎 | 胸腔积液或心包积液 | 5 |
|  | 急性心包炎 | 6 |
| 6. 血液系统 | 白细胞减少（＜4×10⁹/L） | 3 |
|  | 血小板减少（＜100×10⁹/L） | 4 |
|  | 免疫性溶血 | 4 |
| 7. 肾脏 | 蛋白尿＞0.5g/24h | 4 |
|  | 肾穿病理Ⅱ或Ⅴ型狼疮肾炎 | 8 |
|  | 肾穿病理Ⅲ或Ⅳ型狼疮肾炎 | 10 |
| 免疫学特征： |  |  |
| 1. APA | 抗心磷脂抗体 IgG＞40GPL 单位或抗 β₂GPIIgG＞40 单位或狼疮抗凝物阳性 | 2 |
| 2. 补体 | 低 C3 或低 C4 | 3 |
|  | 低 C3 和低 C4 | 4 |
| 3. 高度特异性抗体 | 抗 dsDNA 阳性 | 6 |
|  | 抗 Sm 阳性 |  |

注：入围标准：ANA 滴度曾≥1∶80（HEp2 细胞或等效实验）。①如果不符合，不考虑 SLE 分类；②如果符合，可参照附加标准进一步确诊。

附加标准说明：如果该标准可以被其他比 SLE 更符合的疾病解释，不计分；标准至少出现 1 次就足够；SLE 分类标准要求至少包括 1 条临床分类标准及总分≥10 分可诊断；所有标准不需要同时发生；在每个定义维度内，只计算最高分。

分类标准的变迁，体现以下几个方面的更新：①重视肾脏病理、②重视免疫学指标、③重视早期诊断、④重视更新流行病学方法学。2012年SLICC分类标准与1997年ACR分类标准相比，灵敏度增加（94%）而特异性不变（92%），而2019年EULAR/ACR标准的灵敏度和特异性均进一步增加，分别为96%和93%。

此外，LN的诊断标准如下：根据ACR1997年推荐的分类标准，LN是指：持续性蛋白尿（24小时尿蛋白>0.5g，若未进行尿蛋白定量检测，定性检查结果则>3+）；或出现细胞管型，包括红细胞、血红蛋白、颗粒、肾小管上皮细胞管型或混合管型。2012年ACR根据LN的筛查、诊断和治疗指南对LN的定义做出相应修改：①单次尿蛋白/肌酐比值>0.5可代替24小时尿蛋白定量；②活动性尿沉渣（指在排除感染的情况下尿红细胞>5个/HPF或尿白细胞>5个/HPF，或出现红细胞管型，或白细胞管型）取代细胞管型；③肾活检显示符合LN病理改变的免疫复合物性肾小球肾炎，其中③是LN最可靠的诊断标准。

### （二）鉴别诊断

**1. 西医鉴别诊断**

（1）类风湿关节炎　RA也是一种自身免疫性疾病，主要影响关节。RA的症状包括关节疼痛、肿胀和僵硬，但通常不会出现皮疹、光敏感和口腔溃疡等SLE的典型症状。

（2）血小板减少性紫癜　ITP是一种血液疾病，其特征是血小板数量减少，导致出血倾向。ITP的症状包括皮肤瘀斑、鼻出血和牙龈出血等。与SLE相比，ITP通常不会出现关节痛、疲劳和发热等症状。

**2. 中医鉴别诊断**

痹证：在中医理论中SLE主要与痹证相鉴别，SLE关节表现可属于中医学"痹证"范畴，然而"痹证"只有关节表现与之相合，鉴别要点在于是否还有皮肤、五脏损害等临床特征。痹证病机为邪气痹阻经脉，SLE病机为真阴不足，瘀热内盛，痹阻脉络，外侵肌肤，内损脏腑。

### （三）疾病评估

SLE病情复杂多变，对疾病活动性和严重程度做出正确评估是治疗方案制订和预后判断的重要依据。疾病活动度最常用的评分体系为SLE疾病活动度指数（SLE disease activity index，SLEDAI），其中较为常用的版本为SLEDAI-2000（表5-5）。

表5-5　SLEDAI-2000评分表

| 描述 | 定义 | 评分 |
| --- | --- | --- |
| 癫痫发作 | 最近开始发作的癫痫，除外代谢、感染、药物所致 | 8 |
| 精神症状 | 对现实感知的严重障碍导致正常功能的改变，包括幻觉、思维不连贯、思维松弛、思维内容贫乏、思维逻辑性显著下降及行为奇异、无条理性、呆板，除外尿毒症、药物影响 | 8 |
| 器质性脑病 | 智力改变伴定向力、记忆力或其他智力功能损害，发病迅速且临床症状反复不定，并至少伴有以下两种情况：感觉紊乱、松散不连贯的语言、失眠或白天瞌睡、精神活动增多或减少。除外代谢、感染、药物因素 | 8 |
| 视觉障碍 | SLE视网膜病变，包括细胞样体、视网膜出血、脉络膜严重渗出或出血、视神经炎，除外高血压、感染、药物因素 | 8 |
| 脑神经异常 | 累及脑神经的新出现的感觉、运动神经病变 | 8 |
| 狼疮性头痛 | 严重的持续性头痛，麻醉性止痛药无效 | 8 |
| 脑血管意外 | 新出现的脑血管意外，除外动脉硬化 | 8 |
| 脉管炎 | 溃疡、坏疽、痛性结节、甲周碎片状梗死、出血，或经活检或血管造影证实 | 8 |

续表

| 描述 | 定义 | 评分 |
| --- | --- | --- |
| 关节痛 | ≥2个关节痛并伴有炎性体征（压痛、肿胀、渗出） | 4 |
| 肌炎 | 近端肌痛或无力，伴肌酸激酶/醛缩酶升高，或经肌电图或活检证实 | 4 |
| 管型尿 | 颗粒管型或红细胞管型 | 4 |
| 血尿 | 尿红细胞>5个/HP，除外结石、感染和其他原因 | 4 |
| 蛋白尿 | >0.5g/24h | 4 |
| 脓尿 | 尿白细胞>5个/HP，除外感染 | 4 |
| 皮疹 | 炎症性皮疹 | 2 |
| 脱发 | 异常、斑片状或弥散性脱发 | 2 |
| 黏膜溃疡 | 口腔或鼻黏膜溃疡 | 2 |
| 胸膜炎 | 胸膜炎性胸痛伴胸膜摩擦音、渗出或胸膜肥厚 | 2 |
| 心包炎 | 心包炎性疼痛伴以下至少一项：心包摩擦音、渗出或经心电图/超声证实 | 2 |
| 低补体血症 | CH50、C3或C4低于正常值下限 | 2 |
| DNA水平升高 | 放免法检测DNA结合水平高于正常值 | 2 |
| 发热 | >38℃，除外感染因素 | 1 |
| 血小板减少 | <100×10$^9$/L，除外药物因素 | 1 |
| 白细胞减少 | <3×10$^9$/L，除外药物因素 | 1 |

根据疾病的整体活动度，可将SLE疾病严重度分为轻度、中度和重度。轻度SLE通常指具有轻度临床表现、无重要脏器累及的患者，可表现为轻度关节炎、皮疹（范围<9%体表面积）和无危及生命的血液系统受累，通常SLEDAI≤6分；中度SLE具有更多、更严重的临床表现，可有脏器受累，但尚无威胁器官功能或生命的表现，可表现为中重度关节炎、范围较大的皮疹、皮肤血管炎、浆膜腔积液等，通常SLEDAI在7~12分；重度SLE常危及器官功能或生命，表现为新月体性肾小球肾炎、神经精神狼疮、狼疮性肺炎、肠系膜血管炎、血小板减少（<20×10$^9$/L）、血栓性血小板减少性紫癜（TTP）或急性溶血，通常SLEDAI>12分。

狼疮性肾炎活动性评分对其治疗选择及预后判断有着重要作用。2018年国际肾脏学会/肾脏病理学会（ISN/RPS）对LN病理分型和美国国立卫生研究院（NIH）肾组织活动性/慢性化评分系统作了部分修订，取消了A（活动性病变）、A/C（活动与慢性混合病变）、C（慢性病变）及G（节段性病变）和S（球形病变）等亚型的分类，直接用活动指数（AI）和慢性指数（CI）来表示病理活动性（表5-6）。

表5-6 修订版NIH狼疮肾炎活动性/慢性化指数评分

| 病理改变 | 病变小球占总小球比例 | 积分（分） |
| --- | --- | --- |
| 活动性指数 | | |
| 毛细血管内细胞增多 | <25%为1+，25%~50%为2+，>50%为3+ | 0~3 |
| 中性粒细胞浸润和（或）核碎裂 | 同上 | 0~3 |
| 纤维素样坏死 | 同上 | (0~3)×2 |
| 内皮下沉积物（包括透明样微栓塞） | 同上 | 0~3 |
| 细胞性和（或）纤维细胞性新月体 | 同上 | (0~3)×2 |

续表

| 病理改变 | 病变小球占总小球比例 | 积分（分） |
|---|---|---|
| 间质炎症细胞浸润 | 同上（占皮质区间质比例） | 0～3 |
| 总分 | | 0～24 |
| 慢性化指数 | | |
| 肾小球硬化（包括球性和节段） | <25%为1+，25%～50%为2+，>50%为3+ | 0～3 |
| 纤维性新月体 | 同上 | 0～3 |
| 肾小管萎缩 | 同上（占皮质区间质比例） | 0～3 |
| 间质纤维化 | 同上（占皮质区间质比例） | 0～3 |
| 总分 | | 0～12 |

## 五、治　疗

SLE 的治疗目标是控制症状、防止疾病复发和减少器官损害。治疗方法包括药物治疗（如NSAID、抗疟药、GC、免疫抑制剂和生物制剂等）及生活方式调整（如避免阳光暴露、保持健康的饮食和适量的运动）；中医治疗包括中药治疗、中药熏洗、针灸等特色治疗。

### （一）西医治疗

**1. 治疗原则**

SLE 以早期、个体化、多学科协作为治疗原则。根据最新指南，治疗目标包括短期控制与长期缓解，旨在改善临床症状、减少器官损害、防治药物不良反应。SLE 具有高度异质性，治疗方案需根据病情、器官受累和合并症进行个体化制定。多系统累及时，首选使用激素、免疫抑制剂、生物制剂，并开展多学科协作诊疗，从而控制病情，降低致残致死率。为使治疗效果持久，除药物方案外，患者宣教、病情监测也很关键。病情监测方面，需定期随访，及时发现并处理病情变化，同时做好合并症的预防与处理、育龄女性生育管理。

**2. 药物治疗**

（1）**非甾体类抗炎药**　常见药物如布洛芬、阿司匹林等，有解热、止痛等作用。但使用者需注意其可能引发的胃肠道、肝肾损害等不良反应。

（2）**GC**　为 SLE 一线用药，在初始治疗时，医生一般采用小剂量、足疗程。对于中、重度 SLE 患者，可用中等或标准剂量激素联合免疫抑制剂。狼疮危象推荐激素冲击联合免疫抑制剂。此外，在整个治疗过程中，需根据患者病情、不良反应调整剂量。

（3）**抗疟药**　可以抑制免疫系统过度活化，在控制皮疹、减轻光敏感等方面发挥作用。其中，HCQ 较为常用，无禁忌证的 SLE 患者应长期治疗，同时需定期进行眼科检查。对于存在高风险的患者，建议每年进行一次眼科检查，低风险患者可在服药第 5 年起每年进行一次检查。

（4）**免疫抑制剂**

1）MTX：通过竞争性结合二氢叶酸还原酶，抑制 DNA 合成。其常用剂量为 7.5～25mg，每周 1 次，为防骨髓抑制，需同时给予叶酸。该药主要用于治疗以关节炎、肌炎、浆膜炎和血管炎为主要表现的 SLE。不良反应包括胃肠道反应、口腔黏膜糜烂、肝功能损害和骨髓抑制等。

2）硫唑嘌呤（Azathioprine，AZA）：通过抑制 DNA 合成来抑制淋巴细胞增殖，具有抗炎和免疫抑制双重作用。常用于轻中度 SLE，可以显著改善皮肤、关节损害。剂量通常每日 1～2.5mg/（kg·d），范围 50～100mg/d。妊娠期间可谨慎使用，副作用包括骨髓抑制、胃肠道反应及肝肾功能损害。

3）环磷酰胺（cyclophosphamide，CTX）：作为烷化剂，通过烷化 DNA 杀伤淋巴细胞，减少 T、B 细胞数目，抑制免疫反应。治疗 SLE 常用静脉注射 CTX 冲击疗法。对于难治性增殖性狼疮性肾炎或严重神经精神、血液系统受累的 SLE 患者，CTX 联合 GC 可能是最佳方案。常见副作用包括感染、可逆性骨髓抑制、性腺抑制（女性卵巢衰竭）、胃肠道反应、脱发和肝功能损害等。

4）钙调磷酸酶抑制剂（Calcineurin inhibitor，CNI）：是新型免疫抑制剂，包括环孢素（CsA）和他克莫司（TAC）。两者在 SLE 治疗中常用来抑制钙调磷酸酶活性，减少 IL-2 释放，抑制 T 淋巴细胞活化及多种细胞因子转录。随机对照试验（RCT）研究显示，CsA 联合 GC 可缓解增生性 LN 的肾脏损害。CNI 也可用于 SLE 皮肤病损的一线治疗。

5）吗替麦考酚酯（Mycophenolate Mofetil，MMF）：作用于 T、B 淋巴细胞，适用于中重度 SLE 或系统受累患者。其肝肾毒性小，对卵巢功能影响小，副作用低于 CTX。

6）LEF：每日剂量 20～40mg，主要不良反应包括胃肠道功能紊乱、高血压、脱发等。

7）沙利度胺：可促进 mRNA 降解，抑制 TNF-α 产生。用药期间需避孕，1 年内有生育计划者禁用，需注意神经系统副作用。

（5）**生物制剂** 在风湿免疫领域取得重要进展，主要通过靶向 B、T 淋巴细胞和抑制细胞因子活化实现治疗作用。对于难治性或复发性 SLE 患者，生物制剂能显著提高缓解率，降低疾病活动和复发率，减少激素用量。常用生物制剂有贝利尤单抗、利妥昔单抗、泰它西普等。尚有其他免疫作用机制的生物制剂在临床试验或研发中，如依帕珠单抗、阿尼鲁单抗和 BTK 抑制剂等，靶向 T 淋巴细胞治疗 SLE 也是研究热点。

1）贝利尤单抗（Belimumab）：是针对 BAFF 的 IgG1 人源单克隆抗体，旨在干扰其与 TACI、BAFF-R 和 BCMA 的结合。其在 SLE 中的疗效已验证，主要用于治疗高疾病活动性、自身抗体阳性的 5 岁以上儿童及成年 SLE 患者。推荐给药方案为 10mg/kg，前三次每两周一次，随后每 4 周一次。但治疗重症 SLE 或合并病毒感染时，不推荐使用。

2）利妥昔单抗（Rituximab）：是抗 CD20 单克隆抗体，可结合 B 淋巴细胞表面的 CD20 抗原，诱导其凋亡。可用于治疗难治性重症 SLE 患者，如处于高疾病活动度或出现重度溶血性贫血等严重并发症的患者。推荐治疗方案，成人常用剂量为 375mg/m² 体表面积，每周静脉注射 1 次，共 4 周；或 1000mg 静脉注射，间隔 2 周后重复注射。

3）泰它西普（Telitacicept）：是新型重组融合蛋白，由 TACI 和人 IgG 的 Fc 部分构成，可与 APRIL 和 BAFF 结合，全面抑制 B 细胞成熟增殖分化。适用于高疾病活动度患者，但目前该药的临床应用尚未成熟。推荐治疗方案为皮下注射，每次 160mg，每周 1 次。

**3. 其他治疗方法**

（1）**大剂量静脉注射免疫球蛋白**（intravenous immunoglobulin，IVIG） 是从健康人血浆中提取的 IgG 制剂，抗体谱广。作用包括阻止补体结合、调节细胞增殖与凋亡、中和抗体等。在 SLE 治疗中，大剂量 IVIG 适用于狼疮危象、免疫性血小板减少等，常用剂量为 400mg/（kg·次），连续静脉注射 3～5d。

（2）**血浆置换** 用于治疗危重症 SLE 患者，尤其是高疾病活动性伴弥漫性出血性肺泡炎者。医护人员通过分离血浆和细胞成分，去除致病因子，再将处理后的细胞成分和置换液等输回体内。双重膜滤过式血浆置换（DFPP）能更有效清除致病因子，降低感染及过敏反应风险。

（3）**DNA 免疫吸附法（DNA IA）** 通过清除血液中的大分子致病物质，改善免疫状态，治疗疾病。以狼疮性肾炎治疗为例，DNA IA 可清除免疫复合物、炎症因子，降低肌酐、尿素氮及尿蛋白水平。

（4）**干细胞移植** 可通过免疫抑制消除自身反应性淋巴细胞，再重建免疫和造血系统，达到治疗 SLE 的效果。自体干细胞移植与同种异体干细胞移植长期生存率无明显差异，但这一结论还缺乏大量证据支持。移植后需预防并发症，是否继续常规药物治疗存在争议。

（5）**全髋关节置换术** SLE 后期常发生骨坏死，尤其是股骨头坏死。晚期患者需进行髋关节置换术以提高生活质量。

## （二）中医治疗

**1. 风湿热痹证**

主症：关节肿胀、疼痛，四肢肌肉酸痛，周身困重，关节局部皮温升高，发热，舌质红，苔黄腻，脉滑或滑数。

治法：祛风化湿，清热通络。

代表方：白虎加桂枝汤加减。

**2. 阴虚内热证**

主症：关节疼痛，多为隐痛或灼痛，低热，盗汗，面颧潮红，口干咽燥，局部斑疹暗褐，腰膝酸软，脱发，眼睛干涩，月经不调或闭经，舌质红，苔少或光剥，脉细或细数。

治法：滋阴清热，解毒祛瘀。

代表方：青蒿鳖甲汤加减。

**3. 气血亏虚证**

主症：关节酸痛、乏力，活动后疼痛加重，神疲乏力，面色无华，心悸气短，自汗，头晕眼花，纳差，便溏，舌质淡红，苔薄白，脉细弱。

治法：益气养血。

代表方：当归补血汤加减。

**4. 热毒炽盛证**

主症：关节疼痛较甚，壮热稽留或弛张，面部燔红，胸腹等处均见红斑，颜色鲜红、灼热，头痛目赤，口干咽痛，溲赤便秘，烦躁不安，甚则谵妄，四肢抽搐或癫痫样发作，或吐、衄、尿血。舌红少津，苔黄糙，脉多弦数或洪数。

治法：清热解毒，凉血消斑。

代表方：犀角地黄汤加减。

**5. 脾肾阳虚证**

主症：关节冷痛、屈伸不利，面色㿠白少华，颜面、下肢水肿，两颧隐红，胸腹胀满，心悸气短，精神萎靡，周身无力，足底跟痛，形寒肢冷，小便不利，大便溏薄。舌淡体胖大，苔色白润，脉沉细弱。

治法：温肾健脾，化气行水。

代表方：真武汤加减。

**6. 肝郁血瘀证**

主症：关节刺痛、固定不移，胁肋作痛，情志抑郁，痞满或腹胀，胁下有癥块，黄疸，女性可见月经不调或闭经，舌质紫暗有瘀斑，脉弦细或细涩。

治法：疏肝解郁，活血化瘀。

代表方：四逆散加减。

除方药治疗，中医外治法对 SLE 皮肤黏膜损害也有一定效果，尤其适用于缓解期。中药熏洗能清热解毒、杀虫止痒，例如在复方中使用苦参可缓解皮疹及咽干等症状。通脉汤或通脉散治疗雷诺现象效果较好。香油调配青黛散外敷，能够显著减轻皮肤红斑、瘙痒等症状。金银花等冷湿敷可起到清热解毒的效果。犀角地黄汤配合针刺治疗能加速皮疹消退，调和阴阳。自血穴位注射、热敷按摩等可改善皮肤黏膜病变，延缓雷诺现象的病情发展，起到补充气血、理气活血的作用。

## 六、临床研究

SLE 是经典的自身免疫性疾病，随着对 SLE 认识的进一步深入，临床研究也多次取得重大突破。我们将从临床基础研究、临床应用研究、中医药研究等方面展开叙述，呈现近些年来 SLE 的研究热点。

### （一）临床基础研究

**1. 表观遗传学研究**

表观遗传是指在不改变 DNA 序列的情况下染色体的可遗传变化，其通过参与调控免疫相关基因的表达，影响免疫细胞分化发育、免疫应答相关分子活化及细胞因子分泌表达等，进而参与免疫调控。表观遗传广泛参与 SLE 多种生理病理过程，主要调控方式包括 DNA 甲基化、组蛋白修饰、长链非编码 RNA（lncRNAs）等。

**2. 宏基因组研究**

环境触发因素尤其是肠道菌群与易感基因及表观遗传之间的交互作用近年来成为 SLE 研究的热点。微生物菌群可通过细菌组分或代谢物影响免疫系统的发育和调节，还能通过分子模拟激活自身反应性免疫细胞等。研究发现，SLE 患者与健康人群的肠道菌群存在显著差异，某些在 SLE 患者肠道中富集的菌群与疾病活动度相关，功能分析提示细菌肽可能通过分子模拟促进 SLE 患者的免疫细胞释放促炎因子。

**3. 免疫代谢研究**

免疫代谢研究主要聚焦于免疫细胞内代谢状态变化对免疫功能的调节，以及代谢产物对免疫细胞的影响。其中，主要能量代谢通路包括糖酵解、三羧酸循环、磷酸戊糖途径、脂肪酸氧化与合成、氨基酸代谢等。研究发现，SLE 中 $CD4^+T$ 细胞氧化磷酸化和糖酵解均上调。具体而言，自身抗原刺激导致 $CD4^+T$ 细胞线粒体重构、超极化，提高氧化磷酸化水平，但降低 ATP 合成，增强氧化应激和炎症反应。此外，糖酵解升高可能是线粒体功能障碍的代偿效应，氧化应激通过 mTOR 信号传导上调糖酵解并抑制细胞吞噬功能，导致线粒体功能异常。

**4. 单细胞测序**

单细胞测序技术的应用深化了我们对 SLE 脏器受累机制的理解。通过对 LN 患者肾脏组织的单细胞测序可发现在肾脏浸润的功能多样的免疫细胞亚群。研究发现，肾小管细胞呈现干扰素应答特征，并与组织学慢性病变指数相关。

### （二）临床应用研究

**1. 靶向 B 细胞治疗**

B 细胞在 SLE 发病机制中起关键作用，靶向 B 细胞治疗成为 SLE 生物靶向治疗的热点。其中，利妥昔单抗针对 B 细胞表面的 CD20 分子，能诱导 B 细胞死亡但无法清除所有 B 细胞。BTK 是 B 细胞发育和活化中重要的信号分子，FEN 和 elsubrutinib 是正在试验的 BTK 抑制剂，FEN 能抑制 BTK 通路但效果有限。此外，靶向 CD19、CD22 等 B 细胞表面抗原的治疗方式也备受关注，单克隆抗体的研发与临床试验取得显著进展。

**2. 靶向 T 细胞治疗**

在 SLE 的发病过程中，T 细胞免疫代谢异常起着关键作用。T 细胞免疫代谢异常、细胞膜脂筏合成增加、TCR 信号增强、T 细胞异常活化、线粒体超极化、mTOR 通路异常激活等，最终会导致 SLE 的发生。如今，靶向 T 细胞的治疗研究在改善 T 细胞代谢异常方面已经取得显著成效。其中，美格鲁特作为代表药物，可通过竞争性抑制作用抑制糖鞘脂的合成，恢复 SLE 患者 $CD4^+T$ 细胞中的 TCR 信号并使 T 细胞功能正常化。而西罗莫司作为一种 mTORC1 抑制剂，可阻断 SLE 患者 T

细胞过度活跃状态及 Th17 和双阴性 T 细胞的发育，并促进 Treg 分化，一项 I~II 期临床试验结果显示，服用西罗莫司可以降低 SLE 患者的疾病活动度并恢复 T 细胞谱系的平衡。另外，通过线粒体抑制和氧化应激抑制从而抑制 mTOR 信号也是目前研究的一种治疗方式。

**3. 干细胞移植治疗**

对于传统治疗无效的难治性 SLE，干细胞移植（stem cell transplantation，SCT）通过清除自身反应性免疫记忆并重建免疫系统，为 SLE 的治疗提供了新思路。自 1997 年首次应用自体造血干细胞移植以来，SCT 已成为用于多种自身免疫性疾病的一种替代治疗方式，并广泛用于临床。北京协和医院早期开展了一项研究，针对 18 例重症难治性 SLE 患者采用外周血造血干细胞移植（peripheral blood SCT，PBSCT）联合大剂量免疫抑制治疗。研究结果显示该治疗方案可行，长达 10 年的随访显示该方案可提高患者的存活率。

## （三）中医药研究

**1. 病证结合研究**

现代医家对 SLE 的分型各有差异，大致将其分为热毒炽盛证、阴虚火旺证、脾肾阳虚证及气阴两虚证四大证型。也有学者根据疾病分期将 SLE 中医证治分为急性活动期与慢性缓解期。分型治疗与分期治疗各有特色，也相互照应。在疾病的活动期，大多数 SLE 患者常见热毒炽盛证或阴虚内热证，而在缓解期，则常见脾肾阳虚或气阴两虚等证型。SLE 的治则治法因疾病动态演变而随证变化，临床研究中，热毒炽盛型患者常出现燔灼营血的症状，宜清热凉血化瘀，方选化斑汤化裁；若是阴虚燥热，煎灼津液，则应养阴透热，常用青蒿鳖甲汤加减。痰瘀胶结应加化痰祛瘀之品，经络痹阻应配除痹通络之剂，后期病情迁延，若脾肾阳虚，治法转变为温肾补脾，方选肾气丸化裁，气阴两虚型宜益气养阴，可用六味地黄汤合四君子汤。总之，当宜虚则补之，有邪去之，把握证候的变化，据其辨证情况灵活加减化裁。

**2. 临证用药研究**

（1）**中药复方研究** SLE 热毒炽盛型的患者，其体内津液亏损，致使阴不制阳，出现燥、热等表现，治法为清热凉血、祛瘀解毒。在治疗此类患者时，综合相关临床研究文献发现，犀角地黄汤使用频率较高。犀角地黄汤为清营凉血剂，主治热入血分，动血耗血之证。针对热毒炽盛型 SLE 患者，此方亦可有效减轻疾病相关症状、减少自身炎症反应，提高患者免疫能力。针对阴虚内热型 SLE 患者，青蒿鳖甲汤养阴透热，是治疗这类证型的经典复方，同时可改善 SLE 患者补体 C3、C4 的水平。病程后期，脾肾阳虚型患者，以温肾补脾为治疗原则，用药多从右归饮、四君子汤、参苓白术散等经典方剂化裁而来。

（2）**中药单味研究** 治疗 SLE 中药药性以温性、寒性、平性为主，药味以甘味、苦味、辛味最多，归经以肺经、脾经、肝经为主。其中，清热药、补虚药、利水渗湿药、活血化瘀药最为常用。清热药用药种类繁多，甚至贯穿 SLE 治疗周期始末，如生地黄、牡丹皮、青蒿、知母、玄参、水牛角、金银花、赤芍、紫草、黄柏等，这些药物多源自《外台秘要》犀角地黄汤、《温病条辨》青蒿鳖甲汤的加减变化，体现了清热透邪、凉血养阴、祛瘀消斑、解毒利湿等治法的配伍。另外，相关研究表明，治疗 SLE 的核心药物中，茯苓使用频率较高，茯苓具有利水渗湿、健脾宁心的功效，被誉为"四时神药"，现代药理学研究表明茯苓中的茯苓多糖能够促进 T 淋巴细胞增殖，调节细胞因子分泌，抑制促炎因子并促进抗炎因子的产生。从中医角度来说，茯苓健脾益气扶正，可助 SLE 患者吸收运化，顾护脾胃，达到补虚之效。

（3）**中药单体研究** 槲皮素广泛存在于多种植物中，实验研究表明槲皮素具有降血糖、抗过敏、抗炎、抗肿瘤等作用，另外，槲皮素在治疗 SLE 研究中被发现具有肾脏抗炎活性，主要通过抑制肾脏中的巨噬细胞极化抑制肾小管间质损伤，并且能够减少机体中的炎症因子；山柰酚及其衍生物可以减少人体内的脂质氧化，防止器官和细胞结构恶化，具有抗菌、抗癌、保护神经和保护肝脏等作用；淫羊藿苷元可以抑制调节 T 细胞活性，从而抑制 SLE 患者免疫细胞的过度活化；薯蓣皂苷元可以明显抑制巨噬细胞的活化，抑制 CD4$^+$T 细胞增殖，阻碍 Th1/Th17 细胞分化。

（4）**中药外治与特色研究**　临床 SLE 典型病变为皮肤红斑显现，中药熏洗法可在一定程度上缓解皮肤病损，研究发现，青黛散外敷治疗 SLE 合并皮肤损害疗效显著，青黛味咸性寒，具有清热解毒、凉血消斑之效，能吸湿敛疮、止血祛腐、生肌。SLE 患者易感焦虑，中医特色疗法磁珠耳穴贴压和中药浴足能够缓解患者焦虑抑郁情绪，改善睡眠质量。中医针灸亦可用于 SLE 的治疗，SLE 患者营卫失和，针刺照海穴、交信穴、申脉穴、跗阳穴可调和营卫，关节疼痛者，也可采用刺络放血改善疼痛症状。

## 七、转归与预后

SLE 是一种经典的系统性自身免疫性疾病以多脏器受累及多种自身抗体阳性为主要临床特点，如果不及时诊治或控制不佳，将导致脏器的不可逆损害，甚至导致患者死亡。SLE 患病率地区差异较大，全球为（0～241）/10 万，北京协和医院张乃峥教授最早报道我国 SLE 患病率为 40/10 万，之后陆续有研究显示，中国大陆地区的患病率为（30～70）/10 万。SLE 多发于育龄期女性，我国 SLE 患者的平均年龄约 29 岁，男女比例约为 1∶10。随着风湿免疫学科的发展和诊疗水平的提高，SLE 患者的生存率显著改善，5 年生存率从 20 世纪 50 年代的 50%～60% 提升至 20 世纪 90 年代的 90% 以上，我国 SLE 患者 5 年和 10 年生存率分别为 94% 和 89%。

SLE 诊断后，要对患者的病情活动性和预后进行判断。由于 SLE 病情的复杂性，判断病情活动性需要综合患者的症状、体征、实验室指标等，同时参考医生和患者对病情的总体评估。LN 是 SLE 引起的肾脏损害，约 50% 的 SLE 患者有肾损害临床表现，超过 90% 的患者在行肾活检后显示有 LN 的病理表现，这种肾损害及 LN 病理改变成为 SLE 预后不良的主要危险因素。对于育龄期患者，妊娠合并 SLE 通常会影响妊娠结局，调查显示，SLE 患者不良妊娠结局的发生率为 20%～30%，此类患者在妊娠时通常会出现流产、早产、宫内发育迟缓等不良妊娠结局，严重危害母体及胎儿的生命健康。因此，SLE 确诊后，对患者进行早期干预，规范治疗，加强围妊娠期管理，妊娠期间应对患者的病情活动性、胎盘功能与胎儿的生长发育情况进行严密监测，采用中西医结合治疗策略，积极控制疾病活动度，达到临床缓解或低疾病活动度，有效延缓 SLE 病情进展。

## 八、预防调护

由于 SLE 主要临床表现是身体皮肤黏膜的损伤，因此，患病人群要避免阳光对皮肤的直接照射，避免使用有刺激性的或易引起过敏的化妆品，包括面霜、染发剂等；避免经常出入公共场合，减少与病原体的接触。对所有 SLE 患者均应加强健康指导，帮助其树立乐观情绪，营造健康安全的起居环境，日常做到劳逸结合，做好感染防治。对于育龄期女性的 SLE 调护，尤其需要重视 SLE 合并 LN 或抗磷脂抗体阳性的患者，同时需要在妊娠前对正在服用的药物（包括小剂量激素及免疫抑制剂）进行充分的妊娠安全性评估。另外，需密切关注血栓事件的发生，医生除常规 HCQ 治疗外，还需针对妊娠期妇女制定个体化治疗方案。

中医理论认为，该病归属于中医"蝶疮流注""红蝴蝶疮""阴阳毒""蝴蝶斑"等范畴，常虚实互见，变化莫测。临床可根据中医证候的不同，制定个体化食谱：热毒炽盛证患者可饮用金银花、菊花茶等，禁食狗肉、牛羊肉、葱姜蒜等辛温之品；阴虚火旺证患者可食用银耳汤、鳖甲汤，或用青蒿等煎水代茶饮；脾肾阳虚证患者可用肉桂等代茶饮。中医特色治疗也可缓解患者病情，针灸推拿、穴位注射、敷贴疗法、中医药膏外敷等对 SLE 患者的症状改善、疗效提升、生活质量提高均有较好作用。

> **课后思考**
>
> **思考题 1：** 系统性红斑狼疮与狼疮性肾炎有何关系？两者的诊疗思路有何区别与联系？
>
> **思考题 2：** 系统性红斑狼疮归属中医学"红蝴蝶疮""蝶疮流注""阴阳毒"范畴，辨证论治时要掌握何种核心思想？阐述该病活动期与稳定期的论治特点。

# 第三节 干燥综合征

## 一、概 说

干燥综合征（sicca syndrome，SS）是一种以泪腺、唾液腺等外分泌腺体受侵袭为主，出现淋巴细胞浸润和自身抗体存在的慢性自身免疫性疾病。根据是否由其他已确诊的结缔组织病继发而来，可以将 SS 分为原发性干燥综合征（pSS）和继发性干燥综合征（sSS）。pSS 单独发病，sSS 则伴见类风湿关节炎、SLE、皮肌炎等结缔组织病。流行病学调查显示，我国 SS 的患病率为 0.33%~0.77%，好发于中老年人，且女性多见。

SS 以口干、眼干等为主要表现，属于中医学"燥痹"范畴。"燥痹"病名最早见于《黄帝素问直解·痹论》，"热合于燥……燥痹逢热，则筋骨不濡，故纵。纵，弛纵也。弛纵则痛矣。"指出燥邪致病会出现筋骨关节疼痛。《黄帝内经》曰："燥胜则干，津之为液……津充则润，津亏则燥"，《素问·玄机原病式》谓："诸涩枯涸，干劲皲揭，皆属于燥"，阐明了燥邪致病的特点。20 世纪 80 年代路志正教授首次将本病命名为"燥痹"，该命名受到学界认可，一直沿用至今。

## 二、病 因 病 机

SS 是一种慢性自身免疫性疾病，其病因和病理机制是一个复杂而多因素的过程，尚未完全明确，需要进一步的研究来深入理解，普遍认为其病因病理涉及遗传、病毒感染促进自身免疫性炎症、性激素水平变化、其他生活因素等多方面因素的综合作用。

### （一）病因与发病机制

现代医学对 SS 的发病原因、发病机制暂不明确，主要与遗传、病毒感染促进自身免疫性炎症、性激素水平变化、其他生活因素有关。遗传方面，某些主要组织相容性抗原（MHC）基因的频率在 SS 患者中增高，人类白细胞抗原（human leucocyte antigen，HLA）即人类的 MHC，不同种族的 SS 相关的 HLA 基因不尽相同。病毒感染方面，与 SS 关系密切的病毒包括 EB（Epstein-Barr）病毒、丙型肝炎病毒（HCV）、巨细胞病毒、反转录病毒等，感染过程中病毒通过分子交叉模拟，使易感人群或其组织成为自身抗原，诱发自身免疫反应。性激素水平变化方面，SS 多见于女性，尤其是绝经后女性，推测雌激素不足可能是促使本病发病的高危因素。而生活因素、健康状况、失治误治、药物毒副作用等并非 SS 发病的主因，但可以某种程度上影响疾病的发生、发展与转归。

SS 的发病机制尚不明确。目前认为，在遗传、病毒或自身抗原和性激素异常等多因素共同作用下，机体细胞免疫和体液免疫的异常反应导致了唾液腺和泪腺等组织发生炎症和破坏性改变。唾液腺组织的导管上皮细胞作为抗原递呈细胞，促使 T、B 淋巴细胞增殖，引发细胞免疫和体液免疫异常反应，导致免疫紊乱，产生相关的免疫球蛋白和自身抗体、免疫复合物，以及 IL-1β、IL-6、TNF-α、IFN-γ 等炎症介质，造成唾液腺和泪腺等腺体和组织发生炎症和破坏。

## （二）中医病因病机

SS 病因复杂，以先天不足及阴津亏虚为基础。外邪、内伤、痰湿、瘀血等均可致燥。阴虚、燥热、情志内伤、大病久病不愈均可导致阴虚津亏。许多 pSS 患者因湿浊起病，痰湿阻滞气机。嗜食辛辣肥甘、外感温热毒邪、环境燥毒之邪等均可伤及脏腑津血，引发燥毒，损害机体。燥毒形成后，会进一步耗损津液，破坏脏腑气血。

本病病机为津乏液少，脏腑失润。津液不足源于生成不足、输布失常或转化障碍，包括耗损和津布受阻。这导致全身或局部津液不足，引发燥象。阴虚津亏，久之气阴两虚，因虚生瘀，瘀血阻滞，终致毒瘀互结，与阴虚相伴，形成本病。总之，本病虚实夹杂，以阴虚为主，燥、毒、瘀为标，需医家谨候气宜，勿失病机。

## 三、临床表现

SS 起病隐匿，临床表现轻重不一。部分患者仅有口眼干燥的局部症状，而部分患者则以重要脏器损害为首发症状。

### （一）局部表现

SS 患者因唾液分泌减少、唾液黏蛋白缺少而自觉口干，导致频繁饮水，进食饼干等干燥食物时常需用水送服，口干严重的患者可出现进食困难、片状牙齿脱落及多发猖獗龋齿。在为患者进行口腔检查时应关注其是否出现口腔黏膜干燥、舌质黯红、舌面光滑无苔、舌面干裂等一系列表现。SS 患者因泪腺分泌功能低下可出现眼部干涩、磨砂感、眼部充血症状，部分患者出现干燥性角结膜炎、角膜上皮糜烂、角膜新生血管化和溃疡形成等并发症，严重者会出现角膜穿孔、失明。

### （二）系统表现

约 2/3 的 SS 患者可出现系统损害，部分患者伴有乏力、发热的全身症状，还可出现皮肤干燥瘙痒、鼻腔干燥出血、干咳、阴道分泌物少等症状。pSS 患者可有多种皮肤症状。例如，皮肤干燥者可出现皮肤脱屑、鱼鳞样皮损、皮肤瘙痒等表现。SS 患者的关节表现一般为慢性、复发性、对称性关节痛，仅有少部分患者会出现类似轻度 RA 的关节炎，且通常为非侵蚀性关节炎。除关节症状外，pSS 在呼吸系统方面也有多种表现，其呼吸系统受累主要表现为气道干燥、肺间质病变，亦可出现毛细支气管炎和支气管扩张，罕见的表现包括淀粉样变、肉芽肿性肺部疾病等。在消化系统方面，pSS 患者常有胃食管反流病症状，如恶心、胃灼热及上腹部不适等。肾脏损害方面，pSS 患者以肾小管间质性病变最为常见。此外，pSS 患者的周围神经、自主神经和中枢神经系统均可受累。pSS 还可引起自身免疫性血细胞减少，表现为贫血、白细胞减少和血小板减少。pSS 相关冷球蛋白血症常与皮肤小血管炎、低补体血症和 HCV 感染有关，主要表现为紫癜、皮肤溃疡、关节痛、乏力、肾小球肾炎和外周神经病变等。

## 四、诊断与鉴别诊断

对 SS 患者进行明确诊断是后续制定治疗方案的基础。医务工作者通过不断总结，制定了行之有效的分类诊断标准，方便医生在临床中快速准确地进行诊断。同时，在临床实践中应做好鉴别诊断，避免误诊。

### （一）诊断标准

SS 的诊断标准很多，目前主要使用的是 2002 年美国欧洲共识小组（AECG）修订的 SS 国际分类标准（表 5-7）和 2016 年 ACR/EULAR 制定的 SS 分类标准（表 5-8）。

表 5-7 2002 年 AECG 修订的 SS 国际分类标准

I. 口腔症状：下述 3 项中有 1 项或 1 项以上
  （1）每日感觉口干持续 3 个月以上
  （2）成年后腮腺反复肿大或持续肿大
  （3）吞咽干性食物需要用水帮助
II. 眼部症状：下述 3 项中有 1 项或 1 项以上
  （1）每日感到不能忍受的眼干持续 3 个月以上
  （2）有反复的沙子进眼或磨砂感觉
  （3）每日需用人工泪液
III. 眼部特征：下述检查任意 1 项或 1 项以上阳性
  （1）Schirmer I 试验（+）（≤5mm/5min）
  （2）角膜染色（+）（≥4Van Bijsterveld 计分法）
IV. 组织学检查：唇腺病理显示淋巴细胞灶≥1（4mm² 组织内至少有 50 个淋巴细胞聚集于唇腺间质者为一个灶）
V. 唾液腺受损：下述检查任意 1 项或 1 项以上阳性
  （1）唾液流率（+）（≤1.5ml/15min）
  （2）腮腺造影（+）
  （3）唾液腺放射性核素检查（+）
VI. 自身抗体：抗 SSA 抗体/抗 SSB 抗体（+）

上述条目的具体判定标准：
（1）pSS：无任何潜在疾病情况下，按下述两条诊断：①符合上述 I、II、III、IV、V、VI 条中的 4 条或 4 条以上，但IV（组织学检查）和VI（自身抗体）需至少有一项阳性；②条目III、IV、V、VI 4 条中任意 3 条阳性。
（2）sSS：患者有潜在的疾病（如任一结缔组织病），符合 I、II 中任意 1 条，同时符合III、IV、V 中任意 2 条。
（3）除外：头颈面部放疗史、HCV 感染、艾滋病、淋巴瘤、结节病、移植物抗宿主病、抗乙酰胆碱药的应用（如阿托品、莨菪碱、溴丙胺太林、颠茄等）。
注：2016 年 ACR/EULAR 分类标准（表 5-8）要求患者至少有眼干或口干症状之一，即下述至少一项为阳性：①每日感到不能忍受的眼干，持续 3 个月以上；②眼中反复砂砾感；③每日需用人工泪液 3 次或 3 次以上；④每日感到口干，持续 3 个月以上；⑤吞咽干性食物需频繁饮水帮助，或在 EULAR 制定的的 SS 疾病活动度指数（ESSDAI）问卷中出现至少一个系统阳性。同时应排除头颈部放疗史、活动性 HCV 感染、艾滋病、结节病、淀粉样变性、移植物抗宿主病、IgG4 相关性疾病，才能进行评分。

表 5-8 2016 年 ACR/EULAR 分类标准

下述 5 项评分总和≥4 者诊断为 pSS：
1. 唇腺灶性淋巴细胞浸润，且灶性指数≥1 个灶/4mm²，为 3 分
2. 血清抗 SSA 抗体阳性，为 3 分
3. 至少单眼角膜染色计分（OSS）≥5 或 Van Bijsterveld 评分≥4 分，为 1 分
4. 至少单眼泪液分泌试验（Schirmer 试验）≤5mm/5min，为 1 分
5. 未刺激的全唾液流率≤0.1ml/min（Navazesh 和 Kumar 测定法），为 1 分
常规使用胆碱能药物者，应在充分停药后再行上述 3、4、5 项评估口眼干燥的检查

2002 年 AECG 修订的 SS 国际分类标准根据患者主诉、实验室指标、影像学检查等因素对 SS 进行诊断，要求患者组织学检查和自身抗体至少有一项阳性。但该诊断标准忽略了无干燥症状而有系统表现的患者，诊断灵敏度不佳。

2016 年 ACR/EULAR 分类标准将 ESSDAI 列入其中，便于对无干燥症状而有系统表现的患者进行诊断，诊断灵敏度为 96%。同时对诊断标准进行量化评分，适用于诊断标准的验证分析及临床试验的入组。

### （二）鉴别诊断

**1. 西医鉴别诊断**

（1）**系统性红斑狼疮** 多见于青壮年女性，以蝶形红斑、口腔溃疡、脱发、肾脏受累等为主要表现，血清学检查中抗 dsDNA 抗体阳性、抗 Sm 抗体阳性和 ANA 滴度异常。SS 则多见于中年女性，以口干、眼干为主要表现，血清学检查中抗 SSA 和（或）抗 SSB 阳性。

（2）**类风湿关节炎** 以对称性多关节关节肿痛伴晨僵为主要表现，血清学检查中 RF 阳性、抗 CCP 抗体滴度异常，影像学检查显示骨侵蚀表现。病程迁延，关节病变较重的 RA 患者，可合并 sSS，但与 pSS 相比，RA 较少出现严重的脏器损害。

**2. 中医鉴别诊断**

1）燥痹是外感燥热之邪，或湿寒蕴久化燥，痹阻气血所致。热痹是感受热毒或湿热之邪，或内有蕴热，复感外邪，邪热搏结所致。

2）燥痹以口眼干燥、骨节疼痛，关节僵硬、变形为主症，热痹则以肢体关节红肿灼热，痛不可触，屈伸不利为主症。

### （三）疾病评估

SS 的病情会随着时间推移出现变化，因此，评估病情状态对 SS 的治疗及预后具有重要意义。目前 SS 病情评估体系主要分为疾病活动指标、损伤指标和报告指标 3 类，临床常用的疾病活动指标主要为 SS 疾病活动性指数（SSDAI）、SS 临床活动性指数（SCAI）和 ESSDAI；损伤指标主要为 SSDDI 和 SS 损伤指数（SSDI）；报告指标主要为欧洲抗风湿病联盟 SS 患者报告指数（ESSPRI）。

**1. SS 疾病活动性指数（SSDAI）**

SSDAI 从全身状况（发热及疲劳）、腮腺肿大、关节受累、血液系统异常、肺胸膜病变、血管炎、肾脏病变和周围神经病变 8 个方面对疾病活动情况进行评估，活动评分 0~21 分，0~5 分为病情稳定或轻度活动，5~21 分为病情活动或非常活动。

**2. SS 临床活动性指数（SCAI）**

SCAI 主要评估近 4 周的情况，从疲劳、全身症状、关节、肌肉、血管病变、呼吸系统、神经系统、泌尿系统、唾液腺肿大和血液系统 10 个部分进行评分，分为无症状、改善、持平、恶化和新发 5 种情况，对应 0 分、1 分、2 分、3 分和 4 分。

**3. 欧洲抗风湿病联盟 SS 疾病活动指数（ESSDAI）**

ESSDAI 从全身情况、淋巴结病、腺体受累、皮肤表现、关节异常、肌肉受累、呼吸系统、泌尿系统、外周神经系统、中枢神经系统、血液系统和生物学指标 12 个方面进行评估，分为没有活动性病变、轻度活动、中度活动和重度活动 4 种情况，对应 0 分、1 分、2 分和 3 分（表 5-9）。

**4. SS 疾病损伤指数（SSDDI）**

SSDDI 从口腔/唾液腺、眼部、神经系统、肺胸膜及肾脏的不可逆慢性损伤和淋巴组织增生性疾病 6 个方面进行评估，总分 0~16 分。

**5. SS 损伤指数（SSDI）**

SSDI 分为口腔、眼部和系统损害 3 大类，系统损害又分为神经、肾脏、肺部、心血管、胃肠道、骨骼肌肉和恶性病变 7 个方面，如病变持续存在至少 6 个月，即可认为损害阳性，计 1 分，总分 0~27 分。

## 6. 欧洲抗风湿病联盟 SS 患者报告指数（ESSPRI）

ESSRPI 从干燥、疼痛、疲劳（躯体/精神）3 个方面进行评估，每项分值为 0~10 分，ESSPRI 分值为三项评分的平均值。

## 7. STAR 评分

STAR 评分分为系统活动、患者报告结局、泪腺功能、唾液腺功能及生物标志物 5 个方面，作为一种复合反应指数，用于全面评估 pSS 的治疗效果。

**表 5-9 欧洲抗风湿病联盟 SS 疾病活动指数（ESSDAI）**

| 受累部位 | 疾病活动水平 | 定义 |
| --- | --- | --- |
| 全身症状（除外疾病以外原因，如感染引起的发热，减肥所致体重减轻）（权重3） | 不活动为 0 分 | 无下述任何症状 |
| | 轻度活动为 1 分 | 轻微发热或间断发热（体温 37.5~38.5℃）/夜间盗汗/非有意的体重下降 5%~10% |
| | 中度活动为 2 分 | 高热（体温＞38.5℃）/夜间盗汗/非有意的体重下降＞10% |
| 淋巴结病（排除感染）（权重4） | 不活动为 0 分 | 无下述任何症状 |
| | 轻度活动为 1 分 | 全身任意部位淋巴结≥1cm 或腹股沟淋巴结≥2cm |
| | 中度活动为 2 分 | 全身任意部位淋巴结≥2cm 或腹股沟淋巴结≥3cm/脾肿大（临床可触及或影像学发现） |
| | 高度活动为 3 分 | 合并恶性 B 细胞增殖性疾病 |
| 腺体病变（除外结石或感染）（权重2） | 不活动为 0 分 | 无腺体肿大 |
| | 轻度活动为 1 分 | 轻度腺体肿大：腮腺肿大（≤3cm）或局限性颌下腺或泪腺肿大 |
| | 中度活动为 2 分 | 重度腺体肿大：腮腺肿大（＞3cm）或广泛颌下腺或泪腺肿大 |
| 关节病变（除外骨关节炎）（权重2） | 不活动为 0 分 | 目前无活动性关节受累 |
| | 轻度活动为 1 分 | 手、腕、踝及足关节疼痛伴晨僵（＞30min） |
| | 中度活动为 2 分 | 1~5 个关节有滑膜炎（28 个关节中） |
| | 高度活动为 3 分 | ≥6 个关节有滑膜炎（28 个关节中） |
| 皮肤病变（对稳定长期存在的与损伤有关的表现定级为"不活动"）（权重3） | 不活动为 0 分 | 目前无活动性皮肤病变 |
| | 轻度活动为 1 分 | 多形红斑 |
| | 中度活动为 2 分 | 局限性皮肤血管炎，包括荨麻疹性血管炎 |
| | | 或局限性足踝部紫癜 |
| | | 或亚急性皮肤狼疮 |
| | 高度活动为 3 分 | 弥漫性皮肤血管炎，包括荨麻疹性血管炎 |
| | | 或弥漫性紫癜 |
| | | 或血管炎相关溃疡 |
| 肺部病变（对稳定长期存在的与损伤有关的表现，或与本病无关的呼吸系统受累，如吸烟等，定级为"不活动"）（权重5） | 不活动为 0 分 | 目前无活动性肺部病变 |
| | 轻度活动为 1 分 | 持续咳嗽或支气管病变，但 X 线胸片无影像异常表现 |
| | | 或胸部高分辨率 CT 诊断的肺间质病变，无呼吸困难，且肺功能正常 |
| | 中度活动为 2 分 | 中度活动性肺部病变，如胸部高分辨率 CT 诊断肺间质病变，伴活动后气短，纽约心功能分级 II 级或肺功能异常（40%≤肺一氧化碳弥散量占预计值百分比＜70%或用力肺活量占预计值百分比 60%~80%） |
| | 高度活动为 3 分 | 重度活动性肺部病变，如胸部高分辨率 CT 诊断的肺间质病变，伴休息时气短（纽约心功能分级 III 级，IV 级）或肺功能异常（肺一氧化碳弥散量占预计值百分比＜40%或用力肺活量占预计值百分比＜60%） |

续表

| 受累部位 | 疾病活动水平 | 定义 |
| --- | --- | --- |
| 肾脏病变（对稳定长期存在的与损伤有关的表现，以及与本病无关的肾脏受累，定级为"不活动"。如有肾活检结果，则首先按照肾活检结果定级）（权重5） | 不活动为0分 | 目前无活动性肾脏病变：<br>尿蛋白<0.5g/d，无血尿，无白细胞尿，无酸中毒<br>或由于损伤所致的持续稳定的蛋白尿 |
| | 轻度活动为1分 | 轻微肾脏活动性病变：<br>（1）肾小管酸中毒不伴肾功能不全（GFR≥60ml/min）<br>（2）肾小球病变：尿蛋白0.5~1.0g/d，无血尿或肾功能不全（GFR≥60ml/min） |
| | 中度活动为2分 | 中度肾脏活动性病变，如<br>（1）肾小管酸中毒伴肾功能不全（GFR<60ml/min），或<br>（2）肾小球病变：尿蛋白1~1.5g/d，无血尿或肾功能不全（GFR≥60ml/min），或<br>（3）组织学证据：外膜性肾小球肾炎或严重的间质淋巴细胞浸润 |
| | 高度活动为3分 | 重度肾脏活动性病变，如<br>（1）肾小球病变：尿蛋白>1.5g/d，或血尿或肾功能不全（GFR<60ml/min），或<br>（2）组织学证明的增生性肾小球肾炎或冷球蛋白相关肾病 |
| 肌肉病变（除外糖皮质激素相关性肌无力）（权重6） | 不活动为0分 | 目前无活动性肌肉病变 |
| | 轻度活动为1分 | 肌电图或肌肉活检证实轻度活动性肌炎，肌力正常，肌酸激酶<2倍正常参考值 |
| | 中度活动为2分 | 肌电图或肌肉活检证实中度活动性肌炎，伴肌无力（肌力≥4级），或肌酸激酶升高（肌酸激酶是正常参考值的2~4倍） |
| | 高度活动为3分 | 肌电图或肌肉活检证实高度活动性肌炎，伴肌无力（肌力≤3级），或肌酸激酶升高（肌酸激酶>4倍正常参考值） |
| 外周神经病变（对稳定长期存在的与损伤有关的表现，或与本病无关的外周神经受累，定级为"不活动"）（权重5） | 不活动为0分 | 目前无活动性外周神经病变 |
| | 轻度活动为1分 | 轻度活动性外周神经病变，如神经传导检查证实的单纯感觉轴索多神经病变，或三叉神经痛 |
| | 中度活动为2分 | 神经传导检查证实的中度活动性外周神经病变，如轴索感觉-运动神经病变伴运动功能4级以上，或单纯感觉神经病变伴冷症蛋白血症型血管炎，或神经节病变所致的轻、中度共济失调，或炎症性脱髓鞘多神经病伴轻度运动功能障碍（运动功能4级或轻度共济失调），或颅神经外周病变（三叉神经痛除外） |
| | 高度活动为3分 | 神经传导检查证实的高度活动性外周神经病变，如轴索感觉-运动神经病变伴运动功能≤3级，或血管炎导致的外周神经病变（多发性单神经炎等），或神经节病变导致的重度共济失调，或炎症性脱髓鞘多神经病伴重度功能障碍（运动功能≤3级或重度共济失调） |
| 中枢神经病变（对于稳定长期存在的与损伤有关的表现，或与本病无关的中枢神经受累，定级为"不活动"）（权重5） | 不活动为0分 | 目前无活动性中枢神经系统病变 |
| | 中度活动度为2分 | 中度活动性中枢神经系统病变，如颅神经的中枢病变、视神经炎、或多发性硬化样综合征出现单纯感觉障碍或经证实的认知障碍 |
| | 高度活动度为3分 | 高度活动性中枢神经系统病变，如因脑血管炎出现的脑血管意外或短暂缺血发作、癫痫发作、横贯性脊髓炎、淋巴细胞性脑膜炎、多发性硬化样综合征出现运动功能障碍 |
| 血液系统病变（排除由维生素缺乏或铁缺乏或使用药物引起的血细胞减少）（权重2） | 不活动为0分 | 无自身免疫性血细胞减少 |
| | 轻度活动为1分 | 自身免疫性血细胞减少，或中性粒细胞减少症（中性粒细胞1000~1500/mm³），或贫血（血红蛋白100~120g/L），或血小板减少症（血小板100000~150000/mm³），或淋巴细胞减少症（淋巴细胞500~1000/mm³） |
| | 中度活动为2分 | 自身免疫性血细胞减少，或中性粒细胞减少症（中性粒细胞500~1000/mm³），或贫血（血红蛋白80~100g/L），或血小板减少症（血小板50000~100000/mm³），或淋巴细胞减少症（淋巴细胞≤500/mm³） |

续表

| 受累部位 | 疾病活动水平 | 定义 |
|---|---|---|
| 血清学变化（权重1） | 高度活动为3分 | 自身免疫性血细胞减少，或中性粒细胞减少症（中性粒细胞<500/mm³），或贫血（血红蛋白<80g/L），或血小板减少症（血小板<50000/mm³），或淋巴细胞减少症（淋巴细胞≤500mm³） |
|  | 不活动为0分 | 无下述任何血清学变化 |
|  | 轻度活动为1分 | 血清中出现单克隆成分，低补体血症（补体C3，补体C4，或补体CH50降低），或高球蛋白血症或IgG 16~20g/L |
|  | 中度活动度为2分 | 冷球蛋白血症，高球蛋白血症或 IgG>20g/L，近期出现的低球蛋白血症或 IgG 减少（<5g/L） |

注：GFR 为肾小球滤过率；最终评分=各项积分和；各项积分=活动水平×权重

## 五、治　疗

SS 尚无根治方法，治疗目标以改善症状，防治局部及系统损害，提高生活质量为主。sSS 常根据所合并的其他结缔组织病的病情治疗，因此下文主要讨论 pSS 的治疗。长期的临床实践证明，西医治疗和中医治疗对于 SS 的治疗都有一定的疗效，中西医结合治疗能够更好地发挥出两者的优势。

### （一）西医治疗

**1. 治疗原则**

pSS 的治疗需多学科协作，核心目标不仅是缓解患者口、眼干燥的症状，更在于终止或抑制体内发生的免疫异常反应，保护外分泌腺体和脏器的功能。医生在治疗 SS 时，应使患者充分了解本病的治疗原则、药物的用法和不良反应。同时应告知患者戒除吸烟、饮酒等不良习惯，保持口腔清洁，勤漱口，降低龋齿和口腔继发感染的风险，并且提醒患者应尽量避免使用阿托品、利尿剂、抗高血压药等可以加重口、眼干燥的药物。

**2. 药物治疗**

（1）催涎剂　对于腺体存在残余功能的 SS 患者，可用催涎剂缓解口干症状。治疗首选毒蕈碱激动剂，推荐使用毛果芸香碱、西维美林等药物，促进唾液腺及泪腺分泌。毛果芸香碱推荐起始剂量为 5mg，每日 3 次，可逐渐加量至 15~20mg/d。对毒蕈碱药物不耐受或无反应者，可选用环戊硫酮片、溴已新片和 N-乙酰半胱氨酸等药物。

（2）人工泪液及人工涎液　通过模拟泪液及涎液的成分及功能，缓解患者口眼干燥的症状。眼干不能自行缓解的患者可使用含有透明质酸盐或羧甲基纤维素的人工泪液，每日 2 次。完全丧失唾液腺分泌功能的患者可使用人工涎液，但其作用时效短且口感较差，临床应用较少。

（3）GC 是 SS 系统治疗的一线治疗药物　用于病情严重或进展迅速的患者。使用前需评估合并症与危险因素，如高血压、糖尿病等。用药期间监测患者血压、血糖等水平，并关注不良反应。长期使用应补充钙剂和维生素 D。尽量减少激素使用剂量和时间，可与其他免疫抑制剂联合使用。眼干患者可使用含激素滴眼液，但需在医生指导下短期使用。皮肤环状红斑可局部使用激素软膏。

（4）免疫抑制剂　在 SS 治疗过程中，免疫抑制剂通常与 GC 联合使用，常用的免疫抑制剂包括硫酸羟氯喹（HCQ）、MTX、LEF、硫唑嘌呤、霉酚酸酯、CTX 和艾拉莫德。HCQ 治疗 PSS，剂量不超 400mg/d。长期服用可能导致眼部毒性，早期视网膜病变若及时干预可恢复，但忽视可致不可逆的视力丧失。因此，患者服药期间需定期眼部检查，预防视力损害。LEF 与 HCQ 联合使用可显著降低 ESSDAI 评分。使用前应查肝功能，异常者慎用。使用期间需监测血常规和肝功能。HBsAg 阳性者应评估 HBV 再激活风险，并定期监测 HBV DNA、肝功能。MTX 适用于关节肌肉受累的 SS

患者，初始剂量 7.5～15mg/周，最大剂量不超过 25mg/周。使用前应评估患者肝肾功能，用药期间定期监测血常规、肝肾功能及胃肠道反应。硫唑嘌呤起始剂量为 1mg/（kg·d），2～4 周后增加至 2～2.5mg/（kg·d）。用药期间定期监测血常规。霉酚酸酯能够改善肺弥散功能，可用于出现间质性肺疾病的 SS 患者，剂量为 1.5～2.0g/d。CTX 是强效免疫抑制剂，适用于严重 SS 患者。对合并间质性肺疾病的 SS 患者，能延长生存期。但副作用明显，包括胃肠道反应、骨髓抑制、膀胱毒性、性腺毒性，并可能增加恶性肿瘤和感染风险。艾拉莫德对于改善 SS 患者全身病情活动有一定效果，通常给予 25mg/次的剂量，每日 2 次，可与 GC 联合使用。用药期间需监测血常规、肝功能及胃肠道反应。

（5）**生物制剂** 治疗难治性及重症 SS：利妥昔单抗（RTX）对合并冷球蛋白血症的 SS 患者有效，推荐 2 剂 1g 方案，每剂间隔 15 日。若 RTX 治疗失败，可使用贝利尤单抗 10mg/kg，初始 3 周每周给药 1 次，后每 4 周给药 1 次。重组人 IL-2 适用于中重度 SS，小剂量 50 万～100 万 U/m2，皮下注射，隔日 1 次，3 周为 1 疗程，连续 3 疗程。用药期间可能出现一过性发热、寒战、注射部位红肿等，通常可自行恢复。

（6）**非甾体抗炎药** 对于有关节肌肉症状的患者，可用 NSAID 对症处理。NSAID 可能会增加心血管风险，损伤肝肾功能，引发神经系统不良反应，非选择性 NSAID 可能导致胃肠道不良反应如消化道溃疡，还可引起血细胞减少和凝血系统障碍等血液系统损害。使用过程中应密切关注患者状况，如出现不良反应及时调整治疗方案。

（7）**白芍总苷** 可缓解 SS 患者干燥、疲乏、肢体疼痛等症状，降低 ESSPRI 评分。建议剂量为 1200～1800mg/d，使用时从小剂量开始，300mg/次，每日 2 次，注意有无大便增多等胃肠道反应。

**3. 其他治疗**

（1）**血浆置换** 适用于合并肾脏、神经系统受累或冷球蛋白血症的 SS 患者。血浆置换疗法通过清除患者血液中的自身抗体、球蛋白、免疫复合物等致病物质，缓解患者的临床症状。

（2）**注射免疫球蛋白** 对于出现神经系统受累或血小板减少的 SS 患者，若反复治疗效果不佳，可静脉注射大剂量 IVIG0.4g/（kg·d），连用 3～5 日。

（3）**手术治疗** 对于重症干眼症的治疗，可采用泪点封闭术。此术适用于泪腺分泌功能丧失或分泌功能丧失的 SS 干眼症患者。临床研究显示，采用自体颌下腺移植治疗 SS 干眼症，效果良好。自体唇腺移植术术后 12 月，所有移植的唇腺黏膜瓣成活，眼干症状显著改善，唾液泪液分泌增加。此方法被视为治疗重症干眼症的有效方法。

## （二）中医治疗

**1. 燥瘀互结证**

主症：口干不欲饮、眼干少泪，肌肤甲错或有瘀斑瘀点，鼻干、咽干，关节肌肉疼痛，肢端皮肤变白变紫，颐肿不消或瘰疬。舌质暗或有瘀斑瘀点，或舌下脉络迂曲青紫，苔少且干，脉涩或细涩。

治法：滋阴润燥、活血通络。

代表方：活血润燥生津汤（《医方集解》引丹溪方）。

**2. 燥湿互结证**

主症：口渴不欲饮，目涩多眵，或口中黏腻、脘痞腹胀，肢体沉重、周身倦怠，咳嗽、痰黏难出，关节肿胀疼痛，尿频、大便黏滞不爽。舌淡红，苔白腻，脉濡滑。

治法：润燥祛湿、行气散结。

代表方：甘露饮（《太平惠民和剂局方》）、乌梅丸（《伤寒论》）、知柏地黄丸（《医方考》）。

**3. 阴虚津亏证**

主症：口干舌燥，眼干无泪，咽干，鼻干，皮肤干燥，大便干或数日一行。舌红，少苔或无苔，或舌有裂纹，脉细、沉细或细弱。

治法：养阴增液、生津润燥。

代表方：沙参麦冬汤（《温病条辨》）合六味地黄丸（《小儿药证直诀》）或增液汤（《温病条辨》）。

**4. 阴虚内热证**

主症：口干咽痛、眼干目赤，手足心热、盗汗或午后热甚，烦渴多饮、口角干裂，鼻干鼻衄、干咳、心烦失眠，小便短赤、大便干结。舌红或红绛有裂纹，舌苔干燥少津，或少苔，或无苔，脉细数。

治法：养阴清热、润燥生津。

代表方：一贯煎（《续名医类案》）合青蒿鳖甲汤（《温病条辨》）、清燥救肺汤（《医门法律》）。

**5. 气阴两虚证**

主症：口眼干燥，神疲乏力，动则心悸，气短懒言，干咳少痰、咽干，夜尿频，便溏。舌红，苔少而干或有裂纹，脉细弱或细数。

治法：益气养阴、润燥通络。

代表方：生脉饮（《医学启源》）合沙参麦冬汤（《温病条辨》）；或四君子汤（《太平惠民和剂局方》）合益胃汤（《温病条辨》）。

中医治疗 SS 除中药方剂外，还有许多独具特色的治疗方法。针对患者口干症状，通过辨证论治，可采用针刺、针刀等外治法，也可选用玉竹、葛根、枸杞子、乌梅、芦根、西洋参、太子参、天冬、麦冬、石斛等药物代茶饮。针对眼干症状，可采用沙参、麦冬、夏枯草、谷精草、桑叶、菊花、石斛、玄参、金银花等药物进行雾化熏眼治疗，也可使用菊花、南沙参、决明子、白茅根、枸杞子、桑葚、密蒙花等中药泡水代茶饮。

# 六、临床研究

近年来，随着研究手段和治疗方法的丰富，科研人员及临床工作者针对 SS 展开了更加深入的研究，在 SS 的临床基础研究及临床应用研究方面都取得了许多成果，为日后 SS 的治疗提供了理论依据和治疗思路。

（一）临床基础研究

**1. 表观遗传学**

与 SS 相关的表观遗传学研究主要涉及非编码 RNA（non-coding RNA，ncRNA）的异常表达及其作用机制。SS 患者中多种 ncRNA 表达失调，可通过多种信号通路参与炎症，驱动疾病进展，其中关键类型有以下两种。①长链非编码 RNA（long non-coding RNA，lncRNA）：通过调控基因组印迹、染色质修饰及细胞内信号传导等过程，促进炎症因子和自身抗体的释放，引起免疫紊乱。②微小 RNA（microRNA，miRNA）：在 SS 发病机制中，与病毒感染、B 淋巴细胞、自身抗原、雌激素等过程密切有关，可用于与其他免疫疾病的鉴别。

**2. SS 与 T 细胞**

SS 中淋巴细胞的过度增殖、细胞因子和自身抗体的过度分泌及水分子通道蛋白在外分泌腺中的异常分布和运输都导致 SS 的系统性炎症。SS 患者外周血和腺体组织中调节性 T 细胞（regulatory T，Treg）生成减少，辅助性 T 细胞 17（T helper 17，Th17）过度活跃都导致了机体免疫失衡，进而导致 SS 的发生。但 Th17/Treg 细胞及细胞因子形成的调节机制仅是 SS 病理机制的组成成分之一，该机制局限于 T 细胞自身免疫的调节范畴，对 B 细胞的影响相对局限。

**3. SS 与 B 细胞**

B 细胞在受到抗原刺激后可分化成浆细胞，导致自身抗体增加和免疫球蛋白产生增加，引起免疫系统功能紊乱。B细胞活化因子（B-cellactivating factor，BAFF）可以促进B细胞的成熟、增殖，血清中BAFF水平与抗SSA抗体、抗SSB抗体产生相关；唾液腺组织中也可见BAFF表达。此外，部分B细胞具有免疫调节作用，通过分泌产生IL-10，进行负向调节。pSS患者调节性B细胞比例及功能是否正常，还有待进一步研究。

**4. SS与细胞因子**

SS的发病是免疫细胞和细胞因子共同作用的结果。研究者发现pSS患者唾液中IFN-γ、TNF-α、IL-1、IL-4、IL-10、IL-12p40和IL-17水平升高，血浆或血清标本中IL-17、IL-6、IL-23、IL-12、IL-27、IL-22、IL-21表达上调，诱导痰中B细胞活化因子、IL-6和IL-8表达增加，泪液和血液中IL-33水平升高，唇腺组织中IL-7表达上调，唾液腺组织中TNF-α、IL-1β、IL-2、IL-18和IL-6表达上调。此外，pSS患者血浆中IL-35的表达情况存在争议。但细胞因子为研究SS的发病机制、疾病活动度和治疗提供了方向。

**5. SS与病毒感染**

研究人员对病毒感染能够导致SS已达成共识，研究最多的是EB病毒（Epstein-Barr virus，EBV）感染。EBV能够通过干扰素通路异常、涎腺异位淋巴结构形成、分子模拟及CD8$^+$T淋巴细胞缺乏等多种方式参与SS发病。

**6. SS与肠道菌群**

肠道菌群对SS的发生、发展的作用机制尚未明确，可能与T细胞失衡、肠道黏膜通透性及短链脂肪酸的产生等因素有关。有研究报道，SS患者与健康受试者相比，链球菌属、假丁酸弧菌属、志贺菌属、埃希菌属等明显增高，而拟杆菌属、普氏菌属、副杆菌属显著减少；拟杆菌、放线菌和双歧杆菌与干眼症状显著相关，普氏菌对泪液分泌影响较大。重构患者肠道菌群如补充益生菌、粪便菌群移植（faecal microbiota transplantation，FMT）和改变饮食结构等能够缓解患者的症状。因此，肠道菌群为阐明SS发病机制以及治疗提供一个新思路。

## （二）临床应用研究

**1. B细胞靶向**

（1）**利妥昔单抗（Rituximab）** 目前最常用的B细胞靶向药物是利妥昔单抗，它能够通过特异性结合CD20抗原来诱导B细胞死亡，以实现治疗目的。研究表明，利妥昔单抗给药2周后B细胞数量可明显下降，且该药在治疗后近6个月内一直对B细胞有耗竭作用。目前研究认为利妥昔单抗既能够改善pSS相关性干眼症状，也能够降低pSS相关性干眼的复发率。

（2）**贝利尤单抗（Belimumab）** 是一种靶向B细胞激活因子的单克隆抗体。研究pSS患者唾液腺炎症和淋巴细胞的变化发现，贝利尤单抗对Ⅰ型IFN-BAFF-B细胞轴的pSS患者有良好的临床疗效，但对Ⅱ型IFN-NK细胞轴的患者则无临床疗效。

（3）**依洛尤单抗（Ianalumab，曾用名为VAY736）** 可与受体B细胞激活因子（B cell activating factor-receptor，BAFF-R）特异性结合，阻止BAFF信号传导，并通过抗体依赖性细胞毒作用消除表达BAFF-R的B细胞。在该药物Ⅱb期临床试验中，有4组的ESSDAI评分变化具有统计学意义，并且在第24周显示出明显的ESSDAI改善，达到了主要研究终点，且未观察到严重不良事件。

（4）**泰它西普** 通过阻断B淋巴细胞刺激因子（B lymphocyte stimulator，BLyS）和增殖诱导配体的生物学活性，抑制B淋巴细胞的增生和T淋巴细胞的成熟，从而治疗SS。其Ⅱ期随机双盲安慰剂对照试验结果表明，与安慰剂相比，从基线到第24周，接受160mg泰它西普治疗的患者，其ESSDAI评分可显著降低。同时，第24周受试者的多维疲劳量表-20和血清免疫球蛋白水平均显著下降，且试验期间未观察到严重不良事件。

**2. T细胞靶向**

（1）**阿巴西普** 能够抑制T细胞和T细胞依赖性B细胞的活化，缓解腺体炎症，改善唾液分泌功能。研究表明，阿巴西普用于治疗 RA 及 RA 相关 sSS 患者，能够降低疾病活动指数，增加唾液量和泪液量，这表明阿巴西普对 RA 和 RA 相关 sSS 具有一定治疗潜力。

（2）CFZ533（iscalimab） 是一种抗 CD40 单克隆抗体。其双盲临床试验结果显示：与安慰剂相比，CFZ533 静脉注射治疗能够降低 ESSDAI 评分，但皮下注射 CFZ533 无明显治疗效果。

### 3. JAK/STAT 抑制剂

研究发现，JAK/STAT 信号通路在 pSS 患者中被激活，可能对 pSS 有一定疗效。例如，选择性 JAK1 抑制剂菲戈替尼（filgotinib）可抑制人原代唾液腺上皮细胞中由 IFN 诱导的不同基因表达和 BAFF 的转录。JAK 抑制剂 AG490 和芦可替尼（ruxolitinib）可以逆转 SS 中唾液腺表皮细胞的 DNA 甲基化和羟甲基化。这些发现为 SS 治疗提供了一个新的思路。

### 4. 间充质干细胞（mesenchymal stem cells，MSCs）

间充质干细胞是来源于早期中胚层的干细胞，具有高度自我更新能力和多向分化的潜能。其来源广泛，且免疫原性低，能够逃避免疫监视，为治疗严重的难治性自身免疫性疾病提供了一种很有前途的新疗法。近年来研究发现，MSCs 在静息或应激状态下释放的细胞外囊泡（extracellular vesicles，EVs）可模拟 MSCs 的功能，同时可以规避细胞治疗的一些局限性。研究结果显示，UC-MSCs 移植显著缓解了 SS 症状，降低了疾病活动指数，且未观察到副作用，是一种有效且安全的治疗方式。

## （三）中医药研究

### 1. 病证结合研究

不同医家学术思想不同，对于 SS 的病因病机认识及辨证论治也有一定的不同。有研究认为，SS 的病因包括风热燥邪外犯、素体肝脾肾阴不足，或因失治误治、过投辛热之剂，这些因素导致津液耗伤，肢体失于濡养，病久则瘀血阻络。基于此，该研究将 SS 分为阴虚津亏证、阴虚热毒证、阴虚血瘀证和气阴两虚证四种证型。亦有观点认为，SS 的病因主要是内外燥邪、毒邪蕴结，或阴虚津枯，或气阴两虚，或瘀血、痹邪、痰浊阻滞。基于这些病因认识，可将 SS 分为燥热犯肺证、阴虚内燥证、气阴两虚证、阴阳两虚证、湿热内蕴证、气滞血瘀证和痰浊内结证七种证型。中华中医药学会风湿病分会在 2024 年发布的《SS 病证结合诊疗指南》中指出，燥痹是因感受燥热之邪，或湿寒内伏化燥，进而耗伤阴液，痹阻气血，致使脏腑官窍、皮肤筋骨失养而形成的痹病。该指南将燥痹分为阴虚津亏证、气阴两虚证、阴虚内热证、燥瘀互结证、燥湿互结证五种证候。统一的中医证候标准对于提升临床诊疗水平和科研水平具有重要价值。

### 2. 临证用药研究

（1）**中药复方研究** 复方制剂在 SS 的治疗中逐渐显示出良好的疗效，且剂型多样。本病主要分为燥瘀互结证、燥湿互结证、阴虚津亏证、阴虚内热证及气阴两虚证 5 个证型。不同的证型中药复方选方亦有所改变。例如，针对滋肝补肾法，常用方剂有麦味地黄汤和枸菊地黄汤，麦味地黄汤主治肺肾阴亏，具有滋肾养肺之效；而枸菊地黄汤方组则以滋肾阴为主，兼具养肝清肝之效。养阴润燥法的常用方剂为养阴增液汤，该方组出自清代医家吴瑭所著的《温病条辨》，以玄参为主药，重在清热润燥、养阴生津，并配伍生地黄、麦冬以增强养阴清热润燥之效，可随患者临床症状加减。全方的主要功效重在提高免疫功能，并改善腺体分泌，从而达到养阴润燥的目的。

（2）**中药单味研究** 中医药治疗 SS 有显著效果，研究用药规律、分析药物作用为医者更好选方用药提供了思路。SS 的病机关键在于津液生成、运行与输布失常。中医治疗原则总以"辛以润之"为指导原则，借鉴经方或经验方化裁组方，并根据具体病因病机，配伍辛散、辛润、辛酸、辛香、辛苦、辛甘等"辛味药"，同时佐以白芍、乌梅、五味子等味酸之品，以生津养阴制燥。有研究针对近 20 年中医药治疗 SS 临床用药规律进行数据挖掘，结果显示，甘草、麦冬、生地黄、茯苓、白芍等药物常被使用。

（3）**中药单体研究** 随着中药药理学的进一步发展，中药单体研究成为疾病治疗的热点。常用于 SS 治疗的中药单体主要为白芍总苷。白芍总苷是从白芍干燥根中提取的化合物，现代药理及临床研究发现，其具有抗炎、止痛、调节免疫、保护肠道黏膜等作用。不过，使用白芍总苷时需注意，部分患者可出现腹泻等不良反应。雷公藤多苷主要来源于植物雷公藤，中医认为该中药具有养肝理气、降燥除湿、活血通络的功效。现代研究发现，其具有抗炎、抗肿瘤、免疫调节等作用。红景天苷是中药红景天的主要活性成分，具有较强免疫调节和抗炎作用，有实验证明红景天苷可以通过抑制 SS 小鼠模型的 NF-κB P65 通路，调节 Th17/Treg 免疫平衡，从而达到治疗 SS 的目标。但红景天苷能否用于临床治疗 SS，还需大量研究进行论证。

（4）**中药外治与特色** 随着现代针灸研究的发展，针灸治疗改善 SS 口干燥症的疗效已受到国际认可。针灸不但可增加唾液分泌，而且可改善味觉，减少唾液黏稠度，改善睡眠及减少疲劳。目前，针灸治疗方案包括单纯古典针刺、中药联合古典针刺，以及其他类型针灸及结合疗法；另外，中药熏蒸疗法又称为中药蒸煮疗法、中药气浴疗、药透疗法、热雾疗法等，临床应用范围也非常广泛。

## 七、转归与预后

对于 SS 患者的治疗，除了改善患者口眼干燥等临床症状外，还应关注其转归与预后，提高患者的生活质量，预防疾病进一步恶化引发的不良后果。

目前，通过积极的中西医治疗，本病可得到有效改善，患者生活质量进一步提高。病变仅局限于唾液腺、泪腺、皮肤黏膜外分泌腺体的 SS 患者预后较好。不伴有多系统损害者，预后尚可；有内脏损害者，经恰当治疗后大多可以控制病情。若伴有重要脏器损害，预后相对较差，其不良因素包括进行性肺纤维化、合并恶性淋巴瘤、肾功能不全、中枢神经病变等。9%～75%的 SS 患者合并肺部受累，易出现气道干燥、肺间质病变。SS 患者发生淋巴瘤的概率较正常人群明显增高，淋巴瘤常发生于唾液腺，亦可出现于肺和胃肠道。4%～30%的 pSS 患者合并肾脏损害，易出现肾小管间质性病变。为改善疾病预后，应重视对 SS 患者肺间质纤维化、淋巴瘤，肾功能不全等并发症的筛查和定期随访。

## 八、预防调护

SS 发病隐匿，不易引起患者注意，且症状复杂多变，极易出现漏诊误诊，延误治疗。因此应加大宣传教育力度，使患者遵医嘱用药。同时，指导患者平素避风寒，畅情志，注意休息，避免熬夜，预防其他自身免疫性疾病的发生，防止疾病进展。根据患者自身不同体质，在用药、饮食、情志及生活上给予一定的指导。

在用药方面，诊断明确后，规律服用激素及免疫抑制剂，可以提高自身免疫功能，减少感染。为避免出现消化道出血及骨质疏松等不良反应，治疗期间可一同服用护胃药和骨质疏松用药。在饮食起居方面，清淡饮食，平素多饮水，以金银花、麦冬、石斛等代茶饮，可缓解患者口干、眼干症状。气虚乏力者平素多食补气健脾食物；阴虚盗汗者平素多食滋润清养之品，忌辛辣食物。在情志方面，保持愉快的心情，消除精神负担和消极情绪。注意口腔卫生，防止口腔感染；注意用眼卫生，避免强光刺激，减少长时间用眼等来缓解眼干症状。

**课后思考**

**思考题 1**：干燥综合征是一种慢性自身免疫性疾病，试述其诊断标准是什么？
**思考题 2**：干燥综合征归属中医学"燥痹"范畴，其中医辨证分型有哪些？

## 第四节 系统性硬化病

### 一、概　　说

系统性硬化病（systemic sclerosis，SSc）是一类以皮肤纤维化为主要特征的多脏器受累的自身免疫性结缔组织病。中医古代文献虽无病名记载，但可将其归属于"痹证"中的"皮痹"范畴，有关皮痹的病名最早见于《素问·痹论》，曰："以冬遇此者为骨痹……以秋遇此者为皮痹"，并明确指出其是由风、寒、湿三气所致。本病在2018年5月被列入中国第一批罕见病目录。流行病学调查显示，SSc发病率仅为0.6/100万~122/100万。本病呈世界性分布，好发于30~50岁，女性发病率高于男性，男女比例为1：（3~14）。但男性患者往往病情较重，更易出现弥漫性皮肤病变、指端溃疡和肺动脉高压，预后相对较差。患者在临床症状、自身抗体谱、脏器受累、治疗反应和整体预后等方面存在异质性，并且总体预后较差，1年、3年、5年、10年生存率分别为94.2%~99%、94.8%、80.0%~87.6%和65.7%~74.2%。

### 二、病因病机

SSc是一种复杂的全身性自身免疫性疾病，其病因与发病机制涉及遗传、环境、免疫等多个方面。针对SSc的病因和发病机制进行深入研究，有助于更好地认识和理解这一疾病，为疾病的预防和治疗提供新的思路和方法。

（一）病因与发病机制

本病发病原因较为复杂，病因尚未完全明确，目前普遍认为与遗传、环境因素和性别相关。早期主要是因为免疫功能的紊乱，而后期主要是固有免疫的异常，病毒抗原与自身抗原的交叉反应促使本病的发生。本病可能是在遗传基础上反复慢性感染，引起结缔组织代谢及血管异常。

本病发病机制尚未完全明确，可能与遗传、环境因素相关。免疫系统紊乱后分泌多种抗体和细胞因子，损伤血管内皮细胞并影响胶原合成，最终导致血管壁及组织纤维化。SSc患者存在免疫系统异常，免疫细胞攻击皮肤、内脏等组织，其中小血管和微血管受损可引发缺血、缺氧及组织萎缩。血管内皮和平滑肌细胞异常增殖亦可能参与病理过程。胶原蛋白代谢异常是重要环节，其导致纤维化和硬化，进一步影响器官功能。临床可见家族聚集现象，提示遗传因素可能发挥一定作用。此外，免疫系统过度活化（如巨噬细胞攻击血管内皮细胞）可诱发血管损伤、成纤维细胞增生及胶原沉积，最终引起全身多组织器官纤维化。

（二）中医病因病机

中医认为本病病因与感受风寒湿外邪及正气亏虚有关。《诸病源候论》记载："痹者……其状：肌肉顽浓，或疼痛。由人体虚，腠理开，故受风邪也"，又指出"秋遇痹者为皮痹，则皮肤无所知，皮痹不已，又遇邪者，则移入于肺"。可见SSc是因正气不足，复感风寒湿邪，凝于肌腠，滞于经络，寒凝血涩，络脉痹阻，皮失所养而发病。病程迁延日久，久病入络，累及诸脏之阴络，脏腑功能失调，更加重了皮肤病变。

SSc病机总属本虚标实，以寒凝痰阻、血瘀、脉络受阻为标，以肺、脾、肾之阳虚、气虚为本。外邪侵犯，病初以邪实为主，邪在表，在经脉，经脉痹阻，气血瘀滞，痰瘀互结，表现为皮肤的硬化、关节肌肉疼痛。SSc日久耗伤气血，损伤肝肾，病理性质由实转虚或虚实夹杂，筋骨肌肉疼痛症状减轻，主要为肺脾肾亏虚，气虚及阳虚。内伤致病，脾胃虚弱，脾肾亏损，病久不已，气血阴精亏耗,则以虚证为主,但可夹湿、夹瘀、夹痰,表现为本虚标实之候。久病精气耗伤,肺脾肾衰败,则可见肢体软瘫、呼吸困难、吞咽困难等凶险之候。

## 三、临床表现

SSc 患者约 70%首发雷诺现象,90%病程中出现雷诺现象。多关节病、胃肠及呼吸系统症状也是首发表现。主要临床表现为皮肤纤维化和增厚硬化,常伴骨骼肌肉病变。肺部受累是常见的严重内脏损害,80%患者发生肺间质病变,15%合并肺动脉高压。心脏受累多预示不良预后;SSc 肾危象(SRC)为罕见但高致死率的肾脏损害;消化系统以食管受累常见;SSc 也可影响内分泌和神经系统。

### (一)早期症状

SSc 初期表现主要为雷诺现象、隐匿性肢端和面部肿胀,手指皮肤增厚。约 70%患者首发症状为雷诺现象,多关节病也常见。胃肠道功能紊乱或呼吸系统症状偶尔为首发表现。部分患者有不规则发热、食纳减退、体重减轻等非特异性表现。

### (二)皮肤、骨骼与肌肉表现

SSc 主要临床表现为皮肤增厚变硬,分三个阶段:肿胀期、硬化期和萎缩期。肿胀期皮肤出现肿胀、发红、疼痛等症状;硬化期皮肤呈蜡样光泽,触之坚硬,活动度降低;萎缩期皮肤纤维化、变薄,皮下组织减少,皮肤紧贴骨骼,失去弹性。皮肤病变常从指端开始,逐渐发展至近端,后期可出现面具样面容等。约 50%的 SSc 患者会出现皮肤溃疡、坏死。此外,毛细血管扩张表现为血管源性红色斑状损害,也是皮肤病变的常见表现之一。除了皮肤症状外,SSc 患者常见骨骼肌肉病变包括关节痛、炎症性多关节病等,早期有肌痛、肌无力,晚期可肌肉萎缩,部分患者可能并发炎性肌病。

### (三)其他系统受累表现

SSc 常引起严重的肺部损害,主要是肺间质病变(interstitial lung disease,ILD)和肺动脉高压(pulmonary artery hypertension,PAH),这两类病变导致的死亡约占 SSc 相关死亡的 60%。其他并发症还包括吸入性肺炎、胸膜病变等;同时,SSc 患者常伴有隐匿性心脏受累,一旦出现明显症状,预后多不良。心脏受损表现为心肌缺血、循环障碍等,典型为心肌纤维化和心肌炎;SRC 是 SSc 特有的肾脏损害,发生率低,但致死率高,典型表现为突发高血压、血肌酐上升和少尿,好发于早期弥漫型 SSc 患者;在消化系统方面,SSc 可累及消化道任何部位,食管受累最常见,表现为食管动力不足和胃食管反流,胃窦血管扩张症、小肠和肝脏病变也较常见;SSc 患者常合并自身免疫性甲状腺炎,甲减发生率增加 10~14 倍,与甲状腺纤维化或自身免疫性甲状腺炎有关;神经系统受累方面,弥漫性皮肤型系统性硬化病(diffuse cutaneous type of systemic sclerosis,dcSSc)患者早期可出现正中神经受压、腕管综合征。中枢神经系统受累少见,但可出现孤立或多发单神经炎,与特异的抗体相关。对称性周围神经病变则可能与血管炎、胃肠道病变有关。

## 四、诊断与鉴别诊断

### (一)诊断标准

SSc 的诊断,可根据雷诺现象、皮肤表现、特异性内脏受累及特异性抗体等,依据以下 2 个标准诊断。

## 1. 1980年ACR制定的SSc分类标准

**(1) 主要指标**

近端皮肤硬化：对称性手指及掌指（或跖趾）关节近端皮肤增厚、紧硬，不易提起。类似皮肤改变可同时累及肢体的颜面部、颈部、躯干甚或全部。

**(2) 次要指标**

①指端硬化：硬皮改变仅限于手指；②指端凹陷性瘢痕或指垫变薄：由于缺血导致指尖有下陷区，或指垫消失；③双肺底纤维化：标准立位胸片双下肺出现网状条索、结节、密度增加，亦可呈弥漫斑点状或蜂窝状，并已确定不是由原发于肺部疾病所致。

具备上述主要指标或≥2个次要指标者，可诊断为SSc。

## 2. 2013年ACR/EULAR提出的SSc分类标准

新标准适用于任何疑似患有SSc的患者，但不适用于仅出现除手指外的皮肤增厚或其临床表现用硬皮病样病变解释更为合理的患者。患者总分≥9分可诊断为SSc（表5-10）。

**表5-10　2013年ACR/EULAR SSc分类标准**

| 项目 | 亚条目 | 评分（分） |
| --- | --- | --- |
| 双手手指皮肤增厚，延伸至掌指关节近端（充分条件） | - | 9 |
| 手指皮肤增厚（仅计最高分） | 手指肿胀 | 2 |
|  | 手指硬化（指尖至掌指关节皮肤硬化，但未超过掌指关节） | 4 |
| 指尖损害（仅计最高分） | 指尖溃疡 | 2 |
|  | 指尖凹陷性疤痕 | 3 |
| 毛细血管扩张 | - | 2 |
| 甲周皱襞毛细血管异常 | - | 2 |
| 肺动脉高压和（或）肺间质病变（最高2分） | 肺动脉高压 | 2 |
|  | 肺间质病变 | 2 |
| 雷诺现象 | - | 3 |
| SSc相关自身抗体（最高3分） | 抗着丝点抗体 | 3 |
|  | 抗Scl-70抗体[a]阳性 | 3 |
|  | 抗RNA聚合酶Ⅲ抗体 | 3 |

注：[a]Scl-70为拓扑异构酶Ⅰ。

### （二）鉴别诊断

**1. 西医鉴别诊断**

**(1) 局灶性硬皮病**　与SSc对应的是局灶性硬皮病，又称硬斑病，后者是一种引起皮肤纤维化的非系统性皮肤病变，通常无结构性血管损害和内脏累及。可分为五种亚型：局限型硬斑病、泛发性硬斑病、线状硬斑病、深部硬斑病和混合型硬斑病。

**(2) 硬化性萎缩性苔藓**　体表群集瓷白色或象牙白色的丘疹或斑块；皮肤硬化萎缩，中央轻度凹陷，表面有小的黑头粉刺样毛囊性角质栓，四周绕以红晕。后期随着病情进展，皮损出现羊皮纸样萎缩，可融合成界限清楚的白色硬化性斑块，其表面皱缩；白斑中央可起大疱或血疱。

**2. 中医鉴别诊断**

**(1) 尪痹**　与皮痹均可以见到关节屈伸不利、关节僵直或畸形。但皮痹伴有皮肤坚硬或萎缩，皮肤有蜡样光泽改变，而尪痹则无皮肤的改变，尪痹关节僵直或畸形可见于四肢诸关节，而皮痹多见于手指关节。

（2）脉痹　与皮痹均可见到皮肤损害。脉痹可见皮肤红肿疼痛，皮下有硬结，或见指端冷痛，肤色苍白或紫黯，后期有皮肤萎缩。皮痹皮肤可紫红而硬，但皮下无硬结，亦有皮肤萎缩现象。

（三）疾病评估

目前主要有欧洲硬皮病研究小组（EScSG）活动指数、SSc综合应答指数（CRISS）和SSc临床试验联合损伤指数（SCTC-DI）等指标用来评估SSc疾病活动度。

**1. EScSG活动指数（表5-11）**

表5-11　EScSG活动指数

| 标准 | SSc | dcSSc | lcSSc |
|---|---|---|---|
| TSS＞20 | 1.0 | | |
| 硬化水肿 | 0.5 | | 0.5 |
| 皮肤 | 2.0 | 3.0 | 2.5 |
| 手指坏死 | 0.5 | | |
| 血管 | 0.5 | 2.0 | 1.0 |
| 关节炎 | 0.5 | | 1.0 |
| JM（关节/肌肉） | | 1.0 | |
| T-LCO | 0.5 | | |
| HL（心肺） | 2.0 | 4.0 | 1.5 |
| ESR＞30ml/h | 1.5 | | 2.5 |
| 低补体血症 | 1.0 | | 1.0 |
| 总最大疾病活动指数 | 10.0 | 10.0 | 10.0 |

注：TSS：皮肤总分；JM：关节/肌肉；T-LCO：一氧化碳转移因子＜预测值的80%；HL：心肺；ESR：红细胞沉降率。lcSSc：局限性系统性硬皮病

**2. CRISS**

CRISS考虑5个核心疾病指标（改良Rodnan皮肤评分、用力肺活量FVC、健康评估问卷残疾指数HAQ-DI、患者整体评估和医生整体评估）。

1）改良Rodnan皮肤评分（Modified Rodnan Skin Score，mRSS）：评估者对患者全身17处区域，包括双侧手指的近端指间关节、远端指间关节、掌指关节，以及手背、手掌、腕关节、前臂、肘关节、上臂、肩部、颈部、面部、胸部、腹部、背部、臀部、大腿、小腿进行）触诊，每处皮肤厚度以0~3分计算，总分51分，0分为正常皮肤，皮肤细纹存在且无皮肤增厚；1分为轻度皮肤增厚，检查者可轻易用两指将皮肤捏起形成皱褶，皮肤细纹亦存在；2分为中度皮肤增厚，较难将皮肤捏起形成皱褶，皮肤细纹消失；3分为重度皮肤增厚，无法将皮肤捏起形成皱褶。

2）用力肺活量（forced vital capacity，FVC）：是指在最大吸气后，尽快呼出的最大气量。它是评估肺功能的重要指标之一。FVC男性正常值约为3.5L左右，女性正常值约为2.4L左右。临床上，FVC常与第1秒肺活量（FEV1.0）一起使用，通过计算FEV1.0/FVC的百分比来评估气道阻塞性通气障碍的存在和程度。

3）健康评估问卷残疾指数（health assessment questionnaire，the disability index，HAQ-DI）评分量表是一种广泛使用的健康评估问卷，用于测量个体在日常生活中的功能能力。同时被用于监测SSc患者的功能状态和生活质量，是预测患者预后的重要指标之一。它包括20个问题，涵盖行走、穿衣、洗澡、饮食、做家务、购物和参与社交活动等方面。HAQ-DI评分量表的结果范围从0分（无残疾）到3分（重度残疾），患者得分越高，其在日常生活中的功能能力越低。表5-12是关于HAQ-DI

评分量表的详细介绍。

表 5-12　HAQ-DI 评分量表

| 您能否做到以下几点？ | 无困难 | 有些困难 | 很困难 | 不能做 |
| --- | --- | --- | --- | --- |
| 1. 自己穿衣服，包括系鞋带和纽扣 | 0 | 1 | 2 | 3 |
| 2. 不需要别人的帮助，自己上下床 | 0 | 1 | 2 | 3 |
| 3. 用杯子喝水 | 0 | 1 | 2 | 3 |
| 4. 在户外走平路 | 0 | 1 | 2 | 3 |
| 5. 自己洗澡，并擦干身体 | 0 | 1 | 2 | 3 |
| 6. 蹲下，拾起地上的衣服 | 0 | 1 | 2 | 3 |
| 7. 开关水龙头 | 0 | 1 | 2 | 3 |
| 8. 自己上下汽车、火车、公交车或飞机 | 0 | 1 | 2 | 3 |
| 9. 在散步时，步行 2~3 公里 | 0 | 1 | 2 | 3 |
| 10. 能参加一些休闲或体育活动 | 0 | 1 | 2 | 3 |
| 11. 自己从马桶上起来或坐下 | 0 | 1 | 2 | 3 |
| 12. 上 5 级台阶 | 0 | 1 | 2 | 3 |
| 13. 伸手摘下衣架上衣帽 | 0 | 1 | 2 | 3 |
| 14. 切菜 | 0 | 1 | 2 | 3 |
| 15. 洗头 | 0 | 1 | 2 | 3 |
| 16. 自己逛商店 | 0 | 1 | 2 | 3 |
| 17. 做家务（吸尘或扫地） | 0 | 1 | 2 | 3 |
| 18. 自己在椅子上从座位直接站起 | 0 | 1 | 2 | 3 |
| 19. 拧开瓶盖 | 0 | 1 | 2 | 3 |
| 20. 睡眠好 | 0 | 1 | 2 | 3 |

4）患者整体评估和医生整体评估用于综合评价患者的疾病状态和器官损伤。患者的整体评估是一个综合性的过程，涉及多个方面的考量，包括临床分型、自身抗体检测及特定症状的评估。在临床分型上，根据皮肤受累范围及临床特征，SSc 可分为局限皮肤型、弥漫皮肤型、重叠综合征及无皮肤硬化型。自身抗体检测在 SSc 的早期诊断、临床分型及预后判断中发挥重要作用，如抗 Scl-70 抗体常用于辅助诊断弥漫性系统性硬皮病，抗着丝点蛋白抗体对局限性系统性硬皮病的诊断有重要意义，而抗 RNA 聚合酶Ⅲ抗体则与病情进展及预后判断密切相关。对于皮肤增厚、变硬、雷诺现象、指端溃疡等，以及肺、心血管、肾脏、消化道等内脏受累情况的评估，可以使医生全面了解 SSc 患者的疾病程度。通过上述评估方法，医生可以制定个性化的治疗方案，以改善患者的生活质量和预后。

**3. SCTC-DI**

SCTC-DI 评价标准的建立和应用对于 SSc 患者的疾病状态和器官损伤的评估具有重要的意义。表 5-13 是 SCTC-DI 评价标准的详细介绍。

## 五、治　　疗

SSc 尚无根治方法，治疗策略需根据患者的具体情况进行个体化制定。通过一般治疗、药物治疗、对症治疗及必要的手术治疗等多种治疗手段的综合应用，可以有效控制病情，减轻症状，提高患者的生活质量。

表 5-13　SCTC-DI

| 项目 | 得分（分） |
| --- | --- |
| **关节肌肉与皮肤** | |
| 小关节挛缩：手指任一小关节挛缩，关节无法恢复解剖学位置*△ | 2 |
| 大关节挛缩：肘关节，膝关节等大关节挛缩，关节无法恢复解剖学位置*△ | 3 |
| 干燥症状：患者出现眼干和（或）口干症，需每日治疗，如人工泪液、泪小点封闭、人工唾液* | 3 |
| 近端肢体肌无力：临床检查发现肩外展和（或）髋关节或膝关节屈曲时肌力小于 5/5 级（非关节挛缩或疼痛所引起） | 4 |
| 钙质沉积：并发感染或需手术治疗 | 2 |
| **血管** | |
| 指（趾）端溃疡：非创伤或难治所引起，延伸至近端指（趾）间关节或在近端指（趾）间关节发生表皮层、真皮层和（或）皮下组织上皮损伤* | 1 |
| 如需截指（趾）术（手术或自行截断），加 1 分 | 1 |
| **胃肠道** | 1 |
| 食管动力异常：难治性食管下段吞咽困难，经过内镜检查除外其他诊断（如食管狭窄或恶性肿瘤） | 1 |
| 食管狭窄：经过内镜或吞钡检查等确诊 | 1 |
| 难治性胃食管反流病症状（胃灼热）：对质子泵抑制剂等治疗反应不佳，并经过内镜检查确诊* | 1 |
| 胃窦血管扩张：经过内镜检查确诊 | 2 |
| 假性梗阻：伴呕吐或便秘等症状，影像学检查提示小肠和（或）大肠扩张 | 3 |
| 体重指数过低（BMI<18.5kg/m²）或过去 12 个月内体重下降超过原先体重的 10% | 2 |
| **肺脏** | |
| 中至重度间质性肺病：胸部 HRCT 提示范围>20%的肺* | 2 |
| 如呼吸功能检查提示用力肺活量<70%，加 4 分（非呼吸肌无力所引起） | 4 |
| 依赖家庭氧疗 | 5 |
| **心血管** | |
| 肺动脉高压：静息状态下右心导管测定的平均肺动脉压>25mmHg，且肺动脉楔压<15mmHg | 2 |
| 如经超声心动图提示存在中至重度右心室功能不全，且由经验丰富的心脏病专家评估确认，加 5 分 | 5 |
| 心肌病：基于系统临床表现及辅助检查可归因于 SSc，如继发于传导异常的晕厥，需除颤器治疗的心律失常，需永久起搏器或消融治疗的传导阻滞，TTE 提示的收缩或舒张功能障碍 | 3 |
| TTE 提示>1cm 的中至重度心包积液* | 1 |
| **肾脏** | |
| SRC 病史，伴血压升高或正常，由国际 SRC 研究人员定义 | 3 |
| 如有 SRC 或其他 SSc 相关肾脏疾病史，且存在持续性肾功能损伤，伴估算的肾小球滤过率<45ml/（min·1.73m²），加 1 分 | 1 |
| 如为肾功能分期 5 期，且需要肾脏替代治疗，加 2 分 | 2 |
| 总分 | 57 |

注：所有项目必须归因于 SSc；*该项表现至少持续 6 个月；△代表关节挛缩无法恢复到正常位置；HRCT. 高分辨 CT；TTE. 经胸超声心动图。

## （一）西医治疗

**1. 治疗原则**

SSc 治疗总体目标是通过控制临床症状，达到缓解患者痛苦、改善患者的生活质量的目的，强调早期治疗、联合用药和个体化治疗的原则。常用药物包括 NSAID、抗风湿药、生物制剂、GC 等，辅以其他物理疗法。同时注重伴发疾病的治疗，包括皮肤病变、肺间质病变、心脏受累、血管病变、肺动脉高压、硬皮病肾危象等的预防及治疗。对患者及家属的教育甚为重要。

**2. 治疗药物**

（1）GC　延缓皮肤纤维化效果有限。对早期炎性症状可能有效，常用于皮肤病变早期及合并关节炎、腱鞘炎或肌炎患者。临床上推荐小至中剂量，好转后减停。皮肤硬化萎缩期不推荐使用。与 SSc 肾危象风险增加相关，需监测血压和肾功能。

（2）MTX　推荐用于早期 dcSSc 皮肤病变。吗替麦考酚酯可用于严重皮肤受累患者。CTX 对 SSc 皮肤损害有一定疗效，但较少用于单纯皮肤受累患者。合并脏器受累时，可使用环孢素、CTX、硫唑嘌呤、MTX、吗替麦考酚酯等。CTX 有潜在心脏毒性，需谨慎使用。

（3）**生物 DMARDs**　其治疗主要针对细胞因子和细胞表面分子。治疗药物包括 IL-1 拮抗剂、IL-6 拮抗剂、利妥昔单抗等。临床常使用利妥昔单抗、托珠单抗，这两种药物针对间质性肺病和皮肤病变有效。

（4）**抗纤维化药物**　尼达尼布可与吗替麦考酚酯等免疫抑制剂联合应用，作为 SSc 相关肺间质病（SSc-ILD）起始和升级治疗的方案。吡非尼酮已被批准用于治疗特发性肺纤维化，也可考虑与其他药物联合应用于 SSc-ILD。

（5）**靶向药物**　对于严重的或进展的 SSc-ILD 患者，若吗替麦考酚酯和 CTX 效果不佳或不能耐受，也可考虑 IL-6 拮抗剂（托珠单抗）或利妥昔单抗治疗。

（6）**血管扩张药**　临床上 SSc 心脏受累常用硝苯地平、氯沙坦。若两者效果不佳，可用 5 型磷酸二酯酶（PDE5）抑制剂，忌与硝酸盐合用，心血管疾病患者慎用。硬皮病肾危象常用卡托普利，需密切监测血压以防低血压，后期可用依那普利等药物进行长期维持治疗。顽固性高血压可联合其他降压药，避免使用 β 受体阻滞剂，因为它可能加重 SSc 的雷诺现象。

（7）PDE5 抑制剂　如西地那非可显著改善指端溃疡症状。

（8）ERA 类　波生坦、安立生坦和马昔腾坦均可用于治疗 SSc 硬皮病肾危象及 SSc 肺动脉高压。波生坦可预防指端溃疡的发作，其主要不良反应是肝功能异常、水肿和贫血。

（9）Janus 激酶抑制剂（JAKi）　在 SSc 中使用 JAKi 的基本原理在于 JAK/STAT 信号通路在细胞内的普遍性及其在免疫反应和组织修复机制中的关键参与。JAKi 可能有助于阻止硬皮病皮肤和肺纤维化，其中包括托法替尼、巴瑞替尼、伊塔替尼、鲁索替尼等。

**3. 其他治疗**

（1）**肉毒素治疗**　A 型肉毒杆菌毒素（BTX-A）已成为一种潜在的治疗选择，它利用神经毒性特性诱导血管舒张并缓解 SSc 患者的雷诺现象，改善微血管损伤状况，有效预防指状溃疡和坏疽。

（2）**血液灌流**　对 SSc 患者治疗效果佳，不仅不良反应发生率低，且能明显改善患者免疫功能和皮肤症状。

## （二）中医治疗

**1. 寒湿凝滞证**

主症：皮肤肿胀变厚，肤色黄或淡白，四肢不温，畏寒，关节肌肉疼痛，身疲乏力，食欲不振，舌质淡，苔白腻，脉弦滑。

治法：散寒祛湿，温经通络。

代表方：桂枝汤（《伤寒论》）加羌活胜湿汤（《内外伤辨惑论》）。

**2. 心脾两虚证**

主症：皮肤增厚变硬，皮纹不清，爪甲不荣，面色㿠白，形寒肢冷，月经不调，纳呆腹胀，心慌，气短，胸闷，失眠，食欲不振，便溏，舌体胖有齿痕，脉结代。

治法：益气补血，健脾养心。

代表方：归脾汤（《济生方》）。

### 3. 肺脾气虚证

主症：皮肤增厚变硬，咳喘不止，短气乏力，痰多稀白，食欲不振，腹胀便溏，声低懒言，面色㿠白，或面浮足肿，舌淡苔白，脉细弱。

治法：补肺健脾，益气化痰。

代表方：人参五味子汤（《幼幼集成》）。

### 4. 脾虚湿困证

主症：皮肤肿胀变厚，肤色淡黄或淡白，面色萎黄，神疲乏力，肢体水肿，肢端欠温，脘闷腹胀，纳少便溏，小便短少，舌质淡，苔白滑，脉细弱或沉缓。

治法：益气健脾，利水消肿。

代表方：参苓白术散（《太平惠民和剂局方》）。

### 5. 脾肾阳虚证

主症：皮肤增厚变硬，面色㿠白，畏寒肢冷，腰膝酸软，腹中冷痛；腹部胀，久泻久痢，甚或五更泄泻，下利清谷；小便不利，面浮肢肿，甚则腹胀如鼓；或见小便频数，余沥不尽，或夜尿频多，舌质淡胖而有齿痕，苔白滑，脉沉迟细弱。

治法：温阳利水。

代表方：真武汤（《伤寒论》）。

### 6. 痰湿蕴结证

主症：皮肤增厚变硬，面色㿠白，头闷重，胸脘痞闷，腹部胀闷，食欲不振，口腻或口中发甘，恶心，呕吐痰涎，身重困倦，舌胖苔浊腻或白厚，脉弦滑。

治法：健脾化痰，祛湿通络。

代表方：黄芪建中汤（《金匮要略》）和半夏白术天麻汤（《医学心悟》）。

### 7. 痰毒阻络证

主症：皮肤增厚变硬，皮肤红肿热痛，可局限性或大面积出现疖肿，灼热疼痛，此愈彼起，经久不愈，发热，口渴，便秘，溲赤，苔薄腻，脉滑数。

治法：清热解毒，活血化瘀。

代表方：黄连解毒汤（《肘后备急方》）。

## 六、临床研究

SSc 的发病机制尚未完全明确，但普遍认为与遗传、环境、免疫等多种因素相关。近年来，基因组学、转录组学和蛋白质组学等技术的发展，为深入探讨其发病机制及临床用药提供了重要工具。

### （一）临床基础研究

**1. SSc 免疫紊乱与炎症反应**

自身免疫反应和炎症的证据包括在靶器官和组织中存在大量炎症细胞和炎性特征，免疫细胞的数量和功能发生改变，在循环血液和细胞中出现Ⅰ型干扰素（IFN-Ⅰ）的信号通路激活迹象，且可检测到多种自身抗体。几乎所有的 SSc 患者均存在高特异性的自身抗体，这些自身抗体一般是针对细胞核成分，也有些是针对细胞表面抗原或受体。

**2. SSc 与自噬作用**

细胞自噬不仅参与血管损伤，在新血管生成过程中也发挥重要作用。SSc 血管病变是导致组织损伤纤维化的基础。自噬可以调节多种信号通路，在 SSc 纤维化的进程中发挥了至关重要的作用。

此外，SSc 血管病变是导致组织损伤纤维化的基础，调节自噬水平可预防 SSc 发病。

**3. SSc 与外泌体**

外泌体可以促进血管生成，从而促进脊髓神经功能的恢复。其还能够抑制健康的皮肤微血管内皮细胞（MVEC）增殖和迁移，并且这种作用是由与内皮特异性结合的高水平钙结合蛋白 S100A8 和 S100A9 介导的。另外来源于 SSc 患者体内中性粒细胞的外泌体具有抑制血管生成的作用。

**4. SSc 与循环因子**

多年来，几种循环因子，包括促血管生成分子（如 VEGF、endoglin 等）、抗血管生成因子（如 VEGF165b、内皮抑素和喷他霉素）、细胞黏附分子、神经血管引导分子和 sirtuins 蛋白，被发现与 SSc 患者血管生成受损的临床特征有关，并被提议作为血管生物标志物。

**5. SSc 与肠道菌群**

肠道菌群紊乱可能通过多种机制加速 SSc 的发生发展，包括肠道屏障功能障碍和肠漏、分子模拟、旁观者激活、表位扩散、性别偏见及生物膜相关作用。

**6. SSc 与遗传和表观遗传机制**

SSc 被认为是由遗传易感性和表观遗传修饰的，如 DNA 甲基化、组蛋白修饰和 microRNA（miRNA）之间的复杂相互作用决定的，这些修饰能够在不改变 DNA 序列的情况下调节基因表达。

## （二）临床应用研究

**1. JAK/STAT 信号通路**

JAK/STAT 信号通路在免疫或非免疫细胞中高度保守，并参与炎症和纤维化。临床前研究的证据表明，JAK/STAT 信号级联在自身反应性细胞的分化及 SSc 中发生的细胞外基质重塑中起着至关重要的作用。针对该通路研发的抑制剂包括托法替尼、巴瑞替尼、伊塔替尼、鲁索替尼等。一项使用人单核细胞来源巨噬细胞的体外试验表明，暴露于托法替尼、伊塔替尼和鲁索替尼可通过阻断人 SSc 成纤维细胞中的 JAK2 酶活性，阻碍促炎 M1 和促纤维化 M2 表型的进一步分化，进而预防甚至改善皮肤纤维化。

**2. 2 型大麻素受体（CB2）**

新药方面，CB2 作为一种 G 蛋白偶联受体，在活化的免疫细胞、成纤维细胞和内皮细胞上表达。作用于 CB2 受体的药物，如莱纳巴苏姆（Lenabasum），激活后可减少多种炎症性疾病动物模型中的炎症和纤维化。莱纳巴苏姆可减少博来霉素诱导的 SSc 皮肤病模型和过表达组成型活性转化生长因子 β 的小鼠中的真皮纤维化。其还可作用于培养的 SSc 患者的真皮成纤维细胞，减少胶原蛋白的产生。

**3. 肠道菌群**

除了环境和遗传因素外，肠道菌群也是系统性自身炎症性疾病（SAIDs）发病机制的重要组成部分。因此，在治疗方面，除了使用免疫抑制剂和 GC 等传统治疗方法，以及生物药物和 CAR-T 疗法等更有效的方法外，成功的治疗需要采取措施纠正肠道微生物群。

**4. 造血干细胞移植**

目前，造血干细胞移植作为一种新的治疗重度 SSc 的方法，能够有效改善皮肤纤维化，是目前 SSc 治疗的研究热点之一。

## （三）中医药研究

**1. 病证结合研究**

SSc 证型复杂多样，以气血亏虚、脾肾阳虚、血瘀阻络最为常见，故认为该病的病理因素主要为寒、虚、瘀。SSc 虚实夹杂、本虚标实，虚证多为肾虚，兼气血虚、肺脾虚，实证多为寒凝、血瘀、痰阻。临床用药多归为肺、心、肝经，其功效也与 SSc 的病机相符。目前已有川芎、黄芪、生地黄、桃仁、当归、红花、枸杞子、白术等药物在临床研究中被证实对 SSc 的治疗具有一定的作用。由于该病病情复杂多变，因此采用外治法与内治法相结合，才是治疗 SSc 的最佳方案。内治多用中药复方，旨在治里治本，以调整脏腑、调和气血。外治疗法旨在治表治标，以针对该病的皮肤病变为主。

**2. 临床用药研究**

（1）**中药复方研究** 当归四逆汤中的有效成分能降低组织中结缔组织生长因子和转化生长因子-β 的含量。其有效成分芍药苷、水鬼蕉宾碱、酸枣仁皂苷 A、原卟啉等可通过 MAPK 信号通路、PI3K/Akt 信号通路、Rap1 信号通路，调节内皮细胞的增殖过程，改善 SSc 患者血管损伤情况。桂枝茯苓丸可通过抑制靶向成纤维细胞增殖和降低巨噬细胞中的细胞因子表达来治疗 SSc，改善 SSc 患者的皮肤纤维化症状，被推荐用于 SSc 相关雷诺现象、指溃疡和肺动脉高压的治疗。补阳还五汤通过作用于肺内相应的细胞及细胞因子，如高迁移率族蛋白 B1（HMGB1）、α-平滑肌肌动蛋白（α-SMA）、TNF-α、转化生长因子 β（TGF-β），抑制早期的肺部炎症反应及后期异常的肺纤维化进程。

（2）**单味中药研究** 黄芪活性成分黄芪多糖可通过下调 Toll 样受体 4（TLR4）/髓样分化因子 88（MyD88）和核因子 κB（NF-κB）信号通路，抑制核苷酸结合寡聚结构域样受体蛋白 3（NLRP3）炎症小体活化，同时刺激 M2 巨噬细胞极化，抑制 TGF-β1/Smad 信号通路，并增强自噬，减少 SSc 炎症反应。同时黄芪的主要有效成分黄芪甲苷可改善 SSc 患者皮肤纤维化程度。此外，刺山柑有效成分可以通过作用于血管内皮生长因子 A（VEGFA）、IL-22、TNF 等促炎因子的表达，调节前列腺素内过氧化物合酶 2（PTGS2）、基质金属蛋白酶-2（MMP-2）、基质金属蛋白酶-9（MMP-9）的活性，同时靶向调控磷脂酰肌醇 3 激酶/蛋白激酶 B 信号通路（PI3K-Akt）、Ras 相关蛋白 1 信号通路（Rap1）、丝裂原活化蛋白激酶信号通路（MAPK）等信号功能，以及调节与纤维化有关的 microRNA 功能，改善 SSc 组织纤维化症状。红花可影响 TGF-β1、IL-10 等调节性 T 细胞（Treg）相关因子的表达，其能下调 $CD4^+T$ 淋巴细胞的免疫应答，纠正免疫紊乱，影响 Th17、Th17/Treg 细胞水平，降低 Th17 细胞分泌 IL-17 及 IL-6 的水平，从而使 SSc 患者炎症及组织纤维化程度减轻。

（3）**中药单体研究** 雷公藤多苷对 IL-4、IL-6、IL-8 及 IL-10 具有影响作用，从而可以起到抗炎、抑制免疫的作用，在 SSc 肺纤维化维持治疗过程中发挥着重要作用。同时 TGF-β1 与雷公藤甲素在皮肤成纤维细胞的增殖中均表现为浓度依赖性，分别起促进与抑制作用，能在一定的浓度水平起到抑制皮肤成纤维细胞增殖的作用。积雪草苷可通过降低 α 平滑肌肌动蛋白和 TGF-β1 的表达，以及抑制肺组织中细胞内信号传导蛋白抗 DPP 母体同源物（Smad）2 和 Smad3 的磷酸化，起到延缓小鼠肺成纤维细胞分化、缓解肺间质纤维化的作用。木犀草素可通过抑制炎症介质 IL-6 和氧自由基的释放，减轻炎症反应。此外，它还能通过作用于 AKT 丝氨酸/苏氨酸激酶 1（AKT1）、表皮生长因子受体（EGFR）、肿瘤坏死因子（TNF）、IL6 这 4 个靶蛋白，抑制磷脂酰肌醇 3-激酶/蛋白激酶 B 信号通路（PI3K-AKT），缓解 SSc 肺部炎症与纤维化。

## 七、转归与预后

约有 2/3 的 SSc 患者会有肺部受累，进而发展为 SSC-ILD。SSC-ILD 临床上可导致弥散性微血管病变、胶原增殖和免疫失调，引发限制性通气功能下降、弥散功能减退，出现进行性的呼吸困难，或伴咳喘、胸痛。SSC-ILD 在累及消化道和肾脏时，可出现吞咽时发噎感、胃部灼热、全胃肠低动力症，导致食欲不振和吸收不良。脾土不能生肺金，而肺金肾水不能互生，易发生肾损害，甚至出现恶性高血压和急性肾衰。SSc 比其他的结缔组织病更容易累及肺部，SSc 患者肺活检有肺间质纤维化者高达 70%～80%。GC 或免疫抑制剂的应用使感染发生机会增多，以致许多患者感染和病情不能缓解，继发呼吸衰竭是本病死亡的主要原因。因此，病情观察及预防感染发生等是 SSc 患者病情转归的重要环节。

SSc 一般呈慢性病程，出现内脏并发症者预后较差，目前导致 SSc 患者死亡的主要原因是 ILD 和 PAH。SSc 的 5 年生存率超过 80%，但一些亚型的预后仍较差，如进展性的 PAH 两年生存率低于 50%。合并肾危象时病死率较高，1 年的病死率达 30%。SSc 病变仅限于皮肤（无内脏受累）的患者预后较好。

## 八、预防调护

SSc 的确切发病机制尚不清楚，目前认为与遗传、环境因素、免疫系统紊乱等有关。其中长期接触化学物质及用品亦是诱发硬皮样皮肤改变与内脏纤维化的因素之一。故患者在日常生活中应避免直接接触化学品或长期使用刺激性护肤品，同时注意皮肤的充分保湿等；此外，还需避免受伤，指端溃疡或皮下钙化发生破溃的患者还需注意创面防护；除了身体保暖外，存在雷诺现象的患者要特别注意手部和足部的保暖，避免直接接触冷水或冷的物体表面，穿戴手套和袜子。同时应避免过度劳累，平衡工作及生活；均衡、营养饮食；按照自身身体情况，适当运动。

患者应积极治疗，注意遵医嘱服药，密切观察临床症状，监测疾病活动情况及药物不良反应，定期至风湿免疫科及其他相关专科门诊复诊，酌情调整治疗方案。结合中医特色疗法，达到疾病控制及改善的目标。免疫力较低的患者应注意预防感染，冬季是呼吸道感染高发季节，作为感染好发人群，建议 SSc 患者每年接种流感疫苗以及肺炎疫苗。除接种疫苗外，避免人群聚集及戴口罩等个人防护也非常重要。硬皮病属于慢性病，久病患者容易产生焦虑心理，因此，患者在关注身体健康外，同样需要重视心理健康，学会与疾病相处。关注自己的情绪和心境变化，及时与朋友、家人沟通，必要时向心理医生寻求帮助。

> **课后思考**
>
> 思考题 1：系统性硬化有哪些相关脏器受累？
> 思考题 2：系统性硬化属于中医"皮痹"范畴，其病因病机为何？在治疗时需注意什么？

# 第五节　多发性肌炎及皮肌炎

## 一、概　说

多发性肌炎（polymyositis，PM）和皮肌炎（dermatomyositis，DM）是一组累及皮肤和肌肉，以进展性、对称性、四肢近端肌无力为主要临床表现的自身免疫性疾病。DM 还伴有皮肤损害，表现为以眼睑为中心的皮疹，手指关节及膝关节伸侧出现对称性红色斑丘疹，表面伴有细小鳞屑。两者均以对称性四肢近端肌群发生非感染性弥漫性炎症为基本病理特征。流行病学调查显示，国外成人 DM 的年发病率为（5~10）/100 万，男女比约为 1:2，而国内成人 DM 的发病率尚不明确，发病年龄以 5~16 岁和 45~65 岁多见。

PM/DM 主要表现为肌肉无力、肌肉压痛，在中医里属于"肌痹"的范畴。"肌痹"之名首见于《黄帝内经》，该书指出肌痹是由于风、寒、湿等邪气互结侵犯人体，且发病与四时相关。肌痹的病位主要在肌肉，可涉及皮肤、筋脉。基本病机是邪痹肌腠，肌肉失养。本病有虚实之分，实多为寒、湿、痰、瘀之邪侵袭肌肉，虚多为脾胃运化不足以致气血亏虚。肌痹不已，因皮肤和肌肉相连，亦可出现皮痹表现。病久不愈，邪毒可深入内攻脏腑，危及生命。

## 二、病因病机

### (一)病因与发病机制

PM/DM 的发病受免疫遗传、感染和环境因素影响。免疫遗传因素如信号传导和转录激活因子 4（signal transduction and activator of transcription 4，STAT4）和人类白细胞抗原 DRβ1（human leukocyte antigen DR beta 1，HLA-DRβ1）与 PM/DM 密切相关，且有家族和种族差异。感染因素如病毒、细菌等虽与 PM/DM 相关，但直接原因未明。环境方面，如紫外线、吸烟和特定药物等也可能诱发 PM/DM。

PM/DM 病理特征为炎症、纤维化和肌纤维损伤，其发病机制与免疫异常相关，由于炎症、纤维化和肌纤维损害涉及多种分子和受体，因而这些分子已成为治疗靶目标。免疫过程针对肌肉微血管内皮，涉及 Th 细胞、B 淋巴细胞等。趋化因子、CD4⁺Th 细胞和 B 细胞介导的免疫机制在免疫过程中起关键作用。免疫球蛋白沉积可破坏毛细血管，导致肌肉缺血和萎缩。在此过程中，早期可观察到主要组织相容性复合体 I 类（major histocompatibility complex class I，MHC-I）和 IL-1α 表达增加，进入急性期后，MHC-I/Ⅲ、细胞因子和黏附分子表达升高。在 DM 患者中 TGF-β 过表达，成功免疫治疗后下调。此外，凋亡分子如 B 细胞淋巴瘤/白血病-2（B cell lymphoma/leukemia-2，Bcl-2）也参与发病。

### (二)中医病因病机

本病大多数学者将 PM/DM 归为"肌痹"或"痿证"范畴，其病因在中医学中论述不一。如《素问·长刺节论》曰："病在肌肤，肌肤尽痛，名曰肌痹。"又如《素问·痹论》曰："风寒湿三气杂至，合而为痹也。"《诸病源候论·风湿痹候》曰："由血气虚，则受风湿，而成此病。"纵观前人所述，该病的病机多归为风、寒、湿之邪侵袭肌肤而为病。

PM/DM 病机复杂，众多医家都认为该病源于五脏功能失调。中医认为五脏与皮肤、肌肉等密切相关。任一脏腑受损均可致病，形成恶性循环。病机虚实夹杂，外感湿热毒邪初实后虚或虚实并存。实者为湿热毒瘀，虚者为肺脾亏虚。内伤致病以虚证为主，夹杂湿、热、痰、瘀。久病脾肾精气虚败，病情危重，可能出现呼吸困难等症状。

## 三、临床表现

PM/DM 的病情和病程多具有异质性，可以表现为皮炎、肌炎，现按皮肤肌肉表现和皮肤肌肉外表现分类。

### (一)皮肤、肌肉表现

**1. 皮肤表现**

(1) 向阳性皮疹（Heliotrope 征） 见于 60%～80%的患者，为特异性体征，表现为双上眼睑和眶周出现紫红色皮疹，可伴有水肿。

(2) Gottron 丘疹/Gottron 征 表现为掌指关节和指间关节伸侧出现红色或紫红色丘疹，同时可伴有鳞屑的红斑，皮肤萎缩、色素减退，常对称分布。

(3) 皮肤异色症 包括披肩征、"V"字征、技工手等。

(4) 甲皱改变 为指甲角质层周围的变化，如指甲两侧出现暗紫色皮疹，指端溃疡、坏死，甲缘梗死灶，雷诺现象，网状青斑，多形性红斑等。

(5) 头部皮损 头皮红斑、斑块、皮肤萎缩，可覆有鳞屑，常伴有非瘢痕性脱发。

(6) 其他皮损 如大疱性病变、皮肤坏死、皮肤溃疡、皮肤血管炎、皮肤钙化、毛囊角化过度、脂膜炎、红皮病等，这些皮肤表现较为少见，部分患者可伴有剧烈瘙痒。

**2. 肌肉表现**

表现为进行性加重的对称性肌无力，主要累及四肢近端肌群，也可累及食管肌肉及膈肌。在疾病早期可有肌肉肿胀，约 25% 的患者出现近端肌肉疼痛或压痛。皮损程度与肌肉病变程度可不平行，少数患者皮疹出现在肌无力之前。约 7% 患者有典型皮疹，但无肌无力、肌病的症状，且肌酶谱正常，称为"无肌病的皮肌炎"（ADM）。

### （二）皮肤、肌肉外表现

肺部损害：包括肺间质病变及胸膜炎，体格检查结合影像学可诊断。心脏损害：仅 1/3 患者病程中有心肌受累，抗 MDA5 抗体阳性的 DM 患者发生心肌梗死的概率增加。消化道损害：10%～30% 患者出现吞咽困难、食物反流，也可出现胃肠道溃疡和出血，表现为上腹疼痛、黑便等。肾脏损害：肾脏病变很少见，极少数暴发性起病者，因横纹肌溶解，可出现肌红蛋白尿、急性肾衰竭，严重者可危及生命。关节损害：约 15% 的患者会出现关节痛和关节炎的表现，常波及手指关节，为非对称性，手指可因肌肉萎缩而致屈曲畸形，但 X 线检查示无骨关节破坏。

## 四、诊断与鉴别诊断

### （一）诊断标准

2017 年 EULAR/ACR 制定的诊断标准（表 5-14），包括临床和实验室检查的综合评估，强调了病史、临床表现、实验室检查及影像学检查等多个方面。2020 欧洲神经肌肉中心（ENMC）制定的 DM 分类标准（表 5-15）提供了更详细的分类和描述，具有简单实用又准确的特点。

表 5-14 2017 年 EULAR/ACR 关于成年人特发性皮肌炎的分类标准

| 诊断条目 | 无肌肉活检评分（分） | 有肌肉活检评分（分） |
| --- | --- | --- |
| 1. 疾病相关症状初发年龄 | | |
| 18～40 岁 | 1.3 | 1.5 |
| ≥40 岁 | 2.1 | 2.2 |
| 2. 肌无力 | | |
| 客观的上肢近端对称性肌无力，常为进展性 | 0.7 | 0.7 |
| 客观的下肢近端对称性肌无力，常为进展性 | 0.8 | 0.8 |
| 颈屈肌无力较颈伸肌明显 | 1.9 | 1.6 |
| 下肢近端肌无力较远端明显 | 0.9 | 1.2 |
| 3. 皮肤表现 | | |
| Heliotrope 征 | 3.1 | 3.2 |
| Gottron 丘疹 | 2.1 | 2.7 |
| Gottron 征 | 3.3 | 3.7 |
| 4. 其他临床表现 | | |
| 吞咽困难或食管运动功能障碍 | 0.7 | 0.6 |
| 5. 实验室检查 | | |
| 抗 Jo-1（抗组氨酰 tRNA 合成酶）抗体阳性 | 3.9 | 3.8 |
| ≥1 种血清肌酶水平升高，如 CK、LDH、AST、ALT | 1.3 | 1.4 |

续表

| 诊断条目 | 无肌肉活检评分（分） | 有肌肉活检评分（分） |
|---|---|---|
| 6. 肌肉活检特征 | | |
| 不侵入肌纤维单个核细胞浸润肌内膜，但局限于肌纤维周围 | | 1.7 |
| 单个核细胞浸润肌束膜和（或）血管周围 | | 1.2 |
| 束周萎缩 | | 1.9 |
| 镶边空泡 | | 3.1 |
| 判定标准（评分总和） | | |
| 排除特发性炎性肌病（概率<50%） | <5.3 | <6.5 |
| 可疑特发性炎性肌病（50%≤概率<55%） | 5.3～<5.5 | 6.5～<6.7 |
| 确诊特发性炎性肌病（55%≤概率<90%） | 5.5～<7.5 | 6.7～<8.7 |

注：CK. 肌酸磷酸激酶；LDH. 乳酸脱氢酶；AST. 天冬氨酸转氨酶；ALT. 丙氨酸转氨。具备 1、2、3 项可诊断为成人 DM，具备 1、3 项且病程长于 6 个月，在最初 6 个月内未进行连续 2 个月以上的免疫抑制治疗，且未使用能导致皮肌炎样皮损的药物如他汀类降脂药、羟基脲等，可诊断为 CADM。

**表 5-15　2020 年的 ENMC 制定的 DM 分类标准**

| 诊断条目 | 说明 |
|---|---|
| 1. 临床表现<br>Gottron 征/Gottron 斑疹<br>向阳性皮疹 | DM 的分类标准需要满足临床标准（至少需要符合其中 2 条）及皮肤活检特点要求 |
| 2. 皮肤活检<br>界面性皮炎 | |
| 3. 肌肉特点<br>J. 四肢近端无力<br>K. 肌酶升高<br>L. 肌活检提示 DM 的表现：<br>淋巴细胞浸润（常在血管周围）；束周病变的依据[即束周纤维 COX 染色颜色变浅和（或）NCAM 染色阳性]<br>M. 肌活检确诊为 DM 的标准：束周萎缩和（或）束周黏病毒抗性蛋白 A（MxA）过表达，同时少量或无束周坏死 | 如果患者具备以下 a、b、c 中的任何一项可称为具备 DM 肌肉特点：<br>（a）J+k<br>（b）J+L<br>（c）K+L<br>（d）m |
| 4. DM 特异性抗体<br>抗 TIF1-g，抗 NXP2，抗 Mi2，抗 MDA5 或抗 SAE 中任何一种抗体阳性。 | 1. 如果患者无 DM 皮肤病变的表现则不能诊断为 DM。<br>2. 抗合成酶抗体阳性的患者应诊断为"抗合成酶综合征"而不是 DM；抗合成酶综合征患者伴有 DM 样皮疹应诊断为"抗合成酶综合征伴有 DM 样皮疹"。<br>3. 抗 HMGCR 或抗 SRP 阳性的患者应诊断为"免疫介导的坏死性肌病"而不是 DM；抗 HMGCR 阳性伴有 DM 样皮疹的患者应诊断为"抗 HMGCR 肌病伴有 DM 样皮疹"；抗 SRP 阳性伴有 DM 样皮疹的患者应诊断为"抗 SRP 肌病伴有 DM 样皮疹"。 |

### （二）鉴别诊断

**1. 西医鉴别诊断**

（1）重症肌无力　DM 和重症肌无力都有肌无力的症状，但 DM 的肌无力症状在进行性持久或反复运动后肌力会明显下降,且患者肌酶谱升高,肌电图显示肌源性改变;而重症肌无力肌酶谱是正常的,肌电图显示神经源性改变。

**(2)风湿性多肌痛** DM发病年龄呈双峰,5~16岁和45~65岁多见,而风湿性多肌痛发病年龄常大于50岁;DM主要以肌无力为主要症状,少数患者早期会有肌痛的表现,肌酶、肌电图均异常;而风湿性多肌痛表现为颈、肩胛带及骨盆带等近端肌群疼痛、乏力及僵硬,血沉通常在50mm/h以上,肌酶、肌电图及肌肉活检正常。

**2. 中医鉴别诊断**

尪痹是风、寒、湿、热之邪侵袭肌腠经络,痹阻筋脉关节而致的病症,主要以关节疼痛肿胀不利为主要表现;肌痹主要以肌肉无力为主要表现,肌肉疼痛症状较轻,日久肌肉萎缩,四肢缓而不收,甚则失用,影响肢体活动。

### (三)疾病评估

准确地评估PM/DM疾病活动度,对于确定治疗方案,评价治疗结果,规范治疗路径十分重要。目前均采用综合评分的方法进行评估。在众多评估维度中,对肌肉力量、运动能力的评估最常用,如徒手肌力测定(manual muscle test,MMT)、肌炎疾病活动评估(myositis disease activity assessment tool,MDAAT)、肌炎损伤指数(myositis damage index,MDI)、皮肤评估工具(cutaneous assessment tool,CAT)、皮损范围和严重指数量表(cutaneous dermatomyositis disease area and severity index,CDASI)、皮肌炎皮肤严重程度指数(dermatomyositis skin severity index,DSSI)等。

**1. 徒手肌力测定(MMT)**

MMT是通过让受检者处于不同的受检位置,嘱患者在减重、抗重力或抗阻力的状态下作一定的动作,使动作达到最大的活动范围。检查者需要使用双手,凭借自身的技能和判断力,观察肢体主动运动的范围并感觉肌肉收缩的力量,目前,国际上普遍应用的是1916年美国哈佛大学矫形外科学教授Lovett提出的肌力分级方法,该方法将肌力分为6级(表5-16,表5-17)。除此以外,徒手肌力测评-8(MMT-8)也是广泛用于成人DM、PM患者的肌力随访评估工具,MMT-8测量中轴、近端与远端肌群共8个肌肉群,具体为颈屈肌、腕伸肌、踝背屈肌、三角肌、肱二头肌、臀大肌、臀中肌、股四头肌。通常检测右侧肌肉,MMT-8总分为80分,每个肌群总分10分,无肌肉收缩为0分,正常肌力为10分。

表5-16 MMT肌力分级标准

| 级别(级) | 标准 | 相当于正常肌力% |
|---|---|---|
| 0 | 肌肉无任何收缩 | 0 |
| 1 | 有轻微肌肉收缩,但不能引起关节活动 | 10 |
| 2 | 减重状态下,能作关节全范围运动 | 25 |
| 3 | 在能抗重力作关节全范围运动,但不能抗阻力 | 50 |
| 4 | 能抗重力,抵抗部分阻力运动 | 75 |
| 5 | 能抗重力,并完全抵抗阻力运动 | 100 |

表5-17 肌力补充分级法

| 级别(级) |  | 标准 |
|---|---|---|
| 0 |  | 肌肉无任何收缩 |
| 1 | 1 | 有轻微肌肉收缩,但不能引起关节活动 |
|  | 1+ | 有比较强的肌肉收缩,但没有关节活动 |

续表

| 级别（级） | | 标准 |
|---|---|---|
| 2 | 2− | 减重时可作关节大部分范围活动 |
| | 2+ | 减重时作关节全范围活动，抗重力作小部分范围活动 |
| 3 | 3− | 抗重力可作关节大部分范围运动 |
| | 3+ | 抗重力可作关节全范围活动，抗较小阻力做部分范围活动 |
| 4 | 4− | 抗部分阻力作关节大部分范围活动 |
| | 4+ | 抗充分阻力作关节关节小部分范围活动 |
| 5 | 5− | 抗充分阻力做关节大部分范围活动 |
| | 5+ | 抗充分阻力作关节最大范围活动 |

**2. 肌炎疾病活动评估（MDAAT）**

MDAAT 对肌肉外受累脏器进行评估，由肌炎活动视觉模拟评估（MYOACT）和肌炎目的治疗指数（MITAX）两部分组成。肌炎活动视觉模拟评估包括 7 方面，即一般情况、皮肤黏膜、骨关节、胃肠道、肺、心血管、肌肉，由 26 个项目组成，每个项目均采用 VAS 评分，每一项总共 10 分，分数越高，病情程度越高（表 5-18）。MITAX 评估内容与 MYOACT 相同，但 MITAX 需依据医师治疗意向将上述各系统的病情活动度由重到轻分为 0~4 共 5 个等级，0 级为无症状，1 级为病情改善，2 级为病情稳定，3 级为病情恶化，4 级为出现新发病症。

表 5-18 皮肌炎肌炎疾病活动评估评分表

| 评分条目 | 评分 | |
|---|---|---|
| | 0 分 | 10 分 |
| 1. 一般情况 | | |
| 发热＞38℃ | | |
| 体重减轻＞5% | 无 | 严重乏力，必须卧床休息/生活无法自理 |
| 乏力/疲倦 | | |
| 2. 皮肤 | | |
| 皮肤溃疡 | | |
| 红皮症 | 无 | 严重情况如肌肉/肌腱/骨溃疡 |
| 脂膜炎 | | 大范围红皮症 |
| 红色皮疹伴继发改变：糜烂、水疱、坏死等 | | |
| 红色皮疹不伴继发改变 | | |
| 向阳性皮疹 | | |
| Gottrol 皮疹 | | |
| 弥漫性脱发 | | |
| 局灶性脱发 | | |
| 3. 关节 | | |
| 关节炎 | 无 | 严重关节炎，严重运动功能障碍 |
| 关节痛 | | |
| 4. 胃肠道 | | |
| 吞咽困难 | 无 | 严重情况如急腹症需手术 |
| 腹痛 | | |

续表

| 评分条目 | 评分 |  |
| --- | --- | --- |
| 5. 肺<br>　休息时气促<br>　活动时气促<br>　呼吸困难或咳嗽<br>　X 线/CT 提示间质性异常、磨玻璃样改变<br>　肺功能检查：FVC≥10%或 DLCO≥15%<br>　发音困难 | 无 | 严重情况如需机械辅助呼吸 |
| 6. 心血管<br>　心包炎<br>　心肌炎<br>　心律失常<br>　窦性心动过速 | 无 | 严重心律失常需 ICU 治疗 |
| 7. 肌肉<br>　肌肉炎症<br>　肌痛 | 无 | 严重肌无力，卧床休息，无法自理 |

注：MDAAT 时间跨度：4 周内；NA.无法评估；0.无；相比前 5～8 周：1.改善；2.一致；3.恶化；4.新发

### 3. 肌炎损伤指数（MDI）

MDI 从 11 个方面进行评估，包括肌肉、骨骼、皮肤、胃肠道、肺、心血管、外周血管、眼睛、内分泌、感染、肿瘤。儿童含 35 项，青少年含 37 项，成人含 38 项条目。总分儿童为 0～35 分，青少年 0～37 分，成人 0～38 分。分数越高，提示疾病损伤程度越大（表 5-19）。

表 5-19 肌炎损伤指数评分表

| 评分条目 | 评分 | |
| --- | --- | --- |
| 1. 肌肉<br>　肌肉萎缩<br>　肌肉无力<br>　肌肉功能不全：有氧运动能力减弱<br>　低肌酐 | 0 分<br><br>无 | 10 分<br><br>严重肌无力，卧床，无法自理 |
| 2. 骨骼<br>　关节畸形<br>　骨质疏松<br>　非血管性坏死<br>　骨折<br>　运动受限 | 无 | 严重情况如骨质疏松威胁生命，非血管性坏死需关节成形手术 |
| 3. 皮肤<br>　钙化<br>　脱发<br>　皮肤瘢痕/萎缩<br>　皮肤异色症<br>　脂肪营养不良 | 无 | 严重情况如钙化导致严重功能丧失 |

续表

| 评分条目 | 评分 |  |
| --- | --- | --- |
| 4. 胃肠道 | | |
|   吞咽困难 | 无 | 严重情况如需要完全肠外营养支持 |
|   胃肠道蠕动受限、便秘、腹泻或者腹痛 | | |
|   脂肪变 | | |
| 5. 肺 | | |
|   发音困难 | | |
|   呼吸肌受损所致肺功能受损 | 无 | 严重情况如需机械辅助呼吸 |
|   肺纤维化 | | 严重肺高压 |
|   肺动脉高压 | | |
| 6. 心血管 | | |
|   高血压治疗需要>6个月 | | |
|   心室功能不全、心肌肥大 | 无 | 严重心肌功能不全 |
|   心绞痛/心脏搭桥术 | | |
|   心肌梗死 | | |
| 7. 周围血管 | | |
|   组织脱落 | 无 | 四肢截肢、血栓需要ICU治疗、严重疾病导致功能完全丧失 |
|   手指/足趾截肢、脱落 | | |
|   静脉或动脉血栓栓塞，伴肿胀、溃疡或血流受阻 | | |
|   跛行 | | |
| 8. 内分泌 | | |
|   生长障碍/第二性征发育迟缓（仅限<18岁） | | |
|   多毛征 | 无 | 威胁生命，需入住ICU治疗 |
|   月经不调 | | 双眼视力完全丧失 |
|   高脂血症 | | 感染性休克或感染合并其他严重并发症 |
|   不孕不育/性功能障碍（仅限>18岁） | 无 | 严重疾病需入住ICU或合并严重并发症 |
| 9. 眼部 | | |
|   白内障导致视力丧失 | 无 | |
|   其他原因导致视力丧失 | 无 | |
| 10. 感染 | | |
|   慢性感染 | | |
|   多发性感染 | | |
| 11. 肿瘤 | | |
|   任何一种肿瘤 | | |

#### 4. 皮肤评估工具（CAT）

CAT评分包括21个项目，其中10项皮损活动性指标、4项皮损损害性指标，7项既能评价活动性又能体现皮损损害性的指标（表5-20）。根据皮损的具体描述，评分者对每一皮损进行分级，分值由评分表的制定者按该皮损的相对重要性确定。

表 5-20  CAT 皮损评分索引

| 活动性皮损表现 ||
|---|---|
| 特征性皮损 | 血管性皮损 |
| 1A. Gottron 丘疹/Gottron 征 | 9A. 网状青斑 |
| 2A. Heliotrope 皮疹（上眼睑水肿性斑） | 10A. 皮肤溃疡 |
| 红斑性皮损 | 11A. 黏膜损害 |
| 3A. 颧部或面部红斑 | 12A. 甲周毛细血管病变 |
| 4A. 四肢伸侧线性红斑 | 手部皮损 |
| 5A. 颈前 V 区皮疹 | 13A. 机械手 |
| 6A. 颈肩背部红斑（Shawn 征） | 14A. 角质层过度增厚 |
| 7A. 非曝光部位红斑 | 其他活动性皮损 |
| 8A. 红皮病 | 15A. 皮下水肿 |
|  | 16A. 脂膜炎 |
|  | 17A. 脱发 |

损害性皮损表现

1D-7D. 相应部位红斑伴有萎缩或色素异常，压之不褪色

18D. 血管萎缩性皮肤异色症

19D. 皮肤钙化

20D. 皮下脂肪萎缩

21D. 萎缩性瘢痕

注：1A～7A 为既能评价活动性又能体现皮损损害性的指标；8A～17A 为 10 项皮损活动性指标；18D～21D 为 4 项皮损损害性指标

### 5. 皮损范围和严重指数量表（CDASI）

皮损范围和严重指数量表（CDASI）涵盖了 DM 的常见皮损，总分范围为 0～132 分，其中活动性评分范围 0～100 分，损害性评分范围 0～32 分，活动性评分包括对 15 个解剖部位和 3 个特殊部位的皮损活动程度评分，CDASI 量表不仅能反映皮损的活动性，还能体现皮损的损害程度。分值越大，表明皮损活动性和损害程度越大（表 5-21）。

表 5-21  皮损范围和严重指数量表

| 活动性评分 ||||||
|---|---|---|---|---|---|
| 解剖部位 | 红斑 | 鳞屑 | 糜烂/溃疡 | 皮肤异色症 | 皮肤钙化 |
| 1. 头部 | 0 分：无红斑 | 0 分：无鳞屑 | 0 分：无 | 0 分：无 | 0 分：无 |
| 2. 颧部 | 1 分：淡红斑 | 1 分：轻度鳞屑 | 1 分：有糜烂/溃疡（糜烂和溃疡分别计分） | 1 分：有 | 1 分：有 |
| 3. 眶周 | 2 分：红斑 | 2 分：结痂/苔藓样变 |  |  |  |
| 4. 面部其他部位 | 3 分：深/紫红斑 |  |  |  |  |
| 5. 颈前 V 字区 |  |  |  |  |  |
| 6. 颈后区 |  |  |  |  |  |
| 7. 上背和肩部 |  |  |  |  |  |
| 8. 下背和臀部 |  |  |  |  |  |
| 9. 腹部 |  |  |  |  |  |

续表

| 解剖部位 | 活动性评分 | | | | |
|---|---|---|---|---|---|
| | 红斑 | 鳞屑 | 糜烂/溃疡 | 皮肤异色症 | 皮肤钙化 |

10. 大腿侧面
11. 双腿及其他部位和足部
12. 手臂
13. 机械手
14. 手背部
15. 非手背部

特殊部位皮损评分

| | 红斑 | 溃疡 | 损害 |
|---|---|---|---|
| 1. 掌指关节及指间关节Gottron丘疹/征 | 0分：无<br>1分：淡红斑<br>2分：红斑<br>3分：深/紫红斑 | 0分：无<br>1分：有 | 0分：无<br>1分：色素异常/沉着<br>2分：瘢痕 |
| 2. 甲周 | 0分：无甲周改变<br>1分：甲周红斑/显微镜下见毛细血管扩张<br>2分：肉眼可见毛细血管扩张 | | |
| 3. 脱发 | 0分：无<br>1分：有 | | |

注：活动性评分范围0~100分，损害性评分范围0~32分

**6. 皮肌炎皮肤严重程度指数（DSSI）**

皮肌炎皮肤严重程度指数（DSSI）评分由皮损面积评分和红斑、鳞屑、浸润程度评分两部分组成，计算方法如下：

DSSI=0.1（Ah）(Rh+Ih+Sh)+0.2（Au）(Ru+Iu+Su)+0.3（At）(Rt+It+St)+0.4（Al）(Rl+Il+Sl)

（注：其中A代表皮损面积得分，R代表红斑，S代表鳞屑，I代表浸润，h代表头部，u代表上肢，t代表躯干，l代表下肢）

# 五、治 疗

中西医结合治疗PM/DM已成为一种趋势。通过综合中西医各自的优势，可以更全面、更有效地治疗这两种疾病。在实际临床应用中，医生需要根据患者的具体情况制定个性化的治疗方案，以期达到最佳的治疗效果。

（一）西医治疗

**1. 治疗原则**

治疗PM/DM的总体原则是个体化治疗，需要综合考虑皮肤疾病的严重程度、肌肉疾病的范围及程度、全身受累程度、合并症（特别是潜在恶性肿瘤）及对患者生活质量的总体影响。对于皮肤病的治疗，目标是使用最安全的治疗组合来控制疾病，因为皮肤病相关的症状如瘙痒、光敏性和皮肤病变的外观对患者的生活质量有显著影响。另外，治疗原则重点在于生活方式的调整与管理。

## 2. 药物治疗

（1）GC　GC是治疗PM/DM的首选，但目前临床治疗方案未统一。常规治疗方案为：初期用大剂量GC，用药至血清肌酸激酶（CK）恢复正常水平，且患者肌力达到可完成日常活动的改善标准，随后逐步减药。6～8个月内减量，维持减量后的用药状态至少一年后可停药。重症或并发症者可使用甲基强的松龙冲击治疗。无效者需重新评估。

（2）**免疫抑制剂**

MTX：用于治疗PM/DM，缓解率达73%。需注意副作用，慎用于肺受累患者；硫唑嘌呤：治疗PM/DM起效慢，建议持续治疗6个月后再评估。环孢霉素A：用于难治性病例，起效快。需定期监测血药浓度，关注肾功能；CTX：主要用于肺间质病变患者，有口服和静脉滴注两种方式；霉酚酸酯：治疗DM相关皮肤病、肌炎和DM及肺部疾病有效。注意副作用，使用前要进行相关筛查。

（3）**抗疟药**　抗疟药是DM皮肤病变的首选，具有抗炎和光保护作用。在临床应用中，欧洲多用氯喹，美国则以HCQ为主。对DM皮肤病变有益但对肌炎无显著治疗作用。可与其他药物联合使用改善皮肤症状，但要避免同时使用HCQ和CQ。严重皮肤病患者可考虑加用MTX。

（4）**二线药物的联合应用**　两种或两种以上二线药联合疗法主要用于复发性或难治性PM/DM病例，但目前只见于个案报道，无系统性临床研究结果。有报道MTX+CosA联合治疗对激素抵抗型肌病有效；CTX+CosA治疗DM的肺间质病变有效；激素+CosA+IVIg联合比激素+CosA治疗更易维持肌病的缓解状态。

## 3. 其他西医治疗

（1）**静脉注射免疫球蛋白**　静脉注射的免疫球蛋白（IVIg）来源于多供体血浆，治疗PM/DM的机制未明，但可能涉及中和抗体、下调促炎因子。对难治性皮肤病和肌炎，IVIg疗效显著。双盲对照试验显示，75%的PM/DM患者肌力和神经肌肉症状改善，67%的皮肤病症状缓解。其疗效在首次输注后15日显现，在第2～3个月达高峰。此外，13例难治性DM皮肤病变患者接受IVIg和常规治疗后均改善，62%完全缓解。进一步研究发现，IVIg具有皮质类固醇节省效应，8名患者在静脉注射IVIg后成功停用了免疫抑制剂。IVIg对85%的难治性皮肤病DM患者有益。其副作用主要为头痛，其他副作用较为罕见。因此，推荐用于难治性皮肤DM患者，尤其是对传统药物无反应或不耐受者。在临床应用中，IVIg通常作为单一疗法或预防剂，待患者症状缓解后逐渐延长治疗间隔。

（2）**全身性皮质类固醇**　全身性皮质类固醇（SCS）是治疗活动性肌肉疾病DM的首选。初期用泼尼松，严重时可静脉注射甲泼尼龙。治疗需维持高剂量后逐渐减量。此外，皮肤科医生有时使用SCS作为严重皮肤病初步治疗方案。但SCS长期使用有副作用，且对于DM相关的皮肤疾病而言，即便采用SCS治疗，部分病情依然难以控制，容易出现反复发作或治疗效果不佳的情况。因此，除非患者存在皮外DM表现，否则一般不将DM用于皮肤病治疗。

（3）**利妥昔单抗**　利妥昔单抗是靶向B细胞CD20的嵌合单抗，对DM的间质性肺病和难治性肌炎有效。治疗后，DM患者力量改善，部分肺功能受损患者肺活量提升。但利妥昔单抗对皮肤病变影响有限。

（4）**JAK抑制剂**　JAK/STAT信号通路是细胞内信号传导的主要途径，与炎症性皮肤病相关。JAK抑制剂可治疗多种皮肤病。临床研究数据显示，在参与试验的患者群体中，多数患者在接受JAK抑制剂治疗后，肌肉力量和皮肤疾病改善，瘙痒减轻。但需注意感染、胃肠道症状、实验室异常和恶性肿瘤风险。

### （二）中医治疗

**1. 寒湿痹阻证**

主症：肌肉酸胀疼痛，麻木不仁，四肢无力，关节疼痛，屈伸不利，畏寒身重，皮疹色淡，食少脘闷，渴不欲饮，舌淡苔白腻，或舌边有齿痕，脉沉细或濡缓。

治法：散寒化湿，解肌通络。

代表方：乌头汤（《金匮要略》）合防己黄芪汤（《备急千金要方》）加减。

**2. 风热犯表证**

主症：发热恶寒，皮肤痛，肌痛，咽痛咳嗽，面部赤红，眼睑红紫，肢软无力，或胸闷气短，或口干咽干，脉浮无力，舌红苔薄白。

治法：清热解表，润肺止咳。

代表方：四妙丸合柴葛解肌汤加减（《伤寒六书》）。

**3. 脾虚湿热证**

主症：肌肉疼痛，麻木不仁，四肢困重无力，身热不扬，头重如裹，眼睑紫红，身有红斑，食少纳呆，胸脘满闷。

治法：益气健脾，清热祛湿。

代表方：升阳益胃汤（《脾胃论》）和二妙丸（《丹溪心法》）加减。

**4. 气血亏虚证**

主症：四肢肌肉酸痛、无力、麻木，面色萎黄，唇甲色淡，头昏眼花，倦怠气短，或皮肤感觉异常；舌淡苔薄白，脉沉细无力。

治法：益气养血，活血通络。

代表方：八珍汤（《瑞竹堂经验方》）加减。

**5. 热毒炽盛证**

主症：皮疹迅速出现，色鲜红或紫红，发热，口渴，时觉心烦，颜面红赤，眼睑紫红，肌肉疼痛拒按，肢软无力，或吞咽困难，或胸闷腹胀，或溲赤便干，或皮肤作痛，舌红绛或紫暗，舌苔黄腻，脉弦滑数或洪数。

治法：清热解毒，凉血通络。

代表方：黄连解毒汤（《外台秘要》引崔氏方）和清营汤（《温病条辨》）加减。

**6. 痰瘀气滞证**

主症：四肢肌肉刺痛、顽麻，肌肤瘀斑，头晕头重，胸闷脘痞，泛吐痰涎，情志不遂病情加重，或见痰核硬结；舌胖淡，或有瘀斑，脉弦或滑或涩。

治法：活血理气，化痰通络。

代表方：双合汤（《万病回春》）加减。

在中医外治疗法中，中药外敷是治疗 PM/DM 的常用手段之一常用清热利湿、解毒消肿的中药材，如滑石粉和精制炉甘石粉。滑石粉清热利湿、解毒收敛，适用于湿热引起的炎症和肿胀。精制炉甘石粉清热解毒、收敛止痒，对皮肤红肿、瘙痒有效。外敷可直接作用于病变部位，通过皮肤渗透和穴位刺激达到治疗目的。同时，外敷还可刺激血液循环，促进新陈代谢，缓解肿胀和疼痛。中医外治疗法，如通过药物煎煮后的蒸汽或泡洗关节，可治疗 PM/DM 引起的四肢肿胀、疼痛、功能障碍。应用时应根据证候类型选药。

## 六、临 床 研 究

PM/DM 作为一组复杂的自身免疫性疾病，长期以来一直是医学研究的重点，深入探究皮肌炎和多发性肌炎的发病机制、诊断方法和治疗手段，对于提高患者的治疗效果和生活质量具有重要意义。

（一）临床基础研究

**1. PM/DM 与免疫稳态失衡**

PM/DM 基础研究揭示了免疫稳态失衡在 PM/DM 中的关键作用。免疫稳态失衡涉及免疫细胞异常活化、细胞因子和趋化因子失衡。免疫细胞异常活化，T 细胞、B 细胞、巨噬细胞在 PM/DM 患者机体中数量增多，功能异常，具体表现为 T 细胞亚群比例和功能变化、B 细胞异常活化及巨噬细胞 M1/M2 极化失衡，导致免疫系统过度激活，攻击自身组织，加剧疾病进程；细胞因子和趋化因子失衡，分子信息传递失衡，加剧了炎症反应。

**2. PM/DM 与炎症反应**

在炎症反应的研究中，NF-κB、JAK/STAT、MAPK 等炎症信号通路的激活情况备受关注。这些通路在调节炎症反应中发挥了重要作用，其异常激活可能导致炎症反应的失控，进一步加剧疾病进程。同时，炎症介质如前列腺素、白三烯、活性氧等也在 PM/DM 疾病进展中发挥着重要作用，其产生和调控机制的研究有助于我们更深入地理解疾病的发病机制。

**3. PM/DM 与肠道菌群研究**

除了免疫细胞和炎症信号通路的研究外，肠道微生物菌群在 PM/DM 中的作用也逐渐受到重视。研究发现，患者肠道微生物菌群的组成和多样性可能与疾病进程有关，它们与免疫系统之间的相互作用可能进一步影响疾病的发展。因此，调节肠道微生物菌群可能成为 PM/DM 治疗的新策略。

**4. PM/DM 与表观遗传学研究**

表观遗传学方面的研究也在 PM/DM 研究中得到了重视。DNA 甲基化模式的改变、组蛋白修饰及非编码 RNA 如 miRNA、lncRNA 等的表达变化和功能异常，都可能影响基因的表达和免疫应答，从而在 PM/DM 的发病过程中发挥重要作用。这些研究不仅有助于我们更深入地理解 PM/DM 的发病机制，还可能为疾病的早期诊断和个体化治疗提供新的思路和方法。

（二）临床应用研究

**1. 免疫抑制剂**

在 PM/DM 治疗中，对于重症或激素复发患者，免疫抑制剂联合激素使用成为重要手段。MTX 与激素联合能改善肌力，减少不良反应，加速激素减量。CTX 可以缓解结缔组织病相关肺疾病呼吸困难，但需警惕其带来的性腺毒性。LEF 对难治性 DM 有显著疗效，能控制皮肤病变和避免肌肉受累。霉酚酸酯联合小剂量激素治疗 PM/DM 引起的间质性肺部病变，能改变疾病进程，降低发病率和死亡率，为患者带来新希望。

**2. 生物制剂**

PM/DM 的治疗已从依赖 GC 转变为联合免疫球蛋白和生物制剂的综合治疗手段。北美风湿病会议总结指出，生物制剂包括利妥昔单抗、阿巴西普等可治疗难治性 DM。目前研究认为，阿巴西普可显著降低难治性肌病患者的疾病活动度，利妥昔单抗改善 DM 患者皮疹症状及相关肌肉参数，减少激素用量，降低难治性皮疹的发生频率和免疫抑制剂使用次数。随机对照试验中，利妥昔单抗治疗难治性 PM/DM，83%患者达到改善标准，并减少了 GC 用量。此外，依库珠单抗作为补体 C5 阻断剂，在难治性 DM 的治疗中展现出了显著的有效性，这一发现预示着 C5 阻断剂在治疗危及生命或难治性 DM 的领域，具有进一步深入研究和应用的潜力。

**3. 干细胞移植**

干细胞凭借其组织修复与保护的功能，对于预防因免疫攻击而导致的伤害展现出了巨大潜力，因此成为治疗与自身免疫相关疾病的一种充满希望的方法。这种潜力的核心在于，由于患者自身的干细胞具有较低的免疫排斥风险，为治疗自身免疫相关疾病提供了更为安全的选择。在当前的研究中，对于免疫抑制剂控制不佳的患者，间充质干细胞治疗已经展现出了其辅助治疗的价值。但为了全面评估这一方法在 PM/DM 患者中的长期疗效和安全性，还需开展更大规模、更随机的临床研究，将其与常规治疗的对照组对比。值得注意的是，采用去 CD3/CD19 的移植物进行自体干细胞移植的患者，在治疗后取得了显著的改善，并实现了持续缓解，且并未观察到感染或器官毒性等严重的副作用。

## （三）中医药研究

**1. 病证结合研究**

现代研究将 PM 分为 6 型：风热犯表证、脾虚湿热证、邪热内盛证、肝肾亏虚证、瘀血内阻证、气阴亏虚证。风热犯表证，治宜疏散风热、养阴清肺，方用银翘散合清燥救肺汤加减；脾虚湿热证，治宜健脾益气、清热除湿，方用升阳益胃汤加减；邪热内盛证，治宜清热凉血，方用清瘟败毒饮合清营汤加减；肝肾亏虚证，治宜滋补肝肾，方用六味地黄汤加减；瘀血内阻证，治宜活血化瘀，方用身痛逐瘀汤加减；气阴亏虚证，治宜健脾益气养阴，方用补中益气汤合参苓白术散加减。还有学者从湿论治 PM，将其分为 5 型：湿热型、寒湿型、脾虚湿盛型、湿兼阳虚型、湿兼阴虚型。

**2. 临床用药研究**

（1）中药复方研究　PM 分型以湿热浸淫型、虚实夹杂型及脾虚湿盛型、热盛伤肝型为主：湿热浸淫型，治宜清热祛湿，方用五妙散（四妙散加萆薢）；虚实夹杂型，治宜祛邪与扶正兼施，予以茯苓、猪苓、泽泻、车前草、茵陈、砂仁、佩兰、藿香、白豆蔻、厚朴等药物治疗；脾胃湿盛型，治宜清热化湿、健脾益气，予以二妙丸加减；热盛伤肝型，治宜清热益气、补益肝肾，予以贯众、大青叶、黄芪、白芍、山茱萸、菟丝子、沙参、五味子、丹参等药物加减。

（2）单味中药研究　PM/DM 患者长期服用激素治疗，副作用较大，若配合中医辨治，可明显缓解症状，减轻激素副作用，稳定病情，提高患者生活质量。现代研究表明，牛膝能抑制 NF-κB 和丝裂原激活蛋白激酶（MAPK）活性，从而使 IL-6、炎症因子前列腺素 E2（PGE2）等炎症介质，以及基质金属蛋白酶-2（MMP-2）和基质金属蛋白酶-9（MMP-9）及一氧化氮（NO）的水平减少。患者经过治疗后，精神体力得到了明显的提升，肌肉酸痛症状完全消失，面部的皮肤损伤也显著减轻。除此之外，青风藤还具有祛风除湿、舒筋活络的功效，在治疗 PM/DM 时，能够缓解肌肉疼痛和僵硬，促进关节的灵活运动，对患者症状的改善起到了重要作用。青风藤中的有效成分还能够减轻炎症反应，抑制自身免疫反应，从而减轻疾病的进展。紫草凉血活血、清热解毒，其活性成分能够改善微循环，促进受损皮肤的修复，同时抑制炎症因子 IL-6 和 IL-1β 的产生，减轻皮肤炎症。

（3）中药单体研究　丹参多酚、黄连素、枸杞多糖及青蒿素等天然提取物在 PM/DM 的治疗中展现出独特价值。丹参多酚具有显著的抗炎和抗氧化作用，在治疗 PM/DM 中，丹参多酚可以降低体内的炎症反应，减少免疫细胞的过度激活，从而改善肌肉和皮肤的病理状态。黄连素是从黄连中提取的一种生物碱类化合物，具有广谱的抗菌和抗炎作用。在治疗 PM/DM 时，黄连素能够显著降低炎症水平，减轻肌肉和皮肤的炎症反应。枸杞多糖是从枸杞中提取的一种多糖类化合物，具有增强免疫力和调节免疫功能的作用。枸杞多糖能够改善 PM/DM 患者的免疫功能，减少免疫细胞的异常激活，从而减轻疾病的发展。青蒿素能够抑制免疫细胞的异常激活，减少炎症因子的释放，从而减轻肌肉和皮肤的炎症反应，同时还能够抑制皮肤成纤维细胞的增殖，防止皮肤纤维化的进一步发展，是治疗 PM/DM 的重要药物之一。

（4）中医外治研究　PM/DM 初期伴随炎性肿胀，肌肉疼痛者，用伸筋草、透骨草、红花煎水温浴。针对气阴两虚患者主取手足阳明经穴位，包括足三里、曲池、合谷、三阴交等，如痰湿较重，可再配伍丰隆、阳陵泉等穴。现代研究发现，治疗 PM 以西医治疗配合穴位注射疗法，取肩髃、曲池、阳陵泉、足三里每穴注射，与单纯西医治疗相比有效率高。此外热敏灸背部膀胱经并夜间药艾条悬灸补益要穴（如关元、气海）及刺络拔罐可缓解症状，提高患者生活质量。

# 七、转归与预后

PM/DM 的转归与预后取决于多种因素。儿童 PM 患者预后较好。大多数患者经过 GC 和免疫抑制剂治疗后预后相对较好。病情严重或治疗不及时的患者可能会出现进行性肌无力、肌肉萎缩、呼吸困难等；合并心脏、肺部病变的患者可能出现心功能不全、呼吸衰竭等；抗 MDA5 抗体阳性 PM 患者易合并感染，从而引起呼吸衰竭；患者病情持续进展会出现严重的肌肉无力和萎缩、皮疹等，伴发肺癌、乳腺癌等恶性肿瘤的概率增加，预后较差。

在 PM/DM 确诊后，医生要对患者的转归与预后进行判断，综合考虑病情严重程度、并发症情况、患者年龄等，进而做出评估。尽早期诊断和合理治疗对于 PM/DM 的预后非常重要，可减少并发症的风险。合理的治疗可使 PM/DM5 年病死率可下降到 15%～28%，并能有效缓解患者的症状，延缓疾病进展，提高患者的生活质量。

## 八、预防调护

PM/DM 目前确切的病因及发病机制尚不清楚，现多认为与遗传因素、环境因素、感染、药物等相关。患者平素应注意作息规律，居住环境通风，温湿度适宜，避免潮湿寒冷环境、避免感染的发生；日常生活中要注意防晒，避免日光直接照射；戒烟，远离烟雾环境；调畅情志、避免不良情志刺激；同时，按时服药，减停激素应缓慢进行并定期复查。

中医理论认为，肌痹乃因脾胃受损，进而导致气滞血瘀，肌肉失养而出现肌肉麻木不仁，甚则萎缩，疲软无力之症。患者应当合理安排饮食，忌食肥甘厚味、生冷、辛辣之品，以免损伤脾胃，可结合药膳疗法健脾补肾，同时适量运动，促进血液循环，增强肌肉力量。由于患者病程久，治疗疗程长，可结合中医针灸、拔罐、中药熏洗等辅助治疗。此外，家属和医生还要经常鼓励疏导患者，帮助患者建立恢复的信心，这不仅有助于病情的缓解，还能避免患者焦虑抑郁等心理疾病的发生。

### ❓ 课后思考

思考题 1：多发性肌炎/皮肌炎的治疗分为局部治疗和全身治疗，试述两种治疗方法以及各自的优势。

思考题 2：多发性肌炎和皮肌炎归属中医学"肌痹""痿证"范畴，如何理解"在治疗时，需要同时调理肺脾两脏，以恢复其正常功能"？

# 第六节　混合性结缔组织病

## 一、概　说

混合性结缔组织病（mixed connective tissue disease，MCTD）是一种独立的结缔组织病，临床表现为系统性红斑狼疮、SSc、皮肌炎、类风湿关节炎等疾病的某些症状，且血清中存在高滴度的斑点型抗核抗体及高滴度的抗 U1 核糖核蛋白抗体（anti-U1small nuclear ribonucleoprotein particle autoantibody，抗 U1-RNP 抗体）。该病临床表现包括手指弥漫性肿胀、雷诺现象、食道功能障碍、肌炎和血管炎等。本病在青年女性中较为常见，主要发病年龄在 20 至 30 岁之间，男女患者比例约为 1∶16。据报道，该病在世界范围内的发病率为 2.7%，我国的发病率尚不明确。

MCTD 根据其临床表现，与"痹病、皮痹、肌痹、周痹、阴阳毒、历节病"等病症存在共通之处。若患者的血管病变显著，则可根据中医理论，将其归类于"脉痹"的范畴内进行诊治。

## 二、病因病机

### （一）病因与发病机制

有研究指出，人类白细胞抗原 DR5 型（HLA-DR5）阳性的患者更易于发展为明确的 SSc（Systemic sclerosis，SS），而人类白细胞抗原 DR3 型（HLA-DR3）阳性的患者则更容易出现肺间质纤维化。某些化学物质，如聚氯乙烯和硅，可能与 MCTD 的发生存在一定的关联。逆转录病毒及流感病毒所携带的氨基酸序列与 MCTD 的主要免疫原 U1RNP 具有相似性。B 细胞可能通过识别这些病毒的氨基酸片段，将其递呈给 T 细胞，进而介导产生针对病毒及 U1RNP 的自身免疫性 T 细胞反应。

免疫功能异常与该病紧密相关，主要表现为血清中高滴度抗 U1-RNP 抗体、多种自身抗体、免疫球蛋白及免疫复合物含量升高。血管、肾小球基底膜等组织可见淋巴细胞和浆细胞浸润，免疫复合物和补体沉积。高丙种球蛋白血症和 T 细胞缺陷揭示免疫紊乱。剪接体抗体与自身免疫病有关，核心为抗 U1-RNP 抗体，靶抗原为小核核糖核蛋白（snRNP）和异质核核糖核蛋白（hnRNP）。

### （二）中医病因病机

在中医理论中，MCTD 的病因多归于"内因"与"外因"两个方面。内因主要与先天禀赋不足、脏腑功能失调、气血阴阳亏损有关，机体正气不足，易感受外邪。外因则多与风寒湿热等外邪侵袭、劳损、外伤等因素有关。在这些因素的共同作用下，机体的气血运行不畅，经络阻塞，从而产生疼痛、肿胀等症状。

先天不足者，多肾阴虚，内热生，外邪易入，痹证发。肾阳虚者，阴寒凝结，外邪再感，病程长则脏腑功能失调，气血虚衰。卫阳不固，风寒湿邪侵入人体，经络凝滞，气血不畅；外邪化热伤阴，湿热交阻，燥气伤津。久则血瘀痰凝，痹阻经络、关节，甚至伤及脏腑。

## 三、临床表现

本病好发于青年女性，典型临床表现为雷诺现象、关节炎和双手指弥漫性肿胀，实验室检查可见抗 U1-RNP 抗体高滴度阳性。病情发展可能导致肺间质纤维化、肺动脉高压和肾损害等难以控制的脏器损伤。后期，顽固性的雷诺综合征成为治疗难题。

### （一）雷诺现象

雷诺现象是几乎所有患者都可能出现的症状，常常是首发症状之一，也是导致患者就诊的主要原因。在疾病发展的后期，部分患者可能会出现手指末端的小溃疡，而病情严重的患者则有可能出现组织坏死的情况。

### （二）皮肤、关节、肌肉改变

皮肤改变是疾病早期症状，包括双手弥漫性肿胀、皮肤紧绷增厚，可能呈腊肠样形态。部分患者有面颊红斑、脱发和光过敏。少数 MCTD 患者可能有皮肌炎样皮肤损害。90% 以上患者有关节疼痛，60% 发生关节炎，关节疼痛或关节炎的程度超过 SLE。MCTD 患者常有肌痛，但肌酶和肌电图正常。部分患者出现炎性肌病。

### （三）内脏损害

约 85% 的 MCTD 患者出现肺部受累，典型表现为肺间质纤维化和肺动脉高压。至少 25% 的患者有肾损害，膜性肾小球肾炎最常见，部分表现为肾病综合征。心包炎发病率最高，其次为心肌病和心律失常。多数患者食管功能减退。腹腔、胆道、十二指肠出血及门脉高压等血管症状可能出现，腹痛为常见症状。

### （四）血液系统

MCTD 患者的血液系统常出现异常情况，其中最为显著的是贫血和白细胞减少。贫血多数情况下呈现慢性进程。白细胞减少与疾病的活动性存在一定的关联。

### （五）神经系统

神经系统病变中三叉神经病变最常见，头痛为常见症状，多为血管源性。近 50% 的 MCTD 患者出现感音性耳聋。其他神经系统受累包括多发性周围神经病变、脑栓塞、脑出血等。

## 四、诊断与鉴别诊断

### （一）诊断标准

对于出现雷诺现象、关节痛或关节炎、肌痛及手部肿胀等症状的患者，若同时出现高滴度斑点型 ANA 和高滴度抗 U1-RNP 阳性，应高度怀疑 MCTD 的可能性。常用 Alarcon-Segovia 标准和 Kahn 标准进行临床诊断。

**1. Alarcon-Segovia 标准**

（1）**血清学标准** 抗 U1-RNP 滴度 ≥1∶1600

（2）**临床标准** ①手肿胀；②滑膜炎；③肌炎；④雷诺现象；⑤肢端硬化。

若血清学标准伴有 3 条或 3 条以上的临床标准，其中必须包括滑膜炎或肌炎，则可诊断为 MCTD。

**2. Kahn 标准**

（1）**血清学标准** 高滴度抗 U1-RNP，相应斑点型 ANA 滴度 ≥1∶1200。

（2）**临床标准** ①手肿胀；②滑膜炎；③肌炎；④雷诺现象。

若血清学标准伴有雷诺现象和 3 条临床标准中的至少 2 条，则可诊断为 MCTD。

### （二）鉴别诊断

**1. 西医鉴别诊断**

（1）SLE SLE 也是一种自身免疫性疾病，其临床表现与 MCTD 有相似之处，如关节痛、皮疹、雷诺现象等。但 SLE 的皮损更为典型，且常有肾脏受累。

（2）RA RA 主要表现为对称性多关节炎，常伴有关节肿胀和晨僵。虽然 MCTD 也可能出现关节炎症状，但类风湿关节炎的关节受累更为严重，且常伴有关节畸形。

**2. 中医鉴别诊断**

（1）痹证主要表现为关节疼痛、麻木和僵硬，多因外邪如风寒湿热侵袭经络，导致气血不畅。

（2）虚劳则体现为全身虚弱、乏力和头晕，先天不足、后天失养或久病不愈等造成气血阴阳亏虚。两者可能相互影响，形成复杂病情，需综合治疗。

### （三）疾病评估

对于 MCTD 的评估，没有通用的疾病活动度评估方法。主要根据患者脏器受累情况及血清学、影像学、肺动脉高压检测等实验室检查结果进行评估。首先，观察患者的临床表现，如乏力、易疲劳、关节痛、雷诺现象、手指肿胀或硬化、肺部炎性改变、肌痛和肌无力、食管功能障碍、淋巴结肿大、脱发、皮疹等。这些症状和体征的严重程度和持续时间可以作为评估疾病活动性的重要参考依据。其次，通过检测抗 U1-RNP 抗体及 ANA 滴度、血沉、C 反应蛋白等指标来评估疾病的活动性，通过肺部 CT 可以显示间质性肺病等病变，从而评估肺部受累的程度。

## 五、治　疗

### （一）西医治疗

**1. 治疗原则**

MCTD 的治疗缺乏随机对照临床研究和相关指南的推荐，治疗原则建议仍然主要参考 SLE、RA、PM/DM 及 SSc 等传统治疗方法。这些治疗措施的选择将基于患者肺脏、肾脏、消化道、血液系统的累及情况等具体临床表现来确定，以实现个性化的治疗策略。中医药可以进行针对性治疗，且副反应少。

**2. 治疗药物**

（1）**钙通道阻滞剂**　针对大多数患者，推荐使用钙通道阻滞剂，如硝苯地平。对于严重的难治性病例，可能需要局部应用硝酸盐类药物，同时考虑应用内皮素拮抗剂（如波生坦）、磷酸二酯酶-5 抑制剂（如他达拉非）或前列腺素类似物（如伊洛前列素），主要用于治疗雷诺现象。

（2）**非甾体抗炎药**　针对以关节炎为主要症状的患者，轻度情况下可考虑使用非甾体抗炎药进行治疗。对于重症患者，需额外使用抗疟药或 MTX、LEF 以增强疗效。这些药物主要用于治疗关节炎。

（3）**GC 和免疫抑制剂**　肌炎患者可用 GC 和免疫抑制剂治疗。轻症和慢性病程患者推荐中小剂量激素，如泼尼松 10～30mg/d。急性起病和重症患者需大剂量激素，泼尼松 60～100mg/d，可加 MTX 或 HCQ。而对于膜性肾小球肾病重症患者用泼尼松 15～60mg/d，联合 CTX 治疗。肾病综合征推荐小剂量阿司匹林和双嘧达莫，并用血管紧张素转换酶抑制剂（ACEI）减少尿蛋白，必要时加 CTX。肾衰竭患者需透析治疗。SSc 肾危象主要采用 ACEI 治疗。

（4）**阿司匹林、钙通道拮抗剂**　肺动脉高压可选用阿司匹林、钙通道拮抗剂（如硝苯地平 10mg，每日 3～4 次）、血管紧张素转化酶抑制剂（如卡托普利 12.5～25mg，每日 2～3 次）。也可应用中、大剂量 GC 和免疫抑制剂，可选 CTX 和 MTX，也可试用硫唑嘌呤。

（5）**胃肠动力药**　消化道功能障碍伴有轻度吞咽困难的患者应用泼尼松，剂量为 15～30mg/d，伴反流者应用质子泵抑制剂。肠道运动障碍者可使用胃肠动力药，另外，肠道菌群失调者可使用微生物制剂。有肠系膜血管炎者要积极行营养支持，并使用激素、CTX 等治疗。

（6）**其他药物**　针对激素治疗无效的血小板减少、顽固性肌炎或溶血性贫血患者，建议考虑采用静脉输注丙种球蛋白或利妥昔单抗作为治疗手段。对于难治性的患者，药物治疗与血浆置换术联合应用或许能够取得更好的效果。

### （二）中医治疗

**1. 邪犯肺卫证**

主症：发热，恶风，肢体关节疼痛，咽喉红肿疼痛，面部及全身皮肤肿胀，并伴皮疹，手指发白或青紫。舌质红，苔薄黄，脉浮数。

治法：清热宣肺，解表通络。

代表方：银翘散加减（《温病条辨》）。

**2. 阴虚内热证**

主症：低热，手足心潮热，面色潮红，齿衄咽痛，便秘，四肢关节疼痛，尤以黄昏加重，掌指有瘀斑，指端青紫，手指屈伸不利。舌质红，少苔或无苔，脉虚细数。

治法：滋阴清热，化瘀通络。

代表方：玉女煎加减（《景岳全书》）。

**3. 痰热瘀阻证**

主症：手足瘀点较重，可见大量瘀斑，色暗红，手浮肿，白紫相间，下肢青斑累累。脱发、口舌糜烂、齿衄、肌衄、关节红肿疼痛，痛如针刺，肌肉灼热，酸软无力，小便短赤，自觉低热、潮热，烦躁不安，失眠，口干，但欲漱不欲咽。舌红苔少或苔薄，舌有瘀斑，舌下络脉粗，脉弦细数。

治法：清热化痰，活血通络。

代表方：犀角地黄汤加减（《备急千金要方》）。

**4. 热毒炽盛证**

主症：高热，颜面红赤，口干，口苦，渴喜冷饮，周身红斑，尿赤短少，大便干结，关节灼热、红肿、疼痛，指端皮肤颜色变化，或白或紫，全身肌肉酸痛乏力。舌质红，苔黄燥，脉洪数有力。

治法：清热解毒，化瘀通络。

代表方：清瘟败毒饮加减（《疫疹一得》）。

**5. 脾肾两虚证**

主症：面色潮红或面白无华，潮热盗汗或畏寒肢冷，神疲乏力，斑疹隐隐，色暗红，手浮肿呈腊肠样肿胀，指端白或青紫，两腿浮肿，按之凹陷不起，关节疼痛，无明显肿胀，不发热，食少纳呆，脘腹胀满。舌体胖嫩有齿痕，苔薄白或腻，脉细弱。

治法：益肾健脾，化瘀利水。

代表方：鹿茸丸加减（《三因极一病证方论》）。

除上述治疗方案外，还可使用针灸疗法：针对脾肾亏虚型，选取经渠、列缺、鱼际、尺泽、阴陵泉、足三里、上巨虚、血海等穴位。主要功效在于补益气血。治疗以灸法为主，每日进行一次，连续七日构成一个疗程。针对痰热瘀阻型，选取极泉、臂中、阳池、三阴交等穴位。若手指症状较重，可加用内关、手五里穴；若足趾症状较重，可加用照海穴。治疗时采用平补平泻手法，得气后留针 30 分钟，每日进行一次，连续十次构成一个疗程。针对热毒炽盛型，选取大椎、曲池、足三里、合谷、中冲、阳陵泉、阴陵泉、梁丘、血海、伏兔等穴位。治疗以泻法为主，每日进行一次，连续十日构成一个疗程。

# 六、临床研究

由于 MCTD 临床表现多种多样，目前尚缺乏针对性的基础研究，临床应用也缺乏大样本研究。中西医结合治疗已成为 MCTD 的重要治疗手段之一。未来的研究将聚焦于如何进一步优化中西医结合治疗方案，提高治疗效果和改善患者的生活质量。目前国内外对 MCTD 的基础性研究仅有少量且个例。

（一）临床基础研究

**1. 肺动脉高压**

肺动脉高压时常合并肌炎及心包积液，血沉更快，IgG 更高，多因素分析显示更高水平的 IgG 是 MCTD 肺动脉高压发病的危险因素。

**2. 眼病变**

MCTD 通常合并的眼病变表现为结膜干燥、巩膜炎等眼前节病变，而累及视网膜的病变则少见报道，有研究发现 1 例患者，其眼底检查可见出血斑、棉绒斑、血管迂曲等类似高血压性视网膜病变及视网膜静脉阻塞的表现。

**3. 免疫炎症**

有研究表明，IL-35 水平在 MCTD 患者中低于健康对照组，提示 IL-35 可能参与了 MCTD 的发病过程，且与临床疾病活动度、临床特征有一定关系。还有研究显示，MCTD 患者斑点型 ANA 最常见，均质型患者临床受累系统多、症状重，且转化为 SLE、SSc 比例高于斑点型。

（二）临床应用研究

目前尚缺乏针对 MCTD 的对照研究，仅有个案研究。

**1. GC**

有研究对 1 例 MCTD 患者进行治疗，给予糖皮质激素甲泼尼龙 80mg/d，治疗 5 日后改为醋酸泼尼松 40mg/d，治疗 5 日，疗效显著。MCTD 常易导致其他并发症，并发症的治疗不可忽视。有研究对 1 例 MCTD 合并黑变病患者进行治疗，静脉滴注甲泼尼龙 500mg/d×4 日，后 250mg/d×4 日；前列地尔 10μg/d，CTX 每 3 周 0.4g。口服醋酸泼尼松 60mg/d，依托考昔片 120mg/d，HCQ 片每次 200mg，2 次/日；LEF 片 20mg/d，疗效明确。还有研究对 1 例 MCTD 合并 ANCA 相关性血管炎患者进行治疗，使用 500mg/d 甲泼尼龙进行为期 3 日的静脉冲击治疗，随后改用口服醋酸泼尼松及每月静脉注射 0.8g 的环磷酰胺，持续治疗 12 个月，疗效明确。

**2. 免疫抑制剂**

有研究显示，肺纤维化病变者对糖皮质激素和免疫抑制剂不敏感，但严重患者也可用 CTX，治疗有效。

**3. 生物制剂**

有个例研究表明，对糖皮质激素治疗无效的血小板减少患者，使用利妥昔单抗治疗有效。同时，利妥昔单抗对于一些重症难治性抗合成酶抗体综合征患者有效。

**4. 干细胞移植**

根据最新的研究报告，目前已有 1 例 MCTD 合并难治性肌炎患者成功接受了自体外周血干细胞移植治疗。

（三）中医药研究

目前 MCTD 在中医药对应研究，仅有个例治疗报道。其致病特点为正气虚、邪气盛。治疗应扶持正气、祛除邪气，益气养阴、清热利湿，辅以通络。常用药物：石膏、当归、蚕砂等。本病属本虚标实，本虚为气血不足、脾肾阳虚，标实为寒凝、血瘀等。治疗应活血化瘀，调和气血，疏通经络。常用药物：鹿角霜、炮姜、肉桂等。发病因素多样，如先天禀赋不足、外感六淫等。治疗以宣肺降气、扶正祛邪为主，侧重散寒除湿、活血化瘀等。常用药物：生黄芪、桂枝、炒白芍等。

## 七、转归与预后

近 30 年来，国内外许多临床研究对 MCTD 的特点及转归进行了探讨，MCTD 是否能被称之为完全独立的一种疾病，或者它只是某一种特定的结缔组织疾病的中间过程，最终会演变为 SLE 或 SSc 等风湿性疾病，目前仍有争议。多数学者认为从基因学、血清学和临床方面都有足够的证据支持 MCTD 与其他"已确定"的结缔组织病一样，是一种可独立诊断的疾病。有不少研究表明，经长期随访后，有些 MCTD 患者最终会转变为典型的 SSc 和 SLE，因而，也有人认为本病并非一个独立性疾病，而是某种结缔组织病的早期或中间阶段。

具有高滴度抗 U1-RNP 抗体的患者，其罹患严重肾脏疾病和危及生命的神经系统损害的风险较低。然而，若患者的重要脏器受累，一般而言预后不良。肺间质病变与 MCTD 的预后密切相关，国外一项为期 4.2 年的随访研究显示，HRCT 检查正常的患者病死率为 3.3%，而伴有严重肺纤维化的患者病死率高达 20.8%。不仅如此，进展型肺动脉高压、心脏并发症及合并感染亦是 MCTD 患者死亡的主要原因。

## 八、预防调护

MCTD 作为一种复杂的自身免疫性疾病,预防显得尤为重要。预防的主要目标是减少疾病的发病风险,延缓疾病进展,并预防并发症的发生。患者应保持健康的生活方式,包括合理饮食、适度运动、规律作息等,有助于增强机体免疫力,减少疾病的发生。尽量避免接触可能诱发疾病的因素,如感染、紫外线照射、化学物质等。

中医认为,调畅情志尤为重要。家人和医护人员应给予患者充分的关心和支持,帮助患者建立积极的心态,增强战胜疾病的信心。保持良好的生活习惯,避免过度劳累,保证充足的休息和睡眠。同时,注意合理饮食,增加营养摄入,提高机体抵抗力。即使阴虚内热的患者畏热,也要注意防寒保暖,否则会加重关节肌肉病痛;医护人员要观察面部红斑和皮疹消退情况,告知患者不要用合成化妆品,防止刺激皮肤;患者少量积液时可以正常活动,大量积液或心肌损害时需卧床休息。

### 课后思考

思考题 1:混合性结缔组织病需与哪些疾病进行鉴别?
思考题 2:混合性结缔组织病如何辨证论治?

# 第六章 血管炎

## 第一节 大动脉炎

### 一、概 说

大动脉炎（takayasu arteritis，TAK）是一种原因不明的主要累及主动脉及其主要分支的慢性进展性、非特异性大血管炎性疾病，主要造成受累动脉管腔狭窄、闭塞、扩张、动脉瘤和动脉夹层。TAK 常隐匿起病，早期可出现发热、乏力、体重下降等系统性炎症表现。随着疾病进展，患者逐渐出现与血管病变相关的症状和体征，包括颈部疼痛、肢体间歇性跛行、咯血、胸痛、黑矇和头痛等症状。此后患者可出现不同程度的血管器质性病变，如主动脉瓣关闭不全等，还可继发高血压、心肌梗死等疾病。TAK 多见于亚洲地区的年轻女性，30 岁前发病者约占 90%，全球年发病率约 2.6 例/百万人。

中医学历代医籍中未见此病名的记载，但根据其无脉、眩晕、乏力、胸闷等临床症状，可将此病归属"脉痹"范畴。脉痹，病在脉，主要表现为肢体疼痛、无力、脉搏微弱或无脉等，《素问·痹论》曰："痹……在于脉则血凝而不流"，指出脉痹的基本病机为脉道血流不通。TAK 多因先天禀赋不足，滋养脾胃乏源，后天脾胃失调，无力生化气血，渐致脾肾两虚。一旦继发其他靶器官损害，如心脏损害、肾脏损害、眼底病变等，可又出现相应的临床并发症如心悸、胸闷咳喘、水肿、视力受损等。据此又可分属于"心悸""喘证""水肿""目盲"等中医疾病范畴。

### 二、病因病机

TAK 的病因和病理机制是一个复杂而多因素的过程，尚未完全明确，仍有许多未知之处，需要进一步的研究来深入理解，目前研究认为遗传、环境等多种因素介导的免疫反应在其中扮演重要角色，对于大动脉炎病因及发病机制的探索仍有许多待解之谜，阐明疾病机制是开发新的有效治疗方法的必要条件。

（一）病因与发病机制

TAK 病因及发病机制目前尚不明确，可能涉及遗传、感染、雌激素等多个方面。基于 TAK 种族、地理分布差异和时有报道的家族发病特点，有人提出 TAK "遗传易感性"理论，并发现 TAK 患者某些 HLA 等位基因频率明显高于同种人群的正常对照组，即 TAK 的发病与 HLA 系统相关，如研究发现 HLA-B*52 基因在日本、韩国、土耳其和墨西哥等多个国家 TAK 患者中多见，而 HLA-MICA、HLA-DQA1、HLA-DQB1 和 HLA-DRB1*07 基因则与中国汉族人群 TAK 密切相关。感染被认为是TAK发病的重要诱因，有证据表明TAK患者对结核分枝杆菌65kDa热休克蛋白（HSP）

的反应增强，该抗原或与 TAK 发病相关。此外，鉴于 TAK 好发于年轻女性，男女患病比例约为 1∶（4~9）。另外雌激素过多可能是 TAK 的重要发病因素之一。

TAK 是累及主动脉及其主要分支的慢性进展性、非特异性大血管炎，其发病机制尚未阐明。有研究认为 TAK 发病以"外膜起病"为特征。研究认为 TAK 疾病早期主动脉外膜可有大量炎症细胞浸润和纤维化，并逐渐累及全层，导致血管壁显著增厚、僵硬、顺应性下降，管腔狭窄甚至闭塞或扩张，直接影响重要脏器如脑、心、肾等的供血，出现相应的缺血表现，严重时会造成脏器功能不全。此外，自身免疫学机制认为先天性免疫及获得性免疫均参与了 TAK 的发病过程，早期组织中局部树突状细胞、自然杀伤细胞、γδT 细胞、CD8$^+$T 淋巴细胞浸润增多，产生一系列趋化因子，形成趋化因子结合受体来刺激局部免疫功能。

### （二）中医病因病机

TAK 病因多样，包括正气不足、寒湿邪气内侵、脏腑功能紊乱等。外邪如风寒湿邪可阻滞经络，内伤如气血两虚或妊娠出血多导致气血两伤。气虚血虚致经脉空虚，情志不畅则气滞血瘀。先天不足、过劳、饮食不节、久病伤脾肾也可导致脾肾阳虚。热邪内炽耗伤阴液，肝郁化火致肝肾阴虚，亦可致无脉证。

中医认为本病病机为本虚标实，气血阴阳不足，痰瘀互结。病位多涉及心、肝、肾，病情复杂。风寒湿邪痹阻经络，气血不通，形成痹证。久则气虚，血液凝滞，导致疼痛、乏力。气虚影响血液生化，不能上荣于脑，导致头晕。气虚失温煦，血脉凝滞，痹阻不通。肾虚导致阴亏、阳不足，减弱了温煦和推动血行的力量，血流减缓，瘀滞脉络。肾中真阳衰竭，阳虚生内寒，寒则血凝，瘀阻脉络。肾阴肾阳俱损，血脉凝泣，脉痹不通则痛。肾为五脏阴阳之本，先天不足或后天失养导致肾精亏虚，精血同源，精亏则血少，血液运行不畅，脉痹不荣则痛。

## 三、临床表现

TAK 的临床表现可有全身非特异症状和血管功能障碍表现两大类。在疾病早期可仅表现为全身非特异症状，包括发热、全身不适、乏力、肌痛、关节痛及体质量减轻等，由于症状具有隐匿性，诊断较为困难。随着病情的发展，可逐渐出现不同血管受累的炎症表现和相应器官缺血症状，具体临床表现分类如下。

### （一）全身症状

TAK 常隐匿起病，少数患者在局部症状或体征出现前数周可有全身不适，表现为发热、乏力、食欲不振、出汗、体重下降，部分患者也可出现颈部疼痛、肌痛、关节炎和结节红斑等局部症状。

### （二）局部动脉炎症表现或严重狭窄所致的缺血表现

TAK 的临床表现因受累血管部位不同而差异较大，临床按病变部位不同分为 5 种类型：头臂动脉型（主动脉弓综合征）、胸-腹主动脉型、主-肾动脉型、混合型和肺动脉型。头臂动脉型（主动脉弓综合征）主要累及升主动脉、主动脉弓及弓上分支。升主动脉瘤样扩张或动脉瘤形成较狭窄更常见，可导致主动脉瓣关闭不全，叩诊心界扩大，主动脉瓣听诊区可闻及舒张期吹风样杂音，患者出现心悸、胸闷、胸痛、活动耐量下降，严重时可有急性左心力衰竭竭的表现。胸-腹主动脉型主要累及胸主动脉和腹主动脉及其分支。大多数胸主动脉受累患者无症状，少数可有高血压、胸痛、背痛，发生胸主动脉夹层时胸痛剧烈。腹主动脉受累主要表现为由腹腔干、肠系膜动脉受累引发的腹痛、便血、肠功能紊乱，甚至肠梗阻，严重者有节段性肠坏死。主-肾动脉型主要累及腹主动脉和肾动脉。20.5%~63.0%的 TAK 患者有单侧或双侧肾动脉受累，大动脉炎性肾动脉炎可导致肾动狭窄、肾血管性高血压、肾萎缩、肾功能减退。具有上述三种类型中两种以上的临床表现，即为我国 TAK 患者最常见的类型——混合型（广泛型），多数患者病情较严重。10%～50% 的 TAK 患者累及肺动脉型，患者临床可有心悸、气促、咯血。

## 四、诊断与鉴别诊断

### （一）诊断标准

对于 TAK 的确切诊断，需要结合临床表现、实验室检查、影像学检查与特征性的病理改变做出诊断。1988 年日本学者石川（Ishikawa）提出了第一个 TAK 诊断标准（Ishikawa 标准），但因其年龄限制及敏感度低，临床实用性不足，1995 年石川又提出改良版 Ishikawa 诊断标准，其敏感度和特异性分别提高到 92.5% 和 95%；1990 年 ACR 提出了分类标准，其敏感度为 75.76%、特异性为 85.86%；2022 年 ACR 和 EULAR 基于国际多中心 DCVAS 队列更新了 TAK 的分类标准，其在亚洲人群中验证的敏感度为 92%、特异性为 93.2%，并其在中国人群中验证的敏感度为 79.1%、特异性为 98.5%。因此，在中国研究人员建议采用 2022 年 ACR 和 EULAR 联合制定的分类标准诊断（表 6-1）。

表 6-1 2022 年 ACR/EULAR 大动脉炎分类标准

| | 条目 | 评分（分） |
| --- | --- | --- |
| 准入条件 | | |
| 诊断年龄≤60 岁 | | |
| 影像学存在血管炎证据 | | |
| 分类标准 | | |
| 临床标准 | 女性 | 1 |
| | 血管炎引起的心绞痛或缺血性心脏疼痛 | 2 |
| | 上肢和（或）下肢运动障碍 | 2 |
| | 动脉杂音 | 2 |
| | 上肢动脉搏动减弱 | 2 |
| | 颈动脉搏动减弱或触痛 | 2 |
| | 双上肢收缩压差≥20mmHg | 1 |
| 影像学标准 | 受累动脉数 [a] | |
| | 1 支 | 1 |
| | 2 支 | 2 |
| | 3 支及以上 | 3 |
| | 对称动脉成对受累 | 1 |
| | 腹主动脉伴肾动脉或肠系膜动脉受累 | 3 |

（注：满足 2 条准入条件的同时，分类标准评分总分≥5 分者，诊断为大动脉炎；[a] 为取最高分值；1mmHg=0.133 kPa）

### （二）鉴别诊断

**1. 西医鉴别诊断**

（1）巨细胞动脉炎　与 TAK 同属于大血管性血管炎，但该病好发于老年人，男性稍多于女性，以单侧或双侧颞动脉炎症、颞部疼痛为主要特征，临床表现为头痛、突发视力下降甚至失明、下颌跛行。巨细胞动脉炎也可累及主动脉及主要分支。可疑巨细胞动脉炎患者，应行颞动脉活检明确诊断，但近年有证据显示影像学中的动脉彩超和 MRA 具有同等的诊断价值。

**（2）慢性主动脉周围炎** 主要表现为主动脉周围软组织异常增殖，而主动脉本身结构正常，增生的软组织可包绕周围脏器，影响脏器功能，如炎性组织包绕输尿管导致肾后性梗阻、肾盂积液、肾功能不全。最新研究发现29%～59%主动脉周围炎为IgG4相关性疾病，外周血IgG4水平升高及病理发现IgG4+浆细胞在主动脉周围增殖区域浸润有助于明确诊断。

**2. 中医鉴别诊断**

皮痹是因先天禀赋不足，外感风寒湿热之邪，卫阳受阻，脉络不通，而致营卫不和，气血运行失调。卫气不固，风寒外侵，伤于脉络，脉络痹阻，可见皮硬不仁、身痛、肢肿。寒凝、气滞、痰浊均可导致血瘀阻络，可见四肢末端发凉，甚则筋脉挛急，皮硬不仁。

### （三）疾病评估

TAK疾病活动度的评估应结合患者的临床表现、体征、炎症指标和影像学表现，目前建议首选2018年EULAR制订的TAK管理指南，它提出根据TAK疾病活动定义对疾病活动进行评估，亦可使用Kerr评分或2010年印度大动脉炎疾病活动度评分（ITAS 2010/ITAS.A）标准评估TAK疾病活动度。

**1. 2018年EULAR制订的TAK疾病活动度**

（1）存在与TAK活动相关的新发、持续或恶化的典型临床症状或体征，且与既往损害无关。

（2）至少出现下述表现中的一项：①当前影像学或组织活检病理显示疾病活动；②新近出现的由TAK引起的缺血性并发症；③持续升高的炎症指标（除外其他原因）。

**2. Kerr评分标准**

（1）全身症状。

（2）血管缺血症状与体征。

（3）ESR升高（≥20mm/1h）。

（4）血管造影阳性，目前可由MRA、CTA、PET-CT、动脉彩色多普勒超声所替代。

以上每项计1分，总分≥2分为TAK活动。

**3. ITAS 2010评分标准（表6-2）**

ITAS 2010评分总分≥2分为TAK活动。在ITAS 2010评分基础上，增加急性期炎性指标［ESR评分（ESR 21～39mm/1h为1分，ESR 40～59mm/1h为2分，ESR＞60mm/1h为3分）或CRP评分（CRP 6～10mg/dl为1分，CRP 11～20mg/dl为2分，CRP＞20mg/dl为3分）］为ITAS.A评分，ITAS.A评分≥5分为TAK活动。

表6-2 ITAS 2010评分标准

| 条目 | 评分（分） |
| --- | --- |
| 1. 全身症状 | |
| （1）乏力、体重下降（＞2kg） | 1 |
| （2）肌肉/关节痛/关节炎 | 1 |
| （3）头痛 | 1 |
| 2. 腹部 | |
| 严重腹痛 | 1 |
| 3. 泌尿生殖系统 | |
| 流产 | 1 |
| 4. 肾脏 | |
| 高血压：舒张压＞90mmHg | 2 |
| 高血压：收缩压＞140mmHg | 1 |

续表

| 条目 | 评分（分） |
| --- | --- |
| 5. 神经系统 | |
| （1）卒中 | 2 |
| （2）癫痫（非高血压性） | 1 |
| （3）晕厥 | 1 |
| （4）眩晕/头晕 | 1 |
| 6. 心血管系统 | |
| （1）杂音 | 2 |
| 　　1）右颈动脉 | 1 |
| 　　2）左颈动脉 | 1 |
| 　　3）右锁骨下动脉 | 1 |
| 　　4）左锁骨下动脉 | 1 |
| 　　5）右肾动脉 | 1 |
| 　　6）左肾动脉 | 1 |
| （2）脉搏不对称 | 2 |
| 　　血压不对称 | 1 |
| （3）新出现的脉搏消失： | 2 |
| 　　1）右颈动脉 | 1 |
| 　　2）左颈动脉 | 1 |
| 　　3）右锁骨下动脉 | 1 |
| 　　4）左锁骨下动脉 | 1 |
| 　　5）右肱动脉 | 1 |
| 　　6）左肱动脉 | 1 |
| 　　7）右桡动脉 | 1 |
| 　　8）左桡动脉 | 1 |
| 　　9）右股动脉 | 1 |
| 　　10）左股动脉 | 1 |
| 　　11）右腘动脉 | 1 |
| 　　12）左腘动脉 | 1 |
| 　　13）右胫后动脉 | 1 |
| 　　14）左胫后动脉 | 1 |
| 　　15）右足背动脉 | 1 |
| 　　16）左足背动脉 | 1 |
| （4）肢体运动障碍 | 2 |
| 　　1）上肢 | 1 |
| 　　2）下肢 | 1 |
| （5）颈动脉疼痛 | 2 |
| （6）主动脉瓣关闭不全 | 1 |
| （7）心肌梗死/心绞痛 | 1 |
| （8）心肌病/心功能不全 | 1 |

## 五、治　疗

TAK 的治疗主要是控制血管炎症、预防血栓形成，必要时进行手术干预来恢复血管的功能。治疗方案应当根据病情的严重程度、病变部位和个体差异来选择和调整。治疗过程中还需密切监测病情的变化和预防可能的并发症。

### （一）西医治疗

**1. 治疗原则**

TAK 的治疗原则：早诊断、早治疗，积极控制并发症和疾病活动，改善患者预后。TAK 的治疗目标分为短期目标和长期目标。短期目标为控制疾病活动、改善症状，达到临床缓解。但在短期达标后，高达 50%~96% 的患者 5 年内出现疾病复发，而复发是导致脏器损害和不良预后的主要原因。因此 TAK 的长期治疗目标为预防和减少复发，实现疾病的长期持续缓解。

**2. 药物治疗**

（1）GC　是治疗大动脉炎的基础用药，具有抗炎、抗免疫作用。轻度 TAK 患者，初始治疗可选低剂量激素。单个局限性病变 TAK 患者，初始使用治疗泼尼松 25~30mg/d。严重活动 TAK 患者，推荐使用泼尼松 40~60mg/d，最大不超 60mg。急性、严重脏器受损 TAK 患者，考虑激素冲击治疗。病情控制后，在 DMARDs 维持治疗下，激素逐渐减量，2~3 月减至 15~20mg/d，一年后减至 ≤10mg/d，达到个体化最小剂量。

（2）csDMARDs　大部分患者对激素治疗敏感，但单用激素难以维持长期稳定的病情，50%~80% 患者激素减量时复发，且使用激素长期治疗有副作用。早期联用 csDMARDs 可减少复发。治疗 TAK 的 csDMARDs 包括 MTX、CTX 等。药物选择需综合考虑疾病活动度、严重程度、并发症、生育要求、药物安全性和成本。

1）HCQ：是一种抗疟药，能阻断抗原呈递、抑制促炎症细胞因子等发挥免疫抑制作用。研究显示，口服 200~400mgHCQ 可减少大动脉炎复发。HCQ 是较安全的抗风湿药，主要不良反应包括胃肠道问题如恶心、呕吐等，可通过调整剂量减少不良反应。较为严重不良反应为视网膜病变，有该不良反应的患者应限制 HCQ 长期使用。对无高风险者，初始用药和用药 5 年后需眼科检查。对高风险者，在服药前及服药后每年均需进行眼科检查。

2）MTX：是治疗风湿免疫病的常用药，价格低、易获取，副作用小。其主要作用机理是抑制二氢叶酸还原酶，减少二氢叶酸向四氢叶酸的转化，干扰 DNA 合成和细胞复制。治疗 TAK 时，MTX 常用剂量为 10~15mg/qw，但需警惕骨髓抑制、胃肠道反应和肝功能异常等副作用。Meta 分析显示 MTX 治疗 TAK 部分缓解率为 50%，影像学稳定为 88%，复发率为 44%。

3）LEF 为异噁唑类免疫抑制药，抗增殖、抗炎，口服后抑制二氢乳清酸脱氢酶活性，阻断嘧啶合成，影响 DNA 和 RNA 合成。选择性抑制活化 T 细胞功能，阻断 B 细胞增殖，减少抗体产生，减轻炎症。治疗 TAK 时 LEF 剂量为 10~20mg/d，不良反应有肝脏转氨酶升高、腹泻、瘙痒等。Meta 分析显示部分缓解率 80%，影像学稳定率 87%，GC 剂量减少 59%，复发率 4%，不良事件发生率 8%。

4）CTX：用于治疗缺血相关严重事件，如脑卒中、视力下降等。副作用有骨髓抑制、生殖毒性等。治疗 TAK 可静滴 0.5~0.75g/m$^2$，q4w。Meta 分析显示：CTX 治疗大动脉炎部分缓解率 48%，影像学稳定率 67%，复发率 15%，不良事件率 100%。CTX 治疗患者 1 年、5 年无事件生存率分别为 100%、72.2%，降低 38% 不良预后风险。

5）其他药物：除上述药物外，还可以使用霉酚酸酯、硫唑嘌呤、环孢素 A、他克莫司等，但目前对这些药物的使用缺乏高质量的临床研究证据，因此应综合考虑疾病活动度、严重程度、并发症或合并症、生育要求、药物安全性、治疗成本等因素，选择合适的药物。

（3）bDMARDs　经过足疗程、足量治疗后仍不能达到临床缓解的难治型患者，应更换为另一种 tsDMARDs 或由 tsDMARDs 更换为生物制剂，或由一种生物制剂更换为另一种生物制剂或更换为小分子 JAK 激酶抑制剂治疗。

1）IL-6 受体抑制剂：托珠单抗是较早被应用于治疗 TAK 的生物靶向药物，一项研究显示托珠单抗可以治疗难治性 TAK。在使用糖皮质激素的基础上，采用合适剂量的托珠单抗治疗 6 个月后，其诱导疾病缓解率与 CTX 治疗相接近；此外，托珠单抗在平衡基质金属蛋白酶-基质金属蛋白酶抑制剂方面更具优势，可能对减轻血管损伤有潜在的价值；而托珠单抗的常见不良反应为感染、胃肠功能紊乱、注射部位皮肤反应等。

2）TNF-α 拮抗剂：是较早用于治疗 TAK 的生物靶向药物。在一项纳入 12 项 TNFi 治疗 TAK 的荟萃分析中，研究发现主要应用的 TNF-α 拮抗剂为英夫利昔单抗 3~8mg/kg/次，每 4~8 周静脉滴注，阿达木单抗 40mg/次，每 2 周皮下注射或依那西普 50mg 每周 1 次皮下注射。

3）JAK 抑制剂：JAK 通路是 IL-6、TNF 等细胞因子的共同信号通路，靶向抑制 JAK 削弱 IL-6 效应。托法替布作为 JAK1/3 抑制剂治疗大动脉炎，部分患者临床缓解，血管进展减缓。不良反应包括带状疱疹、胃肠道反应、肝功能不全等。

**3. 其他治疗**

（1）抗栓治疗　抗血小板治疗可以保护 TAK 患者免受急性缺血事件，但抗凝治疗效果不显著，且存在潜在出血风险，因此指南建议：TAK 患者非必要不常规使用抗血小板治疗。但高风险患者或手术前后患者，建议加用抗血小板治疗。

（2）外科手术治疗　是 TAK 综合治疗的核心，旨在解决脏器缺血、改善血流动力学和脏器功能，减少并发症并改善预后。根据手术时限分为急诊手术、限期手术和择期手术。急诊手术：针对急性主动脉夹层、动脉瘤破裂风险或急性心肌梗死等急危重症，需立即手术；限期手术：经内科治疗无效，存在严重组织器官缺血、难治性高血压、动脉瘤破裂风险或心脏瓣膜病变等情况，需在限定时间内开展手术；择期手术：TAK 患者短期内无危及生命的紧急情况，但存在动脉狭窄引起的潜在问题，应考虑择期手术。因 TAK 活动期手术风险高，择期手术应在疾病稳定期进行。

（二）中医治疗

**1. 风寒湿痹阻证**

主症：发热，恶寒，周身倦怠乏力，下肢沉重，关节酸楚，胃脘痞满，患肢脉象减弱或无脉等，舌质淡，苔白，脉细弱或沉细而缓。此证多见于本病初期。

治法：益气温阳，散寒祛湿，活血通痹。

代表方：黄芪桂枝五物汤加减（《金匮要略》）。

**2. 热结瘀阻证**

主症：肢体酸楚无力，肌肉或关节红肿热痛，头痛，心烦失眠，急躁，口干喜冷饮，大便燥结，小便黄赤，甚则神昏谵语，舌质红绛，苔薄黄，脉微细而数或无脉。此证为本病活动期的常见证候。

治法：清热解毒，活血通络。

代表方：解毒蠲痹汤（《路志正经验方》）。

**3. 湿热郁阻证**

主症：周身倦怠，困重神疲，肢体麻木，关节酸痛，胃脘痞满，不思饮食，便溏溲黄，妇女带下赤白，舌尖边红，苔白厚腻，脉濡细而数，或无脉。此证见于本病的活动期。

治法：清热利湿，活血通脉。

代表方：甘露消毒丹加减（《续名医类案》）

**4. 气血两虚证**

主症：肢体麻木，四肢酸楚疼痛，倦怠无力，心悸短气，头晕目眩，失眠多梦，舌质淡苔白，脉微细或沉伏、无脉。

治法：益气补血，荣筋通络。
代表方：八珍汤加减（《正体类要》）。

**5. 气滞血瘀证**
主症：精神抑郁，肢体倦怠，酸胀麻木，胸胁窜痛，胸闷，善太息，头痛目眩，女子经行不畅或闭经，舌质淡苔薄白，脉细如丝或无脉。
治法：疏肝解郁，健脾和营。
代表方：逍遥散加减（《太平惠民和剂局方》）。

**6. 痰浊瘀阻证**
主症：肢体倦怠，酸胀麻木，疼痛无力，关节疼痛，屈伸不利，肌肤色暗、肿胀或有瘀斑，面色黧黑，脸肿，下肢易肿，胸闷多痰，舌质或暗或紫暗或有瘀斑，苔白厚腻，脉弦细而涩，或细涩如丝或无脉。
治法：涤痰蠲痹，祛瘀化湿。
代表方：涤痰蠲痹汤（《路志正经验方》）。

**7. 脾肾阳虚证**
主症：畏寒喜暖，四肢逆冷，腰膝酸软，肢体麻木，周身乏力，倦怠嗜卧，神疲健忘，脘痞纳少，头晕气短，腹胀便溏，尿少浮肿，下肢沉重，举步不健或跛行，女子经期延后，经常腹痛或闭经，面色㿠白，舌质淡，体胖苔白，脉微弱欲绝或无脉，跌阳脉消失。
治法：健脾补肾，温经散寒，活血通脉。
代表方：培土温阳蠲痹汤（《路志正经验方》）。

**8. 肝肾阴虚证**
主症：腰膝酸软，肢体麻木、无力，瘀痛，口干舌燥，五心烦热，失眠健忘，耳鸣耳聋，视物不清，头晕目眩，肢体倦怠无力，下肢尤甚或跛行，或四肢不温，女子月经前期，量少色暗、质黏稠或闭经。舌质红少苔，脉细数或细涩而弱或无脉。
治法：滋补肝肾，活血通络。
代表方：麦味地黄丸加减（《医宗金鉴》）。

# 六、临床研究

TAK 的发病由多种因素引起，这些因素导致免疫细胞之间相互"串扰"，进而造成机体免疫失衡，当前已取得较好的研究成果，且部分成果已应用于 TAK 的临床诊断与治疗中，但其发病机制仍有许多未解之谜，因此研究者应展开更加深入、广泛的临床基础与应用研究，以期为 TAK 早期诊断、病情监测、药理研究、新药开发等提供更为可靠、多样的支撑。

(一) 临床基础研究

**1. TAK 与免疫系统**
TAK 是一种免疫介导的疾病，其中自身免疫反应导致大动脉壁的炎症。免疫系统的异常激活可能导致多种免疫细胞的参与。研究发现，TAK 患者主动脉组织中多种免疫细胞如巨噬细胞、$CD4^+T$ 细胞、$CD8^+T$ 细胞、γδT 细胞、自然杀伤细胞、中性粒细胞浸润，介导自身免疫的发生。

**2. TAK 与 T、B 细胞失衡**
TAK 患者外周血中存在失衡的 T 细胞亚群，表现为辅助性 T 细胞 Th1 和 Th17 反应的亢进和调节性 T 细胞（Treg）应答的下调，促进自身免疫疾病的发展。最近一项研究发现 TAK 患者血清中存在 2 种内皮细胞表面抗原：内皮细胞蛋白 C 受体和 B 类清道夫受体 I，这 2 种抗体可促进内皮细胞活化及 T 淋巴细胞向 Th17 分化，为 B 细胞参与 TAK 的发病进一步提供依据。

**3. TAK 与细胞因子**

细胞因子具有调控细胞生长、增殖、分化及促进炎症反应等功能。IL-6，TNF-α 等对大动脉炎的发病发展至关重要，尤其是对血管壁的炎症微环境起重要作用。在血管壁的炎症微环境中，促炎细胞因子增多，抑制因子相对减少。

**4. TAK 与信号通路**

近年来诸多研究证实了细胞信号通路在 TAK 的发病中发挥着重要作用，如 mTOR、JAK-STAT、单核巨噬细胞信号通路等，这些通路也参与了 TAK 炎症过程的调控。

（二）临床应用研究

**1. TNF-α 抑制剂**

TAK 对 GC 敏感，多数患者可通过中高剂量激素治疗缓解。对于难治性患者，2021 年 ACR 指南推荐可考虑起始联合 TNF-α 抑制剂。TNF-α 抑制剂在 TAK 中疗效已证实。一项前瞻性研究显示，对 GC 联合 2 种免疫抑制剂治疗无效的 TAK 患者，采用 TNF-α 抑制剂治疗且不增加糖皮质激素剂量时可以取得一定成效。其中，完全缓解的定义是：疾病体征和症状消退，炎症标志物正常，动脉成像无进展，糖皮质激素剂量＜15mg/d。部分缓解标准类似。3 个月时完全和部分缓解率分别为 31.6%和 58.8%，6 个月时分别为 52.6%和 64.7%。这项研究支持 TNF-α 抑制剂对难治性 TAK 患者的有效性和安全性。

**2. IL-6 受体拮抗剂**

当 TNF-α 抑制剂存在使用禁忌时，也可以考虑使用 IL-6 受体拮抗剂托珠单抗治疗难治性患者。最新的研究发现，IL-6 在 TAK 患者外周血及血管壁组织中表达水平升高，IL-6 的基因多态性与 TAK 的发生可能存在一定的相关性。在 IL-6 拮抗剂托珠单抗治疗方面，目前多项临床试验结果不仅表明了其有效性与安全性，证实托珠单抗能够有效治疗 TAK。目前，国内尚未批准托珠单抗用于治疗大动脉炎，但在日本托珠单抗已获批用于治疗年龄≥12 岁的糖皮质激素耐药的 TAK 复发和难治性患者。

（三）中医药研究

中医药在 TAK 治疗中具有"减毒增效"的作用，通过中医药与激素等药物联合应用，我们希望能够获得高质量的循证医学证据，以证实其在避免或减轻激素不良反应、保护肾上腺皮质功能、延长稳定期、减少复发、提高疗效等方面的有效性。

**1. 病证结合研究**

基于 TAK 的中医病因与激素使用特点，复旦大学附属中山医院提出"分期—病证"结合的诊疗决策，为中医药治疗 TAK 提供思路。TAK 诱导缓解期轻中型：初期激素治疗改善症状，副作用少，同时予患者有益气活血、疏风通络作用的中药，减少激素剂量。TAK 诱导缓解期重型/难治型：激素、免疫抑制剂使用量大、时间长，机体气阴两虚、阴虚内热，予 TAK 患者复旦中山 2 号方滋阴凉血，纠正阴虚内热。TAK 维持稳定期：长期大剂量激素治疗导致肾上腺皮质功能受损，机体脾肾阳虚、痰湿内停，予患者有益气活血、疏风通络、温补肾阳功效的中药，提高肾上腺皮质功能，协助激素减量或停用。

**2. 临证用药研究**

（1）**中药复方研究** TAK 病机多属本虚标实，治疗需补血温经散寒，虚实兼顾。可选《金匮要略》当归四逆汤，其以当归、桂枝为主，温阳散寒，养血通脉。现代药理学发现其能扩张血管、抑制血凝、改善微循环等。若 TAK 活动期伴虚寒征象，可选黄芪桂枝五物汤合当归四逆汤加减，其益气温经、和血通痹，具有抗炎价值，可降低 TNF-α 及 CRP 表达水平。TAK 以气虚为本，瘀血为标，治疗需补气活血，通经活络。可选《医林改错》补阳还五汤，重用黄芪补气，当归等活血行血，现代药理显示其可能通过促进血管恢复、抗炎等发挥疗效。

(2) **中药单味研究** 通过对中医药治疗 TAK 的文献分析发现，前 12 位常用中药依次为当归、黄芪、川芎等。其中，常用药对组合以"黄芪-当归""黄芪-桂枝"最具代表性，其中"黄芪-当归"具有补气、生血、活血功效，为补阳还五汤主药，"黄芪-桂枝"药对组合有益气温经、和血通痹作用，是黄芪桂枝五物汤主药。研究还涉及 3 味药和 4 味药的核心组合模式，这些核心组合模式均强调益气活血通络，体现本病与"虚"与"瘀"的关系。

## 七、转归与预后

TAK 预后较好，慢性病程中，受累血管侧支循环形成丰富，故而患者长期生存率高，大多数患者可参加轻度工作。预后主要取决于高血压程度及脑心肾等重要脏器功能的保有程度，GC 联合免疫抑制剂治疗能明显改善预后。TAK 患者的主要死亡原因为脑梗死、脑出血、心力衰竭或肾衰竭等。因此，疾病的早期筛查，以及对疾病活动性、血管损伤程度和相关重要脏器功能和结构受累情况的评估尤为重要。TAK 一经确诊，需积极控制炎症、缓解症状，阻止疾病进展，防止复发，减少脏器损伤和药物相关的副作用，实现全病程达标治疗，延长生存时间和提高生活质量。如有必要，使用外科手术干预受损血管及相应脏器。

## 八、预防调护

基于 TAK 的非特异性早期临床表现，活动期 TAK 若不能及时诊断治疗，可导致不可逆的重度血管损伤，逐渐进展并出现严重并发症，如高血压、心功能不全、脑梗死等，因此，我们应重视早期识别并筛查高危人群，包括青中年女性伴血压异常、脉搏减弱或无脉、颈痛或颈部血管杂音者。对于 TAK 活动期患者建议多休息、避免感染，对发病早期有上呼吸道、肺部或其他脏器感染者，应有效控制感染，对防止病情进展有一定意义。此外还应重视对 TAK 患者的健康宣教，指导患者积极锻炼，增强体质，保持正确的生活方式并及时进行自我监测，提高自身免疫力，同时也要定期检查各项指标。

中医认为本病的发生不外乎"虚"与"瘀"，所以患者在日常生活中应重视固护正气和改善血液循环。如日常起居时，应饮食有节，起居有常，保持良好的生活习惯。虚邪贼风，避之有时，对于辨证属火热、湿热、阴虚郁热证候者，应告诫其不可过于贪凉，洗浴仍以温水为宜，以免寒冷之气从肌表入侵，加重病情；属气血虚和脾肾虚者，要注意保暖，随气候变化增减衣被。平时不可贪凉饮冷，服汤药要温服，以防感寒引起胃肠不适。对于痰瘀凝滞及气滞血瘀的患者，告诫其要保持情志稳定，避免大怒。此外平时生活中注意衣着宽松，不可过紧，以免影响血液运行。

> **课后思考**
>
> **思考题 1：** 大动脉炎是一种非特异性的大血管炎，因其受累血管部位不同，表现各异，具体有哪些共同表现和独特表现？
>
> **思考题 2：** 西医辨病分期治疗，中医辨证论治，那么中西医结合诊治大动脉炎的特色优势有哪些？

# 第二节 抗中性粒细胞胞质抗体相关血管炎

## 一、概 说

抗中性粒细胞胞质抗体（ANCA）相关血管炎（ANCA associated vasculitis，AAV）是一组以血清中能检测到 ANCA 为最突出特点的系统性小血管炎，主要累及小血管（小动脉、微小动脉、微小静脉和毛细血管），但亦有中等大小动脉受累，是临床最常见的一类系统性小血管炎。经典的 AAV 包括肉芽肿性多血管炎（granulomatosis with polyangitis，GPA）、显微镜下多血管炎（microscopic polyangitis，MPA）和嗜酸性肉芽肿性多血管炎（eosinophilic granulomatosis with polyangitis，EGPA），其中 GPA 和 MPA 在发病机制、临床表现和治疗方法的相似度较高。GPA 发病率为每年 0.4/10 万人，任何年龄均可发病，30～50 岁多见；MPA 平均发病年龄为 50 岁；EGPA 较少见，可发生于任何年龄，平均发病年龄为 44 岁。

中医学典籍中无"血管炎"相关病名，现代医家基于中医理论结合临床实践将其分为活动期和稳定期。活动期 AAV 依发病时不同表现，病名不尽相同；稳定期则归于"血痹"、"脉痹"一类。《金匮要略·血痹虚劳病脉证并治》："血痹病从何得之……重因疲劳汗出……加被微风，遂得之。"《素问·痹论》言："以夏遇此者为脉痹。"

## 二、病因病机

AAV 相关血管炎病因未明，目前普遍认为该类疾病有可能是在某些遗传背景下由某些环境因素诱发的。AAV 是一类可累及全身多系统的自身免疫性疾病，发病机制中最主要的特点是 ANCA 诱导中性粒细胞活化，释放毒性颗粒蛋白，造成坏死性小血管炎。

### （一）病因与发病机制

GPA 可能和 HLA-B50、HLA-B55、HLA-DR1 及 HLA-DQ7 等基因表达有关，具体关系仍有待进一步研究。而 AAV 的发生与感染、药物等均有关系。目前在中性粒细胞胞质颗粒髓过氧化物酶（myeloperoxidase，MPO）-AAV 和蛋白酶 3（proteinase 3，PR3）-AAV 患者体内都发现一些基因变异与疾病易感性相关，提示基因多态性参与 AAV 的发病过程。AAV 与感染之间的关系很早之前即有报道，PR3-ANCA 阳性的 AAV 患者中，鼻腔慢性携带金黄色葡萄球菌的患者有更高的疾病复发风险。此外，肼屈嗪、丙硫氧嘧啶等药物也与 AAV 的发病有关。

AAV 发病时血清 ANCA 水平升高，通过间接荧光免疫法可检测到 c-ANCA 和 p-ANCA，两者的靶抗原为 MPO 和 PR3。AAV 患者中性粒细胞动员增加导致 PR3 和 MPO 表达，易被 ANCA 激活，导致脱颗粒和释放致病物质。中性粒细胞受促炎症因子如 IL-1 和 TNF-α 刺激而半激活，与 ANCA 作用后脱颗粒破裂。中性粒细胞吸附内皮细胞，导致血管炎。AECA 也参与血管炎发病，通过补体和抗体介导的细胞毒作用损伤血管壁。

### （二）中医病因病机

本病发病与素体亏虚、外邪侵袭、药食不当等相关。劳倦、年老体弱、禀赋不足导致肺、脾、肾三脏亏虚，生成水湿、湿浊、痰热、毒瘀，侵犯血脉而发病。外感风寒、寒湿、湿热之邪长期蕴结生毒，新感内外合邪导致脏腑功能失调，毒瘀化火损伤血络。过食生冷肥甘损伤脾胃，脾失运化，痰湿内生，脉络瘀阻。误用药物损伤脾肾，酿生毒浊，瘀阻脉络。

本病病机为毒瘀伤脉，本虚标实，邪正交争。正气不足则抗邪无力，主要责于肺、脾、肾三脏亏虚。外感邪气诱发，致脏腑失调，热毒损伤血脉，热瘀互结。病机关键为虚、毒、湿、瘀。

## 三、临床表现

AAV 患者临床表现出高度异质性，最常累及的部位包括皮肤、肾脏、肺、神经系统等，严重者可以出现快速进展性肾小球肾炎（RPGN）、弥漫性肺泡出血（DAH）、肺肾综合征等，甚至可以危及生命。

## （一）全身症状

多数 AAV 患者有全身症状，如发热、乏力、食欲减退和体重下降等。30%～80%的 AAV 患者会出现关节肿痛，肌痛亦是 AAV 患者常见的临床表现之一。

## （二）皮肤、黏膜损害

皮肤、黏膜是 AAV 最常受累的组织，主要表现为口腔溃疡、皮疹、紫癜、网状青斑、皮肤梗死、溃疡和坏疽，指端溃疡较为常见。

## （三）眼、耳鼻喉部病变

眼部常见症状有结膜炎、眼睑炎、角膜炎、巩膜炎、虹膜炎，部分患者突眼明显。眼底检查可见视网膜渗出、出血、血管炎和血栓形成，少数患者复视、视力下降。耳部症状方面，中耳炎、神经感应性或传导性耳聋最常见，耳软骨受累时耳廓红肿热痛。鼻部症状多表现为鼻塞、脓血涕、嗅觉减退或丧失为，鼻息肉常见于 EGPA 患者，鼻软骨受累可致鞍鼻。喉部症状常因软骨和气管软骨受累引起，患者会出现声嘶、喘鸣、呼吸困难等症状。

## （四）呼吸系统受累

AAV 主要影响呼吸系统，表现为咳嗽、咳痰、喘鸣，严重者可出现咯血、呼吸困难。支气管哮喘是 EGPA 的早期呼吸道表现，可能先于其他症状出现。肺部病变在影像上可见浸润影、结节、空洞和间质病变。

## （五）内脏受累

AAV 患者肾脏受累，常见表现为血尿、蛋白尿、水肿、高血压，以血尿最突出，肾功能损害严重者血肌酐升高，部分患者出现急进性肾衰竭。AAV 患者的心脏受累虽然并非常见，但与患者的预后密切相关。5%～15%的 GPA 患者、10%～20%的 MPA 患者出现心脏受累，而 22%～49%的 EGPA 患者出现心脏病变。心脏受累可表现为心包炎、心包积液、心肌病变、心脏瓣膜关闭不全；一些患者可出现冠脉受累，表现为心绞痛、心肌梗死。虽然 AAV 患者腹部受累较少见，仅见于 10%～30%的患者，但其为预后不良的重要因素。腹部受累表现为腹痛、腹泻、便血、肠穿孔、肠梗阻和腹膜炎，少数患者亦可出现急性胰腺炎。

## 四、诊断与鉴别诊断

### （一）诊断标准

AAV 诊断依靠临床表现、实验室检查、影像学检查及病理结果，既往诊断 AAV 常按 1990 年 ACR 提出的 GPA 和 EGPA 分类标准（1990 年 ACR 分类标准）。2022 年，ACR 和 EULAR 联合提出了 AAV 的新分类标准，即 2022 年 ACR/EULAR AAV 分类标准（表 6-3）。

表 6-3　2022 年 ACR/EULAR AAV 分类标准

| | 项目 | 指标 | 得分 |
|---|---|---|---|
| GPA | 临床标准 | 鼻腔出血、溃疡、结痂、充血或堵塞，或鼻中隔缺损/穿孔 | +3 |
| | | 软骨受累（耳或鼻软骨炎症、声音嘶哑或喘鸣、支气管受累或鞍鼻畸形） | +2 |
| | | 传导性或感音神经性听力受损 | +1 |

续表

| 项目 | | 指标 | 得分 |
| --- | --- | --- | --- |
| GPA | 实验室、影像和活检标准 | c-ANCA 或抗 PR3 抗体阳性 | +5 |
| | | 胸部影像学检查示肺结节、包块或空洞 | +2 |
| | | 活检可见肉芽肿、血管外肉芽肿性炎症或巨细胞 | +2 |
| | | 影像学检查示鼻腔/鼻窦炎症、实变或积液，或乳突炎 | +1 |
| | | 活检可见寡免疫复合物肾小球肾炎 | +1 |
| | | p-ANCA 或抗 MPO 抗体阳性 | −1 |
| | | 血清嗜酸性粒细胞计数≥1×10^9/L | −4 |
| MPA | 临床标准 | 鼻腔出血、溃疡、结痂、充血或堵塞，或鼻中隔缺损/穿孔 | −3 |
| | 实验室、影像和活检标准 | p-ANCA 或抗 MPO 抗体阳性 | +6 |
| | | 胸部影像学检查示：纤维化或间质性肺病 | +3 |
| | | 活检可见寡免疫复合物肾小球肾炎 | +3 |
| | | c-ANCA 或抗 PR3 抗体阳性 | −1 |
| | | 血清嗜酸性粒细胞计数≥1×10^9/L | −4 |
| EGPA | 临床标准 | 阻塞性气道疾病 | +3 |
| | | 鼻息肉 | +3 |
| | | 多发性单神经炎 | +1 |
| | 实验室和活检标准 | 血清嗜酸性粒细胞计数≥1×10^9/L | +5 |
| | | 活检可见血管外有以嗜酸性粒细胞为主的浸润 | +2 |
| | | c-ANCA 或抗 PR3 抗体阳性 | −3 |
| | | 血尿 | −1 |

注：对于 GPA 的诊断，上述 10 项条目，得分≥5 分可诊断为 GPA。对于 MPA 的诊断，上述 6 项条目，得分≥5 分可诊断为 MPA。对于 EGPA 的诊断上述 7 项条目，得分≥6 分可诊断为 EGPA。应用此标准前应确定诊断小血管炎或中血管炎，且排除类似血管炎的替代诊断。AAV.抗中性粒细胞质抗体相关血管炎；GPA.肉芽肿性多血管炎；MPA.显微镜下多血管炎；EGPA.变应性肉芽肿性血管炎；c-ANCA.细胞质抗中性粒细胞胞质抗体；抗 PR3 抗体.抗蛋白酶 3 抗体；p-ANCA.核周抗中性粒细胞胞质抗体；抗 MPO 抗体.抗髓过氧化物酶抗体

（二）鉴别诊断

**1. 西医鉴别诊断**

本病主要与感染性疾病、其他结缔组织病相鉴别。细菌、真菌、梅毒等可以模拟 AAV 的临床表现，如细菌性心内膜炎，仔细的体格检查、血培养阳性可协助区分细菌性心内膜炎与 AAV。SLE、抗磷脂综合征可引起血管栓塞和皮肤改变，与 AAV 的一些临床表现相似，也需要进行仔细鉴别。

**2. 中医疾病鉴别**

AAV 在中医古籍中无相应病名，稳定期多归类于"脉痹"。脉痹是由正虚邪侵脉络，血流不畅，甚至凝涩，血脉闭阻所致，脱疽则是因寒冷刺激、房事不节、过食膏粱厚味、情志不遂或外伤，致气血凝滞，经脉阻塞，肢节失养。脉痹以疼痛为主要表现，可伴有麻木不仁、脉弱或无，脱疽则外腐内坏，以坏疽为主要表现。脱疽早期属于脉痹范畴，后期属于痛疽范畴。

（三）疾病评估

对病情的准确评估是决定治疗策略的基础与重要依据，因此对 AAV 患者的每一次随访，均应

采用目前国际上普遍采用的伯明翰血管炎疾病活动度评分（birmingham vasculitis activity score，BVAS）（表6-4）对疾病的活动性评估疾病活动性；AAV的长期管理亦需对疾病造成的脏器损害进行评估，目前普遍采用血管炎损伤指数（vasculitis damage index，VDI）对器官的损伤进行评估，区分疾病活动与疾病造成的脏器损伤在制定治疗方案时至关重要。VDI包括64个项目，分为11个类别，医生可从骨骼肌肉、皮肤/黏膜、眼、耳鼻喉、肺、中枢心血管系统、外周血管系统、胃肠道、肾脏、神经精神以及其他等方面进行评估，用于记录血管炎患者自发病以来的器官损伤。在血管炎发病前，患者的合并疾病不需计分，可使用BVAS记录病情活动的特征。新患者有时VDI评分为0，这是由于VDI主要记录血管炎发病后造成的器官损伤。仅当患者自血管炎发病超过3个月，并且血管炎发病后损伤进展或加重，才会产生非零的VDI评分。

表6-4 伯明翰系统性血管炎活动评分（BVAS）（4周内）

| 1. 系统性表现（3最高总分） | | 2. 皮肤表现（6最高总分） | | 3. 黏膜/眼（6最高总分） | |
|---|---|---|---|---|---|
| 无 | 0 | 无 | 0 | 无 | 0 |
| | | 梗死 | 2 | 口腔溃疡 | 1 |
| 关节痛/关节炎 | 1 | 紫癜 | 2 | 生殖器溃疡 | 1 |
| 发热（<38.5℃） | 1 | 其他皮肤血管炎 | 2 | 结膜 | 2 |
| 发热（≥38.5℃） | 1 | 溃疡 | 2 | 葡萄膜炎 | 4 |
| 过去一月内体重下降（1~2kg） | 1 | 坏疽 | 4 | 视网膜渗出 | 6 |
| 体重下降（>2kg） | 2 | 多发肢端坏疽 | 6 | 视网膜出血 | 6 |
| 4. 耳鼻喉（6最高总分） | | 5. 胸部（6最高总分） | | 6. 心血管（6最高总分） | |
| 无 | 0 | 无 | 0 | 无 | 0 |
| 流涕/鼻塞 | 2 | 呼吸困难/喘息 | 2 | 杂音 | 2 |
| 鼻窦炎 | 2 | 肺部结节或纤维化 | 2 | 新近出现的心跳漏搏 | 4 |
| 鼻衄 | 4 | 胸腔积液/胸膜炎 | 4 | 主动脉关闭不全 | 4 |
| 结痂 | 4 | 炎性渗出 | 4 | 心包炎 | 4 |
| 外耳道渗出 | 4 | 咯血/肺出血 | 6 | 新近心肌梗死 | 6 |
| 中耳炎 | 4 | 大咯血 | 6 | 慢性心力衰竭/心肌病 | 6 |
| 新近耳聋 | 6 | | | | |
| 声嘶/喉炎 | 2 | | | | |
| 声门以下受累 | 6 | | | | |
| 7. 腹部（9最高总分） | | 8. 肾脏（12最高总分） | | 9. 神经系统（9最高总分） | |
| 无 | 0 | 无 | 0 | 无 | 0 |
| 腹痛 | 3 | 高血压（收缩压≥140mmHg和（或）舒张压≥90mmHg） | 4 | 器质性意识模糊/痴呆 | 3 |
| 血性腹泻 | 6 | 蛋白尿（尿蛋白定性>"+"或24h尿蛋白定量>0.15g） | 4 | 癫痫发作（非高血压所致） | 9 |
| 胆囊穿孔 | 9 | 血尿（>+或10RBC/Hp） | 8 | 脑血管意外 | 9 |
| 肠梗死 | 9 | 肌酐125~249μmol/L | 8 | 脊髓损伤 | 9 |
| 胰腺炎 | 9 | 250~499μmol/L | 10 | 多发运动单神经根炎 | 9 |
| | | >500μmol/L | 12 | | |
| | | 肌酐上升>10% | 12 | | |

注：1. 各系统评分有最高限，超过单项最高分以最高分计，各单项总评分最高63分。2. 15分以上为活动。

## 五、治　　疗

AAV 最大的临床特点是极易复发，因此如何减少疾病复发是 AAV 治疗中的最大挑战。对出现重要脏器损害 AAV 的重症复发患者，需按照新发疾病进行治疗，即使用足量激素联合 CTX 或利妥昔单抗治疗。轻症复发可通过增加激素剂量来重新诱导疾病缓解。对复发频繁的轻症复发患者，需加强或调整免疫抑制剂的使用。

### （一）西医治疗

**1. 治疗原则**

AAV 的治疗原则为快速明确诊断、快速开始诱导治疗、早期诱导缓解以防止造成器官的不可逆损害。AAV 的治疗分为诱导缓解与维持缓解两个阶段。在诱导缓解期间应尽快使疾病达到缓解，以防止器官的不可逆损害；维持阶段的治疗是使疾病持续处于缓解状态，减少疾病复发，最终治疗目标是停药缓解。

**2. 药物治疗**

（1）**糖皮质激素**　激素是 AAV 诱导缓解的一线治疗药物，起始剂量为泼尼松 1mg/（kg·d）或等效剂量，最大剂量为泼尼松 80mg/d 或等效剂量；重症患者需甲泼尼龙 500~1000mg 静脉输液，每日 1 次，连续 3d。

（2）**免疫抑制剂**

1）CTX：CTX 作为最常用于诱导缓解治疗的免疫制剂，通常适用于中重度病情患者。使用方法为 1000mg 静脉输液，每 2 周 1 次，3 次后改为每 3~4 周 1 次，持续 3~6 个月；亦可采用口服 CTX 2mg/（kg·d），最大剂量为 200mg/d。有研究显示，CTX 静脉输液与口服比，更能实现诱导缓解，且累积剂量更少，不良反应更少。对病情重或难治的患者，可能考虑使用 CTX 进行短期或有限期的维持治疗，但仍需严格监测累积剂量和不良反应。

2）硫唑嘌呤：硫唑嘌呤为嘌呤类似药，有时可替代 CTX，为维持治疗的首选药物，常用剂量为 2mg/（kg·d）。

3）MTX：一般用于轻、中度血管炎患者（无肺出血或肾炎患者）的维持治疗，其副作用较小，用量为 10~15mg，1 周一次，口服、肌注或静注疗效相同。

4）吗替麦考酚酯：最大剂量为 2g/d，作为一种新型的免疫抑制剂，副作用较小，已成功应用于器官移植排异治疗中，近年也有该药用于治疗 ANA 的报道，虽然其耐受性好，但复发率较高，其疗效还有待进一步的研究证实。

5）环孢素 A：环孢素 A 近年来在血管炎的患者中也有试用的报道，但复发率较高，常用剂量为 3~5mg/（kg·d）。

6）LEF：LEF 亦可作为二线维持缓解的治疗药物，常用剂量为 20~30mg/d。

**3. 生物制剂**

（1）**抗 CD20 单抗**　以 B 细胞为靶向的单克隆抗体利妥昔单抗在 AAV 诱导下缓解的疗效与 CTX 相比无显著差异，对复发的 AAV，利妥昔单抗的诱导缓解率高于 CTX。利妥昔单抗的治疗剂量为每周 375mg/m² （体表面积），连续 4 周，或 1000mg，每 2 周 1 次，共 2 次，两种使用方法的疗效相似。维持治疗阶段利妥昔治疗剂量为 500mg，每 6 个月 1 次，亦可根据患者外周血 B 细胞计数和免疫球蛋白水平进行治疗。

（2）**静脉用丙种球蛋白**　丙种球蛋白主要通过两种机制发挥免疫调节作用，一方面，其可结晶片段（Fc）能够介导免疫调节过程；另一方面，抗原结合片段（Fab）可干扰抗原反应或参与抗独特型抗体交叉作用，进而抑制抗体形成。此外，丙种球蛋白还可抑制 T 淋巴细胞增殖，并降低自然杀伤细胞的活性从体液免疫和细胞免疫多个层面调节机体免疫功能。大剂量丙种球蛋白还具有广谱抗病毒、细菌的作用，一般与激素及其他免疫抑制剂合用，剂量为 400mg/（kg·d），连用 5～7 日。

**4. 其他疗法**

（1）**血浆置换** 无论是新发抑或复发的 AAV 患者，若因急进性肾小球肾炎导致的血肌酐水平＞500mmol/L（5.7mg/dl）或已处于需进行透析治疗的状态，均需行血浆置换治疗。此外，由免疫介导的严重肺泡出血是血浆置换的明确指征。

（2）**一般治疗** 诱导缓解治疗通常需足量 GC（以下简称激素）联合免疫抑制剂。经诱导缓解治疗病情稳定后，患者进入维持治疗阶段。维持缓解治疗主要采用小剂量激素联合一种免疫抑制剂的方案，常用的免疫抑制剂包括硫唑嘌呤、MTX、吗替麦考酚酯、钙调磷酸酶抑制剂等。

（3）**疾病监测与随诊** 如果患者的疾病持续处于缓解状态，则可考虑减停药物。首先减停激素或使用最小有效剂量的激素维持病情稳定，待病情稳定一段时间后，再逐渐减停免疫抑制剂，最终达到停用激素和免疫抑制剂的目标。由于 AAV 非常容易复发，其中 PR3-ANCA 阳性 AAV 患者的复发率明显高于 MPO-ANCA 阳性患者，因此 AAV 患者在病情稳定后至少需要维持治疗 2 年。对 PR3-ANCA 阳性的 AAV 患者，基于其更高的复发风险，需更长时间地维持治疗。对减停药物的患者，亦应密切监测，以防疾病复发。

## （二）中医治疗

中医认为本病在辨证论治时应按照急则治标、缓则治本的原则，分为急性期和缓解期进行辨证。急性期着重清热解毒、凉血化瘀、利湿泄浊，祛邪；缓解期注重益气养血、活血通络，扶正益气，兼顾清余邪，减少复发。

**1. 急性期**

（1）**风热犯肺证**

主症：发热，头痛，咽喉疼痛，关节肿痛，咳嗽、痰中带血丝，口干口苦，水肿，小便短赤或排泄不畅，大便干结不爽，舌质红，舌苔黄，脉浮数。

治法：清热解毒。

代表方：银翘散（《温病条辨》）合五味消毒饮（《医宗金鉴》）加减。

（2）**热毒炽盛证**

主症：身热重着，咳嗽咳痰，恶心呕吐，口干，烦躁不安，甚至神昏谵语，咯血、呕血、便血、尿血或紫斑，小便短赤或尿少，舌红或绛红，苔黄腻，脉弦数或滑数。

治法：解毒祛湿、凉血化瘀。

代表方：清瘟败毒饮（《疫疹一得》）加减。

**2. 缓解期**

（1）**痰浊瘀阻证**

主症：脉络紫黯，肢体逆冷、肿胀疼痛，皮色黯滞或痰核硬结，皮疹紫暗痒轻，头晕头重，胸闷脘痞，纳呆，泛吐痰涎，舌暗，或见瘀斑，苔白或黄腻，脉沉弦滑。

治法：豁痰散结，活血化瘀。

代表方：双合汤（《杂病源流犀烛》）加减。

（2）**脾肾两虚证**

主症：恶心呕吐，倦怠乏力，四肢水肿，尿少甚至尿量全无，面色黯或白，精神萎靡，倦怠乏力，短气，大便不通，头晕目眩，舌体胖、质黯，脉沉细弦。

治法：健脾补肾、和胃降浊。

代表方：香砂六君子汤（《古今名医方论》）合旋覆代赭汤（《伤寒论》）加减。

（3）**气阴两虚证**

主症：肢体无力酸痛，肌肉萎缩，肌肤干燥脱屑，皮疹色淡，头晕心悸，面色萎黄，倦怠消瘦，口干咽燥，腰酸腿软，短气汗出，或小便热，五心烦热，或大便干结，或腰部刺痛，关节疼痛，舌质红或少津，或有瘀斑，脉细弦或细数。

治法：益气养血，活血通络。

代表方：参芪地黄汤（《杂病源流犀烛》）合二妙丸（《丹溪心法》）加减。

## 六、临 床 研 究

AAV 的传统治疗分为诱导缓解和维持缓解两阶段。免疫抑制剂在治疗中占据核心地位，但其不良反应如机会性感染和高死亡风险备受关注。因此，研究人员对不同免疫抑制剂的安全性和疗效进行了广泛对比研究。此外，也有研究针对疾病机制探索不同的给药方案和靶向治疗。

### （一）临床基础研究

**1. AAV 与补体系统**

研究表明补体替代途径激活参与 AAV 发病，且补体 5a 受体（C5a receptor，C5aR）是探索 AAV 治疗的重要靶点。有研究发现血浆补体因子（complement factor，CF）H 亦与 AAV 密切相关，AAV 患者血浆 CFH 水平下降，且 CFH 抑制中性粒细胞激活的功能减弱，两者共同作用促进发病。AAV 患者机体由于由于免疫系统紊乱，免疫细胞异常激活，导致炎症反应增加，进而使得血清补体表达水平异常。研究发现 AAV 患者体内 C1q、C3 水平明显低于健康人群，低 C1q、C3 水平的 AAV 患者临床预后明显更差。

**2. AAV 与轴突导向蛋白 4D（semaphoring 4D，SEMA4D）**

中性粒细胞膜表达的 SEMA4D 抑制 NET 的产生，而 AAV 患者体内激活的中性粒细胞因下调了 SEMA4D 的表达，导致 NET 的过度形成，进而促进了炎症的发展。

**3. AAV 与 T、B 细胞平衡**

T 细胞亚群如 Th1/Th2 细胞、Th17、调节性 T 细胞（Treg）、细胞毒性 T 细胞（$CD8^+T$）、γδT 细胞等参与了 AAV 的发病机制。同时，ANCA 激活的中性粒细胞刺激 B 细胞与 ANCA 产生的增加有关。此外，B 淋巴细胞刺激因子（Blys）/B 细胞活化因子（BAFF）水平升高与 AAV 相关。

### （二）临床应用研究

西医在治疗 AAV 方面具有一定的优势，且治疗手段不断发展优化。主要方式有药物治疗、血浆置换、免疫吸附等，药物治疗包括糖皮质激素、免疫抑制剂、生物制剂等类型，激素联合免疫抑制剂仍是基础治疗方案。

**1. 单克隆抗 CD38 抗体**

达雷妥尤单抗（daratumumab）是单克隆抗 CD38 抗体，可直接通过 Fc 介导的交联机制诱导的细胞凋亡，也可通过补体依赖的细胞毒作用（CDC）、抗体依赖的细胞毒作用（ADCC）、抗体依赖的细胞吞噬作用（ADCP）等免疫介导的肿瘤细胞溶解作用，抑制表达 CD38 的肿瘤细胞的生长。目前研究表明，2 例重度难治性 AAV 患者，在使用利妥昔单抗和 CTX 进行诱导治疗后，ANCA 水平仍持续升高，而达雷妥尤单抗对其治疗展现出一定效果。达雷妥尤单抗治疗 AAV 患者缓解方面表现出安全性和有效性，值得进行前瞻性临床试验，并筛选出可以从浆细胞靶向药物中受益的患者。

**2. 补体系统抑制**

阿伐可泮（avacopan，CCX168）是一种选择性口服 C5aR 拮抗剂。在一项评估 CCX168 用于 ANCA 相关性血管炎患者疗效和安全性的全球性、随机、双盲、活性对照、双模拟Ⅲ期试验中，结果显示，对于 AAV 患者，CCX168 在 26 周时的缓解效果不劣于泼尼松，在 52 周持续缓解方面优于泼尼松。依库珠单抗（eculizumab）是 C5 补体抑制剂，抑制 C5 激活，用于 AAV 治疗。报道显示，一例因分解代谢物基因激活蛋白（cAP）激活导致急性肾衰竭的 AAV 患者，经依库珠单抗治疗后肾功能几乎完全恢复。但依库珠单抗的安全性和有效性仍需更多研究。

**3. 新的治疗靶点**

（1）**髓过氧化物酶抑制剂**　AZM198 是一种口服给药的髓过氧化物酶（MPO）抑制剂。研究发现，它可减少 AAV 患者的中性粒细胞脱颗粒和损伤。小鼠模型和 AAV 患者肾活检样本评估证实，AZM198 可以通过延迟 MPO 抑制减轻肾损伤，且不影响免疫反应。基于此，MPO 抑制可能有效辅助治疗新月型肾小球肾炎。鉴于 MPO 在神经内分泌瘤中的作用，其自身抗原抑制可能成为潜在的治疗靶点。

（2）**阿巴西普**（abatacept）　是一种选择性 T 细胞共刺激调节剂，是由人细胞毒 T 淋巴细胞相关抗原-4（CTLA-4，也称 CD152）的胞外区与 IgG-1 Fc 段组成的融合蛋白，通过与抗原递呈细胞表面上的 CD80 和 CD86 结合，抑制 T 细胞的激活。一项针对非重度 GPA 复发患者的小型（$N=20$）前瞻性试验评估显示，阻断抗原呈递细胞和 T 细胞与选择性共刺激调节剂阿巴西普的相互作用可能有益于 AAV 患者。

### （三）中医药研究

中医药治疗 AAV 有一定的特色，AAV 多归属中医"血痹""脉痹"范畴，随着医学进步，医学界对 AAV 中医辨证分型、AAV 肺肾受累患者中医证候及临床用药规律等方面的研究日渐深入。

**1. 病证结合研究**

（1）**AAV 中医辨证**　一项回顾性分析显示，AAV 患者中医辨证证候依次为痰热互结证、脾肾亏虚证、热毒炽盛证、痰瘀毒滞证，其中痰热互结证最多，女性患者比例高于男性，发病年龄多集中在 61～70 岁，病程以≤1 年者居多。研究显示，在 4 种证型的比较中，发病年龄和病程指标变化的差异无统计学意义（$P>0.05$），痰瘀毒滞证、热毒炽盛证、痰热互结证数值较高，说明热、毒、痰、瘀是反映病情活动的内在因素。

（2）**AAV 肺损害**　研究对 21 例 AAV 肺损害病例进行分析，发现患者共出现 31 种临床症状，包括全身表现、肺系、脾系、肾系和心系症状。其中，肺系症状常见有咳嗽、咳痰、气短；肺外症状常见有发热、肌肉关节疼痛、乏力、纳差。在 13 例处于活动期的患者中，肌肉关节疼痛为主要症状，与稳定期有显著差异。该病证候以虚实夹杂证为主，虚证按出现频率排列依次为气虚证、阴虚证、阳虚证；实证依次为湿证、痰证、血瘀证、血热证。中医证候类型以湿邪侵袭、肺气虚、痰湿内阻等为主。研究还发现，AAV 合并间质性肺疾病患者最常见的证型为肺痿-气虚血瘀证，其次为痰浊阻肺证。

（3）**AAV 肾损害**　目前研究通过对 AAV 肾损害患者进行中医辨证发现，脾肾两虚型最为多见，其次为气阴两虚型、湿热内蕴型、肺脾气虚型。其中，脾肾两虚型、气阴两虚型、肺脾气虚型均为虚证，与西医 AAV 肾损害常起病于年龄较大、抵抗力低，冬春季节呼吸道感染等诱因有关，多累及肾、脾、肺并出现相应临床症状。湿热内蕴型患者血红蛋白（Hb）水平最低，D-二聚体（D-D）、血清肌酐（Scr）水平最高，气阴两虚型则相反，这提示着湿热内蕴型患者损害常较为严重，多见于疾病的极期，而气阴两虚型较为轻浅，常见于起病之初或经过治疗的缓解恢复期。

**2. 临证用药研究**

（1）**中药复方研究**　中药复方存在多靶点、多途径的调节作用，参与的调控因子繁多，机制复杂，探求治疗 AAV 的其他作用途径和调控因子，需要更多的临床研究。

1）柴胡类方：中医学具有个性化调节脏腑、扶正祛邪的特点，在免疫抑制治疗中可有助于提高机体免疫功能，防治感染。由于 AAV 常因感染而诱发，可表现为反复发热、恶心呕吐、心烦等，与小柴胡汤所主外邪乘虚而入，邪正相搏，结于少阳，上焦不行，下脘不通有共同之处。研究证明，在西医治疗的基础上采用柴胡类方加减治疗本病，能扶正祛邪，调畅气机，通利三焦。验案中患者中医病机为正虚邪侵，三焦气化失司，少阳枢机不利，湿浊内蕴，医师根据辨证采用柴胡类方加减，取得良好临床收效。现代药理研究表明小柴胡汤能调节免疫，还能通过抑制 IL-6、IL-10、TNF-α 等炎症因子发挥抗炎作用。

2）黑地黄丸：AAV 肾损伤可按中医学"关格、虚劳"等进行辨治，以脾肾两虚为本，湿浊内蕴为标。黑地黄丸可以补脾益肾，主治脾肾不足证。实验研究发现，黑地黄丸具有抑制肾组织转化生长因子 $β_1$（TGF-$β_1$）、结缔组织生长因子（CTGF）、血小板源性生长因子-BB（PDGF-BB）过度表达的作用；黑地黄丸还可以下调 B 细胞淋巴瘤/白血病-2 相关 X 蛋白（Bax）、半胱天冬酶 3（Caspase 3）、半胱天冬酶 8（Caspase 8）、半胱天冬酶 9（Caspase 9）和 B 细胞淋巴瘤/白血病-2（bcl-2）的表达，通过抑制细胞凋亡，进而调整免疫紊乱，抑制炎性因子释放，最终减弱或阻断炎症反应进程；该药还可以加速炎性因子清除，减少细胞外基质积聚，达到防治肾脏纤维化的目的。

3）活血通络汤：AAV 是由自身免疫异常引发的小血管炎，其反复发作，久治不愈的特点，与中医络病学说相似。研究指出，"瘀阻络损"为 AAV 核心病机，活血通络为其基本治法。活血通络汤由当归尾、赤芍等多种药材组成。研究显示，它可能通过增强内皮祖细胞（EPCs）的增殖、迁移与黏附能力，进而参与 AAV 缓解期血管内皮损伤的修复，其作用机制可能与降低血管性血友病因子（vWF）、可溶性血栓调节蛋白（sTM）表达相关。

（2）中药单味研究

1）柴胡：现代药理研究显示，柴胡可通过激活巨噬细胞和淋巴细胞来增强机体特异性免疫反应，进而对免疫器官、细胞免疫、体液免疫等产生良好的调节作用。此外柴胡还具有明显的抗炎作用，主要是通过刺激肾上腺，促进肾上腺皮质合成，分泌糖皮质激素来发挥作用。

2）黄芩：黄芩在免疫调节，抑制自身抗体，调节细胞因子等方面都具有良好的作用，从而保护血管内皮细胞，抑制炎症反应。有研究发现，临床上为了克服细胞毒药物和免疫抑制剂的毒性作用，医生在控制病情的基础上辨证应用中药治疗，取得了良好的干预作用。复发率仅为 15.8%，明显低于报道的 34%，治疗前后相关指标也有明显的统计学意义。

（3）中药单体研究　目前研究表明，中药治疗 MPA 继发周围神经病变，可有效改善患者的周围神经传导、降低 MPO 抗体滴度，减轻炎性反应，，缓解中医症状，并提高其生活质量。天麻的主要成分为天麻素和对羟基苯甲醇，分别具有镇痛解痉、祛风通络及抗血小板聚集作用；当归和藁本中均含阿魏酸，阿魏酸具有抗炎、缓解血管痉挛等作用；杜仲、当归和藁本等药物中含咖啡酸、绿原酸，这些成分有镇痛及活血抗炎作用。以上成分均能显著抑制炎性细胞的浸润，显著提高神经的抗氧化强度，增强神经的耐缺氧能力，在一定程度上能有效抑制 MPA 周围神经系统的损伤进程，从而提高疗效。

## 七、预后与转归

如果未经治疗，AAV 患者的预后较差，平均存活时间仅 6 个月。激素联合免疫抑制剂治疗大幅改善了 AAV 患者的预后。AAV 患者的预后取决于受累脏器与严重程度，尤其是肾脏和肺病变的严重程度。目前采用更新的 5 因子评分对 AAV 的预后进行预测，即年龄大于 65 岁、心功能不全、肾功能不全（血清肌酐水平≥150μmol/L 或估算肾小球滤过率<60ml/（min·1.73m$^2$））、严重的胃肠道受累（肠穿孔、消化道出血以及重症胰腺炎）和存在耳鼻喉受累，每出现一个危险因子，患者的生存率即明显下降。据文献报道，GPA 的 5 年存活率为 74%～91%；MPA 的 5 年存活率为 45%～76%；EGPA 的 5 年存活率为 60%～97%。

## 八、预防调护

目前研究多认为 AAV 发病与基因因素、环境因素等相关，因此首先要避免接触相应诱发因素，如避免硅暴露，以及预防金黄色葡萄球菌的感染；其次若家族中有 AAV 病例，其他直系亲属宜定期检查。AAV 症状复杂多变，累及多脏器，活动期发病严重者，可危及生命，应规范服药，若有病情变化时，及时就医。AAV 缓解期患者需注重生活调护，合理用药，并定期复查。中医理论认为，AAV 本在正气虚弱，标在湿浊、痰热、毒瘀之邪。体质较弱者可采取中医预防保健等措施增强体质。本病好发人群，如湿热、痰热偏胜者，应注重摄生，饮食清淡。AAV 患者治疗周期较长，应辅以积极的情绪引导，保持良好情绪，预防疾病引起的心理疾病。

> **课后思考**
>
> 思考题 1：ANCA 相关血管炎临床症状复杂多变，如何抓住主要表现，诊断明确？
>
> 思考题 2：ANCA 相关血管炎尚无对应中医病名，结合其症状、病因病机，可归属于哪些中医疾病？

# 第三节　皮肤血管炎

## 一、概　说

皮肤血管炎（cutaneous vasculitis，CV）是指以血管壁及其周围组织发生炎症反应为主要病理特征，可伴随血管壁坏死的炎症性疾病，临床上可表现出红斑、丘疹、紫癜、皮下结节、水疱、血疱、坏死、溃疡等。流行病学调查显示本病年发病率为（15.4～29.7）/百万，好发于女性，以中青年为主，发病率最高的为白细胞碎裂性血管炎，皮损部位多分布于双下肢。

中医学中并无 CV 的确切病名，但根据其临床表现，与《黄帝内经》中"脉痹"的记载相似。中医也常根据部位、皮肤形态、病因病机对 CV 进行命名，把皮肤变应性结节性血管炎归属"梅核火丹"的范畴，结节性红斑因类似于"瓜藤缠"而被以此命名，多形红斑及急性痘疮样苔藓状糠疹归属于"猫眼疮"的范畴，过敏性紫癜属于"葡萄疫"的范畴，而进行性色素性紫癜性皮病类似于"血疳"，Behcet 综合征在中医文献中被称之为"狐惑"。

## 二、病 因 病 机

CV 是一组以皮肤血管炎症为主要特征的疾病。其病因和发病机制复杂，主要包括免疫介导的异常反应、感染因素、药物反应、遗传易感性。发病机制主要涉及免疫系统对血管壁的攻击和破坏，导致血管通透性增加、炎症细胞浸润和组织损伤。这些过程共同作用，引发皮肤的红斑、紫癜、溃疡等临床表现。

### （一）病因与发病机制

CV 的病因比较复杂，可能与感染、药物、疫苗接种、食物、化学物质有关，也可能是由自身血管组织抗原引起的自身免疫反应，亦或与系统疾病相关（如 SLE、SS、抗磷脂抗体综合征、RA、恶性肿瘤，异常蛋白血症等）。

本病的发病机制分为免疫性与非免疫性两种，其中免疫性机制占主要原因，抗中性粒细胞质抗体、抗心磷脂抗体、抗内皮细胞抗体、免疫复合物沉积、超抗原、T 淋巴细胞、多形核白细胞等均与 CV 的发生有关。还有部分 CV 是由非免疫性机制导致的，如巨球蛋白血症是血液黏稠度增加而引起的血管炎；高血压病是血流动力学改变引起的血管炎。CV 的病理表现主要为血管壁及周围组织炎症细胞浸润、纤维蛋白样物质沉积或纤维素样坏死，亦可有内皮细胞肿胀、毛细血管扩张增生等，严重者可有血栓形成、管腔闭塞，甚至整个血管及其周围组织的坏死。

（二）中医的病因病机

CV 在中医学中属"脉痹"，由正虚邪侵、血流不畅导致。外因有风寒湿邪侵袭，湿热毒邪入侵，阳虚寒侵；内因包括气血亏虚、血瘀痰阻等。脾胃虚弱、劳累过度、心血不足、七情不遂、长期卧床、邪气壅滞、嗜食肥甘厚味和辛辣炙煿之品，这些均可能引发脉痹。

本病病机核心为血脉痹阻。脉为气血通道，与心、肺、脾、肾紧密相关，多表现为本虚标实。致病病机有脾肾阳虚、心肺气阴两虚、饮食偏嗜或脏腑功能减退、腠理空虚且营卫失调等。脾肾阳虚：阳虚致寒凝，四肢不温，肌肉筋骨失养，出现凉、麻、痛。心肺气阴两虚：气阴不足影响血液运行，致气血凝滞、脉络瘀阻。饮食偏嗜或脏腑功能减退：导致气血阴阳失调，内生寒湿、痰热、瘀血，阻滞脉道。腠理空虚，营卫失调：风寒湿邪侵入血脉，留邪脉道瘀阻，致"血凝而不流"，为病机关键。

## 三、临 床 表 现

CV 的临床表现多样，因受累血管的大小、分布及严重程度不同，症状从轻症自限性的皮疹到威胁生命的多系统疾病不等。依据受累血管大小，可将其分为大血管炎、中等血管炎和皮肤小血管炎。大血管炎的皮肤受累少见；中等血管炎累及真皮网状层或皮下血管，可表现为溃疡、网状紫癜或青斑、皮下结节、肢端坏死；皮肤小血管炎则表现为斑片状或可触及性紫癜、瘀点、水疱、脓疱、荨麻疹样丘疹、靶形丘疹等。所有血管炎可伴有发热、关节痛、体重下降等全身症状。

## 四、诊断与鉴别诊断

（一）诊断标准

CV 的诊断主要依据临床表现、组织病理学和实验室检查三个方面，其中组织病理学是临床诊断的金标准（表6-5）。

CV 临床表现多种多样，各类血管炎的皮损均具有一定的临床特征，也有一定的好发部位，根据这些特点可诊断：①白细胞碎裂性血管炎皮损常分布于下肢，皮损为紫癜性斑丘疹或丘疹；②淋巴细胞性血管炎分布于下肢，皮损为结节或斑块；③血管炎伴脂膜炎均累及双下肢，表现为结节、浸润性斑块，皮损疼痛明显；④肉芽肿性血管炎多发生于双下肢，以结节和浸润性斑块为主，疼痛多见；⑤透明节段性血管炎均发生在踝部、足背，表现为紫癜、疼痛性溃疡，愈后遗留白色萎缩斑。

组织病理类型诊断标准：①白细胞碎裂性血管炎：血管壁及其周围组织纤维蛋白沉积或纤维蛋白样坏死，中性粒细胞浸润及其核碎裂形成核尘。②淋巴细胞性血管炎：以血管壁及其周围组织淋巴细胞浸润为特征。③血管炎伴脂膜炎：血管炎发生在真皮层或皮下组织内，并同时伴有脂膜炎损害，其中血管炎多数为白细胞碎裂性血管炎，少数为淋巴细胞性血管炎。④肉芽肿性血管炎：主要以血管壁组织细胞浸润为特征，血管壁坏死，血管壁内外可形成肉芽肿，主要累及大、中动脉或小血管。⑤透明节段性血管炎：血管壁玻璃样变，纤维蛋白沉积，血栓形成，无中性粒细胞浸润或核尘。

当组织病理上考虑为 CV 时，某些临床症状及实验室检查可为特异性诊断提供有价值的线索（表 6-6）。CV 患者的血液检查中可出现白细胞增多、血小板减少、C 反应蛋白升高等异常炎症指标；免疫学检查中可发现抗中性粒细胞胞质抗体（ANCA）阳性，ANA 阳性等；血清免疫固定电泳检查可见免疫球蛋白沉积。

**表 6-5 皮肤血管炎病理学诊断标准**

| 分类 | 组织学征象 | 具体描述 |
| --- | --- | --- |
| 急性（活动性）血管炎组织学征象 | 真皮小血管炎性改变 | 血管周或血管壁炎性细胞浸润 |
| | | 炎性细胞破坏血管壁 |
| | | 血管壁或血管腔出现纤维蛋白沉积（纤维蛋白样变性） |
| | 真皮（皮下脂肪）肌性血管炎性改变 | 肌性血管壁存在炎性细胞浸润 |
| | | 血管壁或血管腔内可见纤维蛋白沉积（纤维蛋白样变性） |
| | 活动性血管炎的继发性改变 | 红细胞外溢 |
| | | 血管周出现核尘（白细胞碎裂） |
| | | 内皮肿胀、脱落、坏死 |
| | | 大汗腺坏死或伴基底细胞增生 |
| | | 皮肤或组织出现溃疡、坏死、梗死 |
| 血管炎的组织学后遗症 | 慢性征象和恢复期皮损 | 血管壁呈板层状或洋葱皮样结构改变 |
| | | 血管腔闭塞（闭塞性动脉内膜炎） |
| | | 中等或大血管弹力膜节段性或完全缺失，伴少细胞瘢痕组织形成 |
| | | 反应性血管内皮瘤病 |
| | | 外膜新生血管形成 |
| 系统性血管炎的组织学模式 | | 板层状或洋葱皮样纤维化 |
| | | 组织中性粒细胞增多症 |
| | | 组织中嗜酸性粒细胞增多症 |
| | | 栅栏状中性及肉芽肿性皮炎，可见红色或蓝色胶原溶解性肉芽肿 |
| | | 空泡性界面皮炎（有时伴黏蛋白沉积） |
| | | "脓疱"性皮炎，伴表皮内或表皮下中性粒细胞性微脓肿 |

**表 6-6 CV 的诊断线索**

| 诊断线索 | | 疾病类型 |
| --- | --- | --- |
| 药物、上呼吸道感染 | | 变应性皮肤血管炎 |
| 荨麻疹样损害 | C3、C4 补体正常 | 正常补体性荨麻疹性血管炎 |
| | C3、C4 补体降低 | 低补体性荨麻疹性血管炎 |
| | 抗 C1q 抗体阳性 | 低补体性荨麻疹性血管炎综合征 |
| | 伴 SLE | 狼疮性血管炎 |
| 冷球蛋白阳性 | | 冷球蛋白症性血管炎 |
| 高热、心脏杂音 | | 败血症性血管炎 |
| 血培养阳性 | | |

续表

| 诊断线索 | 疾病类型 |
|---|---|
| 血管壁沉积、儿童 | 过敏性紫癜 |
| 可触及性紫癜 | |
| 内脏病变　　　　　ANCA 阳性 | 非肉芽肿性浸润：显微镜下多动脉炎；哮喘、嗜酸性粒细胞增多 |
| | 肉芽肿性浸润：Churg-Strauss 综合征 |
| 　　　　　　　　　ANA 系列阳性 | 结缔组织病相关性血管炎 |
| 反复紫癜、血液学异常 | 副肿瘤性血管炎 |
| 影像学异常包块、血尿、对糖皮质激素治疗不敏感 | |
| 结节、网状青斑 | 皮肤性结节性多动脉炎 |
| 肢端坏疽、神经病变 | |

## （二）鉴别诊断

**1. 西医鉴别诊断**

（1）**多发性骨髓瘤**　多发性骨髓瘤可有贫血、乏力、发热等非特异性表现，骨髓穿刺及活检、基因学检查可鉴别。

（2）**淋巴瘤**　淋巴瘤以无痛性进行性淋巴结肿大为特征，部分患者还可表现为肝大、发热、盗汗等。临床上，通过骨髓细胞学检查、免疫学检查，必要时进行淋巴结切除并活检，可明确淋巴瘤的诊断及分型。

**2. 中医鉴别诊断**

CV 在中医学中没有确切的名称，但它归属中医学中"瘀血流注"的范畴。可与"劳伤筋脉的流注"鉴别，该病亦发生在四肢，但在皮肤及皮下组织，有孤立、无明显痛感的硬结或溃疡，附近淋巴结无肿大现象，脓液培养可查到孢子丝菌。

## （三）疾病评估

准确的评估 CV 疾病的活动性，了解患者的病情严重程度和脏器受累情况，有助于制定个体化的治疗方案，同时也能指导治疗效果的监测和调整。此外，这些评估结果还可提供客观的参考指标，用于疾病的研究和临床试验（表 6-7）。

**表 6-7　伯明翰系统性血管炎活动评分（BVAS）（4 周内）**

| 1. 系统性表现（3 最高总分） | | 2. 皮肤表现（6 最高总分） | | 3. 黏膜/眼（6 最高总分） | |
|---|---|---|---|---|---|
| 无 | 0 | 无 | 0 | 无 | 0 |
| 不适 | | 梗死 | 2 | 口腔溃疡 | 1 |
| 关节痛/关节炎 | 1 | 紫癜 | 2 | 生殖器溃疡 | 1 |
| 发热（<38.5） | 1 | 其他皮肤血管炎 | 2 | 结膜 | 2 |
| 发热（>38.5） | 1 | 溃疡 | 2 | 葡萄膜炎 | 4 |
| 过去一月内体重下降（1~2Kg） | 1 | 坏疽 | 4 | 视网膜渗出 | 6 |
| 体重下降（>2Kg） | 2 | 多发肢端坏疽 | 6 | 视网膜出血 | 6 |

续表

| 4. 耳鼻喉（6最高总分） | | 5. 胸部（6最高总分） | | 6. 心血管（6最高总分） | |
|---|---|---|---|---|---|
| 无 | 0 | 无 | 0 | 无 | 0 |
| 流涕/鼻塞 | 2 | 呼吸困难/喘息 | 2 | 杂音 | 2 |
| 鼻窦炎 | 2 | 肺部结节或纤维化 | 2 | 新近出现的心跳漏搏 | 4 |
| 鼻衄 | 4 | 胸腔积液/胸膜炎 | 4 | 主动脉关闭不全 | 4 |
| 结痂 | 4 | 炎性渗出 | 4 | 心包炎 | 4 |
| 外耳道渗出 | 4 | 咯血/肺出血 | 6 | 新近心肌梗死 | 6 |
| 中耳炎 | 4 | 大咯血 | 6 | 慢性心力衰竭/心肌病 | 6 |
| 新近耳聋 | 6 | | | | |
| 声嘶/喉炎 | 2 | | | | |
| 声门以下受累 | 6 | | | | |
| 7. 腹部（9最高总分） | | 8. 肾脏（12最高总分） | | 9. 神经系统（9最高总分） | |
| 无 | 0 | 无 | 0 | 无 | 0 |
| 腹痛 | 3 | 高血压（收缩压>90mmHg） | 4 | 器质性意识模糊/痴呆 | 3 |
| 血性腹泻 | 6 | 蛋白尿（>+或>0.2g/24h） | 4 | 癫痫发作（非高血压所致） | 9 |
| 胆囊穿孔 | 9 | 血尿（>+或10RBC/Hp） | 8 | 脑血管意外 | 9 |
| 肠梗死 | 9 | 肌酐125～249μmol/L | 8 | 脊髓损伤 | 9 |
| 胰腺炎 | 9 | 250～499μmol/L | 10 | 周围神经病变 | 6 |
| | | >500μmol/L | 12 | 多发运动单神经根炎 | 9 |
| | | 肌酐上升>10% | 12 | | |

注：①各单项评分最高63分，超过单项最高分以最高分计，各单项总评分最高63分；②总评分≥15分判定为疾病活动期。

## 五、治　疗

本病为自限性疾病，如仅累及皮肤，一般采用比较温和的治疗疗法，如注意休息，保持适当饮食，避免外伤和受凉，补充多种维生素；通过抬高患肢，穿弹力袜减轻血液瘀滞；积极寻找病因并去除病因。对慢性感染病灶尤应仔细检查，除去病灶常可使症状迅速减轻或消退，必要时使用抗生素治疗也有一定价值。

### （一）西医治疗

**1. 治疗原则**

总的治疗原则是仅有皮损时，用支持治疗，可选用抗组胺药、NSAID、己酮可可碱、秋水仙碱和氨苯砜；仅有溃疡性皮损，可选用沙利度胺、每周低剂量 MTX 和泼尼松治疗；有系统累及时，可选用泼尼松、硫唑嘌呤、CTX、霉酚酸酯、环孢素、IVIG 及使用体外免疫调节法等。

**2. 药物治疗**

（1）**糖皮质激素**　对于有系统累及或有皮肤溃疡的病例，可用 GC 进行系统治疗，如使用泼尼松每日30～40mg，常可有效控制症状，有疼痛的皮损发热及关节痛亦可得到改善，皮疹会停止发展。病情稳定后可逐渐减至维持量，临床上通常以血沉和 C 反应蛋白下降趋于正常为减量的指标；危重者可进行大剂量甲泼尼龙静脉冲击治疗。治疗初期多数患者炎症能够有效控制，但减药的过程中常复发。

（2）**免疫抑制剂**　对于病情进展快且伴有严重系统累及的患者，或经 GC、氨苯砜、NSAID 等治疗无效时，可加用免疫抑制剂进行治疗。如 MTX 成人每周 5~20mg，分 3 次服用；硫唑嘌呤用量取决于硫嘌呤甲基转移酶（TPMT）水平，每日剂量为 0.5~5mg/kg；环孢素 A 每日剂量为 5~5.0mg/kg，分 2 次口服；CTX 每日 2~5mg/kg，口服；沙利度胺剂量通常为 25mg，每日 2 次，可稳定溶酶体膜而抑制炎症作用，并有抑制中性细胞趋化，免疫调节和抗郎格汉斯细胞增殖的作用；HCQ 可通过抑制溶酶体酶的释放，减少炎症介质的合成和抑制中性粒细胞的趋化等达到抗炎症作用，剂量为 200mg，每日 2 次，疗程不少于 4 周。使用免疫抑制剂时，应注意骨髓抑制、继发感染和肝肾功能等重要脏器功能损害。

**（3）血管扩张及抗血小板聚集类药物** 血管炎患者存在高凝状态，这是由于血管内皮细胞受损后，血小板黏附力显著增高，进而导致血栓形成。而血栓形成很可能是形成溃疡等皮损的重要原因。因此，在炎症控制的基础上，可适量应用血管扩张及抗血小板聚集类药物来改善缺血症状，如己酮可可碱可改善微循环，降低血黏度，剂量通常为 400mg，每日 2 次。

**（4）氨苯砜** 氨苯砜的作用机制可能是通过稳定溶酶体膜，从而发挥抗炎作用和免疫抑制作用，初始剂量为 25~50mg/d，以后逐步增加剂量。

**（5）生物制剂** 生物制剂一般不需要使用，可用于有系统累及时，有英夫利昔单抗（阻断 TNF-α）、利妥昔单抗（阻断 CD20，抑制 B 细胞产生抗体）、阿仑单抗（抗 CD52 单抗），需要注意的是，在某些治疗场景下，前两种单抗也可引起血管炎。

**（6）其他药物** NSAID、抗组胺药可减轻症状。如吲哚美辛，能抑制前列腺素 E2 和其他炎症介质的合成，有较强的抗炎镇痛功能，剂量通常为 25~50mg，每日 2~3 次；秋水仙碱每日 0.5~1mg，连用 2~3 周后逐渐减量至停用。

**3. 其他疗法**

除上述治疗方式外，还有多种疗法在相关病症治疗中发挥重要作用。血浆交换术是治疗免疫复合物型血管炎的有效方法之一。高压氧主要用于坏疽性脓皮病，能迅速减轻溃疡疼痛和促进溃疡愈合。抗原脱敏疗法：过敏性紫癜 80%以上能通过过敏原试验查出一项或多项过敏原，用小剂量、低浓度、逐渐递增的脱敏疗法有效率能达 90%。自血光量子疗法：能明显缩短过敏性紫癜的病程，此法能加速免疫复合物的清除，增强纤维蛋白溶解活性。

## （二）中医治疗

**1. 湿热阻络，血热瘀结**

*主症*：紫癜性斑丘疹，风团、血疱、瘀斑、溃疡等皮损为主，皮疹色鲜红，舌质红，苔薄黄或黄腻，脉滑数。

*治法*：清热利湿，活血通络。

*代表方*：四妙勇安汤（《验方新编》）合四妙丸（《成方便读》）加减。

**2. 气虚血瘀，痰湿凝阻**

*主症*：皮损反复发作，伴有色素沉着、萎缩性瘢痕或结节日久，或暗紫红色，溃疡经久不愈，伴有气短、纳呆、食少、劳倦、头晕，舌淡或舌有瘀斑，脉细涩无力。

*治法*：益气活血，托毒祛湿。

*代表方*：补阳还五汤（《医林改错》）合四妙勇安汤（《验方新编》）加减。

**3. 阳虚寒凝，瘀湿阻络**

*主症*：病程日久，反复发作，皮疹颜色较灰暗，结节日久难消，脓液稀薄，腐肉不去，新肉不生，伴双下肢水肿、畏寒肢冷、腰膝酸软、面色苍白，舌淡胖，苔白滑，脉沉细。

*治法*：温阳散寒，利湿化瘀。

*代表方*：阳和汤加减（出自《外科证治全生集》）。

除上述治疗外，中草药外治法可将有效成分直接作用于皮损处，直达病所，使患者症状在较短时间内明显缓解，且患者接受度较高，是中医治疗皮肤病的重要方法。而中医外治法形式多样，此外还有熏洗、箍围、热烘、浸渍等中医外治法。

## 六、临床研究

随着科学技术和医学水平的不断进步，临床上对 CV 的研究越来越多，各种基础及应用研究为 CV 的临床诊疗提供了一定理论基础和数据支持。与此同时，中医对 CV 的认识在病证结合和临证用药方面也较前有很大的进展，各家对邪、瘀、虚致病的观点也逐步趋于统一，从而有效地指导了辨证施治。

### （一）临床基础研究

**1. CV 免疫反应过程**

感染和恶性肿瘤等抗原成分会引发刺激，这是 CV 免疫反应的起始因素之一。当血流速度减慢时会暴露抗原作用靶，如蛋白酶-3。随后免疫细胞发生趋化作用，免疫复合物沉积。同时，炎症介质大量释放，如 TNF-α、干扰素 γ、IL-1、IL-4、IL-8、组胺等。内皮细胞表达的黏附分子，如淋巴细胞功能相关抗原和细胞间黏附分子等在免疫反应中起到关键作用。在凝血方面，纤溶酶原激活抑制物起到促进作用，而组织纤溶酶原激活物受到抑制作用，两者共同影响凝血过程，并且该过程与免疫炎症反应紧密相关。免疫炎症反应还涉及真皮树突状细胞、朗格汉斯细胞及 T 细胞的参与。最后，皮损愈合反应还包括血管形成等，整个免疫反应过程中各个环节相互关联、相互影响，共同决定着 CV 的发展进程。

**2. CV 的效应细胞**

所有血管炎的炎症细胞浸润过程均有 T 细胞的参与，T 细胞有时为主要的浸润细胞，有时见于血管炎的后期。Th 细胞能分泌一些细胞因子，主要为 IL-1、INF-γ 和 TNF-α，可招募 $CD8^+T$ 细胞、B 细胞和 NK 细胞，不仅能诱导 $CD8^+$ 细胞上的 MHC1 抗原的表达，也能上调内皮细胞上黏附分子的表达。

**3. IgE 与血管炎**

由 IgE 介导的速发型反应引起的血管炎，其病理学表现主要为血管周围的嗜酸性粒细胞浸润。以变应性肉芽肿病为例，其在临床上同时合并有哮喘、过敏性鼻炎及嗜酸性粒细胞增多，在组织学上表现为明显的嗜酸性粒细胞浸润性肉芽肿，血清中 IgE 增高。

### （二）临床应用研究

**1. 糖皮质激素药物研究**

过敏性紫癜（HSP）常伴发严重的肾炎，有研究表明糖皮质激素对缓解腹痛、关节痛以及治疗肾脏损害是有效的，但不能预防肾脏损害。研究表明 CTX 联合糖皮质激素及单用糖皮质激素在治疗 HSP 有严重临床表现的 12 个月后，在缓解率、肾病转归及不良事件发生率方面没有明显差异，但联合 CTX 治疗组后期整体生存率较好；也有研究表明在缓解率基本相同的情况下，应用麦考酚酯明显减少了糖皮质激素的用量。国内最新研究表明白芍总苷联合泼尼松治疗结节性红斑（EN）较单用泼尼松疗效好，复发率低。

**2. 免疫抑制剂研究**

沙利度胺作为一种谷氨酸衍生物，其能够有效起到免疫抑制、免疫调节作用，并通过稳定溶酶体膜，抑制中性粒细胞趋化性，产生抗炎作用。研究表明沙利度胺治疗 CV 时，能够通过抑制白细胞的黏附和移行，并直接作用于淋巴细胞，进而抑制血管炎症反应，进一步调节机体免疫水平，从而提升机体抗感染的能力。其也可以与糖皮质激素起协同作用，明显减少激素用量及副作用、促进康复、缩短激素疗程；此外，该药还能够根据患者病情进行针对性治疗，进而降低不良反应发生率，改善患者生活的质量，具有较高的临床应用价值。

**3. 生物制剂研究**

研究表明细胞因子抑制剂或拮抗剂、抗独特型抗体、单克隆抗体和抗内皮细胞黏附分子等生物制剂用于难治的系统性 CV，这种重建免疫平衡的疗法是针对血管炎发病机制近乎完美的方法，从目前少数血管炎患者接受此疗法的结果来看前景诱人。单克隆抗体是目前最有效地阻断细胞因子或其受体的靶向治疗药物，但不能在所有患者中诱导完全缓解，因此针对细胞内信号传导通路等其他小分子药物等替代策略应运而生。针对 B 细胞的利妥昔单抗在任何类型的 CV 均有报道，虽然对多数患者有效，但仍存在部分患者无应答，更换其他生物制剂后可能有效。在 EGPA 中，针对 Th2 通路的细胞因子如抗 IL-5、抗 IL-4/IL-13、抗 IgE 单抗对部分患者有效。在荨麻疹性血管炎中，根据其补体的正常或降低选用不同的生物制剂。

**4. 免疫球蛋白研究**

静注免疫球蛋白能够有效缓解 HSP 患者的胃肠道症状如腹痛、减少蛋白尿。也有研究证实静注免疫球蛋白对患者血尿、蛋白尿、活动指标及免疫复合物的沉积均有所的改善，是一种不错的选择。静脉注射免疫球蛋白也可用于治疗传统免疫抑制治疗有禁忌证的严重难治的皮肤小血管炎（CSVV）。

### （三）中医药研究

中医药治疗 CV 具有一定优势，目前已有研究证明实施中医辨证治疗取得了显著的治疗效果，可有效降低该疾病的复发概率，改善患者生活质量，还能抑制和减少西药引起的不良反应。近年来随着临床医疗水平的不断提高，中医药逐渐得以在 CV 临床治疗中推广应用。

**1. 病证结合研究**

中医研究 CV 的辨证治疗，CV 的发展变化由邪正相争引起，分为急性期、好转期和稳定期。急性期："邪实热盛"，风热湿热为主，治疗以祛风清热、解毒散结为主，用白虎汤等加减。好转期："邪退留瘀"，余热、瘀、痰为主，治疗以活血化瘀、软坚散结为主，用桃红四物汤等加减。稳定期："正虚瘀结"，虚、瘀为主，治疗以活血化瘀、补气散结为主，用桃红四物汤等加减。有研究将其分为毒热血瘀型和气血两虚型，早期多用犀角地黄汤等，晚期用十全大补汤等。另有研究分为 5 型，每型均有相应治疗方剂。中医辨证治疗 CV 效果显著，可降低复发概率，值得推广。

**2. 临证用药研究**

（1）**中药复方研究** 三藤糖浆对 CV 有显著疗效，方中含雷公藤、红藤、鸡血藤，具有活血、凉血、养血的功能。雷公藤有抗凝、改善纤溶、增强微循环、抗炎的作用；红藤可清热解毒、消炎消肿；鸡血藤活血通经，辅助增效。三色片亦对 CV 有效，组成为雷公藤、丹参、黄芪。丹参活血调经、祛瘀生新；黄芪补益脾肺之气，强化活血化瘀。三色片清热凉血、活血化瘀、益气养血，配合三藤糖浆使用可以加强三藤糖浆治疗效果。

（2）**中药单味研究** 中药药理学研究显示，单味中药含多种活性成分，对 CV 患者有治疗作用。其中，丹参、红花、桃仁等单味中药的治疗作用尤为显著。丹参可以改善微循环，降低血液黏稠度、增强红细胞膜强度、防止血栓形成、扩张微血管。红花活血祛瘀与血小板激活因子相关，延长凝血酶原时间，提高纤溶酶活性，溶解血栓。桃仁延长凝血时间，抑制血块收缩，其水提物在抗凝、抗血栓中有重要作用。

（3）**中药单体研究** 雷公藤对体液免疫和细胞免疫均有明显抑制作用，抗炎效果显著，可抑制炎症早期毛细血管通透性增加、渗出、水肿等病理反应，同时还可有效抑制炎症增殖期肉芽肿组织增生。在免疫调节层面，雷公藤提取物影响免疫细胞增殖、分化和成熟，调节多种前炎症细胞因子、趋化因子等，发挥抗炎和免疫调节功能。现代药理学表明，雷公藤舒张小动脉，增加血流量，降低外周血流阻力和血液黏度，改善微循环。雷公藤总苷作为雷公藤的中药提取物，含萜类和生物碱，有抗炎、抗过敏和免疫抑制作用。以上研究为雷公藤治疗 CV 提供了多途径、多靶点的理论依据，预示其在临床应用中的疗效显著。

## 七、转归与预后

CV 容易导致局部组织器官发生缺血或坏死，甚至形成溃疡，常反复发作、迁延难愈。个别器官受累而无其他系统损害的血管炎患者及仅有轻微症状部分 CV 患者，预后相对较好。重要器官的小动脉或微动脉受累者，以及系统性血管炎患者的整体预后较差，死亡率高。例如，肾脏受累的血管炎导致的肾功能不全常难以恢复；肉芽肿性血管炎导致的鼻窦破坏和眼球突出常不可逆；中枢性血管炎导致的脑卒中致死率高。其预后常与受累血管的大小、种类、部位有关，早期诊治是改善预后的关键。

## 八、预防调护

对于一些有明显诱因的患者，应避免与诱发因素接触，针对病因来进行预防，除去病因以减少抗原来源，驱除感染灶，停用过敏药物及避免接触异种蛋白。而其他病因不明确的患者，除了通过严格筛查找出病因，进而采取预防措施外，还需积极进行治疗。CV 的发病期应该避免剧烈运动、久站和久坐，以免形成下肢水肿，严重者应卧床休息并抬高患肢；恢复期适当运动，以散步为主，同时要保证充足的睡眠时间。

中医理论认为，本病致病多与湿、热、瘀、毒等邪有关，患者应远离湿热环境，饮食宜清淡，少食肥甘油腻。中青年女性是 CV 的高发人群，日常可采取非药物预防措施如艾灸，拔罐，红外灯照射等中医理疗，以达温经通络、活血化瘀解毒之效。精神情志方面，患者要保持愉快的心情，在基础药物治疗的同时做好心理健康工作，防止进一步出现抑郁及焦虑等不良心理疾病。

> **课后思考**
>
> 思考题 1：皮肤血管炎种类众多，分类方法有哪些？各有什么优缺点？
>
> 思考题 2：皮肤血管炎在中医学中没有确切的病名，如何进行准确的辨证论治？中医药对本病的治疗会如何发展？

# 第四节 白塞综合征

## 一、概　说

白塞综合征（Behcet's syndrome，BS）又称白塞综合征（Behcet's disease，BD），是一种以血管炎为基础病理改变的慢性、复发性自身免疫/炎症性疾病。主要表现为反复发作的口腔溃疡、生殖器溃疡、葡萄膜炎和皮肤损害，也可累及周围血管、心脏、神经系统、胃肠道、关节、肺、肾等器官。1937 年土耳其医生 Hulusi Behcet 首次报道本病，故命名为"Behcet's disease"。我国的患病率为 14/10 万人，发病年龄多为 15~50 岁，男女发病率相似，但男性早期发病者更易出现重要脏器受累，预后较差。

BD 表现为口、咽、眼、外阴溃烂等，属"狐惑病"范畴。狐惑病最早见于《金匮要略》："状如伤寒，默默欲眠，目不得闭，卧起不安，蚀于喉为惑，蚀于阴为狐，不欲饮食，恶闻食臭，其面目乍赤、乍黑、乍白。蚀于上咽部则声喝，甘草泻心汤主之"。病因病机有伤寒后期、外感湿热虫毒、湿热毒邪内蕴、脾虚湿浊内生、阴虚生热酿湿等。症状包括咽喉、前后二阴溃疡，后期化腐成脓伴目赤、目四眦黑，睡眠不佳，无食欲。

## 二、病因病机

本病发病机制复杂，至今尚未完全明确，但随着近些年遗传学、免疫学等研究的进展，目前对于 BD 的认识更加深入。一般认为，BD 是一种在遗传易感性的基础上，因免疫系统异常激活，在感染、性激素和肠道菌群等因素作用下诱发的慢性疾病。

### （一）病因与发病机制

BD 的西医病因尚不明确，可能与遗传、免疫、感染、性激素和肠道菌群相关。遗传学和基因组学研究表明，HLA-B51 与 BD 发病密切相关。免疫因素在 BD 中起主要作用，涉及多种 T 细胞参与的免疫反应。感染方面，口腔菌群中高浓度血链球菌和其他细菌可能触发 BD。男性患者临床表现较重，与肺栓塞、中枢 BD 及肠 BD 发病率高相关。BD 患者肠道菌群变化显著，双歧杆菌和乳杆菌增多，短链脂肪酸产生菌减少。具体病因病机仍在研究中。

BD 发病机制为慢性血管炎症，累及全身血管，静脉最常受累。病理表现为渗出性和增生性血管炎，急性期有管腔充血、血栓形成等；增生期则见细胞增生、管壁增厚。皮肤、口腔黏膜、眼、神经、胃肠道、肾等病变主要由血管炎引起，表现为淋巴细胞浸润、毛细血管纤维素渗出等。

### （二）中医病因病机

狐惑病发生的病因不外乎内外二因，外因多与气候条件、生活环境等有关，内因多和体质因素、饮食、劳逸等有密切关系。本病多由感受湿热毒气，或脾虚湿浊内生，或阴虚内热，导致湿热毒邪内蕴，弥漫三焦，阻于经络，使气滞血瘀痰凝，流注体窍，形成本病。湿浊内生，郁而化热，湿热熏蒸成毒、肉腐成疡为其病机根本，而晚期久病体虚，必损肝肾，或阴阳互损，病情缠绵而难愈，多见本虚标实或虚实夹杂之证。

狐惑病的病机有外感和内伤之别，素体阴虚内热为本，外感湿热毒邪为标。主要病位在肝、脾，涉及心、肾。湿热毒瘀互结是 BD 发病的病理基础，且贯穿于疾病的始终。临床辨证时当先辨属湿热毒结还是阴虚内热，并辨清湿与热孰轻孰重。疾病早期以邪实为主，湿热虫毒内蕴，壅滞上下，阻于经络，浸渍肌肤。其病位在口咽、眼、外阴等，可涉及肢体关节，与肝、脾、肾、心等脏腑关系密切。后期以正气亏虚，或虚实夹杂为主。湿热病邪可热化伤阴，导致肝肾阴亏；毒瘀互结、虚实夹杂是其病程漫长、病情缠绵、久病频发的重要原因。

## 三、临床表现

BS 多起病隐匿，临床表现多样，病情呈反复发作。全身多系统、多脏器均可受累，皮肤黏膜损害是最常见的临床表现，眼、血管、胃肠道、神经系统受累者预后不佳。

### （一）皮肤黏膜损害

复发性口腔溃疡为 BS 常见症状，可发生于口腔任何部位，疼痛剧烈，大小、数量多变。生殖器溃疡少见，病变部位主要集中于男性阴囊和女性大阴唇，疼痛剧烈，愈后留瘢痕。皮肤损害多样，痛性结节性红斑最常见，女性下肢多见，愈合后留色素沉着。

## （二）眼损害

眼损害（眼 BS）好发于 20~30 岁男性，单侧起病，可发展为双侧，主要表现为视力下降、眼前出现漂浮物。

## （三）心血管系统损害

血管受累是 BS 死亡原因之一，静脉受累较动脉更常见，深静脉血栓形成最常见，可导致间歇性跛行和血栓后综合征。心脏受累包括心包炎、瓣膜病变等，预后不良。瓣膜病变起病隐匿，主要表现为主动脉瓣关闭不全。

## （四）多系统损害

肺部受累常导致肺动脉瘤、肺血栓形成，表现为咳嗽、呼吸困难等，严重者可危及生命。消化道损害（肠 BS）可累及全消化道，以回肠末端、回盲部最常见，表现为腹痛、腹泻等症状。神经系统损害是 BS 严重并发症，多发生于 30~40 岁男性，表现为头痛、颅神经麻痹等，可致残、致死。血液系统损害中少数 BS 患者合并血液系统疾病，以骨髓异常增殖综合征最常见，也可合并白血病等。泌尿/生殖系统损害中偶有肾小球肾炎报道，病理多样，可引起肾病综合征或间质性肾炎。

## （五）关节损害

53%~93%的患者出现关节症状，为非对称性、间歇性外周关节炎，常累及大、中关节。

# 四、诊断与鉴别诊断

## （一）诊断标准

本病诊断主要依据临床症状，应注意典型的临床表现并详尽地采集病史。国际白塞综合征研究组（international study group of Behcet' disease，ISGBD）于 1990 年制定的诊断标准曾被广泛使用，该标准敏感度为 85%，特异性为 96%。但该标准将口腔溃疡作为诊断必要条件，具有典型口腔、外阴溃疡和眼炎的患者相对容易诊断，而具有不典型表现，主要是以预后不良的系统病变发病的患者却难以确诊（表 6-8）。2014 年由来自 27 个国家的 BD 国际研究小组专家提出了修订后的白塞综合征国际标准（international criteria for Behçet's disease，ICBD）。该标准没有将口腔溃疡作为必备条件，在 ISGBD 5 个条件基础上，补充血管病变、神经系统损害为诊断条件，其将针刺反应检查作为可选项，总评分≥4 分可以诊断为 BD。2014 年的 ICBD 较 ISGBD 显著提高了 BD 诊断的敏感度，同时保证了特异性（该标准敏感度为 94.8%，特异性为 90.5%），目前已被广泛应用于临床（表 6-9）。

表 6-8　1990 年国际白塞综合征研究组诊断（分类）标准

| 临床表现 | 定义 |
| --- | --- |
| 反复口腔溃疡 加以下任何 2 项 | 由医生观察到或患者诉说有阿弗他溃疡。1 年内反复发作至少 3 次 |
| 反复外阴溃疡 | 由医生观察到或患者诉说外阴部有阿弗他溃疡或瘢痕 |
| 眼病变 | 前和（或）后色素葡萄膜炎、裂隙灯检查时玻璃体内有细胞出现或由眼科医生观察到视网膜血管炎 |
| 皮肤病变 | 由医生观察到或患者诉说有结节性红斑、假性毛囊炎或丘疹性脓疱；或未服用糖皮质激素的非青春期患者出现痤疮样结节 |
| 针刺实验阳性 | 试验后 24~48h 由医生看结果 |

有反复口腔溃疡并有其他4项中2项以上者,可诊断为本病。上述表现需除外其他疾病。

其他与本病密切相关并有利于诊断的症状有:关节痛或关节炎、皮下栓塞性静脉炎、深部静脉栓塞、动脉栓塞和(或)动脉瘤、中枢神经病变、消化道溃疡、附睾炎,有家族史也能利于本病诊断。

应用标准时注意并非所有BD患者都能满足上述标准,ISGBD制定的标准不能替代具体患者的临床诊断。

表6-9 2014年ICBD分类和诊断标准

| 体征或症状 | 得分 |
| --- | --- |
| 口腔阿弗他溃疡 | 2 |
| 生殖器阿弗他溃疡 | 2 |
| 眼部病变(前葡萄膜炎、后葡萄膜炎,视网膜血管炎) | 2 |
| 皮肤病变(结节性红斑、假性毛囊炎) | 1 |
| 神经系统表现 | 1 |
| 血管受累(动静脉血栓、静脉炎或浅静脉炎) | 1 |
| 针刺实验阳性 | 1* |

注:*针刺试验不是必需的,最初的评分系统未包括其在内。但如果进行了针刺试验,且结果为阳性,则加上额外的1分。

（二）鉴别诊断

**1. 西医鉴别诊断**

（1）**系统性红斑狼疮** BD与SLE都可出现口腔溃疡、皮疹、关节炎、血管炎等症状,但SLE有大量的自身抗体,其中抗双链DNA抗体、抗Sm抗体,都是SLE具有的特异抗体,可通过ANA谱等特异性检查相鉴别。

（2）**单纯口腔溃疡** BD与单纯口腔溃疡都可出现溃疡,但单纯口腔溃疡一般较少复发,病变局限于口腔黏膜局部,一般不会出现生殖器、眼部等部位的病变,也不伴有心血管等部位的损伤。

（3）**赖特综合征** BD与赖特综合征都可出现结膜炎、关节炎、皮疹及外阴部溃疡等症状,但赖特综合征的会阴部损害中,最常见的皮疹表现是漩涡状龟头炎,一般不痛,愈后不留痕;此外,赖特综合征一般不会有肠道和中枢神经系统损害,口腔黏膜溃疡少见,且极少疼痛。

**2. 中医鉴别诊断**

（1）**狐惑病** 首发症状是口腔溃疡,也是最常见的临床表现。可发生在口腔任何部位,常疼痛剧烈,反复发作。溃疡大小、数量多变,其中小的阿弗他溃疡最为常见。

（2）**口疮** 指口、舌黏膜上发生黄白色大小不等的疱疹,甚则溃烂,局部灼痛的一种病症。

口腔溃疡虽与狐惑病口腔症状相似,但口疮无外阴、眼部症状,也不会出现脏器受累及神志的改变。

（三）疾病评估

BD疾病活动度多采用2006年BD国际研究协会简化的白塞综合征近期活动度评定表(BD Current Activity Form,BDCAF)。评价内容包括头痛;口腔溃疡;生殖器溃疡;红斑;皮肤脓疱;关节痛;关节炎;恶心、呕吐、腹痛;腹泻伴血便;眼受累;神经系统受累及大血管受累。根据患者近4周是否存在上述症状进行评分,不存在为0分,存在为1分,满分12分(图6-1)。

所有的评分依赖于评价前4周出现的症状,只有医生认为与BD相关才能被记入评分,患者的总体评价(以往4周)(在相应的笑脸图案旁打钩)

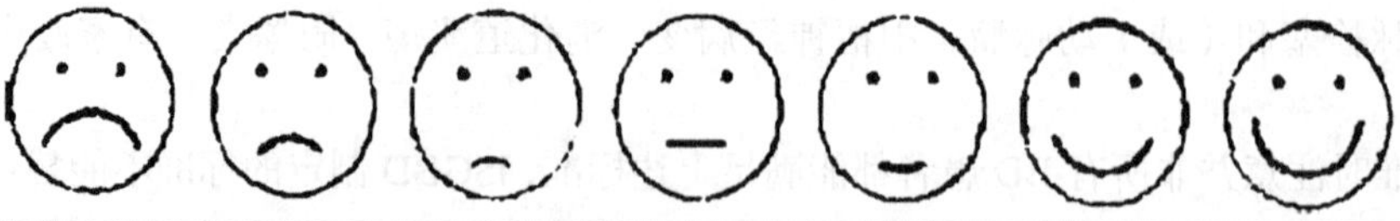

|  | 无 | 有(a~i 每个1分) |  | 无 | 有 | 新发 |
|---|---|---|---|---|---|---|
| 1. 皮肤/关节/胃肠道 |  |  | 3. 神经系统受累(包括颅内血管疾病) |  |  | □(1分) |
| a. 头痛 | □ | □ | a. 黑矇 | □ | □ | □ |
| b. 口腔溃疡 | □ | □ | b. 说话困难 | □ | □ | □ |
| c. 生殖器溃疡 | □ | □ | c. 听力困难 | □ | □ | □ |
| d. 红斑 | □ | □ | d. 颜面无力/感觉丧失 | □ | □ | □ |
| e. 皮肤脓疱 | □ | □ | e. 上肢无力/感觉丧失 | □ | □ | □ |
| f. 关节痛 | □ | □ | f. 下肢无力/感觉丧失 | □ | □ | □ |
| g. 关节炎 | □ | □ | g. 失忆 | □ | □ | □ |
| h. 恶心/呕吐/腹痛血便 | □ | □ | h. 失去平衡 | □ | □ | □ |
| i. 腹泻+暗红/鲜红 | □ | □ |  |  |  |  |
| 2. 眼部受累 |  | □新发(1分) | 4. 大血管受累(除外颅内血管性疾病) |  |  | □(1分) |
| 左眼部受累 |  |  | a. 胸痛 | □ | □ | □ |
| a. 眼红 | □ | □ | b. 呼吸困难 | □ | □ | □ |
| b. 眼痛 | □ | □ | c. 咳血 | □ | □ | □ |
| c. 视物模糊或视力下降 | □ | □ | d. 颜面痛/肿胀/变色 | □ | □ | □ |
| 3. 右眼部受累 |  |  | e. 上肢痛/肿胀/变色 | □ | □ | □ |
| a. 眼红 | □ | □ | f. 下肢痛/肿胀/变色 | □ | □ | □ |
| b. 眼痛 | □ | □ |  |  |  |  |
| c. 视物模糊或视力下降 | □ | □ |  |  |  |  |

| 患者指数评分(分) | 0 | 1 | 2 | 3 | 4 | 5 | 6 | 7 | 8 | 9 | 10 | 11 | 12 |
|---|---|---|---|---|---|---|---|---|---|---|---|---|---|
| 转化指数评分区间量表 | 0 | 3 | 5 | 7 | 8 | 9 | 10 | 11 | 12 | 13 | 15 | 17 | 20 |

医生对疾病活动的总体评价(以往4周)(在笑脸打钩)

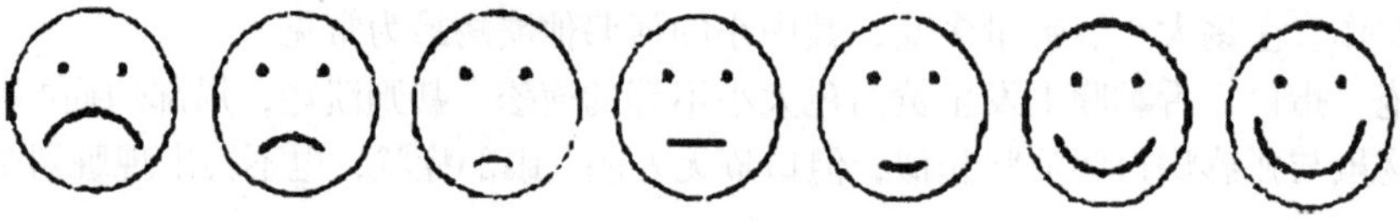

BDCAF 总分(总分不超过12分):

换算后分数:记录阳性项目数□□

注:第一项中 a~i 每小项各1分;第2~4大项,每大项最多记1分

图 6-1　白塞综合征近期活动评分(2006年)(BDCAF 2006)

## 五、治　疗

由于BD病因未明,目前尚无有效的根治方法,治疗目的在于控制症状,防治重要脏器损害并

减缓疾病进展,从而达到控制症状改善预后的效果。

(一)西医治疗

**1. 治疗原则**

本病目前尚无公认的有效根治药物,主要治疗目标是迅速抑制炎症,防止复发,避免不可逆的器官损伤和减缓疾病进展。采用多学科联合诊疗模式,结合个体化治疗并进行早期干预有助于控制病情,改善预后。本病的眼病、血管、神经和胃肠道受累与预后不良相关。建议根据患者的年龄、性别、器官受累的类型及严重程度进行个体化治疗。

**2. 药物治疗**

(1)NSAID  具有消炎镇痛作用,对缓解发热、皮肤结节红斑、疼痛性溃疡及关节炎等症状有一定疗效。急性关节炎首选 NSAID。

(2)秋水仙碱  0.5mg,每日 2~3 次。可通过抑制中性粒细胞功能,改善结节红斑和口腔溃疡症状,并可预防复发。急性关节炎首选秋水仙碱。

(3)糖皮质激素  当患者出现中枢神经系统病变、内脏系统血管炎、大血管受累及急性眼部病变时,可考虑采用"冲击疗法"。具体方案为:静脉滴注大剂量甲泼尼龙冲击,剂量为 1000mg/d,连续治疗 3 日为一个疗程;疗程结束后改为口服泼尼松 30~60mg,每日 1 次,并根据病情逐渐减量至停药,在使用 GC 的同时应注意监测其副作用。

(4)沙利度胺  可用于治疗口腔溃疡和生殖器溃疡,用量为 50~100mg/d,可用于食管溃疡和常规治疗无效的肠 BS 病例。需要注意妊娠妇女禁用沙利度胺,因其可导致胎儿畸形,长期应用可能引起神经轴索变性的不良反应。

(5)其他免疫抑制剂  重要脏器损害时应选用此类药,常与 GC 联用。此类药物不良反应较大,用药期间应注意严密监测。

1)硫唑嘌呤:口服用量为每日 2~2.5mg/kg。该药可抑制口腔溃疡、眼部病变、关节炎和深静脉血栓的发生发展,改善疾病的预后,停药后容易复发,可与其他免疫抑制剂联用,但不宜与干扰素-α 联用,以免骨髓抑制。用药期间应定期复查血常规和肝功能等。

2)MTX:可用于复发性和慢性关节炎,每周 7.5~15mg,给药途径为口服或静脉注射。用于治疗神经系统、皮肤黏膜等病变,可长期小剂量服用。不良反应有骨髓抑制、肝损害及消化道症状等。

3)环孢素 A:对秋水仙碱或其他免疫抑制剂疗效不佳的眼 BD 效果较好。剂量为每日 3~5mg/kg。因其神经毒性可导致中枢神经系统的病变,一般不用于 BD 合并中枢神经系统损害的患者。应用时注意监测血压,肾功能损害是其主要不良反应。

4)CTX:有急性中枢神经系统损害或出现肺血管炎、眼炎时,可与泼尼松联合使用,口服或大剂量静脉冲击治疗(每次用量 0.5~1.0g/m² 体表面积,每 3~4 周给药 1 次或每次用量 0.6g,每 2 周 1 次)。使用时嘱患者大量饮水,以避免出血性膀胱炎的发生,此外可有消化道反应及白细胞减少等。

5)柳氮磺嘧啶:用量为 3~4g/d,可用于轻、中度肠 BD 的一线治疗,及缓解后的维持治疗。

6)阿普斯特:是一种新型的口服磷酸二酯酶-4 抑制剂,可有效改善口腔和外阴溃疡,且不良反应少。2019 年已被美国食品药品监督管理局批准用于治疗成人 BS 相关口腔溃疡。

(6)生物制剂  单抗类 TNF-α 拮抗剂如英夫利昔单抗、阿达木单抗和依那西普,有助于改善难治性或复发性 BD 葡萄膜炎、慢性进展性神经系统受累者的病情,还可促进糖皮质激素和免疫抑制剂的减量,当患者对某一生物制剂治疗效果不佳时,转换使用其他药物仍可能有效。

**3. 其他治疗**

(1)一般治疗  建议患者保持口腔卫生,平时不宜进食过硬或温度过高的食物,以免损伤口腔黏膜，同时避免进食刺激性食物。当发生口腔或生殖器溃疡时，建议伤口护理，避免继发细菌感染。

（2）**局部治疗** 对于口腔、外阴溃疡者，局部类固醇治疗有助于改善皮肤黏膜病变的严重程度，缩短持续时间。该治疗方式适用于复发不频繁、症状不重且不需要持续性系统治疗患者。此外，玻璃体内注射曲安奈德、糖皮质激素缓释剂有助于注射眼的控制炎症。

（3）**手术治疗** 一般不主张手术治疗，动脉瘤有破裂风险者可考虑手术治疗。慢性期患者应首先选用 GC 联合 CTX 治疗。重症肠 BD 并发肠穿孔时可行急诊手术治疗；但术后复发率可高达 50%，故选择手术治疗应慎重。血管病变术后也可于术后吻合处再次形成动脉瘤，采用介入治疗可减少手术并发症。术后应继续应用免疫抑制剂以减少复发。失明伴持续疼痛者可行手术摘除。

（4）**营养支持治疗** 对于全身症状严重（如发热）的肠 BD 患者，合并肠道并发症（如狭窄、瘘管、出血、即将发生穿孔）的患者，以及因口腔和上消化道病变严重而不能口服药物的患者，可考虑进行短期全胃肠外营养治疗，但在治疗过程中应尽量使用肠内营养支持或辅助治疗。

### （二）中医治疗

**1. 热毒炽盛证**

主症：高热，口舌、前后二阴多发溃疡，疡面红肿疼痛，皮肤结节红斑或痤疮，关节肿痛，面红目赤，烦渴喜饮，小便短赤，大便干结，舌红，苔黄燥，脉滑数

治法：清热解毒，凉血养阴。

代表方：清营汤《温病条辨》加减。

**2. 肝脾湿热证**

主症：口舌、外阴溃疡，疡面红肿、覆有脓苔，目赤疼痛，畏光羞明，下肢结节红斑，时有低热，口苦黏腻，少腹胀满，男子睾丸隐痛坠胀，女子外阴瘙痒、带下黄臭，小便黄赤，大便欠爽或溏薄、黏液便。舌红，苔黄腻，脉弦数或滑数

治法：疏肝健脾，清利湿热。

代表方：龙胆泻肝汤《太平惠民和剂局方》合甘草泻心汤《金匮要略》加减。

**3. 阴虚热毒证**

主症：口舌、二阴溃疡，疡面暗红，双目干涩不适，午后低热，五心烦热，失眠多梦，腰膝酸软，口干口苦，小便短赤，大便秘结。舌质红，少苔，脉细数

治法：滋阴清热，活血解毒。

代表方：大补阴丸《丹溪心法》合四妙勇安汤《验方新编》加减。

**4. 气虚瘀毒证**

主症：口舌、外阴、皮肤溃疡反复发作，疮面色淡，久不收口，伴头晕眼花、面色少华、倦怠乏力、心悸失眠、盗汗、纳差便溏。舌淡边有齿痕，苔薄白，脉细缓或沉细

治法：益气扶正，清化瘀毒。

代表方：托里消毒饮《外科正宗》加减。

除上述治疗方案外，还可使用中药熏洗法、中药外搽法：在内服药物的基础上，配合外敷药、熏洗之法。口腔溃疡者，配合西瓜霜、珠黄散、锡类散、青黛膏、锡类散外敷，或金银花、麦冬、黄连、白及等煎汤漱口。外阴溃疡者，应用中药清热解毒生肌方（苦参、黄柏、野菊花、败酱草、蒲公英、白鲜皮、蛇床子），每日煎煮后取汁熏洗或坐浴。

## 六、临床研究

BD 的发病涉及多因素、多途径、多机制的复杂病理变化过程，当前已取得较好的研究成果，且部分成果已被运用到 BD 的临床诊断与治疗中，但其发病机制尚未完全阐明，因此研究者应展开

更加深入、广泛的临床基础与应用研究,以期为 BD 早期诊断、病情监测、药理研究、新药开发等提供更为可靠、多样的支撑。

### (一)临床基础研究

**1. BD 与感染因素**

口腔和牙周病引起的感染性口腔病灶是影响 BD 发病的环境因素的一部分。虽然一些链球菌菌株是 BD 病因学的主要焦点,但单纯疱疹病毒、人类巨细胞病毒、EB 病毒和水痘带状疱疹病毒等其他感染因素都被认为是 BD 的病原学因素,并与 BD 口腔溃疡的诱导有关。

**2. BD 与细胞因子与免疫系统**

T 细胞、中性粒细胞和抗原提呈细胞对 BD 免疫机制关键。抗原提呈细胞刺激后,引发中性粒细胞过度活跃,并刺激 Th1 反应。在先天免疫中,抗原呈递细胞(antigen-presenting cells,APC)上的 Toll 样受体(TLR)重要。TLR2、TLR3、TLR4 和 TLR8 高表达与疾病机制相关。BD 活动期间,中性粒细胞刺激导致髓过氧化物酶、超氧化物歧化酶、一氧化氮和晚期氧化蛋白产物水平升高。中性粒细胞激活在 BD 氧化应激标志物形成中起重要作用。

**3. BD 与自身抗体**

在 BD 中作用最明确的抗体是抗内皮细胞抗体,其存在于 18%~50% 的 BD 患者中,并被发现与血管病变相关的疾病活动有关。其他与该病有关的抗体包括抗酿酒酵母抗体、抗心磷脂抗体、抗激动素抗体、抗 α 原肌球蛋白抗体、抗 SIP1 抗体、抗 Annexin V 抗体、抗 PTEN 诱导的假定蛋白 1 抗体和抗开关相关蛋白 70 抗体,疾病相关抗原包括免疫球蛋白样受体、原肌球蛋白、氧化低密度脂蛋白和视网膜 S 抗原。

**4. BD 与炎性因子**

炎性因子是免疫系统中的一类蛋白质,它们在炎症反应中起到调节和介导的作用。在 BD 中,炎性因子的异常产生和过度活化可能导致免疫系统对自身组织的攻击,从而引发疾病的症状。一些研究表明,BD 患者的免疫系统对感染和细菌的反应更为敏感,可能是由于炎性因子的过度分泌引发了免疫系统的紊乱。

### (二)临床应用研究

BD 的传统治疗包括 GC、免疫抑制剂,如秋水仙碱、硫唑嘌呤、环孢素等,大多数主要器官轻度受累都可以通过常规免疫抑制剂得到充分控制。这些传统疗法副作用较多,随着生物制剂及小分子药物的上市,BD 的治疗有了更多的选择。2018 年,EULAR 更新了 BD 的管理建议,强调 BD 的治疗需要多学科合作,特别是需要与风湿科、眼科等学科合作,共同管理 BD 患者。

**1. TNF-α 抑制剂**

TNF-α 抑制剂,如依那西普、英夫利昔单抗、阿达木单抗,可改善 BD 相关症状如口腔溃疡、皮肤病变和眼疾。EULAR 推荐其为视力受损的葡萄膜炎患者首选治疗药物,常用于不耐受常规免疫抑制者。综述显示,这些药物可以促进黏膜愈合,改善胃肠道症状,安全性可接受。依那西普减少了男性 BD 患者的口腔溃疡和皮肤病变。英夫利昔单抗和阿达木单抗对皮肤黏膜有益。TNF-α 拮抗剂治疗肠道 BD 有效,但其有效性和安全性需进一步验证。

**2. 托珠单抗**

托珠单抗是靶向 IL-6 受体的单克隆抗体。法国多中心观察性研究对比 TNF 抑制剂(149 例)与托珠单抗(55 例)对难治性黄斑水肿的疗效。其中纳入 35 例 BD 患者,3 例接受托珠单抗治疗。结果显示,TNF 抑制剂与托珠单抗治疗黄斑水肿的完全缓解率分别为 22% 和 36%。值得注意的是,托珠单抗治疗组 76% 的患者曾对 TNF 抑制剂抵抗。此外,现有研究提示托珠单抗疗效主要限于眼部和中枢神经系统,而 TNF 抑制剂对 BD 所有临床表现均有效。

### 3. 乌司奴单抗

乌司奴单抗针对 IL-12 和 IL-23 p40 亚基。美国皮肤病学会杂志（JAAD）发表的一项 52 周开放性前瞻性研究，对 15 例 BD 患者使用乌司奴单抗进行治疗。结果显示，治疗后口腔溃疡数量由平均 2.1 个/周降至第 24 周的 0.3 个/周，并维持至第 52 周（平均 0.4 个/周）。乌司奴单抗在减少溃疡、皮肤受累和关节症状方面有效，值得进一步研究。乌司奴单抗可能为治疗难治性皮肤黏膜和关节受累提供新选择。

### 4. 阿普斯特

阿普斯特（apremilast）是一种口服磷酸二酯酶-4 的选择性抑制剂。2021 年临床试验显示，对于 207 例 BD 患者，阿普斯特 30mg 组治疗 64 周后，口腔溃疡数量、疼痛、疾病活动度和生活质量显著改善，但停药后有所回升。2 期研究亦证实阿普司特对口腔溃疡的抑制作用。现被 FDA 批准用于治疗 BD 患者的口腔溃疡，由于安全性好，不会增加感染和恶性肿瘤，阿普司特可能成为仅次于秋水仙碱的 BD 皮损症状表现的二线选择。

### （三）中医药研究

BD 归属中医学"狐惑病"范畴，在现代医学领域其病因、发病机制目前尚不明确。目前对于 BD 的治疗多以 GC 和免疫抑制剂为主，虽有一定疗效但不良反应较明显。中医药因其疗效显著且不良反应相对较小，在 BD 治疗中越来越受重视。

#### 1. 病证结合研究

（1）**辨证论治** 抓住核心证候以施治是中医药特色的临床思维，也是诊疗取效的关键，张仲景亦曰："但见一证便是"。狐惑病证候诊断的正确与否关系到中医临床疗效的好坏。通过开展对狐惑病证候分型的研究，据病分证，确立了狐惑病的常见证候类型及诊断标准，为狐惑病中医规范化治疗奠定了基础。

狐惑病分热毒炽盛、肝脾湿热、阴虚热毒、气虚瘀毒四型。病因为湿热瘀毒蕴结，这些病邪在体内积聚会攻击口眼、外阴及脏腑。辨证需明确湿热之邪的轻重程度、所居脏腑及疾病分期。治疗原则：急性发作期以清热利湿解毒为主，慢性稳定期以扶助正气与利湿解毒为原则。病位以肝脾为主，常涉及胆、胃，实证与湿、热、毒相关。随病情发展，湿、热、毒易耗伤阴液，导致虚实夹杂或阴虚火旺。阴液耗损伤及肾阴，长期可导致阳虚。

（2）**治则治法** 《金匮要略》记载，狐惑病的治疗需用甘草泻心汤，此方清热燥湿效果显著。此外，书中还提及赤小豆当归散、苦参汤等方剂。后世医者根据狐惑病病情发展，分别采用清热利湿解毒或补益肝肾、滋阴降火的方法。对于急性期，他们进一步细分了治疗策略，如心胃热盛用导赤散加减，湿热内蕴则以三仁汤为基础，酌情配伍黄连等药物。这些方法在实践中均取得了良好的治疗效果。

#### 2. 临床用药研究

（1）**中药复方**

1）甘草泻心汤：对于蚀于上部，表现为口腔、咽部溃疡等症状，病机多为肺胃有热的狐惑病，以甘草泻心汤为基础进行治疗。甘草泻心汤药用甘草、黄芩、黄连、赤芍、白芍、连翘等。其为经典主方，多种活性成分协同抗炎，减少炎性因子和趋化因子，改善免疫功能，通过 TNF、IL-1β、IL-6 等关键靶点及高级糖基化终末产物-受体（AGE-RAGE）、核因子 κB（NF-κB）等信号通路发挥作用。

2）四妙勇安汤：源于清代《验方新编》，原用于治疗热毒脱疽，现广泛用于血栓闭塞性脉管炎等血管栓塞病变。当症状由热毒内蕴、经脉瘀滞所致时，宜从瘀热论治。临床使用四妙勇安汤时，常重用金银花、玄参以清热解毒、活血凉血。现代研究表明，四妙勇安汤具有多种药理作用：抗炎、抗氧化、促进内皮细胞增殖，稳定斑块、降脂、保护血管、改善血液流变学、抗凝、抑制血栓形成和促纤溶，治疗周围血管性疾病和炎症性疾病。

3)龙胆泻肝汤：人体外感湿邪与嗜肥甘厚味可酿生湿热，湿热蕴于肝经可致口舌生疮、目赤、阴蚀溃烂及皮肤发疮等症状。临床常选用龙胆泻肝汤清湿热。方中龙胆草、黄芩、栀子等为苦寒泻火药，泽泻、车前子等可利湿清心肝火；生地黄、当归滋养肝血；柴胡升散上行，甘草解毒。诸药合用，共奏清肝胆实火、泻湿热、治愈溃疡之效。现代药理研究显示，龙胆泻肝汤有抗炎、抗病毒、镇痛、调节免疫等作用。

（2）中药单味

1）甘草：具有清热解毒、祛痰止咳、补脾益气、调和诸药、缓急止痛之功效，临床常用于治疗脾胃虚弱、倦怠乏力、心悸气短等。研究表明甘草主要含有三萜类、黄酮类、生物碱类及多糖类等成分，其中特征性活性成分以甘草苷、甘草酸、甘草素、甘草查尔酮等为主，具有抗炎、抗病毒、调节免疫、镇咳祛痰、保肝解毒、降血糖以及抗风湿等多种药理作用。关于甘草的现代研究起源于抗溃疡作用，后续研究进一步发现它还有抗病毒、调节内分泌及免疫等多种功效，并且甘草在治疗狐惑病方面疗效确切。

2）黄连：是临床常用药，常用于阴虚火旺、心肾不交导致的失眠、抑郁、焦虑等病症。其主要成分小檗碱、黄连碱等具有抗溃疡、抗炎、解热、抗肿瘤等功效，可清热、燥湿、解毒。现代药理研究表明黄连具有抗动脉粥样硬化，改善心肌缺血、脑缺血，抗心律失常，降血压，降血糖，抗焦虑抑郁，抗肿瘤，抗炎，抑菌等药理作用。黄连抗炎机制与抑制 JAK/STAT、NF-κB 信号通路和核苷酸结合寡聚结构域样受体蛋白 3（NLRP3）炎性小体表达有关。

3）黄芩：是唇形科植物黄芩的干燥根，味苦，性寒，归肺经、胆经、脾经、大肠经、小肠经。中医典籍记载该药具有较好的清热、燥湿、泻火、解毒、消肿、镇静等功效。对其主要成分进行分析可知，黄芩可在一定程度上抑制过敏性介质释放，发挥较好的抗变态反应功效；同时，黄芩对多数致病菌具有较好抑制作用，不仅利于 BD 炎症程度减轻，还能感染预防与治疗。此外，黄芩可增强机体免疫功能。

（3）中药单体

1）大蒜素：为大蒜的一种活性成分，来源丰富，价格低廉无不良反应，具有抗氧化、调节免疫等多种药理作用，尤其在防治心血管损伤的相关研究较多。通过小鼠实验发现免疫炎症因子 IFN-γ、TNF-α、IL-4、丙二醛（MDA）水平明显升高，而总抗氧化力（T-AOC）、超氧化物歧化酶（SOD）和谷甘肽过氧化物酶（GSH-PX）显著下降，这些指标的变化符合 BD 的发病过程。

2）黄芩苷：药理活性较为丰富，在中医方面，其具有泻火解毒、止血安胎的功效；在现代药理研究中，黄芩苷在抑菌、抗炎、抗肿瘤、抗血栓、抗变态反应、抗凋亡活性、改善代谢异常和肠道菌群、修复肺损伤、抗辐射的作用。等方面展现出良好的应用前景，具有较高的临床使用价值。黄芩苷在肠道的吸收主要依赖于肠道菌群和其产生的 β-葡萄糖醛酸苷酶，通过水解转化为黄芩素，经过小肠黏膜时，黄芩素又会被肠道尿苷二磷酸葡萄糖醛酸转移酶结合，成为黄芩苷并被吸收进入血液，利于 BD 炎症程度减轻。

3）雷公藤多苷：是从雷公藤中提取出来的中药制剂。从现代药理学的角度看，雷公藤多苷片具有较好的免疫抑制作用，可抑制抗体产生、分泌，抑制 Ts 细胞活化。其次，雷公藤多苷片具有较好的抗炎作用，能够对 BD 炎性递质的释放产生抑制，进而拮抗关节炎的反应，减轻关节滑膜、软骨的损伤，疗效确切。同时，它还可以对血管内皮生长因子产生抑制，进而阻滞微血管的新生，延缓机体滑膜血管翳的增殖和形成，有效防止骨、关节软骨被侵蚀。

## 七、转归与预后

本病预后取决于脏器受累情况，单纯皮肤黏膜关节受累者预后良好，眼病、胃肠道、心血管、神经系统受累者预后不佳，病程中可发生失明、消化道大出血、穿孔、肠瘘、动脉瘤破裂、瘫痪等严重并发症，致残率和病死率高。早发的男性 BS 患者通常病情较严重，脏器受累多发生于病程早期（特别是前 5 年），随后可相对缓解。

BS 的转归与预后主要取决于感邪的轻重、正气的强弱及治疗的当否。素体强壮，正气不虚，感邪后发病较轻者，易于治愈，预后较好，不易复发。素体虚弱，正气不足，脾失健运，同样感邪后，则发病较重，病情易转为慢性迁延性，常反复发作；且口、咽、外阴等处的溃疡较大，久不愈合，对人体影响危害也较大。本病初期阶段，多以邪实为主，用药得当，及时治疗，每多痊愈。因治疗不当或调护失宜，病情迁延，易转为脾虚湿蕴或阴虚内热等虚中夹实、本虚标实之证。由于感邪较重，而用药较轻，病重药轻，不能达邪外出，使病情迁延。邪热内炽，伤阴耗津，亦易形成虚中夹实之证。感邪较轻，而过用苦寒重剂，反伤及脾阳，致脾失健运，湿浊内生，蕴久化热，邪热内扰外攻，则加重病情。本病中晚期多虚实相兼，常伴发眼部症状。若治疗得当，坚持服药，可缩短病程，预后也较好。若治疗有误，或调护不当，放弃治疗，则病情常反复发作，口、外阴损害而久不敛口，眼部症状也加重，可出现化脓，甚至失明，造成不可挽回的损失。

## 八、预防调护

对于已经确诊为 BD 的患者，定期的医学监测是非常重要的。这包括定期的临床检查、实验室检查和影像学检查，以便及时发现疾病活动和并发症。有些患者可能发现某些因素会引发疾病的活动期，如压力、感染、过度疲劳等。建议患者每 1~6 个月随访一次，随访频率取决于患者的疾病受累范围及严重程度。每次随访要详细记录临床特征及实验室检查指标。目前对于 BS 患者疾病缓解尚无共识，也没有标准的停药方案。对于有重要脏器受累的患者，建议根据患者的年龄、性别、疾病严重程度，免疫抑制剂可在疾病缓解 2~5 年后逐渐减少用量。尽量避免这些诱发因素，有助于减缓病情的发展。

中医理论认为，BD 的病因主要是湿热毒蕴、气血不畅、脏腑功能失调等。其中，湿热毒蕴是最常见的原因之一，多因饮食不当、情志失调、生活不规律等因素导致体内湿热内蕴，湿邪困脾，热邪伤及脉络，从而引起病情发作。因此，患者要注意饮食调整，避免食用辛辣、油腻、酸甜等刺激性食物，多吃清淡易消化的食物。BD 的患者可能面临长期的治疗和疾病带来的身体不适，因此心理健康同样重要。寻求心理支持、加入支持群体或寻求专业心理健康服务，有助于缓解情绪压力。

> **课后思考**
>
> 思考题 1：白塞综合征的治疗目标是什么？常用的治疗方法有哪些？它们的效果如何？
>
> 思考题 2：白塞综合征归属中医学"狐惑"范畴，在辨证论治时需要注意什么，活动期和稳定期各自中医论治特点？

# 第七章 脊柱关节病

## 第一节 强直性脊柱炎

### 一、概　　说

强直性脊柱炎（ankylosing spondylitis，AS）是一种慢性炎症性自身免疫疾病，主要表现为进行性的脊柱炎症和骶髂关节炎，以中轴关节受累为主，可伴发关节外表现，严重者可出现脊柱畸形和关节强直，我国 AS 患病率约为 0.3%，发病高峰年龄为 18～35 岁，50 岁以上及 8 岁以下发病者少见。家族聚集患病现象较常见。

AS 中医称之为"大偻"，属于中医学痹病范畴，历代文献中记载的"龟背风""竹节风""骨痹"等描述与本病临床表现类似。"骨痹"首见于《黄帝内经》，多见于 AS 早期，其后外受贼邪，逐渐发展为"肾痹"，即为 AS 晚期。《素问·痹论》云："风寒湿三气杂至，合而为痹也……以冬遇此者为骨痹……骨痹不已，复感于邪，内舍于肾……肾痹者，善胀，尻以代踵，脊以代头。""大偻"首见于《黄帝内经》，"开阖不得，寒气从之，乃生大偻"，1999 年"大偻"正式成为 AS 的中医病名，并被纳入到国家中医药管理局"十一五"重点专科风湿病临床验证方案中。至此，"大偻"作为 AS 的中医病名正式在全国风湿病专科推广使用。

### 二、病因病机

AS 是一种慢性炎症疾病，其病因和病理机制复杂且受多因素的影响，尚未完全明确，仍有许多未知之处，需要进一步的研究来深入理解，研究人员普遍认为其病因病理涉及遗传因素、免疫因素和环境因素等多方面。

（一）病因与发病机制

AS 西医病因尚不明，与遗传、免疫、感染、环境、习惯相关。特定遗传标记如人白细胞抗原 B27（HLA-B27）基因增加患病风险；免疫系统异常攻击脊柱关节组织；肠道微生物改变或感染可致病；气候变化如寒冷潮湿，以及长期固定姿势工作可诱发该病；不良习惯如抽烟、熬夜也与此相关。这些因素相互作用影响发病，但具体病因仍在研究中。

AS 发病机制基于慢性炎症反应。免疫系统攻击脊柱和骶髂关节的软骨、韧带，引起炎症，导致肿胀、疼痛和损伤，进一步引发骨质增生和关节强直。炎症反应逐渐导致脊柱和骶髂关节的骨质增生，降低脊柱的灵活性并限制其运动范围，即骨化性骨关节病变。此外，部分患者软组织如韧带、肌肉等可能发生钙化，加剧脊柱的僵硬和强直。

## （二）中医病因病机

中医认为肾主骨髓，肾气虚弱影响脊柱和关节健康，使筋骨失养，促使AS的发生。肝肾功能失调，特别是在情志不畅或过度劳累时，易筋使脉疏通不畅，加重AS病理进程。阴冷、潮湿或湿热环境，以及气候变化感受寒邪，均可能引发强直性脊柱炎。

AS病机为本虚标实，本虚方面主要体现为体质虚弱或内脏功能不足，表现为疾病对身体的影响。肾虚导致骨骼失养，肝肾亏虚致筋骨失养；肝气郁结，情志不畅，气血运行受阻，影响脊柱、关节的健康；气血不畅，瘀血内阻，经络阻滞，致筋骨失养，疼痛僵硬，加速关节病变。脾虚水湿内停，加之肾虚，易引发AS。标实方面，风寒湿邪侵袭，导致筋脉痹阻，关节气血不畅，疼痛、僵硬，湿邪热邪内阻，阻滞经络，影响气血运行，加重病情。

# 三、临床表现

本病起病缓慢隐匿，男女比约为1∶1，但男性病情较重。发病年龄多在20～30岁。其中16岁前为幼年型，40岁后为晚发型，两者的临床表现不典型。患者常首发下腰背痛伴晨僵，或臀部、腹股沟至下肢放射痛。夜间或久坐加重，活动缓解，病情持续3个月以上。对NSAIDs反应良好，。随着病情发展，腰椎活动受限，胸廓活动度减低，脊柱自下而上强直。

## （一）关节表现

AS早期出现腰骶、下腰背或者臀部难以定位的酸痛和或钝痛。伴有背部发僵，休息加重，轻微活动减轻，夜间疼痛明显，即"炎性疼痛"。以外周关节为首发症状的患者占43%，主要累及髋、膝、踝关节，多呈非对称性，发作与缓解交替。晚期患者髋关节屈曲挛缩，常出现特征性固定步态，直立时膝关节被迫维持屈曲状态以维持平衡。此外，关节外或者近关节处出现压痛，如脊肋关节、脊柱棘突、肩胛、髂骨翼、股骨大转子、坐骨结节、胫骨隆突、足跟。累及中轴骨，与肌腱止点病变相关，并呈现向上发展趋势。对应部位出现疼痛，活动受限，胸廓扩张受限等。随着疾病进展，脊柱整个逐渐僵硬，出现腰椎曲度变平和胸椎过度后突的情况。

## （二）关节外症状

AS患者关节外结构受累包括眼睛、心血管系统、肺、胸膜、肠道、肾脏、前列腺和神经系统。其中，急性前葡萄膜炎（AAU）是AS的主要关节外特征，发生率为25%～40%。研究显示，AS和未分化脊柱关节病（USPA）在AAU患者中的诊断率分别为50%和30%；并且，相较于其他患者，AS或USPA患者的AAU发病时间较早，发作频率较高。AS相关心脏病包括主动脉炎、主动脉瓣反流、房室传导障碍、心肌病、左心室功能障碍、动脉粥样硬化、冠状动脉疾病（coronary artery disease，CAD）、充血性心力衰竭（congestive heart failure，CHF）和心律失常。AS最常见的胸腔表现是炎症性胸痛，随着疾病的进展，还可以出现胸廓受限，肺功能检查通常显示肺活量和总肺活量降低，残余容积和闭合容积/肺活量比值增加。某些AS患者可能出现消化系统问题，如炎症性肠病（如克罗恩病或溃疡性结肠炎）；此外，AS还可能引起肾脏病变和神经病变。

这些关节外表现可能会在AS患者中表现出不同的程度和频率，需通过综合的临床评估和治疗来管理。及早诊断和有效的治疗可以显著减轻症状和改善生活质量。

# 四、诊断与鉴别诊断

## （一）诊断标准

AS的诊断标准随着医学研究的深入和诊断技术的发展而不断演变。但目前临床仍采用1984年修订的 AS 纽约标准。

**1. 1984 年修订的纽约标准（表 7-1）**

表 7-1　1984 年修订的 AS 纽约标准

| 定义 | 注释 |
| --- | --- |
| 1. 腰背痛 | 至少持续 3 个月，休息时出现，活动后缓解 |
| 2. 腰椎活动受限 | 腰椎在前屈、侧弯、后仰方向受限 |
| 3. 胸廓活动度下降 | 第 4 肋间隙水平的胸围差低于同年龄同性别正常人的平均值即认为胸廓活动度下降 |
| 4. 骶髂关节炎 | 双侧骶髂关节炎 Ⅱ～Ⅳ级，或单侧骶髂关节炎 Ⅲ～Ⅳ级 |

注：如果患者具备第 4 条并分别附加 1～3 条中的任何 1 条即可确诊为 AS。

**2. 欧洲脊柱关节病研究组（ESSG）诊断标准（表 7-2）**

对一些暂时不符合 AS 诊断标准的患者，如其表现符合 ESSG 制订的脊柱关节病初步诊断标准，也可列入此类进行诊断和治疗，以免延误病情。

表 7-2　ESSG 诊断标准

| 主要条件 | 附加条件 |
| --- | --- |
| 炎性脊柱痛或非对称性以下肢关节为主的滑膜炎 | ①阳性家族史 |
|  | ②银屑病 |
|  | ③炎性肠病 |
|  | ④关节炎前 1 个月内的尿道炎、宫颈炎或急性腹泻 |
|  | ⑤双侧臀部交替疼痛 |
|  | ⑥肌腱端病 |
|  | ⑦骶髂关节炎 |

注：患者符合主要条件并有附加条件中任何一项即可列入此类进行诊断和治疗，并随访观察。

最早的 AS 诊断标准由 Moll 和 Wright 提出，即 1984 年修订的纽约标准，其依据临床和放射学特征诊断 AS。1971 年，欧洲风湿病学会（EULAR）提出伯林标准，强调发病顺序、放射学表现和临床特征。1984 年，Moll 和 Wright 修订了纽约标准，该标准对放射学表现详细描述和临床特征更严格要求。1990 年，国际脊柱关节炎协会（ASAS）和 ACR 联合发布修订版标准，强调 HLA-B27 阳性和骶髂关节 MRI 的角色。2009 年，ASAS 和 EULAR 发布新标准，全面更新和调整临床表现、放射学特征和实验室检查。2011 年，ASAS 和 EULAR 再次修订标准，强调早期诊断重要性，包括综合分析临床病史、检查、实验室和放射学特征。2020 年，ASAS 和 EULAR 发布最新版标准，继续强调要早诊早治，更新放射、临床表现和实验室检查评估要点。

（二）鉴别诊断

**1. 西医鉴别诊断**

（1）**腰椎间盘突出症**　常有负重扭伤史，急性腰痛和一侧坐骨神经痛，活动时加重，受累椎体棘突及棘突旁压痛，坐骨神经行径压痛，直腿抬高试验阳性。X 线检查示脊柱侧弯，腰椎生理前凸消失，椎间隙前窄后宽或狭窄，椎体后缘唇样骨质增生等。无疲劳感、消瘦、发热等全身表现，血沉和 CRP 正常。

（2）**类风湿关节炎**　多见于 45 岁左右的女性，为对称性多关节炎，以掌指关节及近端指间关节等小关节炎为主，多不累及骶髂关节，如脊柱受累可侵犯颈椎，可有类风湿皮下结节，RF 阳性，抗 CCP 阳性等。

**2. 中医鉴别诊断**

本病可与骨痹相鉴别，两者均有关节肿胀疼痛并运动受限的症状。大偻为风寒湿或风湿热邪气侵袭脊柱，引起关节疼痛晨起僵硬等不适；骨痹为肝肾亏虚，骨脉失养或痰湿阻络，筋络不通引起关节疼痛和活动受限。

（三）疾病评估

目前最常用 AS 疾病活动度评估的符合指标主要有 Bath 强直性脊柱炎病情活动指数（Bath Ankylosing Spondylitis Disease Activity Index，BASDAI）、BASFI 和强直性脊柱炎疾病活动评分（Axial Spondyloarthritis Disease Activity Score，ASDAS）

**1. BASDAI（表 7-3）**

表 7-3  BASFI 活动评分

| 定义 | 注释 |
| --- | --- |
| 你感受到的疲乏/困倦的总体程度 | 0～10 分，0 分为不疲乏，10 分为极度疲乏 |
| 你感受到的颈痛、背痛或髋关节疼痛的总体严重程度 | 0～10 分，0 分为无腰背痛，10 分为极度疼痛 |
| 除了颈部、背部和髋关节外，你所感受到的其他关节疼痛或肿胀的总体严重程度 | 0～10 分，0 分为无外周关节疼痛肿胀，10 分为非常严重 |
| 你感受到身上某些部位在外力按压后的疼痛严重程度 | 0～10 分，0 分为无，10 分为非常严重 |
| 你在起床后晨僵的严重程度 | 0～10 分，0 分为无晨僵，10 分为非常严重 |
| 起床后晨僵持续多长时间 | 0～10 分，0 分为无，10 分为 2 小时以上 |

**2. BASFI**

（1）无需别人帮助或辅助器材，穿袜子或贴身衣服。

（2）无需辅助器材，向前弯腰从地上拾取钢笔。

（3）无需别人帮助或辅助器材，从较高的储物架上取物。

（4）无需用手或别人帮助，从坐着的没有扶手的餐桌椅上站立起来。

（5）无需别人帮助，从仰躺着的地板上站立起来。

（6）不改变姿态，无任何辅助支撑地站立 10 分钟。

（7）不用扶手或其他辅助器材，走 12～15 级台阶，每步一个台阶。

（8）不转身，从肩膀处向后看。

（9）完成体力活动。

（10）完成一整日的家务和工作。

0～10 分，0 分容易，10 分不可能，总分最高为 100 分，分数越高表示功能障碍越严重。

**3. ASDAS**

（1）总体腰背痛程度，0～10 分，0 分为无腰背痛，10 分为极度疼痛。

（2）患者总体评价：过去一周中，你认为自己的平均疾病活动度如何？0～10 分，0 位不活跃，10 分为非常活跃。

（3）外周关节的疼痛肿胀程度，0～10 分，0 分为无外周关节疼痛肿胀，10 分为非常严重。

（4）晨僵持续时间，0～10 分，0 分为无，10 分为 2 小时以上。

（5）急性期反应物：CRP 水平（mg/L）或血沉水平（ESR，mm/h）。

ASDAS 评分主要有两种计算方式，可以形成两种不同的评分标准，即 ASDAS-CRP 和 ASDAS-ESR。

ASDAS-CRP：0.12×背痛+0.06×晨僵持续时间+0.01×患者总体评估+0.07×外周关节肿胀或压痛+0.58×（CRP+1）的自然对数。

ASDAS-ESR：0.08×背痛+0.07×晨僵持续时间+0.01×患者总体评估+0.09×外周关节肿胀或压痛+0.29×ESR 的平方根。

**4. AS 疾病活动度分级**

疾病缓解期：BASDAI<4，ASDAS<1.3。

疾病活动期：低疾病活动度：BASDAI≥4，1.3≤ASDAS<2.1。

高疾病活动度：BASDAI≥4，2.1≤ASDAS≤3.5。

极高疾病活动度：BASDAI≥4，ASDAS>3.5。

**5. 体格检查**

AS 的体格检查有助于医生评估患者的脊柱活动度、疼痛程度及可能的关节受累情况，常用的体格检查包括以下几个。

（1）**腰椎活动度试验**（Schober 试验）  患者直立，背部正中线髂嵴水平作一标记为零，向上 10 厘米和向下 5 厘米各作一标记。让患者弯腰（保持双膝直立），测量两个标记间的距离。正常情况下，距离应增加至少 5 厘米；若增加不足 4 厘米，可能提示腰椎活动度降低。

（2）**扩胸度测试**  患者直立，用刻度软尺测量第 4 肋间隙水平（女性在乳房下缘）的深吸气和深呼气时的胸围差。正常范围存在差异，但一般认为低于同年龄同性别正常人的平均值的 1 个标准差（SD）时即认为扩胸活动度下降。

（3）**下肢 4 字试验**（Patrick 试验）  患者仰卧，一侧下肢伸直，将对侧足置于伸直侧膝上向下压。如果同侧骶髂关节疼痛，即为阳性，可能提示骶髂关节病变。

（4）**指地距测试**  嘱患者直立，弯腰，伸臂，测量指尖与地面的距离。正常情况下，指尖应能触及地面；若不能触及，可能提示脊柱活动受限。

（5）**枕壁距测试**  患者靠墙直立，双足跟贴墙，双腿伸直，背贴墙，眼平视。测量枕骨结节与墙之间的水平距离，正常应为 0；若枕部不能贴墙，可能为异常。

（6）**骨盆挤压试验**  患者侧卧，检查者按压其髂嵴，如疼痛即为阳性，可能提示骶髂关节炎症。

## 五、治　疗

AS 尚无根治方法，如能及时、合理治疗，可以达到控制症状改善预后的效果。因此，AS 的治疗通常是一个综合性的过程，需要结合药物治疗、物理治疗、康复治疗及生活方式管理。

### （一）西医治疗

**1. 治疗原则**

2011 年 ASAS/EULAR 建议的总体原则是：①AS 是一种具有多种临床表现并有着潜在严重后果的疾病，需要在风湿科医生协调下作多学科联合治疗；②AS 的主要治疗目标是通过控制症状和炎症来最大限度地提高生活质量，避免远期关节畸形，保持社交能力；③AS 的治疗目的是在医生和患者共同决策下，为患者提供优质的医疗服务；④治疗过程中需同时兼顾药物和非药物治疗。

**2. 药物治疗**

（1）NSAID  能迅速缓解 AS 患者的腰背痛、晨僵、关节肿胀和疼痛，并增加活动能力，是早期或晚期治疗的首选药物。长期持续使用 NSAID，尤其是 COX-2 抑制剂，可预防和阻止 AS 新骨形成和影像学进展。使用时需考虑心血管、胃肠道和肾功能损伤风险。相比非选择性 NSAID，选择性 COX-2 抑制剂对胃肠道损伤较小，安全性较高。

（2）bDMARDs  对使用 NSAID 治疗后病情仍持续活动的 AS 患者，医生应考虑使用 bDMARDs，目前可供选择的药物包括 TNF-α 抑制剂和 IL-17 抑制剂。推荐使用 bDMARDs 的时机：使用至少 2 种 NSAID 治疗超过 4 周，症状仍未缓解和（或）出现不良反应，ASDAS>2.1 或 BASDAI>4。在开始使用 bDMARDS 治疗前，需筛查肺结核、乙型肝炎病毒（HBV）、HCV 和人类免疫缺陷病毒（HIV）（在高危人群中），并治疗潜伏性结核及预防性治疗慢性乙型肝炎病毒感染。AS 患者经过一种 bDMARDs 治疗至少 12 周后，应通过评估病情活动度的变化来评价治疗反应。使用相同的结局指标（ASDAS 或 BASDAI）来定义治疗反应，有临床意义的改善为 ΔASDAS≥1.1 分或 ΔBASDAI≥2.0。如未达到上述改变，应考虑潜在的风险和获益，并与患者共同决定是否继续进行 bDMARDs 治疗。如果一种 TNF 抑制剂治疗失败，应考虑换用另一种 TNF 抑制剂或 IL-17 抑制剂治疗。在考虑换药之前，必须重新评估使用第一种 TNF 抑制剂时的治疗指征是否正确，如果患者病情持续缓解，可考虑 bDMARDs 减量。完全停用 bDMARDs 可能有较高比例的病情复发，因此应非常缓慢地进行减量，并确保在前一个减量之后有足够的时间维持病情缓解。

（3）csDMARDs  目前未证实 csDMARDs 对 AS 的中轴病变有效。如果临床医生和患者无法获得更有效的治疗，可以尝试使用 csDMARDs。

1）柳氮磺吡啶：可改善 AS 关节疼痛、肿胀和发僵，降低血清 IgA、IL-1、TNF-α 水平及其他活动性指标。推荐用量为每日 2.0g，分 2～3 次口服。当剂量增至 3.0g/d 时，疗效增加但不良反应亦增多。柳氮磺吡啶起效慢，通常需 4～6 周。为增加耐受性，初始剂量从 0.25g/次，每日 3 次开始，每周递增至每日 2g，或根据病情调整剂量和疗程。不良反应包括消化系统症状、皮疹、血细胞减少等。磺胺过敏者禁用。可选用 NSAID 联合应用以弥补其缺点。

2）沙利度胺：可显著改善部分难治性 AS 男性患者的临床症状，降低 ESR 和 CRP 水平。初始剂量 50mg/晚，每 10～14 日递增 50mg，至 150～200mg/晚维持。用量不足则疗效不佳，停药后症状可迅速复发。沙利度胺可能引起嗜睡、口渴、血细胞下降等不良反应。用药初期应定期查血常规、尿常规和肝肾功能。长期用药者需定期进行神经系统检查，预防外周神经炎。

3）GC 不能阻止 AS 进展，且不良反应大。一般不主张口服或静脉应用 GC 治疗 AS。顽固性肌腱端病和持续性滑膜炎可能对局部 GC 反应好。对全身用药效果不佳的顽固性外周关节炎（如膝关节）可行关节腔内 GC 注射，一般每年不超过 2～3 次。

4）其他药物：MTX、LEF、艾拉莫德和抗风湿植物药等可用于治疗 AS 外周关节受累者，但它们对中轴关节病变的疗效不确定，尚需进一步研究。

### 3. 其他治疗

（1）**脊柱矫形手术**  当患者出现严重的脊柱畸形，如严重的脊柱后凸畸形，影响生活质量时，可能需要进行脊柱矫形手术。这种手术旨在改善脊柱的形态，减轻疼痛，并尽可能恢复脊柱的正常功能。

（2）**脊柱截骨术**  常用脊柱截骨术包括 Smith-Peterson 截骨术、多节段椎弓根截骨术、经椎间孔楔形截骨术。因脊柱强直、椎管狭窄，截骨处应力集中、脊髓避让空间小，矫形手术需避免在术中及术后出现脊髓、神经根、大血管损伤及脊柱不稳的情况。矫正过程中需密切观察脊髓相关功能、血压、呼吸、脉搏及下肢功能。

（3）**全髋关节置换术**（THA）  是治疗 AS 髋关节终末期受累的首选方法。在患者条件允许下，应尽早进行 THA 以缓解疼痛并恢复功能。术中需关注假体周围骨折风险，必要时扩大显露以降低软组织张力，并控制磨锉髋臼、开髓及扩髓的力度和深度。

（4）**膝关节置换术**  类似于髋关节，对于膝关节强直或严重畸形的患者，膝关节置换术可以帮助恢复关节功能，减轻疼痛。

## （二）中医治疗

### 1. 肾虚督寒证

主症：腰骶、脊背、臀疼痛，僵硬不舒，牵及膝腿痛或酸软无力，畏寒喜暖，得热则舒，俯仰受限，活动不利，甚则腰脊僵直或后凸变形，行走坐卧不能，或见男子阴囊寒冷，女子白带寒滑，舌暗红，苔薄白或白厚，脉多沉弦或沉弦细。

治法：补肾强督，祛寒除湿。

代表方：补肾强督祛寒汤加减。

**2. 肾虚湿热证**

主症：腰骶、脊背、臀酸痛，沉重、僵硬不适、身热不扬、绵绵不解、汗出心烦、口苦黏腻或口干不欲饮，或见脘闷纳呆、大便软，或黏滞不爽，小便黄赤或伴见关节红肿灼热痛，或有积液，屈伸活动受限，舌质偏红，苔腻或黄腻或垢腻，脉沉滑、弦滑或弦细数。

治法：补肾强督，清热利湿。

代表方：补肾强督清化汤加减。

除了上述治疗方案，AS 还可以通过针刺、艾灸、推拿、穴位贴敷来治疗。

针刺治疗 AS 时，可辨证选穴或根据疼痛部位取穴，配合泻法、补法或点刺放血。

艾灸结合艾燃烧效应与穴位作用，可以扶正祛邪、温通气血。推拿可选足太阳膀胱经穴或其他相关穴，以酸胀感为度，促进肌肉弹性恢复和关节活动。穴位敷贴结合三九节气贴敷，改善 AS 症状。而中药熏蒸通过热、药双重作用，促进血液循环，改善代谢，促进炎性物质排泄，增强免疫功能，对早中期 AS 患者有迅速改善作用。

## 六、临床研究

近年来，AS 的临床研究朝着疾病发病机制探究、个体化治疗、早期诊断技术创新、新药物研发、临床试验推进及个体化治疗方案制定等方向迅速发展，为 AS 的研究提供了丰富的视角和新的研究方向，为改善患者的生活质量和长期预后提供新的希望和治疗策略。

（一）临床基础研究

**1. 免疫系统异常**

AS 与免疫紊乱密切相关，免疫系统是人体的防御机制，用于识别和清除病原体和异常细胞。研究免疫细胞、炎症介质和自身抗体在 AS 中的作用，可以方便我们深入了解免疫失调的机制。

**2. AS 与肠道菌群**

肠道微菌群的变化与 AS 的发病机制可能有关，肠道菌群的多样性、组成和功能会发生变化，即肠道菌群紊乱，此时致病菌可能会侵犯黏膜固有层，增加肠道通透性并激活促炎细胞，导致 AS 等多种自身免疫性和炎症性疾病发生发展。

**3. 分子标志物**

寻找能够预测 AS 发生、发展和治疗反应的生物标志物，如炎症标志物、自身抗体等。

**4. 表观遗传学**

研究 DNA 甲基化、组蛋白修饰等表观遗传学机制在 AS 中的作用，可能为 AS 提供新的治疗途径。

**5. 细胞信号通路**

关注与炎症和免疫反应相关的细胞信号通路，如 NF-κB、TNF 信号通路等在 AS 中的异常。

**6. 免疫细胞亚群**

研究不同免疫细胞亚群如 T 细胞、B 细胞、树突状细胞等在 AS 中的作用和相互关系。

（二）临床应用研究

**1. TNF-α 抑制剂**

这类药物通过阻断 TNF-α 作用，有效减轻 AS 患者炎症和临床症状。常用药物有英夫利昔单抗、阿达木单抗、依那西普等。一项 Meta 分析结果显示，TNF-α 抑制剂可显著提高 ASAS20 应答率，降低疾病活动指数，同时降低 ESR 和 CRP 水平。此外，临床研究观察了生物制剂强克穴位注射治疗 AS 的疗效和安全性，结果显示，其临床疗效显著，优于常规皮下注射，且安全性、耐受性好。这为中西医结合治疗 AS 提供了临床经验。

**2. IL-17 抑制剂**

司库奇尤单抗和依奇珠单抗等 IL-17 抑制剂能有效改善 AS 患者症状和生活质量。通过随机数字表法对比司库奇尤单抗与阿达木单抗治疗 AS 的临床疗效，结果显示司库奇尤单抗疗效更佳，更能有效改善脊柱功能、减轻疼痛、缩短晨僵时间，且安全性高。依奇珠单抗为 IgG4，目前已获得批准用于 AS 的治疗。两项Ⅲ期临床试验显示，AS 体征和症状均得到显著和持续改善。

**3. JAK 抑制剂**

JAK 通路在 IL-6、IL-23、IL-2 和 IFN 等炎症介质信号传导中起着重要的作用。抑制 JAK 可减少炎症介质，减轻炎症反应。JAK 抑制剂可影响免疫细胞信号传导，减轻自身免疫性疾病症状。JAK 抑制剂主要包括托法替尼和巴西利尼，托法替尼获 FDA 批准治疗中重度 AS，它可以通过抑制 JAK1 和 JAK3 来减轻症状。巴西利尼正在进行临床试验评估其在 AS 治疗中的效果和安全性，主要抑制 JAK1 和 JAK2 调节免疫反应和炎症。

**4. 其他生物制剂**

其他生物制剂包括 IL-12/23 抑制剂、IL-2 抑制剂等，临床试验也在探索其在 AS 治疗中的应用。

### （三）中医药研究

**1. 病症结合研究**

（1）**寒热（阴阳）辨证** 阴阳为八纲之总纲，临床上可根据阴阳的盛衰辨别疾病的寒热属性，而寒热本身又可代表 AS 患者所受邪气的性质，故而寒热辨证尤其适用于 AS 的临床施治。AS"寒热为纲"的辨治体系，将 AS 分为肾虚督寒证与肾虚湿热证，以补肾强督、祛寒除湿、清热利湿为治疗原则。AS 的发病以男性居多、部位多在肾督，这与阴阳密切相关，且年轻患者通常以阴虚为主、年长者以阳虚为著；男性需注意补益阳气，女性需注意调养阴血。

（2）**脏腑辨证** 脏腑辨证为辨治 AS 的基本方法，AS 的辨证分型以肾虚、肝虚、脾虚最为常见，尤以从肾或从肾督论治居多。有学者认为肾督亏虚为 AS 病因病机的关键，机体免疫力提高方可助邪外出，提倡培补肾阳为治疗的根本大法，肾、督脉的亏虚是本病的重要病机，治疗应强调肝脾肾三脏平补。

（3）**病因辨证** 临床上单纯从气血辨证 AS 者少见，但瘀血贯穿 AS 病程始终。痰饮、瘀血等诸邪蓄积，交结凝滞日久而成毒。AS 患者中医证候结果显示，瘀血痹阻证为最具有代表性的 4 个中医证候群之一。有医家提出"虚邪瘀"理论，将瘀与虚、邪并列，强调了瘀血在 AS 发病过程中的重要作用，治疗应以祛邪通络与活血化瘀并重。此外，临床上还可见到气虚证、血虚证、气郁证等。各医家往往根据气与血的关系在活血化瘀之余辅以益气活血、行气活血、补益气血等法，临床取效显著。

**2. 临床用药研究**

（1）**中药复方研究** 临床证候分型繁多，证候兼夹情况多见。治疗肾虚督寒型方药多以温肾通督方，补肾强督汤等为主，例如补肾强督汤，独活寄生汤，乌头汤等，多使用狗脊、淫羊藿、防己等祛风除湿之药，其中淫羊藿、狗脊有祛风湿的功效，又可以加强补肝肾的作用；而防风、防己可加强止痛之效，都是可以治疗风湿痹痛的常用药。治疗湿热痹阻型 AS 可用自拟方南蛇四妙汤治疗，南蛇四妙汤中包含南蛇藤、苍术、薏苡仁、宽筋藤、牛膝等药材，主要有活血通络、清热除湿的功效。

（2）**中药单味研究** AS本质是本虚标实，应当"益肾壮督以治其本，蠲痹通络以治其标"，医家多将AS分为初期、中期、晚期三期，初期用淫羊藿、川桂、细辛、制川乌、鸡血藤等祛风散寒、除湿止痛、益肾壮督、养血和络；中期痰瘀阻络，用土贝母、制南星、莪术、红花、鬼箭羽等，以化痰散结、活血化瘀为主，佐以补肾壮阳；后期正虚邪恋，用熟地黄、鹿角胶、肉苁蓉等补肾壮督，佐以虫类药搜风通络、破血逐瘀。

（3）**中药单体研究** 中药单体是从中药中提取的具有生物活性的单一化合物，对治疗AS有潜在价值。牡丹皮中的丹皮酚具有抗炎、镇痛作用，可缓解AS炎症。青藤碱具有抗炎、镇痛、免疫抑制等作用，通过抑制炎症介质和NF-κB通路，下调氧化应激，抑制AS炎症反应。白藜芦醇可从多种植物中提取，具有抗肿瘤、抗氧化、抗炎等作用，通过抑制TLR4/NF-κB/NLRP3通路，调节肠道菌群，降低促炎细胞因子和炎症小体表达，抑制AS炎症反应。

## 七、转归与预后

AS的转归因人而异，主要取决于疾病的严重程度、治疗的及时性和有效性，以及患者的个体差异等因素。通过积极的治疗，许多AS患者的症状可以得到缓解，疼痛减轻，关节功能改善，生活质量提高；在病情得到控制后，部分患者可能进入病情稳定期，症状相对稳定，疾病进展缓慢；部分患者可能会呈现慢性进展，脊柱强直逐渐加重，关节活动受限，影响日常生活和工作；长期患病可能导致一些并发症的发生，如脊柱骨折、眼部病变、肺部受累等；严重的AS可能导致脊柱严重强直、畸形，从而导致残疾。AS是一种慢性疾病，需要长期的管理和随访。患者应密切配合医生的治疗，定期复查，以便及时调整治疗方案。每个人的病情和转归都是独特的，因此与医生保持良好的沟通，了解自己疾病的特点和治疗目标，对于疾病的管理和康复至关重要。

本病一般不影响寿命，但可影响患者的正常生活和工作，甚至致残。及时、正确的治疗可降低发生严重脊柱和关节畸形的风险。临床发现，髋关节受累、HLA-B27阳性，持续的血沉、C反应蛋白增高和幼年起病等常是预后不良的相关因素。此外，近年来研究表明，吸烟也是AS预后不良的因素之一。

## 八、预防调护

预防和调护AS需要综合考虑生活方式、健康管理，并进行及时的医疗关注。要保持良好的生活习惯，均衡饮食，摄入富含营养的食物，如新鲜蔬菜、水果、全谷类食物等，避免过度饮酒和吸烟；适当运动，选择适合自己的运动方式，如游泳、瑜伽、伸展运动等，有助于增强肌肉力量、改善关节灵活性和保持身体健康；保持良好的坐姿、站姿，避免长时间弯腰、驼背或过度负重，减轻脊柱的压力；注意个人卫生，避免感染，尤其是肠道感染，一些研究认为AS可能与肠道微生物群落的变化有关；定期进行身体检查，包括脊柱的检查，及时发现问题并进行治疗。如果出现脊柱或关节疼痛、僵硬等症状，应及时就医，以便进行准确的诊断和适当的治疗。

在护理干预方面，针对住院患者，建议为其提供功能锻炼护理、心理护理、用药指导、饮食护理及中医辨证施护等合理护理措施，这有助于减轻疼痛症状、改善关节功能、缓解负面情绪。在常规护理基础上对患者进行健康教育。对门诊及出院患者，建议开展以护士为主导的患者教育及有护士参与的患者管理工作，提高患者依从性。另外，推荐为患者进行平衡功能训练和姿势控制方面指导，从而降低跌倒风险。建议建立个人档案，采用自我护理能力量表评估患者自我管理能力，并据此制定个性化护理方案。

> **课后思考**
>
> **思考题 1**：如何区分强直性脊柱炎和其他类似疾病（如类风湿关节炎、椎间盘突出等）？
> **思考题 2**：强直性脊柱炎归属中医"痹证"的范畴，中医称之为"大偻"，其病因病机是什么，如何辨证论治？

# 第二节 银屑病关节炎

## 一、概 说

银屑病关节炎（psoriatic arthritis，PsA）是一种免疫介导的慢性炎症性疾病，它不仅影响皮肤（表现为银屑病皮疹），还影响关节和周围软组织，导致疼痛、肿胀、压痛、僵硬和运动障碍。在某些情况下，PsA 还可能伴有骶髂关节炎和（或）脊柱炎。PsA 的流行病学数据显示，其在银屑病患者中的发生率为 5%～30%。在不同地区和人群中，PsA 的患病率有所差异。例如，在中国，PsA 在银屑病患者中的发生率为 0.69%～5.8%，而在欧美国家，这一比例可能高达 10%～48%。此外，PsA 在不同性别和年龄段的人群中发病率可能有所不同。例如，女性可能比男性更容易患上 PsA，且发病年龄多在 30～40 岁。

本病属中医"风湿病""痹病""疕痹"等范围，中医认为其与"血热""湿热""瘀血"等中医病理因素有关。中医理论认为，这些病理因素导致经络阻塞，气血运行不畅，从而引发关节疼痛、肿胀等症状。《外台秘要》云："病源干癣但有匡郭……皆是风湿邪气客于腠理，复值寒湿与血气相搏所生。"《外科证治全书》记载："皮肤瘙痒，起如疹疥而色白，搔之屑起，渐至肢体枯燥坼裂，血出痛楚，十指间皮厚而莫能搔痒。因岁金大过，至秋深燥金用事，易得此证，多患于血虚体瘦之人。"

## 二、病 因 病 机

PsA 是一种复杂的慢性炎症性疾病，中医上认为该病由于机体阴阳失调、情志不畅、外邪侵袭等导致气血运行不畅、经络阻塞；西医则认为其发病机制涉及遗传、免疫、环境等多方面因素，如病毒感染、细菌感染、内分泌功能障碍及精神因素等，它们共同作用引发皮肤和关节的炎症反应。

### （一）病因与发病机制

PsA 病因涉及遗传、免疫、环境等多因素。遗传标记如 HLA-B27 与疾病显著相关，家族史中有银屑病患者风险较高。免疫异常导致炎症细胞攻击关节，T 细胞和细胞因子异常活动起推动作用。环境因素如感染、精神压力、肥胖等可触发或加剧症状。细菌和病毒感染在疾病发展中起作用，如 HIV 可能与 PsA 有关。代谢异常可能与 PsA 发生发展有关。精神创伤、情绪紧张等心理因素也可能诱发或加重病情。PsA 可能与其他自身免疫性疾病共存，如 RA，它们可能有共同病理机制。

PsA 发病机制复杂，涉及遗传、免疫和炎症等多个方面。遗传易感性如 HLA-B27 等特定标记影响 PsA 亚型和严重程度。免疫细胞异常活动，特别是 T 细胞分泌促炎细胞因子，如 IL-17，引发炎症和关节损伤。与此同时，多种细胞因子和炎症介质如 TNF-α、IL-6 等加剧关节损伤。在炎症的持续刺激下，PsA 患者滑膜组织会发生显著变化，如滑膜细胞增生、血管生成和免疫细胞浸润。其中，滑膜成纤维细胞样细胞（FLS）在炎症微环境中被激活后，会产生促炎因子和基质金属蛋白酶，导致关节破坏。血管生成异常增生与血管内皮生长因子（VEGF）表达增加有关，加剧炎症。最终，炎症反应导致骨和软骨破坏，骨侵蚀和新骨形成，导致关节畸形和功能丧失。

（二）中医病因病机

PsA 常与素体阴阳失调、外邪侵袭、情志内伤等因素有关，外感风寒湿邪，或气血阴阳失衡，或脾失健运致使湿热内生，或病久不愈伤及肝肾等等，均可导致气血运行不畅、机体阴阳失调。营阴津液无法濡养肌肉关节，肌表关节失养，因而造成关节皮肤损伤。

PsA 的中医病机包括机体的阴阳失调、外感六淫、情志不畅、脏腑功能失调等。阴阳失调，机体的正常生理功能受到影响，导致气血不畅，经络痹阻，从而引发疾病；外感六淫邪气客于肌肤，影响肺卫之气的宣畅，阻塞经络，瘀于肌腠，不能荣养肌肤；情志失畅、肝失疏泄、气机壅滞、气血运行不畅，以致瘀阻肌表，皮损肥厚、暗红。脏腑功能失调也是 PsA 的一个病机。例如，肝肾不足、心肝火旺等因素，都可能导致机体的正常生理功能受到影响，从而引发 eSpA。

## 三、临 床 表 现

PsA 表现多样，常始于皮肤症状，如红斑伴银白色鳞屑，后发展至关节。关节受累不对称，多见于手指、脚趾、膝盖和脊柱。患者常感关节疼痛、肿胀、僵硬及活动受限，晨僵亦常见。特征性表现包括指（趾）炎、指甲凹陷或变色、关节畸形。PsA 严重程度各异，可从轻微关节痛至严重关节破坏及功能丧失。

（一）关节表现

PsA 的关节表现多样，涉及外周、中轴和指（趾）关节。PsA 通常为非对称性关节炎，表现为身体两侧关节受累程度不同。多数患者为少关节炎，仅少数患者关节受影响。附着点炎常见，表现为肌腱或韧带与骨头连接处炎症。部分患者可能出现脊柱疼痛和僵硬，骶髂关节受累较常见。值得注意的是，远端指（趾）间关节炎型 PsA 常合并银屑病指甲病变。此外，肌腱炎也是可能出现的症状之一。严重 PsA 可致关节结构破坏，如骨侵蚀和新骨形成。

（二）皮肤表现

PsA 患者通常伴有多样的皮肤症状，这些症状往往在关节炎发作前或同时出现。常见的皮肤表现如下。①典型皮肤损害：银屑病斑块，主要出现在头皮、四肢伸侧和背部，表现为红色或棕红色斑块，表面覆盖有鳞屑。②其他皮肤表现：部分患者出现皮脂溢出、皮肤干燥和瘙痒等问题，患者可能会出现皮肤油腻和头皮屑增多。此外，患者还可能经历神经性皮肤症状，如瘙痒、刺痛和烧灼感。③甲病变：指甲改变，如指甲增厚、浑浊、变色和疼痛，也是 PsA 的常见皮肤表现。④特殊皮肤症状：如关节疹和血管炎性皮肤病，也可能出现在 PsA 患者身上。

（三）其他表现

少部分患者可能在疾病活动期出现低热、全身乏力、贫血和体重减轻。眼部受累可表现为葡萄膜炎、结膜炎或虹膜炎，症状包括红眼、视力模糊、光敏感或眼痛。此外，PsA 还可能增加心血管疾病的风险，如动脉粥样硬化、主动脉瓣关闭不全和心肌梗死和中风。肝脏、肺部和胃肠道也可能受损，导致肝损伤、肺纤维化和胃肠道病变。代谢综合征在 PsA 患者中较为常见，这可能与肥胖、糖尿病风险增加及高胆固醇和甘油三酯水平升高有关。

## 四、诊断与鉴别诊断

### （一）诊断标准

#### 1. 1973 年 Moll 和 Wright 分类标准（表 7-4）

表 7-4　1973 年 Moll 和 Wright 分类标准

| 定义 | 注释 |
| --- | --- |
| ①小关节炎 | 至少有 1 个关节出现关节炎并持续 3 个月以上 |
| ②银屑病皮损及指（趾）甲病变 | 至少有银屑病皮损和（或）1 个指（趾）甲上有 20 个以上顶针样凹陷的小坑或出现甲剥离； |
| ③类风湿因子阴性 | 血清 IgM 型 RF 阴性（滴度<1∶80）。 |

注：具备以上三项者即可诊断为 PsA，此标准下部分血清阴性 RA 合并银屑病的患者可能被误诊成 PsA

#### 2. CASPAR 标准（表 7-5）

表 7-5　CASPAR 标准

| 表现 | 评分 |
| --- | --- |
| ①现有银屑病皮疹：由风湿病或皮肤病医师诊断的银屑病性皮肤或头皮病变 | 2 分 |
| ②既往银屑病史：患者本人或医师证实患者曾患有银屑病 | 1 分 |
| ③银屑病家族史：患者的一级或二级亲属曾患银屑病。 | 1 分 |
| ④典型的银屑病指甲改变：包括甲剥离、顶针样凹陷、过度角化等常见的指甲病变表现。 | 1 分 |
| ⑤类风湿因子阴性 | 1 分 |
| ⑥发现指（趾）炎：存在全指、趾肿胀或有既往指趾炎病史。 | 1 分 |

注：患者有炎性骨骼肌肉症状，并且 CASPAR 评分达到或超过 3 分，即可诊断为 PsA。

1973 年 Moll 和 Wright 分类标准（表 7-4）被提出，这是早期的一个诊断标准，相对简单，曾经被广泛应用。根据 Moll 和 Wright 分类标准，PsA 可以分为 5 个亚型：单纯远端指（趾）间关节炎型、不对称性寡关节炎型、多关节炎型、脊柱炎型和残毁性关节炎型。但该标准没有将附着点炎这一 PsA 的特征性表现纳入考虑，这可能导致一些 PsA 患者的漏诊。

随着对 PsA 更深入的了解，2006 年，银屑病关节炎分类标准（Classification Criteria for Psoriatic Arthritis，CASPAR）研究小组提出了一套新的分类标准（表 7-5）。它包括了银屑病的皮肤表现、指甲病变、指趾炎、影像学显示的关节周围新骨形成等因素，并且具有高特异性和敏感度。这些标准更加全面，能够更好地识别 PsA 的各种表现形式，包括那些没有典型银屑病病史或 RF 阳性的患者。

Moll 和 Wright 分类标准和 CASPAR 标准在 PsA 的诊断过程中各有优势，Moll 和 Wright 分类标准适用于 PsA 的早期诊断，CASPAR 标准具有高特异性和敏感度，医生可同时参考，结合影像学和实验室检查做出最准确的诊断。

### （二）鉴别诊断

#### 1. 西医鉴别诊断

（1）RA　通常表现为对称性关节炎，常见于小关节如手指和腕关节，不伴皮肤病变。RA 具有典型的血清学和影像学特征，其 RF 和抗 CCP 抗体多为阳性，影像学检查可见关节侵蚀和骨质破坏。与之不同的是，PsA 表现为非对称性关节炎，可能影响远端指间关节、脊柱和骶髂关节。患者常有银屑病皮损，RF 和抗 CCP 抗体多为阴性，但可能存在其他自身抗体。影像学可见关节周围新骨形成，排除骨赘。

（2）AS　与 PsA 均可影响脊柱和骶髂关节。PsA 病变非对称，累及外周关节，特别是手足小关节，伴皮损与指甲病变。AS 主要影响脊柱和骶髂关节，病变呈对称性，表现为腰背痛和僵硬，晨起时严重，活动后减轻。AS 多见于青年男性，无皮损及指甲病变。AS 患者 HLA-B27 阳性率高，X 线显示脊柱"竹节样"改变。

**2. 中医鉴别诊断**

疕痹患者疾病早期多表现为关节红肿疼痛，病位固定，皮损处瘙痒明显；进展期关节灼热疼痛较甚，皮损发红，表皮溃破或起脓疱；疾病后期，正气亏损，瘀血内生，关节隐痛，甚至僵直变形，皮损颜色变淡，患者常兼夹有头晕耳鸣，心悸乏力等表现。大偻患者疾病早期多表现为腰脊强硬疼痛，晨僵不适，活动后稍缓解，或有游走痛；疾病后期，脊柱关节活动受限，关节活动范围逐渐减小，可能导致脊柱僵硬和肌肉萎缩，甚至脊柱关节发生变形，形成桶状胸。

## （三）疾病评估

**1. 皮肤损伤**

皮肤银屑病的评估常采用体表面积（BSA）作为衡量指标，目前较为常用的估算方法有手掌法和九分法。手掌法是一种简单的估算方法，由于患者的一个手掌（不包括手指）大约等于 1% 的 BSA，因此通过数出受累的手掌数量，可以快速估算出受影响的皮肤面积；九分法则将人体分为 11 个区域，以各区域占比估算 BSA，头部和颈部各占 9%，双上肢各占 9%，躯干前后各占 18%，双下肢包括臀部各占 27%。

**2. 外周关节炎的评估方式**

在评估关节炎症状态时，压痛关节计数（TJC）和肿胀关节计数（SJC）是重要的临床指标。TJC 通过按压关节寻找疼痛点来计数，反映关节炎症疼痛程度，评估炎症活动性。SJC 通过观察和触诊确定肿胀关节，肿胀由关节内液体积聚引起，提供关节炎症客观证据，评估炎症严重程度。

**3. 自我评估、医师评估及生活质量评估**

在临床中，多种评估工具常用于全面了解患者病情，各有其特点与应用价值。疼痛视觉模拟评分（VAS）：一条 100mm 直线，两端分别代表"无疼痛"和"最严重疼痛"。患者标记位置，医生评估疼痛强度。PGA：患者自评整体健康状况，考虑疼痛、疲劳等，给出总体评分。医生总体病情评分（PhGA）：医生根据临床表现、检查结果评估患者整体疾病状态，综合考虑关节炎症、功能等。健康评估问卷（HAQ）：评估患者日常活动能力的问卷，涵盖 8 个领域，回答量化后得 0~3 分，反映功能状态。

**4. 疾病活动度（表 7-6）**

表 7-6　银屑病关节炎疾病活动指数表

| 指标 | 公式 | 评分（分） |
| --- | --- | --- |
| 基于 68 个关节的压痛关节个数（TJC） | DAPSA=0.34×ln(CRP)+0.22×(SJC)+0.13×(TJC)+0.23×(PGA)+0.37×(PASI) | DAPSA≤4 |
| 基于 66 个关节的肿胀关节个数（SJC） |  | DAPSA>4 且≤14 |
| 疾病的整体评估（PGA） |  | DAPSA>14 且≤28 |
| 银屑病面积和严重程度指数（PASI） |  | DAPSA>28 |
| C 反应蛋白（CRP） |  |  |

注：DAPSA≤4 为疾病缓解；DAPSA>4 且≤14 为低疾病活动度；DAPSA>14 且≤28 为中度疾病活动度；DAPSA>28 为高疾病活动度。

## 五、治　疗

PsA 的中西医治疗各有侧重。西医治疗通常包括药物治疗（如 NSAID、GC、DMARDs、生物制剂等），以及物理治疗和手术治疗。中医治疗则依据辨证施治原则，采用中药内服外敷、针灸、拔罐等方法，旨在调和阴阳、活血化瘀、清热利湿。两者结合使用，可提高疗效，减少复发。

### （一）西医治疗

**1. 治疗原则**

《中国关节病型银屑病诊疗共识（2020）》在国内外最新共识及指南的基础上，着重强调了 PsA 早期识别和治疗对患者预后改善的重要意义。该共识指出，PsA 多在 30 至 50 岁间发病，典型特征是手脚小关节和大关节的不对称性受累，通常皮损出现在关节炎之前。此外，该共识强调了生物制剂在 PsA 治疗领域取得的突破进展，并提供了包括临床表现、疾病分型、影像学检查、实验室检测、诊断标准和治疗策略在内的全面指导，以协助医生更有效地诊治 PsA 患者。

**2. 治疗药物**

（1）**NSAID**　是治疗 PsA 的常用初始药物，适用于轻至中度关节炎症和疼痛。NSAID 能快速缓解疼痛和炎症，常见药物包括阿司匹林、布洛芬、萘普生、双氯芬酸和塞来昔布等。但需注意其可能引起胃肠道不适、胃溃疡、出血、肾功能损害等副作用，长期使用应定期监测健康。对有心血管疾病风险的患者，部分 NSAID 可能增加风险。NSAID 常与其他药物结合使用，以获得更全面的治疗效果。

（2）**传统改善病情药物**　MTX 是治疗 PsA 的主要药物，能显著控制炎症、减轻关节症状并预防关节损害。不过其副作用较大，常见表现为恶心、口腔溃疡、脱发等；LEF 是免疫抑制剂，通过阻断嘧啶合成抑制淋巴细胞增殖，治疗活动性 PsA。其副作用包括腹泻、恶心等，严重的有肝损伤、骨髓抑制等，需定期监测肝功能和白细胞；硫唑嘌呤适用于对 MTX 不耐受的患者，可通过抑制免疫细胞增殖减少炎症，作为单一治疗或联合其他药物使用，但不适用于肝肾功能损害、感染等患者；环孢素 A 作为一种免疫抑制剂，能通过精准抑制 T 细胞活化，显著改善皮损和关节症状，但其具肾毒性，不能长期使用，适用于活动性 PsA 尤其是眼部炎症患者，不适用于肾功能损害、高血压等患者。

（3）**生物制剂**　是治疗 PsA 的重要手段之一，通过靶向特定的炎症途径，能够减缓或逆转病程。以下是一些常见的生物制剂治疗方法：

1）TNF-α 抑制剂：这是最早被用于治疗 PsA 的生物制剂。TNF-α 在 PsA 的炎症过程中起到关键作用，因此针对 TNF-α 的抑制剂（如依那西普、英夫利昔单抗、阿达木单抗、戈利木单抗等）被广泛用于治疗中重度 PsA 患者。这类药物通过与 TNF-α 结合以抑制其活性，从而减少炎症反应，减轻关节肿痛和改善关节功能。

2）IL-17A 抑制剂：IL-17A 在 PsA 关节炎症中也扮演重要角色，因此针对 IL-17A 的生物制剂（如苏金单抗、瑞利珠单抗等）也被用于治疗 PsA。通过特异性地抑制 IL-17A，减少炎症和自身免疫反应，改善关节症状和缓解关节疼痛。

3）IL-12/23 抑制剂：以乌司单抗（Ustekinumab）为代表的生物制剂通过针对 IL-12 和 IL-23 的共同 p40 亚单位，抑制这两种细胞因子的活性。IL-12/23 在 PsA 的病理过程中起到重要作用，因此针对这一通路的药物有助于控制病情。

4）针对其他炎症通路的生物制剂：还有一些小分子靶向药物通过靶向不同的炎症通路来治疗 PsA，例如非戈替尼作为一种 JAK 抑制剂，适用于治疗对 TNF 抑制剂反应不佳的 PsA 患者。这类药物有助于减轻炎症反应，改善关节症状。

**3. 其他疗法**

（1）**关节腔注射** 长效皮质激素适用于急性单关节或少关节炎型 PsA 患者，但需限制使用频率，并避开皮损处。

（2）**物理疗法** 有封闭治疗、光化学疗法等。封闭治疗是指在使用外用激素或进行皮肤湿化处理后，将一层不透气且不透水的贴膏覆盖于患处的治疗方法。该方法多用于治疗顽固的，局限的银屑病皮损和头皮银屑病；光化学疗法中的补骨脂素和长波紫外线（PUVA）疗法对皮肤的病变疗效显著，对周围关节症状也有也有一定改善作用，但对受累的脊柱无效。该疗法对 1/3 的银屑病患者有效，部分患者甚至能实现长期缓解。

（二）中医治疗

**1. 风寒阻络证**

主症：腰骶脊背疼痛，腰背活动受限，伴晨僵，畏寒喜暖，得热则舒，四末不温。外周关节冷痛，肢体困重，皮损红斑不显，鳞屑色白而厚，冬季病情易加重或复发，小便清长或夜尿频多。舌淡，苔白，脉沉。

治法：祛风散寒、活血通络。

代表方：黄芪桂枝五物汤（《金匮要略》）合身痛逐瘀汤（《医林改错》）加减。

**2. 血热风燥证**

主症：皮损遍及躯干、四肢伸侧，基底部颜色鲜红，鳞屑较厚，瘙痒脱屑，遇热加重。关节红肿触痛，疼痛固定，常伴咽喉疼痛，低热，大便干结，小便黄赤。舌质红，苔黄，脉弦细数。

治法：散风清热、凉血润燥。

代表方：消风散（《外科正宗》）合解毒养阴汤（《赵炳南临床经验集》）加减。

**3. 湿热蕴结证**

主症：腰骶脊背疼痛，腰背活动受限，晨僵，目赤肿痛，皮损发红、多发于关节屈侧和皮肤皱褶处，表皮湿烂或有脓疱。低热，关节红肿，灼热疼痛。下肢水肿或有关节积液。神疲乏力，纳呆，下肢酸胀沉重。舌质黯红，苔黄或黄厚腻，脉滑数。

治法：清热利湿、祛风活血。

代表方：四妙散合身痛逐瘀汤（《圣济总录》）加减。

**4. 热毒炽盛证**

主症：皮损遍及躯干、四肢伸侧，基底部颜色鲜红，鳞屑较厚，瘙痒脱屑，遇热加重。皮损可能伴有脓疱，痛痒相兼，局部可能红肿、灼热。关节红肿、灼热、疼痛，疼痛固定，常伴咽喉疼痛，低热。关节活动受限，可能伴有晨僵。发热，可能伴有恶寒、头痛、口干、咽痛等。大便干结，小便黄赤。舌质红，苔黄，脉弦细数。

治法：清热解毒、凉血活血。

代表方：解毒清营汤（《赵炳南临床经验集》）加减。

**5. 肝肾亏虚证**

主症：病程迁延不愈，可见皮癣红斑色淡，鳞屑较薄，关节疼痛，强直变形。伴腰膝酸软，头晕耳鸣，失眠多梦，男子遗精阳痿，女子月经不调。舌质暗红，苔白，脉沉尺弱。

治法：补益肝肾、祛风活血。

代表方：大补元煎合身痛逐瘀汤（《景岳全书》）加减。

除此之外，根据中医辨证施治原则，使用中药煎剂熏蒸和淋洗，可促进血液循环和神经功能，适用于关节型银屑病的辅助治疗。常用中药有鸡血藤、忍冬藤等，需根据患者个体病情进行个性化调整。中医还依据经络学说，将中药硬膏贴于穴位如足三里、阳陵泉等，结合药物和穴位刺激，调节经络气血运行，改善生理功能并纠正病理状态。

## 六、临床研究

目前,关于 PsA 的临床研究正在不断增多和深入。随着对 PsA 病理机制理解的深入,研究者们正在探索更精准的治疗方法。这些研究涵盖了从遗传学、免疫学、分子生物学到临床治疗的各个方面。与此同时,中医方面的研究也在积极进行,深入探究中药复方、中成药和中医外治法等传统治疗方法对 PsA 的疗效和作用机制。

### (一)临床基础研究

**1. 免疫机制**

PsA 的发病机制涉及复杂的免疫反应。研究指出,T 细胞、树突细胞、中性粒细胞和角质形成细胞等多种细胞通过产生 TNF-α、IFN-γ、IL-17 和 IL-22 等细胞因子,引发炎症反应。特别是 IL-23 和 Th17 细胞在 PsA 的发病机制中发挥核心作用。

**2. 炎症途径**

PsA 的病理生理过程中,多种炎症通路被激活,包括 Janus 激酶(JAK)和磷酸二酯酶 4(PDE4)信号通路。这些通路的激活促进了炎症细胞因子的产生和炎症反应的持续。

**3. 表观遗传学**

银屑病和 PsA 均具有一定的遗传倾向。目前研究发现,B3GNT2 基因中的一单核苷酸多态性位点参与编码糖胺聚糖代谢途径的酶,该酶与 PsA 有关,但与 PsC 及 RA 无关。还有研究表明,银屑病患者中具有家族史的比例较高,且已确定多个与银屑病相关的易感基因位点,如 HLA-B08、HLA-B27、HLA-B38 和 HLA-B39 的基因频率均高于正常人。值得注意的是,这些易感基因位点与 PsA 的临床分型[如附着点炎、指(趾)炎、滑膜炎及中轴关节炎等]存在密切关联。这些发现有助于人们理解 PsA 的遗传背景和易感性,以及为治疗 PsA 提供治疗思路。

**4. 病理生理机制**

PsA 的发病机制非常复杂,涉及基因-环境相互作用、血管生成、固有免疫、适应性免疫、滑膜成纤维细胞等多个方面。这些因素相互作用,导致关节和其他组织的炎症反应和结构损伤。

### (二)临床应用研究

**1. TNF-α 抑制剂**

TNF-α 抑制剂是治疗 PsA 的重要生物制剂,包括阿达木单抗、依那西普、戈利木单抗和英夫利昔单抗。这些药物能有效减轻 PsA 的外周和中轴炎症症状,提高 ACR20 应答率。英夫利昔单抗对 MTX 等治疗无效的 RA 和 PsA 患者具有较好疗效,早期应用效果更好,而依那西普能缓解疲劳和情绪问题。阿达木单抗适用于难治性银屑病和 PsA,戈利木单抗则能显著改善症状并减少 X 线进展。新的 TNF-α 抑制剂赛妥珠单抗也显示出在改善皮肤和减轻附着点炎症方面的效果。此外,研究表明经 TNF 抑制剂治疗后的患者复发率较高,延长给药间隔可能有助于维持疾病缓解状态,减少治疗费用并提高依从性。

**2. IL-17 单克隆抗体**

IL-17 单克隆抗体是治疗 PsA 的新型生物制剂,包括司库奇尤单抗、依奇珠单抗、比美吉珠单抗和布罗达单抗。临床试验显示司库奇尤单抗和依奇珠单抗对 PsA 有效。与英夫利昔单抗和阿达木单抗等 TNF 抑制剂相比,司库奇尤单抗在某些指标上表现更佳,但安全性数据不足。依奇珠单抗能显著提高 PsA 患者的 ACR20 反应率,安全性良好。布罗达单抗在临床试验中也显示出一定的治疗效果,但关于其长期有效性、安全性及最佳使用方案等需进一步研究与确认。

**3. JAK 抑制剂**

JAK 抑制剂是治疗 PsA 的新型药物,能够通过阻断 JAK-STAT 信号通路抑制炎症细胞因子的生成。目前已有托法替尼、乌帕替尼、巴瑞替尼、非戈替尼等多种 JAK 抑制剂如在临床试验中显示出对 PsA 的疗效。临床试验显示，托法替尼能显著改善 PsA 症状，降低疾病活动性，并在 ACR 20 反应率和 PASI 75 应答率上优于安慰剂；有研究显示，乌帕替尼在Ⅲ期临床试验中同样表现出对 PsA 的疗效，尤其在高剂量组中效果显著，且已被欧洲药品管理局（EMA）和美国食品药品管理局（FDA）批准用于治疗中重度 RA 和其他炎症性疾病。这些 JAK 抑制剂提供了 PsA 治疗的新选择，尤其是对于 tsDMARDs 反应不佳的患者，但长期疗效和安全性仍需进一步研究确认。

### （三）中医药研究

**1. 病症结合研究**

卫气营血辨证是中医上常用的辨证方法之一。《临证指南医案·痹》曰："经气受伤，客邪乘卫阳之疏而入……湿盛生热生痰，渐有痿痹之状。" 卫阳不足，外邪如风寒湿热乘虚侵入，导致经络受阻，引发关节疼痛与屈伸困难。中医理论中的三焦辨证在 PsA 诊疗中也发挥了重要作用，不仅适用于温热病，也适用于 PsA 的临床治疗。

**2. 临证用药研究**

（1）**中药复方治疗**　在 PsA 的治疗中，中医复方治疗表现出显著的疗效。有关于身痛逐瘀汤的研究显示身痛逐瘀汤治疗 PsA 有效率高，各项临床评分和实验室指标均明显改善。另一项四妙勇安汤的研究中，其有效率高达 88.9%，显著优于单纯西医治疗组。此外，有研究发现当归拈痛汤加减方联合小剂量 MTX 治疗，可以显著降低 PsA 患者的炎症指标，改善患者关节及皮肤损伤情况。这些研究结果表明，中药复方的加入不仅能显著提升治疗效果，还能减少西药副作用，为 eSpA 患者提供了更安全有效的治疗选择。

（2）**单味中药治疗**　在 PsA 的治疗中，多种中药展现出显著的疗效。雷公藤具有祛风除湿、活血通络、消肿止痛的功效，能显著改善 PsA 患者的关节症状和皮损情况；青黛因具清热解毒特性，能有效治疗 eSpA 的皮损；蝉蜕具有疏散风热和抗炎作用，其提取物能降低炎症因子水平，抑制炎症反应；土茯苓具有解毒除湿的作用，能通过抑制炎症因子分泌，减少巨噬细胞炎症反应，在 PsA 治疗中显示出效果；当归作为补血活血的代表药物，通过抗炎和免疫调节作用，对 PsA 具有治疗效果。这些中药的药理作用机制为 PsA 提供了多维度的治疗策略。

（3）**中药单体治疗**　中药单体治疗 PsA 是近年来研究的一个热点。虎杖主要通过其活性成分虎杖苷、白藜芦醇、大黄素等发挥利湿退黄、清热解毒的效果，其中白藜芦醇能够使炎性因子水平降低，抑制炎症反应；红景天含有的红景天苷具有抗衰老、抗炎等特性，通过激活沉寂信息调节因子（SIRT1）来抑制炎症因子的分泌；苦参中的氧化苦参碱通过丝裂原活化蛋白激酶（MAPK）信号通路减轻炎症和皮肤瘙痒；姜黄中的姜黄酮具有抗炎作用，能够降低皮肤炎症反应；防风中的升麻素能够降低多种炎性细胞因子水平，减轻氧化应激和炎症；紫草中的紫草素通过抑制 p38 MAPK 信号通路减少炎性因子释放，对银屑病有干预作用。

## 七、转归与预后

一般 PsA 患者的病程良好，只有少数患者（<5%）有关节破坏和畸形。具有家族银屑病史，20 岁前发病，HLA-DR3 或 DR4 阳性、存在侵袭性或多关节病变，以及伴有广泛皮肤病变的患者预后较差。早期诊断和治疗对于改善 PsA 的预后至关重要，及时的治疗可以减轻炎症反应，延缓关节损伤的进展。此外，患者对疾病的认识、自我管理能力及生活方式的调整也对预后有重要影响。良好的患者教育和自我管理可以帮助患者更好地控制病情。

## 八、预防调护

PsA 是一种慢性炎症性疾病，其预后防护需要综合管理。患者应注意保暖防寒，同时加强身体锻炼以增强抵抗力和促进血液循环。饮食上，患者应选择清淡、富含维生素和矿物质的食物，避免刺激性食物和酒精，以减轻炎症和促进皮肤健康，适度沐浴并注意个人卫生，避免使用过热的水和不恰当的外用药物，以防皮疹加重或感染。

中医认为银屑病关节炎多由于机体阴阳失调，外感邪气，或情志不畅导致肝气郁结，郁久化火，耗伤阴液，阴虚血燥，无法营养肌肤和通利关节，进而发病。所以，可从调节情志，避免情绪波动；保持心态平和，有助于调和阴阳；合理饮食，避免辛辣刺激；保持适度运动，促进气血流通；定期按摩穴位，舒缓肌肤关节，及早治疗皮肤病变，预防关节损伤发生等方面预防 PsA 的发生与发展。

> **课后思考**
>
> 思考题 1：请简述银屑病关节炎的临床表现有哪些？
> 思考题 2：银屑病关节炎的中医证型及其治法方药是哪些？

# 第三节　肠病性关节炎

## 一、概　说

肠病性关节炎（enteropathic arthritis，eSpA）是与炎性肠病相关的一种关节炎，是脊柱关节病分类中的一种独立类型。狭义的 eSpA 多特指溃疡性结肠炎（ulcerative colitis，UC）和克罗恩病（Crohn's disease，CD）所伴发的关节病变，包括外周关节炎和中轴关节病变，并可伴发关节或肠道其他临床表现，常侵犯下肢大关节，并有单侧、非对称性的特点。UC 和 CD 的发病率大致相同，为（50～100）/10 万人。男女均可受累，青年和儿童多见。我国一项临床调查报道称脊柱关节炎（SpA）患者合并炎症性肠病（IBD）的概率为 7.2%；而在 IBD 患者中，符合 SpA 诊断标准的患者比例为 0～50% 不等。

eSpA 在中医学文献中无相似病名的记载，但其典型的肠道和关节临床表现在许多古典医籍中有类似的描述。现代中医临床医家和学者将 eSPA 中关节症状表现明显者归属"痹证""肠痹""骨痹"等范畴，将以肠道症状表现为主者归属"久泻""痢风"等范畴。

## 二、病因病机

目前 eSpA 的病因及发病机制不明，存在多种学说，需要进一步的研究来深入理解，一般认为该病与遗传、神经、肠道通透性、肠道菌群有关。

### （一）病因与发病机制

研究发现，HLA 等位基因如 HLA-B27、HLA-B35 和主要组织相容性复合体 II 型（MHC II 型）DRB1 0103 与 SpA、IBD 患病相关。肠道通透性增加是发病机制的重要因素。IBD 肠腔中细菌被 IgG 包裹，炎症使 IgG 外漏，参与炎症反应并增加通透性。肠道菌群研究显示，HLA-B27 转基因大鼠从无菌到清洁环境后发展出肠道和关节炎症，说明肠道菌群可能参与 eSpA 的发生和发展。

SpA 合并 IBD 的主要病理生理机制包括遗传易感性、免疫系统及微生物群间的相互作用等，涉及"肠-关节轴"假说，该假说认为 SpA 的发生主要由两种非相互排斥的途径介导。其一，肠道菌群失调和伴随的肠道屏障受损促进基因易感个体发生炎症反应，导致细菌抗原及其代谢产物渗漏入血，甚至易位至关节，激活白介素-23（IL-23）/白介素-17（IL-17）信号通路，从而引发关节炎症。其二，介导淋巴细胞迁移的部分黏附分子在肠道和关节共享，肠道免疫细胞被招募至关节，在机械应力和微生物因素的诱导下介导关节炎症的发生、发展。

### （二）中医病因病机

中医认为肠病性关节炎多由脾胃虚弱、湿热内蕴所致。脾失健运，湿浊内生，湿热壅结肠腑，循经流注于关节，形成痹痛。兼之情志失调，肝郁脾虚，气机不畅，加重湿热内蕴。病久则损伤肝肾，筋骨失养，阴虚内热，导致关节反复肿痛，甚至畸形。整体属本虚标实，虚实夹杂之证，病位在肠、脾、肝、肾，与经络筋骨密切相关，初起以湿热实证为主，久则正虚邪恋，肝肾亏虚为本。早期病势较急，以标实为主；慢性期易复感，病程迁延，日久难愈，继而损伤脾、胃、肝、肾脏腑之气，以本虚为主。与其他痹病有异，本病多先伤脏腑肠道，而后显形于外如四肢肌肉关节。

## 三、临床表现

eSpA 是 UC 和 CD 所伴发的关节病变，故临床表现多包含肠道症状、关节症状及肠道外和关节外症状，具体表现如下。

### （一）肠道症状

UC 为慢性结肠炎症，可形成溃疡，累及结肠黏膜及下层。从远段结肠开始，逆行发展，可影响全结肠及末段回肠。症状包括间歇腹泻、腹痛和黏液脓血便，可并发多种疾病如结肠扩张、肛裂等。CD 为慢性肉芽肿性炎症，多见于青年期，病变可累及胃肠道各部位，但以末段回肠及其邻近结肠为主，呈非对称性分布。症状包括腹痛、腹泻，随着病情进展，炎症穿透肠壁可形成瘘管等，重者可并发肠梗阻。与 UC 相比，脓血便较少见。

### （二）关节症状

IBD 的关节症状类似于其他类型的 SpA，包括炎性关节炎（外周型、中轴型或两者兼有）、附着点炎和指（趾）炎。

**1. 外周关节症状**

外周关节炎常见于 IBD，主要表现为大关节和下肢关节受累，如髋、膝、踝和足关节。关节炎呈非对称性、一过性和游走性，其轻重与肠道病变相关。寡关节炎（Ⅰ型）：受累关节≤4 个，多为不对称性，以下肢为主，关节炎游走性，自限性，但易复发，与炎症性肠病病情活动相关，易伴发其他肠外表现；多关节炎（Ⅱ型）：受累关节≥5 个，常表现为左右肢体对称性小关节受累，也可累及大关节；与炎症性肠病病情活动无关，甚至先于肠病诊断；滑膜炎严重，可能出现骨侵蚀，非自限性。

**2. 中轴关节症状**

炎性肠病患者可能患脊柱关节炎，如骶髂关节炎和脊柱炎，且常非对称。溃疡性结肠炎和克罗恩病的中轴关节受累相似，均表现为腰、背、胸、颈或臀部疼痛，伴骶髂关节炎或脊柱炎，有下背部炎性疼痛及腰部和颈部活动受限等体征。此病常隐匿发病，关节症状晚于或同时出现肠道表现，少数也可能先于肠道症状。

### （三）肠道和关节外症状

eSpA 不仅会影响肠道，还会累及多种关节外结构，如皮肤黏膜、眼睛等组织器官，以及循环、肝胆、肾脏系统。活动期可出现口腔溃疡、网状青斑、血栓性静脉炎、坏疽性脓皮病、杵状指、色素膜炎等。CD 常表现为结节性红斑，而 UC 为坏疽性脓皮病。心包炎为常见并发症，CD 还可导致慢性活动性肝炎、脂肪肝等。CD 和 UC 在肾脏系统方面常出现肾结石、继发性淀粉样变。

## 四、诊断与鉴别诊断

### （一）诊断标准

eSpA 目前没有统一的诊断标准。炎性肠病包括 UC 和 CD 的诊断。其诊断除临床表现外，还要依靠结肠镜检查和黏膜活检来明确。eSpA 虽属于脊柱关节病，理应符合脊柱关节炎的诊断，但其诊断的关键在于，患者必须先确诊 UC 和 CD，在此基础上才能诊断为 eSpA。

UC 诊断标准：UC 缺乏诊断的金标准，主要结合临床、实验室检查、影像学检查、内镜和组织病理学表现进行综合分析，在排除感染性和其他非感染性结肠炎的基础上做出诊断。若诊断存疑，应在一定时间（一般是 6 个月）后进行内镜及病理组织学复查。结肠镜检查合并黏膜活组织检查是 UC 诊断的主要依据。结肠镜下 UC 病变多从直肠开始，呈连续性、弥漫性分布。

CD 诊断标准：CD 缺乏诊断的金标准，需要结合临床表现、实验室检查、内镜、影像学和病理组织学检查结果进行综合分析并密切随访。临床上可采用 WHO 推荐的克罗恩病诊断标准（表 7-7）。

表 7-7  WHO 推荐的克罗恩病诊断标准

| 项目 | 临床 | 放射影像学检查 | 内镜检查 | 活组织检查 | 手术标本 |
| --- | --- | --- | --- | --- | --- |
| ①非连续性或节段性改变 |  | + | + |  | + |
| ②卵石样外观或纵行溃疡 |  | + | + |  | + |
| ③全壁性炎性反应改变 | + | + |  | + | + |
| ④非干酪性肉芽肿 |  |  |  | + | + |
| ⑤裂沟、瘘管 |  | + | + |  | + |
| ⑥肛周病变 | + |  |  |  |  |

注：具有①、②、③者为疑诊；再加上④、⑤、⑥三者之一 可确诊；具备第④项者，只要加上①、②、③三者之二亦可确诊，"+" 代表有此项表现。

表 7-8  炎性背痛标准

1. 40 岁先起病
2. 隐匿起病
3. 活动性改善
4. 休息后不改善
5. 夜间痛（起床后改善）

当 IBD 患者出现关节疼痛，僵硬或炎性背痛症状时，应怀疑 IBD（表 7-8）。一旦怀疑这一疾病，其诊断标准与 SpA 相似。病史应重点关注受累关节的分布，可能提示炎性关节疼痛的症状（例如晨僵、肿胀、活动后改善），当前 IBD 活动性及关节疼痛与肠道疾病活动的关系。对这类患者应行全面的体格检查，并仔细注意关节的压痛和肿胀、指（趾）炎、附着点炎、中轴脊柱炎和骶髂关节炎，特别是有炎性背痛的患者。如有 IBD 的其他肠外表现如结节性红斑或眼炎，也应一并诊断。当存在单关节或寡关节炎时，应考虑行关节穿刺排除感染和晶体疾病。

### （二）鉴别诊断

**1. 西医鉴别诊断**

（1）**反应性关节炎**　会出现在伤寒、细菌性痢疾等肠道传染病之后，因此既有胃肠道症状，也有关节炎症状，很多患者也会有 HLA-B27 阳性，和 IBD 临床表现非常相似。大便培养有助于确诊和鉴别。

（2）**肠结核**　是结核分枝杆菌（MTB）引起的肠道慢性特异性感染，肠结核也可出现腹痛、腹泻，并表现为不同热型的长期发热，伴有盗汗、消瘦等症状。结核菌素试验（PPD），结核感染 T 细胞斑点试验（T-spot）等检查有助于鉴别诊断。

**2. 中医鉴别诊断**

痢后风和痢疾均以腹痛、里急后重、便下赤白脓血或纯下鲜血，或纯为白冻为特征；但痢疾多具有传染性，多发于夏秋。而痢后风更强调痢疾病后并发之风证，该病是因痢后正气亏损，复因湿热侵袭，出现下肢酸痛无力，难以步行等症状。

**3. 疾病评估**

诊断 eSpA 后应对患者的病情进行全面评估，包括临床、实验室检查、影像学检查等诸方面，尤其要重视对原发病（UC 和 CD）的评估。

根据改良 Truelove 和 Witts 严重程度分型标准来评估 UC 的病情程度。主要从反应排便、贫血、炎症 3 个方面的以下 6 项指标判断：①排便次数（轻度：＜4 次；重度：≥6 次）。②便血（轻度：轻或无；重度：重）。③脉搏（轻度：正常；重度：＞90 次/分）。④体温（轻度：正常；重度：＞37.8℃）。⑤血红蛋白（轻度：正常；重度：＜75%正常值）。⑥红细胞沉降率（轻度：＜20mm/h；重度：＞20mm/h）；中度介于轻、重度之间。改良 Mayo 评分更多用于临床研究的疗效评估。具体评分细则详见表 7-9。Mayo 评分≤2 分且无单个分项评分＞1 分为临床缓解，3～5 分为轻度活动，6～10 分为中度活动，11～12 分为重度活动。

表 7-9 评估溃疡性结肠炎活动性的改良 Mayo 评分系统

| 项目 | 0 分 | 1 分 | 2 分 | 3 分 |
| --- | --- | --- | --- | --- |
| 排便次数[a] | 正常 | 比正常增加 1～2 次/d | 比正常增加 3～4 次/d | 比正常增加 5 次/d 或以上 |
| 便血[b] | 未见出血 | 不到一半时间内出现便中混血 | 大部分时间内为便中混血 | 一直存在出血 |
| 内镜表现 | 正常或无活动性病变 | 轻度病变（红斑、血管纹理减少、轻度易脆） | 中度病变（明显红斑、血管纹理缺乏、易脆、糜烂） | 重度病变（自发性出血，溃疡形成） |
| 医师总体评价[c] | 正常 | 轻度病情 | 中度病情 | 重度病情 |

注：[a]每位受试者作为自身对照，从而评价排便次数的异常程度；[b]每日出血评分代表 1d 中最严重的出血情况；[c]医师总体评价包括 3 项标准：受试者对于腹部不适的回顾描述、总体幸福感和其他表现，如体格检查发现和受试者表现状态。有效定义为评分相对于基线值的降幅≥30%及≥3 分，且便血的分项评分降幅≥1 分，或该分项评分为 0 或 1 分。

CD 的疾病活动性评估通常采用克罗恩病活动指数（CDAI），该指数还可用于疗效评价。CD 主要以下方面进行评估：①一般情况；②腹痛；③腹泻；④腹部包块；⑤伴随疾病（具体评分细则详见表 7-10）。根据评分结果，可将疾病状态分为：≤4 分为缓解期，5～7 分为轻度活动期，8～16 分为中度活动期，＞16 分为重度活动期。

表 7-10 简化克罗恩病活动指数计算法

| 项目 | 0 分 | 1 分 | 2 分 | 3 分 | 4 分 |
| --- | --- | --- | --- | --- | --- |
| 一般情况 | 良好 | 稍差 | 差 | 不良 | 极差 |
| 腹痛 | 无 | 轻 | 中 | 重 | — |
| 腹块 | 无 | 可疑 | 确定 | 伴触痛 | — |
| 腹泻 | | | 稀便每日 1 次记 1 分 | | |
| 伴随疾病[a] | | | 每种症状 1 分 | | |

注："—"为无此项。[a]伴随疾病包括关节痛、虹膜炎、结节性红斑、坏疽性脓皮病、阿弗他溃疡、裂沟、新瘘管和脓肿等。

通过强直性脊柱炎疾病活动评分（ASDAS）、Bath 强直性脊柱炎疾病活动指数（BASDAI）来评价 SpA 疾病状态（具体评分细则及疾病状态判断标准详见表 7-11）。

（1）BASDAI

1）疲劳/乏力：你感受到的疲乏/困倦的总体程度？

0～10 分，0 分为不疲乏，10 分为极度疲乏。

2）总体腰背痛程度：你感受到的颈痛、背痛或髋关节疼痛的总体严重程度？

0～10 分，0 分为无腰背痛，10 分为极度疼痛。

3）外周关节的疼痛肿胀程度：除了颈部、背部和髋关节外，你所感受到的其他关节疼痛或肿胀的总体严重程度？

0～10 分，0 分为无外周关节疼痛肿胀，10 分为疼痛肿胀程度非常严重。

4）附着点炎：你感受到身上某些部位在外力按压后的疼痛严重程度如何？

0～10 分，0 分为无，10 分为疼痛程度非常严重。

5）晨僵不适的严重程度：您在起床后晨僵的严重程度如何？

0～10 分，0 分为无晨僵，10 分为晨僵程度非常严重。

6）晨僵持续时间：起床后晨僵持续多长时间？

0～10 分，0 分为无晨僵，10 分为晨僵持续 2 小时以上。

（2）ASDAS ①总体腰背痛程度，0～10 分，0 分为无腰背痛，10 分为腰背极度疼痛；②患者总体评价：过去一周中，你认为自己的平均疾病活动度如何？0～10 分，0 分为不活跃，10 分为非常活跃；③外周关节的疼痛肿胀程度，0～10 分，0 分为无外周关节疼痛肿胀，10 分为外周关节疼痛肿胀非常严重；④晨僵持续时间，0～10 分，0 分为无，10 分为晨僵持续 2 小时以上；⑤急性期反应物：CRP 水平（mg/L）或 ESR 水平（mm/h）。

ASDAS 评分主要有两种计算方式,得出两种不同的评分标准——ASDAS-CRP 和 ASDAS-ESR：

ASDAS-CRP：$0.12\times$背痛$+0.06\times$晨僵持续时间$+0.01\times$患者总体评估$+0.07\times$外周关节肿胀或压痛$+0.58\times\ln(CRP+1)$

ASDAS-ESR：$0.08\times$背痛$+0.07\times$晨僵持续时间$+0.01\times$患者总体评估$+0.09\times$外周关节肿胀或压痛$+\sqrt{0.29\times ESR}$

表 7-11　AS 疾病活动度分级

| 疾病活动状态 | 疾病活动度 | BASDAI（分） | ASDAS（分） |
| --- | --- | --- | --- |
| 疾病缓解期 | 疾病缓解 | <4 | <1.3 |
| 疾病活动期 | 低疾病活动度 | ≥4 | 1.3～2.1 |
|  | 高疾病活动度 |  | 2.1～3.5 |
|  | 极高疾病活动度 |  | >3.5 |

## 五、治　疗

在 eSpA 患者治疗中，需要优先考虑 IBD 的治疗。IBD 患者最重要的长期治疗目标是临床缓解、黏膜愈合、生活质量改善和致残率降低。在确定治疗用药时，需考虑关节炎的类型和 IBD 的类型（UC 或 CD）。

（一）西医治疗

**1. 治疗原则**

eSpA 的治疗原则是积极治疗原发病，控制发作，维持缓解，减少复发，防治并发症。在疾病控制发作之后，均应长期维持治疗，其间可依据疾病情况酌情隔日或间隙给药，以减少用药量和药物副作用。

**2. 药物治疗**

（1）NSAID 在 SpA 治疗中的作用已被证实，但在 IBD 中使用 NSAID 仍存在争议。NSAID 抑制前列腺素生成可能与 IBD 复发有关，但荟萃分析显示 NSAID 使用与 UC 或 CD 恶化无关联。综述表明选择性 COX-2 抑制剂可能具有更低的复发风险。2014 年意大利共识提出，短期使用 NSAID 对缓解期 IBD 患者安全，并推荐使用选择性 COX-2 抑制剂控制 SpA 症状。若肠道疾病恶化，应立即停止使用 NSAID。

（2）GC 在 IBD 中的使用与脊柱关节炎类似，也可用于炎症性肠病管理。治疗用药的选择需依据受累关节的类型来决定。关节内注射可以治疗少关节炎；全身应用可应对外周型关节炎严重复发，但应短疗程低剂量；中轴型关节炎应避免使用 GC，因为存在不良反应风险较高且疗效不足的问题。GC 常治疗 CD 和 UC 等肠道疾病。严重肠道疾病可通过口服泼尼松或静脉注射甲泼尼龙缓解。长期使用有累积激素剂量的风险，应定期筛查骨质疏松症。

（3）DMARDs tsDMARDs 在 IBD 的治疗中具有重要作用。它们在治疗周围性关节炎具有良好疗效。

1）MTX：在 IBD 治疗中可单用或联合免疫抑制治疗，对 CD 维持治疗有效。虽对 SpA 患者外周关节炎疗效好，但目前尚无大型随机试验验证其在 IBD 伴外周型关节炎治疗中的有效性。不过，小研究发现，MTX 可改善外周关节炎伴 UC 的关节症状。

2）柳氮磺吡啶：治疗 SpA 患者外周关节炎有效，也用于治疗 IBD。有证据支持其可用于 UC，治疗 CD 有效性证据不足。一项研究发现，有外周关节问题的血清阴性 SpA 患者使用柳氮磺吡啶的应答率高于安慰剂组，但中轴型疾病患者应答率相似。

3）硫唑嘌呤：用于 IBD 的维持治疗，可单用或联合其他免疫抑制剂。虽被认为对风湿性疾病的外周型关节炎有一定治疗效果，但在 SpA 中不常见且研究不足。

（4）生物制剂

1）TNF 抑制剂：广泛用于 IBD 和 SpA 治疗，已被证实对中轴型和外周型关节疾病的 SpA 患者有益。英夫利昔单抗对中至重度 CD 和 UC 患者有效，可以促进瘘管闭合和黏膜愈合，减少激素使用。阿达木单抗可用来诱导和维持中度至重度 CD 和 UC 的治疗。依那西普对关节疾病有效，但对肠道无作用，IBD 避免使用。其他 TNF 抑制剂也被批准用于 IBD 和 SpA。目前少有专门评估 TNF 抑制剂在 IBD 患者中的治疗效果的研究，多数数据来自炎症性肠病、PsA、AS 或者外周型脊柱关节炎的临床试验。一项对阿达木单抗治疗 CD 的临床试验显示，阿达木单抗对关节痛和关节炎有显著且持续的改善。

2）乌司奴单抗：是一种结合 IL-12 和 IL-23 共有的 p40 亚基的人源单克隆抗体。其对 PsA 表现出良好的疗效，但仅限于外周关节炎患者。同时有证据表明乌司奴单抗对 TNF 抑制剂难治的 CD 也有疗效。乌司奴单抗被批准用于治疗 CD 和 UC，故目前乌司奴单抗在 eSpA 中应用也是研究关注的热点。

3）托法替布：为 JAK 抑制剂，治疗 IBD 有效。已验证 JAK 抑制剂可诱导和缓解活动性溃疡性结肠炎。托法替布为溃疡性结肠炎和 IBD 患者的优选。初步 II 期试验显示托法替布对 AS 治疗有效，相关研究仍在进一步开展中。

（5）肠微生态移植 近年来，肠道微生态成为 IBD 和 SpA 治疗的研究热点。研究表明，肠微生态移植（FMT）对 IBD 有良好疗效，且 eSpA 患者 FMT 后关节疼痛和晨僵缓解。FMT 可改善肠道菌群，使有益微生物定植并长期抗炎，或能改变 SpA 和 IBD 患者长期治疗不佳的现状。

（二）中医治疗

**1. 湿毒蕴结证**

主症：低热，身重，腹胀，腹痛，腹泻，里急后重，大便黏腻臭秽，恶心呕吐，腹部癥瘕痞块，腰背疼痛，膝踝关节红、肿、热、痛，不可触，屈伸不利，或关节游走疼痛，目赤肿痛，心烦口渴，溲黄味重，口舌溃疡，舌质红，苔黄腻，脉滑数。

治法：祛湿解毒，通络止痛。

代表方：葛根芩连汤（《伤寒论》）合宣痹汤（《温病条辨》）加减。

**2. 湿热迫血证**

主症：发热，腹痛，腹胀，大便赤黄相间或有黏液脓血便，里急后重，肛门灼热红肿疼痛或见鲜血，手足心热，心烦失眠，纳少，腰背疼痛，关节红肿，不能屈伸，皮肤斑疹，不恶风寒，舌质红绛，苔黄腻，脉滑数。

治法：清热凉血，祛湿通络。

代表方：白头翁汤（《伤寒论》）合四妙丸（《成方便读》）加减。

**3. 脾阳亏虚证**

主症：间断腹泻，时发时止，下利清谷，或便血色淡，腹胀腹痛，关节疼痛，劳累遇寒加重，恶风怯寒，面色萎黄或苍白，神疲肢倦，身重乏力，消瘦纳差，舌质淡，苔白或腻，脉沉细。

治法：健脾益气，和血通脉。

代表方：参苓白术丸（《太平惠民和剂局方》）合胶艾汤（《金匮要略》）加减。

**4. 湿热阻络证**

主症：腰背疼痛，髋、膝、踝等关节热痛肿胀，关节屈伸不利，四肢酸胀困乏，手指或足趾红肿，痛不能触，或见潮热，恶热，口干不欲饮，五心烦热，腹满纳呆，大便黏腻臭秽，便下不爽，舌质黯红，苔黄厚腻，脉滑数。

治法：清热除湿，通络止痛。

代表方：除风湿羌活汤（《脾胃论》）加减。

**5. 寒湿痹阻证**

主症：恶风寒，手足逆冷，腰脊僵硬，痛掣尻尾，四肢关节冷痛，肢体刺痛或麻木不仁，屈伸不利，晨僵明显，遇寒加重，得热缓解，舌质淡，舌体胖，苔白，脉弦紧。

治法：散寒除湿，温经止痛。

代表方：蠲痹汤（《医学心悟》）加减。

**6. 肝肾亏虚证**

主症：腰膝酸软，恶寒肢冷，驼背畸形，关节肿大，腰背、四肢关节痛，屈伸不利，足跟疼痛，肢体乏力，肌肉消瘦，头晕耳鸣，遗精阳痿，舌质淡黯，苔白，脉沉细。

治法：补益肝肾，强壮筋骨。

代表方：消阴来复汤（《医醇賸义》）加减。

# 六、临床研究

近年来，文献和研究支持肠道病理与风湿性疾病关联，eSpA 展现出肠道与关节有明显联系。eSpA 涉及炎症性肠病和关节炎，需多学科协作研究治疗。过去研究多集中单一疾病，现更关注 eSpA，基础与用药研究均有进展。

## （一）临床基础研究

**1. 遗传学特征**

全基因组研究显示，携带 HLA 等位基因（如 HLA-B27）的 IBD 患者发生 SpA 风险高。其中 HLA-B27 基因型被认为是主要的遗传风险。IBD 相关 SpA 和孤立性骶髂关节炎患者中，HLA-B27 阳性率分别为 25%～78% 和 7%～15%。此外，MHC II 类等位基因 DRB1*0103、HLA-B35 与 I 型

pSpA 相关，HLA-B44 则与 Ⅱ 型 pSpA 相关。HLA-B27 相关的 SpA 致病假说中，错误折叠假说备受关注，它将 HLA-B27 与 IL-23/IL-17 通路相联系。因此，有人认为 IBD 和 SpA 可能是同一疾病的两种表现。

**2. 肠道微生态研究**

环境因素在两种疾病发展中发挥着重要的作用，其中饮食和肠道菌群等肠微生态相关因素是研究热点。HLA-B27 转基因大鼠从无菌环境转移到清洁环境后发展出肠道和关节炎症，这一现象提示肠道菌群可能参与两种疾病的发生和发展。病例对照研究发现 IBD 和 SpA 患者的肠道菌群与健康人群相似。FMT 对 IBD 有良好疗效，可能成为治疗 eSpA 的突破点。菌群失调损害肠黏膜屏障完整性是 IBD 和 SpA 的诱因。HLA-B27 阳性患者血中脂多糖水平升高，与肠黏膜和血管屏障受损有关。

（二）临床应用研究

TNF 抑制剂对 IBD 患者的脊柱关节疾病有效，尽早应用该药治疗以防结构损伤。维多珠单抗（vedolizumab）是一种抗 a4β7 整联蛋白的全人源单克隆抗体，用于 UC 和 CD 治疗，但其 IBD 相关性脊柱关节炎功效未知。IL-17 抑制剂苏金单抗和布罗达单抗治疗 CD 时未达到预期疗效，而优特克单抗对 TNF 抑制剂失败患者仍有一定效果。此外，IFN-γ 抑制剂在治疗中同样未展现出明显疗效。益生菌在 CD 治疗中效果欠佳，UC 在治疗中虽有一定作用，但效果有限，安全性待研究。硫唑嘌呤用于 IBD 维持缓解，不应与 5-氨基水杨酸（5-ASA）联用。硫唑嘌呤和糖皮质激素可能对 IBD 关节炎有益，但尚未通过临床试验进行充分验证。

（三）中医药研究

**1. 病证结合研究**

目前对 eSpA 的中医病因病机存在不同看法。近十几年文献指出，eSpA 内伤病因包括禀赋不足、饮食失节、七情损伤、劳倦内伤，炎性肠病以湿毒内攻、湿热蕴蒸、脾胃亏虚为主，治疗方法包括清热解毒、清热利湿、健脾和胃，方药有白虎汤合五味消毒饮、四妙散、参苓白术散加减等。eSpA 在炎性肠病基础上，临床通过辨证论治，选用活血止血、凉血活血、散寒活血、通络止痛、散结化痰等药物进行治疗。

**2. 临床用药研究**

中医药治疗 IBD 历史悠久，具有多靶点、耐药性低、副作用少等优势，然而其具体作用机制尚未明确，近年来大量研究表明，中药复方、单味中药及其活性成分等可通过不同途径增强肠黏膜抗氧化能力，降低炎症反应，从而治疗 IBD，这一发现丰富了中医药治疗 IBD 的理论依据。而目前对 eSpA 的中医复方及单体相关研究仍较少。

（1）**中药复方研究** 葛根芩连汤出自《伤寒论》，含葛根、黄芩、黄连、甘草，治疗急性腹泻有效。实验显示，连续给药一周后，经葡聚糖硫酸钠诱导的结肠炎小鼠模型中铁死亡标志物及特征因子表达改善，小鼠体重和结肠长度增加，上皮屏障修复。黄芩汤同样出自《伤寒论》，含黄芩、芍药等，清热化湿，止痢有效，治疗 UC 效果显著，机制可能与维持肠道菌群、免疫平衡、抑制炎症、减缓氧化应激有关。芍药汤含黄芩、黄连等，清热燥湿，调和气血，在 ID 的治疗中应用广泛。

（2）**中药单味研究** 党参是补益类中药材，有抗氧化、抗病毒、增强免疫作用。它可改善结肠黏膜炎症水肿，保护肠黏膜；甘草是传统中药材，具有抗病毒、抗氧化、抗炎、抗肿瘤和免疫调节作用。甘草含药血清可抑制铁依赖性脂质过氧化，降低 CaCo-2 肠上皮细胞氧化应激及炎症水平，从铁死亡机制层面为其治疗 UC 提供了新依据；青黛味咸性寒，清热解毒，凉血消斑，是治疗 IBD 的常用药，与其抗炎、抑菌、维持肠黏膜稳态等药理作用相关。

（3）**中药单体研究** 姜黄素源于中药姜黄，有强抗炎作用，是治疗 UC 的热门药物。它调控肠上皮细胞（IECs）自噬保护 IBD 小鼠，通过抗氧化机制促进新黏膜形成，作用于 NF-κB 炎症通路。2020 年伊朗、印度等国的 RCT 研究指出，姜黄素与美沙拉嗪联用提升临床缓解、黏膜愈合，降低复发率，无严重不良反应。小檗碱（又称黄连素）来自中药黄连，对 UC 治疗有效且不良反应小。2020 年中国 I 期临床试验结果显示，黄连素联合美沙拉嗪在中国 UC 患者中耐受性良好，可能增强美沙拉嗪在 UC 结肠组织中的抗炎活性。HMPL-004 是从穿心莲中提取的一种多靶点口服植物药。2010 年中国多中心临床试验发现，HMPL-004 是美沙拉嗪的有效替代药物，可以治疗轻中度活动期 UC。

## 七、转归与预后

本病病程长，虽然大多患者能够控制病情，但因疾病反复发作，难以根治。大部分炎性肠病患者没有关节炎，对于炎性 eSpA 患者而言，随着肠病得到控制，其关节症状可以减轻或缓解。单侧膝、踝关节的肿痛，大都呈一过性，随胃肠症状的缓解而消失。病情呈现出加重与缓解交替出现的特点，一般不出现畸形，预后良好，基本不影响生活；

但是对于因炎性肠病的反复发作而出现骶髂关节炎，脊柱韧带钙化甚至骨桥形成的患者，其病情往往逐渐加重，脊柱活动范围逐步减少，甚者出现驼背，严重影响工作生活。因此，对此类患者应早期干预，规范治疗，采用中西医结合治疗策略，积极控制疾病活动度，以达到临床缓解或低疾病活动度。

## 八、预防调护

eSpA 患者病情容易反复，要合理安排生活起居，劳逸结合，注意休息，调整心态；同时要注意食品卫生，避免食用不洁或腐烂变质的食物，以防引发肠炎。此外，还应戒烟戒酒，忌食辛辣厚味等刺激性食物，少食生硬等不易消化的食品。宜进食稀软清淡、营养充足、易于消化的食物。

在 eSpA 急性期，要观察排便次数、性质、量，以及伴随的脱水、发热、里急后重等症状；若肛周肿痛明显，可用如意金黄散、锡类散外敷或取鲜芦荟捣汁涂抹。而急性发热时，应首先采取物理降温，如使用冰枕，在腋下、腹股沟处放置冰袋，或进行酒精擦浴；药物降温可使用解热镇痛药；若使用针灸降温，可取曲池、大椎、外关、合谷等穴位。关节疼痛，活动受限的患者，可通过理疗、中药熏蒸泡洗、中药药浴、中药离子导入等方式进行治疗；也可用扶他林（双氯芬酸钠）等药对疼痛部位外涂，或外贴狗皮膏以止痛，关节功能锻炼对关节的保护作用是药物无法替代的，它不仅可以提高患者体质、减少疾病复发，而且可以帮助恢复关节活动范围。患者有针对性地选择体操、太极拳、五禽戏、八段锦、保健按摩，可以筋骨舒展，气血流通，精神愉快，维持脏腑功能，有利于肢体功能恢复，促进病情好转。

### 课后思考

思考题 1：肠病性关节炎的关节表现一般分为哪几种？临床评价疾病活动度量表有哪些及主要的治疗方案？

思考题 2：肠病性关节炎在辨证论治时需要注意什么，活动期和稳定期各自的中医论治特点？

# 第八章 骨关节炎

## 一、概　说

骨关节炎（Osteoarthritis，OA）是由多种因素引起关节软骨纤维化、皲裂、溃疡、脱失，以关节疼痛为主要症状的疾病，是一种关节软骨的非炎症性退行性变，并在关节边缘有骨赘形成。病理特点为关节软骨破坏、软骨下骨硬化或囊性变、关节边缘骨质增生、滑膜病变、关节囊挛缩、韧带松弛或挛缩、肌肉萎缩无力等。OA 累及部位包括膝、髋、踝、手和脊柱（颈椎、腰椎）等关节。OA 在中年以后多发，女性多于男性。本病在 40 岁人群的患病率为 10%～17%，60 岁以上为 50%，而在 75 岁以上人群则高达 80%。该病有一定的致残率。

OA 在中医古籍文献中常被描述为"骨痹"、"肾痹"、"颈痹"、"腰腿痛"、"膝痹"等，国家中医药管理局颁布的《骨痹（骨关节炎）中医诊疗方案（2011 年）》将 OA 中医病名确定为"骨痹"，现代中医多以"骨痹"诊断，其主要症状与 1995 年 ACR 骨关节炎分类标准及 2010 年中华医学会风湿病学分会骨关节炎诊断及治疗指南一致。对骨痹记载和论述最早的医学典籍是《素问·长刺节论》，有"病在骨，骨重不可举，骨髓酸痛，寒气至，名曰骨痹"之论。

## 二、病因病机

OA 主要以关节软骨侵蚀，边缘骨增生（骨赘形成），软骨下硬化及滑膜生化、形态学改变为特征。许多学者从关节软骨结构、营养、理化性能与病理等角度及机械和生物学等方面因素进行分析研究，尽管对关节软骨的生理、生化及软骨细胞代谢有了一定了解，但 OA 的病因、发病机制至今尚不十分明确。

### （一）病因与发病机制

肥胖、内分泌疾病、性别、年龄、激素水平等与 OA 密切相关。细胞因子、基质金属蛋白酶（matrix metalloproteinase，MMP）、基因、信号通路等也起重要作用，致病因素间关系复杂。OA 的遗传表现涉及基因变异、信号分子异常等。年龄是 OA 最相关的危险因素，老年人软骨易受损。OA 女性患者多见，可能与雌激素影响有关。肥胖增加关节受力，损害关节软骨，影响姿势和步态。OA 常见于髋关节和膝关节，而非踝关节。关节稳定性对关节稳定起重要作用。关节力线不良和创伤可能导致 OA 快速进展或启动病理过程。关节对位不佳和反复损伤可加速软骨钙化带重塑，导致 OA。

OA 发病机制主要影响关节软骨，逐渐波及软骨下骨、滑膜和关节囊。早期病理改变为关节软骨表面原纤维化。软骨肿胀因胶原网络松弛，蛋白聚糖吸水。软骨细胞维持软骨活性，OA 时增殖并可能转化为肥大细胞，产生 X 型胶原和 MMP-13。基质降解丢失，促炎症细胞因子和基质蛋白碎片刺激软骨细胞产生更多细胞因子和蛋白酶。软骨修复能力有限，严重损伤导致细胞死亡。软骨下骨增厚、硬化，关节边缘形成骨赘。骨髓病变和软骨下骨感觉神经是 OA 疼痛来源。滑膜炎症或肥厚见于有症状 OA 患者，但非 OA 触发因素。继发性 OA 见于先前炎症性关节炎关节，病理学与原发性 OA 略有不同。

### （二）中医病因病机

本病由正虚邪实引起，正虚指肾元、肝血、脾气不足，进而致骨骼失养，邪实由外力、瘀血或外邪所致，经脉痹阻。OA 以外感风邪为首，夹带寒、湿、燥、热邪侵袭人体，导致关节游走性疼痛。寒邪致寒痹，湿邪致疼痛沉重、缠绵，湿滞经络关节见肌肤不仁、关节疼痛。五脏六腑内伤可致痹，肾精亏损影响骨骼健康。本病成因复杂，肾精亏损和脾胃失养是重要病因，需综合调理。

OA 病机核心为本虚标实，气血亏虚为根本，瘀毒痰阻为表象。患者正气不足，易受外邪侵袭，久伤阳经，导致气血运行迟缓，筋肉关节失养，引发骨痹。痰、瘀、毒是 OA 的主要病理产物，也是致病因素。痰湿多由脏腑功能失常所致，脾肾虚弱、肾阳虚衰等均可导致痰湿形成。痰湿阻滞进一步加重瘀血，痰瘀互结影响血液运行，引发疼痛、出血等症状。痰瘀毒痹病情复杂，难以治愈，长期累积可致骨损筋伤。

## 三、临 床 表 现

OA 大多起病隐匿，进展缓慢，主要症状是受累关节疼痛、僵硬和活动受限。晚期可出现关节畸形。其好发于膝、髋、手（远端指间关节、第一腕掌关节）、足（第一跖趾关节、足跟）、脊柱（颈椎及腰椎）等负重或活动较多的关节。

### （一）关节表现

关节疼痛为 OA 常见症状，劳累后加重，休息后缓解；部分患者可能出现休息痛。活动受限也是 OA 常见症状之一，早期仅表现为关节僵硬，活动后改善。OA 急性发作期出现关节肿胀，压痛明显，提示病情活动。关节摩擦音常见于负重关节。

### （二）受累部位表现

OA 好发于膝关节、髋关节、远端指间关节、近端指间关节、第一腕掌关节、第一跖趾关节及下颈椎和下腰椎的关节突关节，较少累及肘关节、腕关节、盂肱关节和踝关节。膝关节 OA 最常见，常导致下肢功能障碍，早期以疼痛和僵硬为主；手关节 OA 多见于中老年女性，症状呈间歇性，累及远端指间关节等；髋关节 OA 多见于老年人，主要症状为腹股沟深层疼痛，多为单侧发病；足关节 OA 以第一跖趾关节最常见，会导致行走时拇趾疼痛，常见畸形包括拇趾外翻等；脊柱关节 OA 为颈椎受累常见，可有椎体增生等，引起颈痛、手指麻木等症状；腰椎 OA 主要为腰痛伴坐骨神经痛。

## 四、诊断与鉴别诊断

### （一）诊断标准

OA 诊断依靠临床表现、实验室检查及影像学检查，1986~1995 年 ACR 发布了手、膝、髋、OA 的分类标准（表 8-1），该标准对 OA 的诊断具有较高的灵敏度和特异性，可结合患者的具体情况进行参考。OA 诊断亦可参考 2010 年 EULAR 提出的膝 OA10 条诊断标准推荐。临床上更需要早期 OA 分类标准来识别疾病早期阶段的患者，以便早期治疗。但目前还没有公认的早期 OA 的诊断标准。

**表 8-1　ACR 发布的手、膝、髋 OA 分类标准**

ACR 手 OA 分类标准（1990 年）

临床标准：具有手疼痛，酸痛和晨僵并具备以下 4 项中至少 3 项可诊断手 OA

①10 个指定关节中骨性肥大≥2 个

②远端指间关节骨性肥大≥2 个

③掌指关节肿胀＜3 个

④10 个指定的指间关节中，关节畸形≥1 个

注：10 个指间关节为双侧第二、三近端指间关节，双侧第二、三、四远端指间关节和双侧第一腕掌关节。

ACR 膝 OA 分类标准（1986 年）

1. 临床标准：具有膝痛并具备以下 6 项中至少 3 项可诊断为膝 OA

①年龄≥50 岁

②晨僵时间≤30 分钟

③有骨摩擦音

④骨压痛

⑤骨性肥大

⑥膝触之不热

2. 临床+放射学标准：具有膝痛和 X 线示骨赘并具备以下 3 项中至少 1 项可诊断 OA

①年龄≥40 岁

②晨僵≤30 分钟

③有骨摩擦感

ACR 髋 OA 分类标准（1991 年）

临床+放射学标准：具有膝痛和 X 线示骨赘并具备以下 3 项中至少 1 项可诊断膝 OA

①血沉≤20mm/h

②X 线示股骨头和/髋臼骨赘

③X 线示髋关节间隙狭窄（上部、轴向和内侧）

OA 诊断基于关节疼痛、晨僵、功能障碍等症状和体征，结合 X 线检查排除其他关节病。高危年龄组可仅凭临床表现诊断。1986～1995 年 ACR 发布的 OA 分类标准对诊断具有高灵敏度和特异性。

早期 OA 诊断依赖临床症状如疼痛、晨僵和关节活动受限。持续症状和活动后加重提示 OA 可能。X 光检查显示关节间隙狭窄、增生和骨赘，是 OA 的重要诊断依据。MRI 辅助评估软骨损伤和炎症，提供详细关节结构信息。早期 OA 分类标准对识别早期患者和治疗至关重要，但目前尚无公认标准。OA 诊断仍需结合临床表现和影像学检查结果。

（二）鉴别诊断

**1. 西医鉴别诊断**

（1）RA　是全身性自身免疫病，主要病变在滑膜，导致骨破坏。常累及近端指间、掌指、腕关节，具有对称性，晨僵大于 1 小时，并可能影响全身多脏器。实验室检查可见多种自身抗体阳性。

（2）AS　是一种慢性炎症性免疫系统疾病，多见于 15～30 岁男性。主要症状为臀髋或腰背痛、发僵，尤其久卧久坐后明显。X 线片显示骶髂关节炎、脊柱异常，人白细胞抗原（HLA-B27）阳性率＞90%。

**2. 中医鉴别诊断**

骨痹是由正气不足或实邪侵袭，致使骨失所养，筋骨不坚，不能束骨而利机关，痹阻筋脉关节

所致；骨蚀则属于因肝肾精血不足、气血不畅致使骨质失养、遭邪侵蚀的病证。。相同点：均可表现为髋部疼痛，活动受限，活动时疼痛加重。不同点：骨蚀多见于青壮年，患者多有服用激素、酗酒或者髋部外伤史，X 线常显示股骨头内硬化带、新月征或股骨头塌陷等特征，关节间隙存在。骨痹多见于老年人，以女性多见，X 线均可见关节间隙变窄或消失，或有股骨头内囊性改变，结合其他兼症可区别。

### （三）疾病评估

#### 1. 骨关节炎指数（WOMAC）

根据患者相关症状及体征，从疼痛、僵硬、关节功能三大方面来评估髋膝关节的结构和功能，进而来评估关节炎的严重程度及治疗疗效。每一项分数记录时可以使用 VAS 评分。WOMAC 指数越高表示 OA 越严重，轻度<80 分，中度 80~120 分，重度>120 分（表 8-2）。

表 8-2　WOMAC 评分

| 项目 | 分值（分） |
| --- | --- |
| 疼痛 | |
| （1）在平坦的路上行走 | 0--1--2--3--4--5--6--7--8--9--10 |
| （2）上楼梯或下楼梯 | 0--1--2--3--4--5--6--7--8--9--10 |
| （3）晚上睡觉时疼痛 | 0--1--2--3--4--5--6--7--8--9--10 |
| （4）坐着或躺着 | 0--1--2--3--4--5--6--7--8--9--10 |
| （5）挺直身体站着 | 0--1--2--3--4--5--6--7--8--9--10 |
| 僵硬 | |
| （6）您的僵硬状况在早晨刚醒来时有多严重 | 0--1--2--3--4--5--6--7--8--9--10 |
| （7）您的僵硬状况在坐、卧或休息之后有多严重 | 0--1--2--3--4--5--6--7--8--9--10 |
| 进行日常活动的受限制程度 | |
| （8）下楼梯 | 0--1--2--3--4--5--6--7--8--9--10 |
| （9）上楼梯 | 0--1--2--3--4--5--6--7--8--9--10 |
| （10）由坐着站起来 | 0--1--2--3--4--5--6--7--8--9--10 |
| （11）站着 | 0--1--2--3--4--5--6--7--8--9--10 |
| （12）向地面弯腰 | 0--1--2--3--4--5--6--7--8--9--10 |
| （13）在平坦的地面上行走 | 0--1--2--3--4--5--6--7--8--9--10 |
| （14）进出小轿车或上下公交车 | 0--1--2--3--4--5--6--7--8--9--10 |
| （15）出门购物 | 0--1--2--3--4--5--6--7--8--9--10 |
| （16）穿上您的短袜和长袜 | 0--1--2--3--4--5--6--7--8--9--10 |
| （17）从床上盘起来 | 0--1--2--3--4--5--6--7--8--9--10 |
| （18）脱掉您的短袜和长袜 | 0--1--2--3--4--5--6--7--8--9--10 |
| （19）躺在床上 | 0--1--2--3--4--5--6--7--8--9--10 |
| （20）走出浴缸 | 0--1--2--3--4--5--6--7--8--9--10 |
| （21）坐着的时候 | 0--1--2--3--4--5--6--7--8--9--10 |
| （22）坐到马桶上或从马桶上站起来 | 0--1--2--3--4--5--6--7-8--9--10 |
| （23）做繁重的家务活 | 0--1--2--3--4--5--6--7--8--9--10 |
| （24）做轻松的家务活 | 0--1--2--3--4--5--6--7--8--9--10 |

从内容上看，此评分量表从疼痛、僵硬和关节功能三大方面来评估髋膝关节的结构和功能，总共有 24 个项目，包含了整个 OA 的基本症状和体征。其中疼痛的部分有 5 个项目、僵硬的部分有 2 个项目、关节功能的部分有 17 个项目。在使用时可以使用整个系统或挑选其中的某个部分。分数纪录时可以使用 VAS 尺度。Bellamy 等曾通过对膝关节置换术后患者的调查，对 WOMAC 评分量表对膝关节的评估的可靠性、有效性和敏感度做了客观评价。

**2. 影像资料评估**

流行病学中，OA 评估依赖放射学资料，因其能展现关节生物力学状态及软骨、骨质改变。膝骨关节炎（knee osteoarthritis，KOA）病变程度沿用 Kellgren-Lawrence 分级：0 级正常；Ⅰ 级关节间隙可疑狭窄，可能骨赘；Ⅱ 级明确骨赘，关节间隙正常或可疑狭窄；Ⅲ 级中度骨赘，关节间隙明确狭窄，软骨下骨部分硬化；Ⅳ 级巨大骨赘，关节间隙明确狭窄，软骨下骨严重硬化。MRI 是可靠、全面的 OA 检查方法，能清晰显示膝关节内外结构变化。MRI 分级与关节镜相似，便于比较研究。关节超声可动态观察关节及周围软组织变化，对 OA 诊断有价值。超声表现分期：Ⅰ 期软骨退行性变表现正常但回声连续性缺失；Ⅱ 期软骨变薄，回声混杂；Ⅲ 期软骨明显变薄，回声不规则；Ⅳ 期软骨低回声带消失，回声凹凸不平。关节镜检查为有创检查，但准确。Outerbridge 分类法评价软骨退变程度：Ⅰ 度软骨软化；Ⅱ 度软骨变薄、纤维化；Ⅲ 度重度纤维化；Ⅳ 度软骨退行性改变达骨皮质。

## 五、治 疗

OA 尚无法根治，当前治疗目标以控制疼痛、延缓疾病的发展、恢复或维持关节功能、提升生活质量、尽可能降低残疾发生风险为主。治疗的关键在于早期诊断和早期干预。治疗时应按照疾病的病理进展程度和功能分级、患者的基本情况、活动功能的要求制定个体化的方案。

### （一）西医治疗

**1. 治疗原则**

西医治疗目的在于缓解症状，改善关节功能，延缓病情进展，减少关节畸形，提高生活质量。应在患者出现症状，但关节软骨尚未发生明显病变，关节间隙尚未狭窄及骨赘尚未达到明显程度时，及时开始综合性治疗。

**2. 治疗药物**

（1）镇痛药　和 NSAID 的止痛作用并无显著差异，但止痛药的胃肠道不良反应较 NSAID 少，故短期使用适当剂量的镇痛药可作为 OA 的首选治疗方法；NSAID 可用于对止痛药无效或不宜使用止痛药者，或有明显的关节炎症者。

（2）阿片类药物　在治疗 OA 疼痛方面有多种选择，但部分患者疼痛难缓解。此类药物包括右旋丙氧酚、可待因和曲马多，适用于年龄大、病情重、NSAID 无效或不耐受手术的患者。阿片类药物能显著改善患者症状和精神状态，提高生活质量，并辅助 NSAID 减少用量。但需注意其潜在的成瘾性，临床应用需严格选择患者。

（3）NSAID　是治疗 OA 的常用药物，具有止痛、抗炎、消肿等作用。它们通过抑制环氧化酶活性，减少前列腺素合成来发挥作用。环氧化酶-2（COX-2）是一种诱导酶，参与炎症介质的合成。传统 NSAID 抑制环氧化酶-1（COX-1）和 COX-2，有抗炎镇痛作用，但也可能损害胃肠道和肾脏。选择性 COX-2 抑制剂主要抑制 COX-2，对胃肠道和肾脏的不良反应较少。常用药物包括阿司匹林、双氯芬酸盐类、布洛芬、塞来昔布、皮质类固醇、金属蛋白酶抑制剂等。

**3. 其他治疗**

早期针对病因进行特异性治疗，中期关节镜冲洗，晚期进行关节置换术。关节置换术常用于晚期治疗，通过切除病灶并安装人工关节来恢复关节功能。膝关节和髋关节置换最常见，其他关节置换也发展良好。对于内科治疗无效、病变严重及关节功能明显障碍的患者，可考虑外科治疗，包括关节镜手术和开放手术。

### （二）中医治疗

**1. 肝肾亏虚证**

主症：关节酸痛，腰膝酸软无力，伴眩晕、耳鸣、精神疲惫、手足心热，潮热盗汗，舌质红，苔薄白，脉沉细。

治法：补益肝肾，通络止痛。

代表方：独活寄生汤（《备急千金要方》）合左归丸或右归丸（《景岳全书》）加减。

**2. 寒湿痹阻证**

主症：关节冷痛、肿胀，痛处固定，遇寒加重，伴肢冷重着或畏寒喜暖，或见便溏或小便清，舌质淡，苔白腻，脉弦紧或沉缓。

治法：散寒除湿，温经通络。

代表方：乌头汤（《金匮要略》）合当归四逆汤（《伤寒论》）加减。

**3. 湿热痹阻证**

主症：关节热痛、肿胀，发热重着，局部皮色发红，伴小便黄、大便黏滞，舌红，苔黄腻，脉滑。

治法：清热除湿，宣痹通络。

代表方：四妙散（《成方便读》）、宣痹汤（《温病条辨》）合当归拈痛汤（《医学启源》）加减。

**4. 痰瘀痹阻证**

主症：关节僵硬、刺痛，或夜间痛甚，关节肿大变形伴肢体沉重、屈伸不利或肢体麻木，舌质紫暗或有瘀斑，苔薄或薄腻，脉沉涩或沉滑。

治法：化痰祛瘀，蠲痹通络。

代表方：二陈汤（《太平惠民和剂局方》）合身痛逐瘀汤（《医林改错》）加减。

**5. 气血亏虚证**

主症：关节酸痛或隐痛、肢体关节痿软无力，伴倦怠懒言、心悸气短，见面色不华、、爪甲色淡，常感头晕，失眠，舌质淡，苔薄，脉沉弱或沉细无力。

治法：益气养血，强筋壮骨。

代表方：三痹汤（《校注妇人良方》）、八珍汤（《太平惠民和剂局方》）合圣愈汤（《医宗金鉴》）加减。

除上述治疗外，还有贴敷疗法、天灸、中药熏洗与离子导入等，贴敷疗法使用中草药制剂施于皮肤等部位，其中穴位贴敷等可改善老年膝 OA 患者关节功能及生活质量。天灸特别适用于阳虚寒凝型 OA，可降低炎症因子水平，促进关节功能恢复；中药熏洗与离子导入：熏洗疗法借助药力和热力，通过皮肤、黏膜作用于机体，达到预防和治疗疾病的目的。中药足浴利用热水促进药物渗透，改善血液循环，促进新陈代谢。药物离子导入法利用电流驱动离子进入机体，调整机体内环境，达到活血通络、消炎止痛的效果。

## 六、临床研究

OA 的发病涉及多因子、多途径、多机制复杂病理变化过程，当前已取得较好的研究成果，且部分成果运用到 OA 的临床诊断与治疗中，但其发病机制尚未完全阐明，因此研究者应展开更加深入、广泛的临床基础与应用研究，以期为 OA 早期诊断、病情监测、药理研究、新药开发等提供更为可靠、多样的支撑。

（一）临床基础研究

**1. 异常钙化是 OA 的重要病理特征**

OA 患者软骨表面、深层均可见含钙晶体沉积，主要包括碱性磷酸钙 BCP 和焦磷酸钙二水合物 CPP，经 BCP 及 CPP 刺激后，滑膜成纤维细胞 COX-2 上调，前列腺素 PGE2 增多，MMP1、MMP3、MMP8、MMP9 均上调且基质金属蛋白酶抑制物 TIMP1、TIMP2 下调，蛋白激酶 Cα 和核因子 NF-κB 信号传导通路被激活并可促进成纤维细胞有丝分裂，宏观表现为滑膜增生及软骨退变。经 BCP 刺激后，巨噬细胞 M1 型极化增加，其相关分泌因子 IL-8、趋化因子 CXC 受体 CXCL8 和 CXCL9 分泌也增加。

**2. 清除衰老细胞已成为 OA 治疗新方向**

随着年龄增加，关节滑膜组织中表达衰老标志物 p16INK4A 的细胞逐渐蓄积，而 OA 患者滑膜中 p16INK4A 阳性细胞比例更高。衰老细胞以增殖减少、抵抗凋亡为特征，除本身功能下调外，其还可通过衰老相关分泌表型（senescence-associated secretory phenotype，SASP）影响组织微环境，从而加剧疾病进展。此外，滑膜巨噬细胞作为 OA 炎症反应的重要效应细胞，其不同极化状态影响着 OA 的发展。在 OA 关节中，M1 型和 M2 型巨噬细胞的平衡被破坏，M1 型巨噬细胞的增加促进了 OA 的发展，促使未极化的巨噬细胞向 M2 型极化或调控 M1 型巨噬细胞向 M2 型转化，对抑制 OA 的发展起到积极作用。

**3. 异常机械应力可诱导滑膜组织细胞的炎症表型**

适当的机械应力有助于维持关节健康，但过高的机械应力却会通过多种信号传导通路促进软骨细胞凋亡和细胞外基质降解，加速 OA 进展。关节机械损伤不仅会引起 MMP（尤其是 MMP-13）的激活，还会引起软骨细胞和滑膜细胞分泌 IL-1β，从而激活细胞表面受体白介素 1 受体 I（IL-1RI），激活一系列包括 NF-κB，以及 MAPK 通路中的 p38 和 JNK 的信号途径。

（二）临床应用研究

**1. 小分子药物**

MMP 需要 $Ca^{2+}$，$Zn^{2+}$ 的酶家族，负责切割细胞外基质并参与其降解和重塑。已有针对 MMP 的潜在小分子药物，为 OA 治疗带来新希望。血小板反应蛋白整合素金属肽酶（ADAMTS）降解蛋白聚糖，破坏软骨细胞，其中 ADAMTS-4/5 是 OA 治疗的关键靶点。肿瘤坏死因子是重要的软骨基质降解介质，靶向其的小分子抑制剂也是治疗策略。AZ-628 可抑制肿瘤坏死因子 α，促进软骨细胞基质合成，从而改善 OA 的进展。

**2. 基因治疗**

基因治疗是一项新兴诊疗技术，因其对软骨生物学性能的潜在修复力而逐渐引起人们重视。它主要涉及靶细胞、目的基因、载体这三方面的问题。siRNA 具有选择性沉默基因的固有特性，是 DMOAD 中潜在的候选基因。最近的研究表明，利用 siRNA 靶向软骨细胞、成纤维样滑膜细胞、成骨细胞等参与骨性关节炎发生发展的细胞，可以有效地减缓疾病的进展。此外，围绕 siRNA 递送系统的大量研究提高了 siRNA 递送到靶组织的精确度，延长了 siRNA 在靶组织作用持续时间。CRISPR-Cas 技术可逆转骨性关节炎相关细胞衰老、改善炎症微环境，从而促进软骨修复。

**3. 信号通路**

OA 进展受多条信号通路调节，如 NF-κB、mTOR、JAK/STAT、HIF、URP、Wnt、AMPK、FA、TGF-B、BMP 和 FGF 等。这些通路由多种炎性因子激活，如 IL-17 通过 IL17RA 和 IL17RC 激活 NF-B 和 MAPK 通路等。这些通路可抑制或促进 OA，如 NF-B 可诱导抗凋亡基因表达，但也可激活细胞死亡。NF-B 活化因子如 SAM68、TCF4 和 RIPK 可增强软骨细胞凋亡，而 NF-κB 靶基因 HIF-2a

可加速 OA 软骨细胞凋亡。NF-B 还可诱导 TLR-2 和 INOS 表达，调节软骨细胞凋亡。因此，为了更好的了解信号通路对 OA 的调节作用，研究人员需进一步研究细胞通路的好与坏及炎性因子激活剂量。

（三）中医药研究

**1. 病证结合研究**

中国中医药研究促进会骨伤科分会膝骨关节炎中医诊疗指南（2020 年版），细化和规范了 OA 证候分型和诊断标准，它将 OA 分为气滞血瘀证、湿热痹阻证、寒湿痹阻证、肝肾亏虚证、气血虚弱证。近期有学者基于此，从"虚、痰、瘀、毒"诊治 KOA，KOA "虚"的病因病机与肾、脾、肝密切相关，治宜补肾健脾；有形之痰其关键在于脾肾，应谨遵"病痰饮者，当以温药和之"；KOA 存在"瘀"的病机特点，痰瘀互结，闭阻经脉，治疗宜用化痰通瘀汤加减，以达散瘀化痰，通络蠲痹之效；KOA 之毒，包括外毒与内毒两方面。外毒以风寒湿热等邪气，留滞经络，导致气血运行不通则通为主。辨证为风寒湿痹证和风湿热痹证，分别予以独活寄生汤、清热除湿汤治疗，内毒多因体内虚痰瘀三者胶着所致，以补虚为主。

**2. 临证用药研究**

（1）**中药复方研究** 中药复方治疗 OA 效果显著。独活寄生汤通过调控炎症因子缓解 OA 炎症，促进软骨细胞代谢和增殖分化，抑制 MMPs 表达，防治 OA。补肾活血方提高 BMP 及 Smad-1 表达，调整软骨代谢，促进软骨修复，防治 OA 和缓解关节痛。甘草附子汤合黄芪桂枝五物汤抑制 NF-κB 信号通路和炎性因子，减轻关节炎性反应和疼痛，治疗 OA。

（2）**中药单味研究** 中药单味激活 miRNA，调控基因表达，抑制炎症、延缓软骨衰老，防治 OA。桑寄生调控 miR-375，提高蛋白表达，下调凋亡相关蛋白，促进软骨活力。鹿茸可能上调肌肉收缩、促进骨骼肌发育，且 miRNA 参与肌肉相关调节，可以从多个方面预防 OA 发生。肉桂下调 TLR4、NO、MMP-13 表达，抑制 OA 滑膜炎症。miR-146a 联合 CA 控制炎症因子产生，减轻 OA 滑膜炎症损伤。

（3）**中药单体研究** 中药单体可针对 OA 发病机制对 OA 患者进行干预。白藜芦醇是一种天然的多酚类合物，在虎杖、三七、厚朴、桑白皮等药物中含量较多，具有抗氧化、抗炎抑菌、减少细胞凋亡和保护神经等作用。白藜芦醇能降低 H2O2 诱导的 OA 软骨细胞中 Nrf2/HO-1/NADPH 醌氧化还原酶（NQO1）及 NF-κB 信号活性，抑制 p65、COX-2 和 iNOS 表达，下调 TNF-α 和 IL-6 等炎性因子表达水平。白杨素可降低 OA 大鼠软骨细胞损伤后 ROS 水平，抑制 Beclin-1、微管相关蛋白 1 轻链 3Ⅱ（LC3Ⅱ）自噬蛋白表达，改善软骨细胞的自噬水平，同时还可干预 PI3K/Akt 信号，表现在机体内磷酸化 PI3K（p-PI3K）和磷酸化 Akt（p-Akt）的蛋白表达降低，这提示着白杨素具有干预 PI3K/Akt 信号的能力，用以减轻 OS 损伤，抑制炎症反应的作用，保护软骨细胞，改善 OA。七叶皂苷 A 可抑制 OA 小鼠软骨细胞中 TNF-α、IL-6 和 IL-1β 的表达，下调 MMP-13、ADAMTS-5mRNA 和 MMP-9 蛋白表达水平，并上调Ⅱ型胶原蛋白（CollagenⅡ）表达水平，减轻炎症反应和 ECM 降解程度。

# 七、转归与预后

OA 起病隐匿，发展严重者可致关节功能障碍，甚则关节畸形，严重影响患者的生活质量。目前本病尚无特异性疗法，因此还不能根治，但经对症治疗，疼痛症状大多能控制和缓解。一般预后是比较好的，较少有 OA 患者出现关节强直及严重关节畸形；即使关节畸形，部分患者仍可进行功能范围内的活动。

随着医疗技术的进步，OA 的治疗方法多种多样，药物治疗发挥了重要作用。西医对于此病的治疗也取得了一些新的进展，治疗 OA 的治疗方法日益丰富，如基因治疗、软骨移植及自体软骨细胞移植等，这些可能对 OA 的治疗产生革命性的影响。要最大限度地恢复患者的关节功能，提高生活质量，需要科学地评估患者的状况，在此基础上采取合理的治疗方案。

## 八、预 防 调 护

OA 是一类迁延难愈的慢性疾病，由于顽固的关节疼痛、轻重不等的关节畸形和功能障碍，至疾病后期往往会导致患者自理能力下降、生活质量变差，特别是出现关节畸形及功能障碍后影响自理能力。因此，在治疗 OA 疾病的同时，应注重预防调护，以期提高患者的生活质量。

医生应当通过宣教帮助患者正确认识 OA，建立长期的医患合作监测及评估机制，制定相应的治疗目标。建议患者改变不良生活和工作习惯，避免长时间跑、跳、蹲，同时减少或避免爬楼梯、爬山等不合理锻炼，保持健康体重及尽量减轻受损关节负荷。OA 的患者进行适当的锻炼能够缓解疼痛并改善关节功能，提高生活质量。坚持规律的有氧运动，增加肌力、改善关节活动度的运动方式是首选。患者可以考虑非负重锻炼如游泳、骑行等，做到动静结合，"以动防残"。OA 患者应注意保暖。症状性 OA 患者，建议采用适当的防护措施，包括更换合适、稳定的鞋子和护膝等保护性器具。必要时建议其健侧拄拐，或者选择合适的行为辅助器械，如手杖、拐杖、助行器、关节支具等辅助行走，提高关节稳定性，减少跌倒的风险。可以通过组织患者交流会、疾病宣教会等活动，加强与患者积极有效的沟通，鼓励患者间的相互交流，引导患者学会调节不良情绪，树立战胜疾病的信心。

### 课后思考

思考题 1：骨关节炎好发于哪些部位，不同部位的临床表现有何特点？各自有何诊断标准？

思考题 2：骨关节炎归属中医学"骨痹"范畴，其早、中、晚期的辨证要点有何不同？应当如何论治？

# 第九章　与代谢和内分泌相关的风湿病

## 第一节　痛　风

### 一、概　说

痛风（Gout）是由嘌呤代谢紊乱和（或）尿酸排泄障碍所致的一组异质性疾病，其主要临床特征为反复发作性急性关节炎、痛风石及关节畸形，病理表现为血清尿酸（uric acid，UA）升高、尿酸性肾结石、肾小球、肾小管、肾间质及血管性肾脏病变等。痛风分为原发性、继发性和特发性3类，原发性痛风占绝大多数。流行病学调查显示，我国痛风的患病率为0.03%～10.47%。常有家族遗传史。

"痛风"中医病名首见于《格致余论·痛风论》，曰："彼痛风者，大率因血受热已自沸腾，其后或涉冷水，或立湿地，或扇取凉，或卧当风。寒凉外抟，热血得寒，污浊凝涩，所以作痛"。痛风相关症状的记载还见于中医学"浊瘀痹""历节"等相关论述。

### 二、病因病机

#### （一）病因与发病机制

痛风的发病原因复杂，目前普遍认为痛风是在遗传易感性的基础上，受感染、性激素、环境、社会、心理等因素的作用，致使机体免疫功能紊乱，引发关节急性或慢性炎症性病变。目前临床上发现痛风的发病伴有家族遗传史，痛风的发病与睾酮等性激素的减少及肠道菌群紊乱有关。寒冷、潮湿、疲劳、营养不良、创伤、精神、饮食因素等常为本病的诱发因素，但多数患者发病前常无明显诱因可查。

痛风作为一种代谢性免疫性疾病，其发病机制与尿酸生成和排泄障碍以及尿酸盐沉积炎性反应有关。尿酸生成过多根据嘌呤生物合成增多和分解加速可分为原发性尿酸生成增多和继发性尿酸生成增多两种类型。尿酸排泄障碍主要是肾小球的滤过、肾小管的重吸收、肾小管分泌的重吸收三个过程中的一个或多个受到影响。尿酸盐沉积通过传统途径与特异途径诱导细胞释放炎性介质，进而刺激机体的免疫系统诱发产生炎性反应。

#### （二）中医病因病机

痛风属于痹证中浊瘀痹的范畴，发生的病因不外乎内外二因，外因多与湿热之邪、关节外伤等有关，内因多与体质因素、饮食、劳逸等有密切关系。脾肾亏虚，湿浊内生是痹证发生的内在基础，感受外邪是浊瘀痹发生的外在条件。邪气痹阻经脉为其病机根本，病变多累及肢体筋骨、肌肉、关节，甚则影响脏腑。

浊瘀痹的基本病机为脾肾阳虚，湿浊痰瘀痹阻。其病机分为急性期和缓解期。浊瘀痹急性期的病机为脾胃阳气虚弱，中焦斡旋不力，脾土无力伏制心火，心火暴升，灼烧痰浊溢于肌肤之外，形成痛风急性燎原之势。浊瘀痹缓解期的病机则是患者劳累过度或四体不勤，且饮食不节、恣酒纵欲，从而致机体脾胃之气虚弱，以阳气虚为主，脾阳升发不足，胃气降之不利，阳气不到之处，痰、湿、浊内生，经脉瘀滞，浊瘀痹阻肌肉筋骨之间。

## 三、临床表现

痛风的临床表现通常包括高尿酸血症、反复发作的急性关节炎、痛风石、慢性关节炎、尿酸性肾结石、痛风性肾病及急性肾衰竭。患者常伴有肥胖、高脂血症、高血压、糖耐量异常或 2 型糖尿病、动脉硬化和冠心病等。

### （一）病程

**1. 急性发作期**

典型痛风发作常发生于午夜或清晨，起病急骤，疼痛进行性加剧，数小时内受累关节出现红、肿、热、痛和功能障碍。症状多于数日或 2 周内自行缓解。多数患者发病前无先驱症状。首次发作多为单关节受累，50%以上发生于第一跖趾关节，好发于下肢，如足背、足跟、踝、膝关节，指、腕、肘关节也可受累。部分严重的患者发作时可伴有全身症状，如发热、寒战、乏力、心悸等。发作前多有诱发因素，如饮酒、高嘌呤饮食、受冷和剧烈运动等。

**2. 发作间歇期**

急性关节炎发作缓解后一般无明显后遗症状，多数患者在初次发作后 1~2 年内复发，随病情进展，发作频率逐渐增加，发作持续时间延长，无症状的间隙期缩短，甚至部分患者发作后症状不能完全缓解，关节肿痛持续存在。

**3. 痛风石及慢性关节炎期**

痛风石是痛风的特征性临床表现，是长期血尿酸显著升高未受控制的结果。典型部位在耳廓，也常见于反复发作关节的周围及鹰嘴、跟腱和髌骨滑囊等处，外观为皮下隆起的大小不一的黄白色赘生物，表面菲薄，破溃后排出白色粉状或糊状物，不易愈合。

### （二）并发症和伴发疾病

**1. 肾脏**

痛风的发病过程中，尿酸盐也可沉积在泌尿系统，导致急性或慢性尿酸盐肾病、尿酸性肾结石。大量尿酸沉积并堵塞于肾小管、集合管等处，造成急性尿路梗阻，导致急性尿酸性肾病；慢性尿酸盐肾病又称痛风性肾病，其发病机制为持续高尿酸血症时，尿酸钠结晶沉积在远端集合管和肾间质，损伤内皮细胞，进而引起肾小球高压力、慢性炎症反应、间质纤维化等病理改变，最终导致肾脏功能受损，形成慢性肾病。

**2. 代谢综合征**

痛风患者往往伴有体内代谢异常，易并发肥胖症、高血压、高脂血症、2 型糖尿病等。

**3. 心血管疾病**

高尿酸血症是心血管疾病的独立危险因素，同时与许多传统的心血管危险因素相互作用，参与心血管疾病的发生、发展及转归。

**4. 神经系统疾病**

血尿酸水平和神经系统疾病关系复杂，高尿酸血症促进了缺血性卒中的发生，并与预后不良相关。

## 四、诊断与鉴别诊断

### （一）诊断标准

目前应用较广泛的是1977年ACR制订的痛风分类标准（表9-1）、2015年ACR和EULAR共同制定的痛风分类标准（表9-2）。两种分类标准均将关节穿刺液镜检发现尿酸单钠（MSU）晶体作为诊断金标准。基于此，对疑诊痛风的炎性关节炎患者，我们均推荐在关节液或可疑痛风石抽吸物中寻找MSU结晶。

**1. 1977年ACR制订的痛风分类标准（表9-1）**

表9-1　1977年ACR痛风分类标准

| 满足下述第1条、第2条或第3条中任意一条即可诊断为痛风 |
| --- |
| 1. 关节液中有特异性尿酸盐结晶 |
| 2. 化学方法或偏振光显微镜证实痛风石中含尿酸盐结晶 |
| 3. 符合下述标准中的6条及以上： |
| （1）急性关节炎发作＞1次 |
| （2）炎症反应在1日内达高峰 |
| （3）单关节炎发作 |
| （4）可见关节发红 |
| （5）第一跖趾关节疼痛或肿胀 |
| （6）单侧第一跖趾关节受累 |
| （7）单侧跗骨关节受累 |
| （8）可疑痛风石 |
| （9）高尿酸血症 |
| （10）不对称关节内肿胀（X线证实） |
| （11）无骨侵蚀的骨皮质下囊肿（X线证实） |
| （12）关节炎发作时关节液微生物培养阴性 |

**2. 2015年ACR和EULAR共同制定的痛风分类标准（表9-2）**

表9-2　2015年ACR/EULAR痛风分类标准

| 诊断标准 | | | |
| --- | --- | --- | --- |
| 一、适用标准（符合适用标准方可应用本标准）：存在至少1次外周关节或滑囊的肿胀、疼痛或压痛。 ||||
| 二、确定标准（金标准，无需进行分类诊断）：偏振光显微镜镜检证实在（曾）有症状关节或滑囊或痛风石中存在尿酸钠晶体。 ||||
| 三、分类标准（符合适用标准但不符合确定标准时）：累计≥8分可诊断痛风。 ||||
| 临床特点 | 类别 | 评分 | 得分 |
| 受累关节分布：曾有急性症状发作的关节、滑囊部位（单或寡关节炎）[a] | 踝关节或足部（非第一跖趾关节）关节受累 | 1分 | |
| | 第一跖趾关节受累 | 2分 | |
| 受累关节急性发作时症状：①皮肤发红（患者主诉或医生查体）；②触痛或压痛；③活动障碍 | 符合上述1个特点 | 1分 | |
| | 符合上述2个特点 | 2分 | |
| | 符合上述3个特点 | 3分 | |

续表

| | | |
|---|---|---|
| 典型的急性发作：①疼痛达峰<24h；②症状缓解≤14d；③发作间期完全缓解；符合上述至少2项（无论是否进行抗炎治疗） | 首次发作 | 1分 |
| | 反复发作 | 2分 |
| 痛风石证据：皮下灰白色结节，表面皮肤薄，血供丰富；典型部位：关节、耳廓、鹰嘴滑囊、手指、肌腱（如跟腱等） | 没有痛风石 | 0分 |
| | 存在痛风石 | 4分 |
| | 实验室检查 | |
| 血尿酸水平：非降尿酸治疗中、距离发作>4周时检测，可重复检测；以最高值为准 | <4mg/dl（<240μmol/L） | -4分 |
| | 4～<6mg/dl（240～<360μmol/L） | 0分 |
| | 6～<8mg/dl（360～<480μmol/L） | 2分 |
| | 8～<10mg/dl（480～<600μmol/L） | 3分 |
| | ≥10mg/dl（≥600μmol/L） | 4分 |
| 关节液分析：由有经验的医生对有症状的关节或滑囊进行穿刺及偏振光显微镜镜检 | 未做检查 | 0分 |
| | 尿酸钠晶体阴性 | -2分 |
| | 影像学特征 | |
| （曾）有症状的关节或滑囊处尿酸钠晶体的影像学证据：关节超声证实双轨征[b]，或双能CT证实的尿酸钠晶体沉积[c] | 无（两种方式）或未做检查 | 0分 |
| | 存在（任一方式） | 2分 |
| 痛风相关关节破坏的影像学证据：手/足X线存在至少一处骨侵蚀（皮质破坏，边缘硬化或边缘突出）[d] | 无或未做检查 | 0分 |
| | 存在 | 4分 |

注：[a]症状发作指外周关节（或滑囊）出现肿胀、疼痛、压痛中的一种或多种症状的时期。[b]双轨征：透明软骨表面的不规则回声增强，且与超声探头角度无关（注意：假阳性的双轨征可能出现在软骨表面，但改变超声探头角度时会消失）。[c]使用双能CT扫描获取影像，在80kV和140kV扫描能量下获取数据，使用痛风特异性软件应用双物质分解算法分析颜色标记的尿酸盐。阳性结果定义为在关节或关节周围存在颜色标记的尿酸盐。需排除甲床、亚毫米波、皮肤、运动、射束硬化和血管伪影造成的假阳性。[d]侵蚀为骨皮质的破坏伴边界硬化和边缘悬挂突出，不包括远端指间关节侵蚀性改变和鸥翼样表现。

## （二）鉴别诊断

### 1. 西医鉴别诊断

（1）RA 痛风多数以单关节受累为主，常见于第一跖趾关节，发作剧烈并伴有红肿和局部温度升高；而RA通常以多关节对称性受累为主，常涉及手指、手腕、踝关节等，伴有晨僵，实验室检查发现RF、抗CCP抗体阳性，不伴尿酸盐结晶。痛风通常与高尿酸血症、家族史和饮食习惯等相关；而RA可能与遗传因素、免疫系统异常和家族史有关。

（2）化脓性关节炎 可涉及多个关节，疼痛程度较重，伴有明显的红肿、局部温度升高和关节功能障碍，关节穿刺液为渗出脓性液，血常规通常显示白细胞计数增高、关节液液体培养结果呈阳性，无尿酸盐结晶。痛风可在X线、超声和MRI等影像学检查中显示尿酸结晶沉积，严重者可出现痛风石；而化脓性关节炎的影像学检查可能显示关节腔积液和关节周围软组织肿胀。

### 2. 中医鉴别诊断

本病可与痿证相鉴别。痿证是邪热伤阴，导致脏腑精血亏虚，经脉肌肉失养为患的疾病，主要临床表现有肢体痿弱，肌肉萎缩，不能随意运动。两者均可表现出有肢体活动受限，但痿证是因肢体无力运动而致，痹证则是因关节疼痛难忍而出现活动障碍。

## （三）疾病评估

准确评估痛风的疾病活动度对于制定治疗方案、评估治疗效果、规范化管理治疗过程都至关重要。目前最常采用的是痛风评估问卷 2.0（Gout Assessment Questionnaire 2.0，GAQ 2.0）、数字评定量表（Numerical Rating Scale，NRS）和视觉模拟量表（Visual Analogue Scale，VAS）等。

### 1. GAQ 2.0

GAQ2.0 是一种用来全面评估痛风患者生活质量的量表工具，能够全面反映痛风对患者日常生活、工作和社交活动等各方面的影响，具有良好的信度和效度，目前被公认为是评估痛风生活质量最可靠的工具之一（表 9-3）。

**表 9-3　痛风评估问卷 2.0（GAQ 2.0）**

请回答所有问题。仔细阅读每个问题，然后选择最适合您的答案。您可以通过选择答案旁边的圆圈来回答问题。

有关痛风如何影响您的生活，请如实作答：

1. 请指出您在多大程度上同意或不同意以下各条陈述。（为每个陈述标出最符合的答案）

| | | 强烈同意 | 同意 | 不确定 | 不同意 | 强烈不同意 |
|---|---|---|---|---|---|---|
| a. | 我担心明年痛风会发作 | ○ | ○ | ○ | ○ | ○ |
| b. | 我担心痛风随着时间会越来越严重 | ○ | ○ | ○ | ○ | ○ |
| c. | 我担心痛风会干扰我将来的生活 | ○ | ○ | ○ | ○ | ○ |
| d. | 我担心痛风会阻止我继续享受休闲活动 | ○ | ○ | ○ | ○ | ○ |
| e. | 我服用的痛风药物有副作用 | ○ | ○ | ○ | ○ | ○ |
| f. | 痛风发作的时候我会很生气 | ○ | ○ | ○ | ○ | ○ |
| g. | 由于担心痛风发作，我会很难提前计划事件或活动 | ○ | ○ | ○ | ○ | ○ |
| h. | 痛风发作时我会感到沮丧 | ○ | ○ | ○ | ○ | ○ |
| i. | 使用目前服用的药物，痛风发作可以得到有效治疗 | ○ | ○ | ○ | ○ | ○ |
| j. | 痛风发作时候我会错过计划或者重要的活动 | ○ | ○ | ○ | ○ | ○ |
| k. | 我担心目前服用的痛风药的长期有效性 | ○ | ○ | ○ | ○ | ○ |
| l. | 我目前的药物预防痛风发作效果不佳 | ○ | ○ | ○ | ○ | ○ |
| m. | 我的痛风得到了控制 | ○ | ○ | ○ | ○ | ○ |

2. 在过去的 4 周时间内您是否有痛风发作？

○ 是的

○ 没有

如果答案是否，上一次发作是什么时候？

年　　　　月　　　　日

3. 上一次痛风发作，下列情况您经历了多长时间？（为每个陈述标出最符合的答案）

| | | 一直(100%) | 大部分时间 | 有时（50%） | 一小部分时间 | 没有（0%） |
|---|---|---|---|---|---|---|
| a. | 因痛风而缺席工作 | ○ | ○ | ○ | ○ | ○ |
| b. | 因为痛风的原因而工作困难 | ○ | ○ | ○ | ○ | ○ |
| c. | 由于痛风的发作在爱好或者社交活动方面遇到麻烦 | ○ | ○ | ○ | ○ | ○ |
| d. | 因痛风症状而在进餐，洗衣服或穿衣服等自我保健活动方面遇到麻烦？ | ○ | ○ | ○ | ○ | ○ |

续表

4. 在您上一次痛风发作期间，您的症状在多大程度上影响了以下情况？（为每个陈述标出最符合的答案）

| | | 一点也没有 | 有一点 | 一般 | 正常 | 非常 |
|---|---|---|---|---|---|---|
| a. | 心情 | ○ | ○ | ○ | ○ | ○ |
| b. | 走路或行动能力 | ○ | ○ | ○ | ○ | ○ |
| c. | 睡眠 | ○ | ○ | ○ | ○ | ○ |
| d. | 正常工作 | ○ | ○ | ○ | ○ | ○ |
| e. | 休闲活动 | ○ | ○ | ○ | ○ | ○ |
| f. | 享受生活 | ○ | ○ | ○ | ○ | ○ |
| g. | 有能力做自己想做的事 | ○ | ○ | ○ | ○ | ○ |

5. 由于痛风，您如何评价过去 4 周的身体健康状况？

| 极差 | 差 | 一般 | 好 | 非常好 | 极好 |
|---|---|---|---|---|---|
| ○ | ○ | ○ | ○ | ○ | ○ |

6. 由于痛风，您如何评价过去 4 周的生活质量？

| 极差 | 差 | 一般 | 好 | 非常好 | 极好 |
|---|---|---|---|---|---|
| ○ | ○ | ○ | ○ | ○ | ○ |

7. 在过去的 4 周中，由于痛风，您如何评价自己的心理健康？

| 极差 | 差 | 一般 | 好 | 非常好 | 极好 |
|---|---|---|---|---|---|
| ○ | ○ | ○ | ○ | ○ | ○ |

8. 在过去的 4 周中，由于痛风，您如何评价疼痛感受？

| 极差 | 差 | 一般 | 好 | 非常好 | 极好 |
|---|---|---|---|---|---|
| ○ | ○ | ○ | ○ | ○ | ○ |

9. 考虑到痛风影响您的所有方式时，请在刻度上圈出最能反映您过去 4 周状态的数字。

没有疾病活动　　1　2　3　4　5　6　7　8　9　10　严重疾病活动

10. 在刻度上圈出一个数字，以表示您在过去 4 周内遭受的疼痛的严重程度。

不痛　1　2　3　4　5　6　7　8　9　10　剧烈疼痛

## 2. NRS

NRS 是评估痛风患者疼痛程度的一种简单有效的工具（表 9-4）。它要求患者根据自身感受在 4 种大类别，共 11 种评分（0～10）中选择，即无疼痛（0）、轻度疼痛（1～3）、中度疼痛（4～6）和重度疼痛（7～10）。

表 9-4　数字评定量表（NRS）

| 分类 | 评分 |
|---|---|
| 无疼痛 | 0 分：无痛 |
| 轻度疼痛（疼痛不影响睡眠） | 1 分：安静平卧不痛，翻身咳嗽时疼痛 |
| | 2 分：咳嗽疼痛，深呼吸不痛 |
| | 3 分：安静平卧不痛，咳嗽深呼吸疼痛 |
| 中度疼痛（开始影响生活质量） | 4 分：安静平卧时，间歇疼痛 |
| | 5 分：安静平卧时，持续疼痛 |
| | 6 分：安静平卧时，疼痛较重 |

续表

| 分类 | 评分 |
| --- | --- |
| 重度疼痛（无法入睡或睡眠中痛醒） | 7分：疼痛较重，翻转不安，无法入睡<br>8分：持续疼痛难忍，全身大汗<br>9分：剧烈疼痛，无法忍受<br>10分：生不如死 |
| 评估事项：<br>用数字0～10代替文字来表示疼痛的程度。将一条直线等分为10段，按0～10分次序来评估疼痛程度。<br>书写记录数值：患者口述或在过去24小时内代表最严重的疼痛的数字上画圈。 | |

**3. VAS**

VAS 是临床中常用的一种单维度测量评估疼痛强度的工具，常用来评估痛风患者的病情活动性。VAS 的操作方法如下：将一条10cm长的直线两端分别标记为"无疼痛"（0）和"最剧烈疼痛"（10）。患者需要根据自己的疼痛感受在直线上标记一个点，该点到"无疼痛"端的距离即为疼痛评分。VAS 评分简单直观，操作方便，能够快速了解患者当前的疼痛状况。

## 五、治　疗

痛风早期及时、合理治疗，可以达到控制症状改善预后的效果。痛风的治疗通常是一个综合性的过程，以药物治疗为主，结合物理治疗、康复治疗及生活方式的管理。

### （一）西医治疗

**1. 治疗原则**

一般治疗原则：①控制高尿酸血症，预防尿酸盐沉积；②迅速控制急性关节炎发作；③防止尿酸结石形成和肾功能损害。及时早期治疗、联合用药和个体化治疗，进而提高患者生活质量。常用药物包括 NSAID、糖皮质激素、降尿酸药、碱性药物等。

早期治疗能够显著延缓痛风病情，改善预后。治疗的首要目标是缓解急性期症状，对于长病程痛风患者需定期监测血尿酸水平及肝肾功能。在进行治疗选择时，应先评估不良预后因素，综合考虑关节状况、实验室指标、关节外情况，并监测肾功能及痛风石、肾结石形成。

**2. 治疗药物**

（1）急性期痛风治疗　应尽早足量使用以下3种药物，见效后渐停。急性发作期不进行降尿酸治疗，以免引起血尿酸波动，导致发作时间延长或再次发作。

1）NSAID：各种 NSAID 均可有效缓解急性痛风的症状，为急性痛风性关节炎的一线用药。常用药物有吲哚美辛、双氯芬酸、依托考昔等。

2）秋水仙碱：是治疗痛风急性发作的传统药物，因其药物毒性现已少用。

3）糖皮质激素：治疗急性痛风有明显疗效，通常用于不能耐受 NSAID 或秋水仙碱或肾功能不全者。可应用中小剂量的糖皮质激素，口服、肌注、静脉均可，停药后症状易反跳。

（2）发作间歇期和慢性期处理　目标是维持血尿酸<6mg/dl，去除单钠尿酸盐晶体。降尿酸药物可分为抑制尿素生成药物、促进尿素排泄药物、促进尿酸分解药物和碱性药物共四类。降尿酸药物指征包括急性痛风复发、多关节受累、痛风石等。应在发作缓解后两周小剂量开始，逐步加量至最小有效剂量并长期维持，仅在单一药物疗效不佳、血尿酸水平高、痛风石多时合并使用。

（3）伴发疾病的治疗　痛风常伴发代谢综合征中的一种或数种，如高血压、高脂血症、肥胖症、

2 型糖尿病等，这些疾病的存在增加了痛风发生的危险。因此我们在治疗痛风的同时应积极治疗相关伴发疾病。治疗这些疾病的药物有些兼具弱的降尿酸作用，值得选用，但不主张单独用于痛风治疗，如非诺贝特、阿托伐他汀、氯沙坦、氨氯地平等。

**3. 其他治疗**

（1）外科治疗　必要时可选择剔除痛风石，对残毁关节进行矫形等手术治疗。

（2）一般治疗　痛风非药物治疗的总体原则是以生活方式的管理为核心，首先是控制饮食、减少饮酒并进行运动，肥胖者应减轻体重；其次是控制痛风相关伴发病的发作并减少危险因素，如应控制高脂血症、高血压、高血糖的发作，并降低因肥胖和吸烟等带来的危害。每日饮水量应在 2000ml 以上，以增加尿酸的排泄；饮食方面则需限制高嘌呤饮食及酒类。

（二）中医治疗

**1. 湿热痹阻证**

主症：关节红肿热痛，痛不可触，遇热痛甚，得冷则舒，病势较急，伴发热，口渴，烦躁不安，汗出不解，舌质红，舌苔黄或黄腻，脉滑数。

治法：清热除湿，祛风通络

代表方：白虎加桂枝汤（《金匮要略》）。

**2. 痰瘀痹阻证**

主症：痹证日久不愈，反复发作，关节疼痛时轻时重，关节肿大，甚至强直畸形、屈伸不利，皮下结节破溃流浊，舌质紫暗或有瘀点、瘀斑，舌苔白腻或厚腻，脉细涩。

治法：化痰祛瘀，通络止痛。

代表方：桃红饮（《类证治裁》）合二陈汤（《太平惠民和剂局方》）。

**3. 肝肾亏损证**

主症：久痹不愈，反复发作，或呈游走性疼痛，或呈酸楚重着，甚则关节变形，活动不利，痹着不仁，腰脊酸痛，神疲乏力，气短自汗，面色无华，舌淡，脉细或细弱。

治法：补益肝肾，通络止痛。

代表方：独活寄生汤（《备急千金要方》）。

**4. 脾肾阳虚证**

主症：关节冷痛，畏寒肢冷，面色㿠白，气短乏力，纳呆呕恶，腹胀便溏，面浮肢肿，尿少或尿浊。舌淡胖，苔薄白，脉沉细无力。

治法：健脾温肾，利湿化浊。

代表方：萆薢分清饮（《杨氏家藏方》）。

除上述治疗外，中医治疗还可选用中药外敷法及中药泡洗或熏蒸法。中药外敷通常选用具有清热利湿、解毒消肿功效的中药材研磨调制，外敷于关节肿胀部位，通过中药外敷的方法，可以直接将药物作用于病变部位，进而通过皮肤渗透和穴位刺激，达到清热利湿、解毒消肿的目的。中药泡洗或熏蒸法是利用药物煎煮后所产生的蒸汽或利用药物泡洗关节局部。痛风所致的四肢肿胀、疼痛、功能障碍等，可根据证候类型择方用药。

# 六、临床研究

现阶段痛风的临床研究大致分为两个方面，分别为临床基础研究及临床应用研究。临床基础研究部分主要研究痛风的免疫失衡机制，痛风与炎症小体、肠道微生物菌群的关系，痛风的表观遗传等方面内容。除药物和手术治疗外，痛风的临床应用研究对生物碱、生物制剂、尿酸盐转运体 URAT1 抑制剂等方面研究较多。

## （一）临床基础研究

### 1. 痛风的免疫失衡

在针对痛风的临床研究中，基础研究部分深入探讨了免疫稳态失衡在疾病过程中的关键作用。先天性免疫细胞如巨噬细胞、NK 细胞、中性粒细胞和肥大细胞，尤其是巨噬细胞 M1/M2 平衡在痛风中起关键作用，其中 M1 促炎，M2 抗炎。NK 细胞亚群与血清尿素酸水平呈正相关，突出了其在调节尿酸代谢中发挥作用的可能性。中性粒细胞聚集和活化，释放一系列炎性因子如环氧化酶-2（COX2）、白介素-1β（IL-1β）、C-X-C 基序趋化因子配体 8（CXCL8）和 TNF-α 等，引发痛风炎症发作。适应性免疫细胞 Th1 细胞产生 T-box 表达于 T 细胞的转录因子（T-bet）和干扰素 γ（IFN-γ），Th2 细胞产生白介素-4（IL-4）、白介素-5（IL-5）和白介素-13（IL-13）。Th1/Th2 平衡失调可能与 GA 发病相关。IFN-γ 可与 MSU 晶体协同作用，导致 Th17/Treg 平衡紊乱。B 淋巴细胞所分泌的 IgM 免疫球蛋白黏附在 MSU 晶体上，可加速痛风患者的适应性免疫反应。

### 2. 痛风与炎症小体的关系

炎症小体是先天免疫系统的关键组成部分，炎症小体的异常激活和 IL-1β 的释放在痛风进展中发挥了重要作用。致病原通过 Toll 样受体 4/核因子 κB（TLR4/NF-κB）途径依赖性方式，有效促进炎性小体基因转录激活。MSU 结晶沉积在关节中引起组织炎性反应，进而刺激炎症小体的激活，促进 IL-1β 的成熟活化，进而扩大炎症反应。炎症小体还可能通过激活的 GSD-MD 蛋白介导的细胞焦亡引起 IL-1β 和白介素-18（IL-18）等炎症因子的释放，参与痛风的免疫炎性反应。炎症小体的多态性与痛风易感性之间存在关联。

### 3. 痛风与肠道微生物菌群关系

肠道微生物菌群在维持人体生理平衡中起主要作用，不仅能促进免疫系统的发育，还可以调控免疫系统功能。肠道微生物菌群还参与尿酸分解代谢，肠道微生物菌群的紊乱是痛风发生发展的重要病理环节。

### 4. 痛风的表观遗传

在痛风患者表观基因组中，DNA 甲基化、组蛋白修饰、miRNA、lncRNA 等表达变化和功能异常，都可能影响基因的表达和免疫应答，从而在痛风的发病过程中发挥重要作用。对这些方面的研究不仅有助于我们更深入地理解痛风的发病机制，还可能为疾病的早期诊断和个体化治疗提供新的思路和方法。

## （二）临床应用研究

### 1. 生物碱类制剂

（1）**有机胺类生物碱** 秋水仙碱减少炎症介质和超氧化物；益母草碱抑制巨噬细胞极化和多条炎症途径。

（2）**异喹啉类生物碱** 青藤碱抑制 NF-κB 途径；延胡索乙素抑制 NLRP3 炎症小体；小檗碱减轻 MSU 所致炎症反应。

（3）**吡啶类生物碱** 苦参碱抑制 MAPK 信号通路，下调多种炎症因子和基质金属蛋白酶的表达。

（4）**莨菪烷类生物碱** 东莨菪碱通过抑制炎症介质、花生四烯酸代谢、NF-κB 和 MAPK 信号通路及减少炎症细胞浸润来抗炎，同时可以降尿酸。

（5）**吲哚类生物碱** 吴茱萸碱降尿酸并抑制滑膜炎症。

### 2. 生物制剂

痛风治疗从降尿酸药物转向综合手段，包括免疫球蛋白和生物制剂。生物制剂主要有 IL-1 拮抗剂、IL-6 拮抗剂、TNF-α 拮抗剂、尿酸氧化酶等。抗 IL-1 类药物如阿那白滞素等可抑制 IL-1 释放。

TNF-α 拮抗剂如依那西普阻断 TNF-α，抑制炎症反应，为难治性痛风提供方向。抗 IL-6 类药物托珠单抗结合 IL-6 受体，抑制 IL-6 释放。尿酸氧化酶如普瑞凯希可降血尿酸。

**3. 尿酸盐转运体 URAT1 抑制剂**

痛风多由尿酸排泄不足引发，与高尿酸血症相关，涉及尿酸转运体如 URAT1。URAT1 抑制剂如雷西纳德、verinurad 等可抑制尿酸在肾小管的重吸收。奥沙拉嗪钠、LC-350189 等可减轻痛风炎症。

（三）中医药研究

**1. 临床用药研究**

（1）中药复方研究　痛风中医分型可以分为湿热痹阻、痰瘀痹阻、肝肾亏虚及脾肾阳虚四种类型。湿热痹阻型，治宜清热除湿，祛风通络，方用白虎加桂枝汤加减。白虎加桂枝汤的抗痛风作用与其能够降低血尿酸水平和抑制炎症小体激活有关。痰瘀痹阻型治宜化痰祛瘀，通络止痛，方用桃红饮合二陈汤加减，方中桃仁、红花化瘀，半夏、陈皮、茯苓祛痰。共奏祛痰化瘀之功。肝肾亏虚型，治宜补益肝肾，方用独活寄生汤，全方共奏补肝肾、强筋骨、止痹痛之功，其抗痛风作用与其能够调节自身固有免疫相关。

（2）单味中药研究　痛风患者长期服用 NSAID 和激素，副作用较大，若配合中医辨治，可明显缓解症状，减轻激素副作用，稳定病情，提高患者生活质量。毒药乌头、附子具备显著的活血通经、缓解疼痛、消除肿块与肿胀的功效，适度使用这些药物并辅以白蜜调和药性对于临床缓解急性期痛风或有奇效。虎杖有祛湿热，利水，止痹痛功效，虎杖活性成分还有抗炎止痛的功效，有研究表明虎杖可降低血清中 TNF-α、IL-1β 和 IL-6 的含量并发挥抗炎作用。车前草有清热利湿通淋之功，可能降低腺苷脱氨酶（ADA）、黄嘌呤氧化酶（XOD）的活性而抑制尿酸生成，舒张尿道平滑肌促进排尿，下调肾脏尿酸盐转运蛋白 1（URAT1）含量促进尿酸排泄，降低尿酸。

（3）中药单体研究　研究发现，红景天苷通过下调 STAT1 和 NF-κB 信号通路，使巨噬细胞远离 M1 表型，降低细胞的自噬反应从而抑制痛风性关节炎的发展。白藜芦醇通过 JAK/STAT 信号通路降低炎症因子 IL-1β、TNF-α、IL-6 水平，以此来抑制尿酸钠晶体诱导的痛风炎症反应。研究人员运用豨莶草醇提物进行干预，发现豨莶草醇提取物可通过调控 NF-κB 信号通路，上调 NF-κB、NOD 样受体热蛋白结构域相关蛋白 3（NLRP3）及 IL-1β 等蛋白表达水平，抑制炎性小体活化，减少炎性因子的产生与释放，进而减轻痛风性炎症反应。在一项将葛根素注入到大鼠关节肿胀处的研究中，与对照组相比，经过 1 周治疗后，实验室大鼠关节炎中的 IL-1β、TNF-α 含量下降，其主要机制在于抑制 NF-κB 信号通路，进而抑制炎性因子相关表达，从而减轻该疾病炎性反应程度。

**2. 中医外治研究**

痛风初期伴随炎性肿胀，骨节疼痛者，用伸筋草、透骨草、忍冬藤等煎水冷泡。针对痰瘀痹阻患者主取手足阳明经穴位，如足三里、曲池、合谷等，如痰湿较重，可再配伍丰隆、阳陵泉等穴。治疗痛风以西医治疗配合穴位注射疗法，取腕骨、大敦、阳陵泉、足三里等穴位注射。此外用中药外敷于骨节疼痛部位的方法对于改善患者症状，提高患者生活质量大有裨益。刺络放血法适用于痛风急性发作时，局部红肿热痛，刺络放血可起到"急则治其标"的作用。

# 七、转归与预后

痛风常见的转归主要有自限性发作、慢性关节炎、痛风石沉积、肾功能损害、心血管并发症等。未经任何治疗的痛风发作，通常会在 7~10 日内自行缓解，这是痛风最常见的自然转归。如果未能及时有效控制高尿酸血症，长期的反复发作会导致关节发生持续性炎症和关节损害，出现慢性关节疼痛和畸形，尿酸盐在关节、皮下、耳廓等部位大量沉积，形成痛风石。高尿酸血症也可能引起肾小管和肾间质的损害，长期未控制会导致肾功能逐步下降，甚至发展为慢性肾病。此外，高尿酸血症也是高血压、冠心病等心血管疾病的独立危险因素。

痛风预后相对良好，如及早诊断并进行规范治疗，大多数患者可正常工作生活。对于慢性期病变，长期规范达标治疗可使痛风石缩小或消失，关节症状和功能改善，相关肾病亦可减轻。但对于发病较早（如30岁前出现首发症状）或血尿酸显著升高（＞9mg/dl）的患者，若长期未能有效控制高尿酸血症和急性发作次数，可引起关节软骨和骨质的损害，最终导致关节变形和功能障碍。伴发高血压、糖尿病、其他肾病及心血管疾病者预后欠佳。

## 八、预防调护

痛风是一种由尿酸代谢异常引起的疾病，需要患者的长期管理和控制。患者应定期进行尿酸水平检查，并与医生保持定期随访以监测病情变化并调整治疗方案。饮食是痛风预防的关键，对于痛风患者，无论疾病活动度如何，都建议限制高嘌呤食物、酒精、高果糖谷物糖浆、草酸盐的摄入。剧烈运动后突然受凉、肥胖、疲劳、不规律饮食和作息、吸烟等均为痛风的危险因素；而规律作息和锻炼、食用新鲜蔬菜是痛风的保护因素。预防痛风的关键在于综合控制和管理多种因素，包括饮食控制、体重管理、适量运动、合理用药、定期检查。

中医理论认为，痛风发病常以脾肾阳虚为本，脾胃阳气虚弱，脾土无力伏制心火，或生灼烧痰浊溢于肌肤之外发为痛风。脾胃阳气虚弱是痛风发病的内在基础，预防和调护痛风的关键在于顾护脾肾阳气。患者日常应当注重饮食调理，多进食性味平和、清淡的食物。同时注重生活调养，日常注重保暖，切忌贪凉，适量运动，保持情绪稳定，避免劳累过度。

### 课后思考

思考题1：痛风性关节炎的发病机制主要是什么？目前有哪些指标可以对痛风性关节炎疾病活动程度进行评估？

思考题2：根据中医理论，痛风性关节炎是由何种病机引起的？如何从中医角度对痛风进行辨证施治？

## 第二节 自身免疫性肝病

### 一、概 说

自身免疫性肝病（autoimmune liver disease，AILD）是一系列伴随转氨酶、丙种球蛋白、自身抗体异常的进展性慢性肝病的总称，主要包括PBC、AIH和PSC，继发或并发2种以上者称为重叠综合征。流行病学调查显示，东亚地区的AILD类型以PBC更为常见，发病率约为0.2%，整体和西方持平，但确诊时往往是疾病晚期。本章主要介绍PBC。

中医学对AILD的认识基于其整体观念和辨证论治的理论基础，中医学中没有直接对应的病名，但根据患者的临床表现可将其归入"胁痛""黄疸""痞满""积聚""水肿""鼓胀"等范畴，并认为此类疾病的发生与肝气郁结、脾胃功能失调、湿热内蕴、气血不足等因素有关。中医治疗原则早期以疏肝健脾为主，病程日久，出现痰湿、湿热、瘀血、气滞等表现时，结合病邪性质分别采用化痰除湿、清热化湿、活血化瘀、疏肝理气等治法；疾病后期，脾胃气虚、肝肾阴虚，则以补益脾胃、滋补肝肾为主治疗。

## 二、病因病机

AILD 是免疫功能紊乱导致的慢性肝病，病因未明，可能与遗传、免疫、肠道微生态、药物和感染相关。中医学认为 AILD 是内外因共同作用的结果，外因包括湿热邪气，内因有情志失调、阴阳失衡等，病理因素有气滞、血瘀、湿热，基本病机为肝络失和。

（一）病因与发病机制

AILD 的确切病因尚不完全清楚，但认为是遗传易感性和环境因素共同作用的结果。与感染、药物、肠道微生物有关

AILD 有家族聚集性，以 PBC 为例，其一级亲属患病率高，约为普通人群的 100 倍，AIH 和 PSC 也存在家族集中发病现象。除了家族遗传因素，多种外部因素也可能参与 AILD 的发病过程，感染因素如肝炎病毒和麻疹病毒，可能通过分子模拟机制与肝脏组织发生自身免疫反应，导致损害。此外，PBC 和 PSC 患者血清对逆转录病毒蛋白有反应性，提示病毒感染可能是 PBC 诱因之一。药物作为半抗原与体内蛋白质结合形成复合物，诱发自身免疫反应和组织损伤。AILD 患者体内有多种自身抗体，这些抗体参与抗原抗体反应，破坏肝脏自身免疫，导致肝细胞损伤。肠道微生物组有助于调节基本功能，PBC 可改变肠道微生物组，这种肠道和肝脏之间的相互作用被称为"肠-肝轴"。在 AILD 的发生发展中，"肠-肝轴"失衡可能通过影响肠道屏障功能、免疫调节等机制，促进肝脏炎症和损伤。

（二）中医病因病机

AILD 的病因分为内外两种。外因：外感湿热导致少阳郁结，肝胆经气失于疏泄，导致胁痛。湿热由表入里，内蕴中焦，致黄疸、胁痛、口苦等症状。内因：情志失调：情绪压抑或紧张致肝气郁结，影响脾运化，出现肝郁脾虚，表现为心烦易怒、面色萎黄、疲乏无力等。长期抑郁，肝气不畅，致气滞血瘀，影响肝脏疏泄。阴阳失衡：肾阴不足时，肝失所养，阴不制阳，致虚火上炎，出现肝肾阴虚，表现为口干舌燥、眼睛干涩、皮肤瘙痒等。正气虚弱：先天体质弱或后天失养致正气虚弱，抵抗力下降，易受外邪侵袭，病情加重。饮食不当：长期嗜酒、过食肥甘或饮食不洁致脾胃损伤，湿浊内生，湿热熏蒸，胆汁泛溢，致黄疸、胁痛等证。

AILD 病机以虚实夹杂为主，病理涉及气滞、血瘀、湿热，核心为肝络失和。实证多因肝郁气滞、瘀血湿热；虚证则因阴血不足、肝络失养。病机演变初为气滞，久则血瘀，实证久则转为虚证。虚证也可因情志、饮食等因素出现虚实夹杂。需注意胁痛与其他病证的转化，如湿热可致黄疸，肝郁气滞或瘀血可致积聚，肝脾肾失调可致鼓胀等。

## 三、临床表现

PBC 早期患者多无症状。研究显示约 1/3 患者长期无症状，但多数在 5 年内会出现症状。我国文献指出，乏力和皮肤瘙痒最常见，随疾病进展和合并其他自身免疫病，可出现胆汁淤积和自身免疫相关症状。

（一）常见临床表现

乏力是 PBC 主要症状，40%~80%患者经历，与疾病阶段及肝功能损害程度无显著相关性。影响日常生活，是 PBC 患者死亡的独立预测因素。瘙痒在 20%~70%的 PBC 患者中可见，约 75%在诊断前即有。多为局部或全身性，晚间或接触特定物质时加重。疾病后期可致肝硬化和门静脉高压并发症，如腹水、出血和肝性脑病。门静脉高压也可在早期或肝硬化前出现，可能与门静脉末枝静

脉闭塞消失导致的结节增生有关。

### (二) 胆汁淤积症相关表现

胆汁淤积症相关表现主要包括骨病、脂溶性维生素缺乏、高脂血症。PBC 患者骨代谢异常易导致骨软化和骨质疏松，骨质疏松发生率较高。绝经后老年女性、低 BMI、严重肝纤维化等患者更易发生。PBC 患者胆酸分泌减少可能导致脂肪吸收不良，但脂溶性维生素明显缺乏不常见。维生素水平降低可导致夜盲、骨量减少等。PBC 患者常伴高脂血症，特别是高密度脂蛋白胆固醇升高。目前无证据表明其增加动脉粥样硬化风险。降脂治疗通常不必要，但存在心血管危险因素时，应用他汀及贝特类药物较为安全。

### (三) 合并其他自身免疫性疾病的表现

PBC 可合并多种自身免疫性疾病，其中以 SS 最常见。此外，还包括自身免疫性甲状腺疾病、RA、自身免疫性血小板减少症、溶血性贫血和 SSc 等。

## 四、诊断与鉴别诊断

### (一) 诊断标准

PBC 的诊断需依据生物化学、免疫学、影像学及组织学检查进行综合评估。诊断参照原发性胆汁性胆管炎的诊断和治疗指南（2021）。满足以下 3 条标准中的 2 条即可诊断：

1）存在胆汁淤积的生物化学证据，主要是血清碱性磷酸酶（ALP）和谷氨酰转移酶（GGT）升高，且影像学检查排除了肝外或肝内大胆管梗阻；

2）AMAs/AMA-M2 抗体阳性，或其他 PBC 特异性自身抗体（抗 gp210 抗体、抗 sp100 抗体）阳性；

3）组织学上有非化脓性破坏性胆管炎和小胆管破坏的证据。

### (二) 鉴别诊断

**1. 西医鉴别诊断**

（1）**药物性肝损伤** 具有明确的用药史，停药后病情好转；可见胆汁淤积表现和（或）血清转氨酶升高；肝组织学表现包括汇管区嗜酸粒细胞和中性粒细胞浸润、肝细胞胆汁淤积、肝细胞大泡脂肪变性，其肝纤维化程度一般较轻（低于 S2）。

（2）**HCV 感染** 血清免疫学可见 IgG 轻度升高，抗 LKM-1 抗体阳性或 ANA 低滴度阳性；HCV RNA 和抗 HCV 抗体阳性；肝组织学表现包括肝细胞脂肪变性、肉芽肿形成及淋巴滤泡形成。

（3）**淤胆型药物性肝病** 本病可以出现血清 ALP 和 GGT 的升高，这与 PBC 表现相似。但本病因为药物所致，有明确的用药史，一般是急性起病，往往在服药 6 周之内出现，没有自身抗体，组织病理学表现为汇管区单个核细胞浸润，偶有嗜酸性粒细胞浸润、肉芽肿和脂肪变性表现，可供鉴别。

**2. 中医鉴别诊断**

（1）**悬饮** 两者都可见胁肋部疼痛。胁痛发病与情志不遂、饮食不节、跌仆损伤、久病体虚等有关，其病机为肝络失和，主要表现为一侧或两侧胁肋部疼痛。悬饮多因素体虚弱、时邪外袭、肺失宣通、饮停胸胁，而致络气不和，表现为饮停胸胁、咳唾引痛、呼吸或转侧加重，患侧肋间饱满，叩诊呈浊音，或兼见发热。

（2）**萎黄** 两者都可以有皮肤发黄。黄疸发病与感受外邪，饮食劳倦，或病后有关，其病机为湿滞脾胃，肝胆失疏，胆汁外溢；其主症为身黄、目黄、小便黄。萎黄之病因与饥饱劳倦、食滞虫积或病后失血有关,其病机为脾胃虚弱,气血不足,肌肤失养;其主症为肌肤萎黄不泽,目睛及小便不黄,常伴头昏倦怠,心悸少寐,纳少便溏等症状。

### (三)疾病评估

**1. 简化疾病活动性指数(SDAI)**

SDAI 是 PBC 疾病活动性评估中的一种常用方法。该指数主要根据患者 ALP、GGT 水平和乏力、瘙痒等临床症状进行评分。其具有操作简单、易于计算的优点,适用于临床医生的日常工作。

SDAI 评分标准:①ALP 水平:正常值范围内为 0 分,1.5~2 倍正常值为 1 分,2~3 倍正常值为 2 分,3 倍以上正常值为 3 分;②GGT 水平:正常值范围内为 0 分,1.5~2 倍正常值为 1 分,2~3 倍正常值为 2 分,3 倍以上正常值为 3 分;③瘙痒:无为 0 分,有为 1 分;④乏力:无为 0 分,有为 1 分。

总分:0~3 分表示疾病活动性较低,4~6 分表示疾病活动性中等,7 分以上表示疾病活动性较高。

**2. 巴塞罗那临床肝纤维化评分(BCLF)**

BCLF 是另一种评估 PBC 疾病活动性的方法,主要基于患者年龄、血清 ALP、胆红素、白蛋白和血小板计数等指标。BCLF 评分可用于预测肝纤维化程度,从而评估疾病进展和预后。

BCLF 评分标准:①年龄:小于 40 岁为 0 分,40~50 岁为 1 分,50 岁以上为 2 分;②ALP 水平:正常值范围内为 0 分,1.5~2 倍正常值为 1 分,2 倍以上正常值为 2 分;③胆红素水平:正常值范围内为 0 分,1.5~2 倍正常值为 1 分,2 倍以上正常值为 2 分;④白蛋白水平:正常值范围内为 0 分,低于 35g/L 为 1 分;⑤血小板计数:正常值范围内为 0 分,低于 $150×10^9$/L 为 1 分。

总分:0~2 分表示无肝纤维化,3~5 分表示中度肝纤维化,6 分以上表示重度肝纤维化。

**3. 其他评估方法**

除 SDAI 和 BCLF 评分外,还有其他评估 PBC 疾病活动性的方法,如巴黎评分、胆汁酸测定等。这些方法各有优缺点,可根据患者具体情况和临床需求选择使用。

(1)巴黎评分 基于患者年龄、性别、ALP、GGT、胆红素、白蛋白、凝血酶原时间和肝弹性测定等指标,预测患者肝纤维化程度;

(2)胆汁酸测定 通过测定血清胆汁酸水平,评估肝脏合成、排泄胆汁酸的能力,间接反映肝脏功能。

以上评估方法在临床应用中需结合患者病情、实验室检查和影像学表现等多方面信息,以全面评估疾病活动性。在实际操作中,医生需根据患者个体差异,选择合适的评估方法,为治疗决策提供有力支持。

## 五、治 疗

AILD 治疗需中西医结合。西医保肝、抗炎、利胆,一线药为熊去氧胆酸,二线药包括奥贝胆酸、贝特类及糖皮质激素,终末期以肝移植为主。中医以整体观念和辨证论治为主,早期疏肝健脾,后期补益脾胃、滋补肝肾。中医还应用外敷法、针灸、拔罐等综合治疗。

### (一)西医治疗

**1. 治疗原则**

AILD 治疗原则为保肝、抗炎、利胆,主要药物为 GC、熊去氧胆酸及免疫抑制剂,终末期需肝移植。AIH 活动期以免疫抑制治疗为主,稳定后长期维持。PBC 治疗首选熊去氧胆酸。PSC 治疗推荐皮质激素和免疫抑制剂联合,不建议使用熊去氧胆酸。其他方法如球囊扩张、支架置入、外科治疗及肝移植也可考虑。

**2. 药物治疗**

（1）**一线药物治疗** 熊去氧胆酸（UDCA）是 PBC 的首选药物，剂量为 13～15mg/（kg·d），能改善生化指标、延缓疾病，并延长生存期。剂量过小时疗效不佳，需动态评估体重并调整剂量。高剂量（28～32mg/（kg·d））对标准剂量应答不佳者无额外益处。对 PSC 患者，大剂量（28～30mg/（kg·d））增加严重不良反应风险。推荐长期服药，可分次或一次顿服。与考来烯胺间隔 4～6h。UDCA 安全性好，不良反应少，如腹泻、腹胀等，通常无需停药。极少数人出现过敏或不耐受。

（2）**二线药物治疗** 对 UDCA 生化应答不佳的患者长期预后差、生存率低，需考虑二线治疗。目前 PBC 的二线治疗药物主要包括奥贝胆酸、贝特类药物及布地奈德等。

1）奥贝胆酸（OCA）：是唯一获欧美批准治疗 PBC 的二线药物。它是半合成疏水性胆汁酸类似物，作为法尼醇 X 受体（FXR）激动剂，抑制胆汁酸合成并促进代谢。FXR 信号影响炎症、代谢和肝纤维化。OCA 可以改善对 UDCA 应答不佳的 PBC 患者的生化指标和组织学进展。其主要副作用为瘙痒（77%）和乏力（33%）。瘙痒与剂量相关。此外，OCA 虽会导致高密度胆固醇降低，但关于其是否会增加心血管风险，目前学界争议尚存。

2）贝特类药物：可抑制胆汁酸生成。荟萃分析显示，UDCA 联合非诺贝特优于 UDCA 单药治疗，能改善 ALP、GGT、IgM 及甘油三酯水平，但对皮肤瘙痒和 ALT 水平无显著差异。但目前非诺贝特对 PBC 患者长期预后的影响尚不确定。

3）布地奈德：为第 2 代 GC，首过消除效应高，副作用较少，通过 GC 受体/PXR 途径调控胆汁酸合成、转运及代谢。晚期 PBC 患者使用可致血药浓度升高，引发严重不良反应如门静脉血栓形成。不推荐用于肝硬化或门静脉高压患者。

（3）**其他治疗** PBC 进展至肝硬化失代偿期（腹腔积液、食管胃静脉曲张破裂出血或肝性脑病），且终末期肝病模型（model for end-stage liver disease，MELD）评分＞15 分，或 Mayo 风险评分＞7.8 分，可考虑行肝移植。另外，严重的顽固性瘙痒也是肝移植的特殊指征。

（二）中医治疗

中医治疗原则早期以疏肝健脾为主，若病程日久，出现痰湿、湿热、瘀血、气滞等表现时，结合病邪性质分别采用化痰除湿、清热化湿、活血化瘀、疏肝理气等治法；疾病后期，脾胃气虚、肝肾阴虚，则以补益脾胃、滋补肝肾为主治疗。

**1. 肝郁脾虚证**

主症：肝区疼痛，乏力，皮肤瘙痒，纳差腹胀，大便溏薄，舌淡红，苔薄白，脉弦细或沉细。

治法：疏肝健脾，理气化湿。

代表方：逍遥散（《太平惠民和剂局方》）加减。

**2. 脾胃气虚证**

主症：面白不华，神疲乏力，纳差腹胀，大便溏薄或腹泻，舌淡胖边有齿痕，舌苔白，脉沉细无力。

治法：健脾益气，除湿止泻。

代表方：补中益气汤（《脾胃论》）或参苓白术散（《太平惠民和剂局方》）加减。

**3. 湿热瘀阻证**

主症：身目俱黄，色泽鲜明，小便黄赤，大便色浅，纳呆呕恶，厌食油腻，乏力，皮肤瘙痒或有灼热感，右胁刺痛，口咽干燥，舌苔厚腻微黄，脉濡数。

治法：清热除湿，活血祛瘀。

代表方：甘露消毒丹（《医效秘传》）合血府逐瘀汤（《医林改错》）加减。

### 4. 肝肾阴虚证

主症：面色晦暗，乏力，腰酸膝软，口眼干燥，手足心热，尿黄量少，便秘，下肢水肿，肝脾大，舌质红，干燥无苔或剥苔，脉沉细。

治法：滋阴疏肝，益肾清肝。

代表方：一贯煎（《续名医类案》）或滋水清肝饮（《医宗己任编》）加减。

### 5. 痰瘀阻络证

主症：身目发黄，色不甚鲜明，口中黏腻，脘闷不饥，腹胀纳少，大便溏泄，肢体困重，倦怠嗜卧，胁下肿块胀痛或刺痛，痛处固定不移，女子行经腹痛，经水色暗有块，唇舌紫暗边有瘀斑，苔腻，脉沉细或细涩。

治法：化瘀祛痰。

代表方：膈下逐瘀汤（《医林改错》）合导痰汤（《校注妇人良方》）加减。

## 六、临床研究

研究人员在 AILD 病因与机制方面（如免疫细胞、病毒感染、肠道菌群等）开展基础研究，并于临床上采用各种方法治疗 AILD 多种常见并发症，如乏力、皮肤瘙痒、眼干、口干等。与此同时，中医药治疗采用病证结合方法，注重中药复方与单味药的开发应用，疗效显著。

### （一）临床基础研究

**1. AILD 与免疫细胞**

Treg 缺陷会引发 CD4 和 CD8 细胞免疫反应过度，导致自身免疫攻击，这是 AILD 的关键因素。与 Treg 相似，Breg 细胞参与 AILD 的发病机制，其数量减少和功能障碍与白介素（IL）-10 分泌减少相关。而 IL-12 是 Treg 功能障碍的重要调节因子。

**2. AILD 与病毒感染**

分子模拟假说认为病毒感染可能导致 AILD。甲型肝炎病毒（HAV）、HCV 感染均与 AILD 相关，而戊型肝炎病毒（HEV）急性感染也可能诱发 AILD 特征，如出现自身抗体阳性或组织病理学改变。巨细胞病毒和单纯疱疹病毒也被视为 AILD 原因。这些观点的理论基础基于自身抗原与病毒蛋白的相似氨基酸序列会引发免疫反应。

**3. AILD 与肠道菌群**

AILD 患者肠道菌群与健康人差异显著，主要表现为肠道细菌多样性降低，变形杆菌、拟杆菌和厚壁菌门丰度增加。肠道菌群代谢产生短链脂肪酸和生物碱，进入肝脏后诱导肠道内细胞产生免疫活性物质，如 IL-10，增强肠道上皮细胞黏附性，强化黏膜屏障功能，调节免疫细胞分化，维持肠道免疫稳态。短链脂肪酸还可诱导肝细胞产生炎症介质，导致肝细胞攻击和损伤，引发 AIH。

### （二）临床应用研究

**1. 瘙痒的治疗**

PBC 患者中，约七成有瘙痒症状，这严重影响日常生活。针对瘙痒的治疗药物主要包括考来烯胺、利福平和阿片类受体拮抗剂。考来烯胺为首选，剂量为 4~16g/d，需避免与其他药物相互作用。而利福平作为二线治疗药物，需注意肝损伤等副作用。阿片类受体拮抗剂改善瘙痒，但可能有戒断症状。纳洛酮可治疗顽固性瘙痒，需逐步增加剂量。盐酸纳呋喃芬为选择性阿片受体κ激动剂，也用于 PBC 瘙痒。昂丹司琼和舍曲林为 5-羟色胺拮抗剂，舍曲林对肝酶影响较小更安全。利奈昔布等新药正在评估胆源性瘙痒治疗效果。不能耐受或考来烯胺无效者，可考虑利福平，但需监测肝功能。

### 2. 眼干、口干的治疗

合并干眼症的患者应首选人工泪液。而单用人工泪液无效者，适用环孢素眼用制剂或利福舒特眼膏，两者在眼科中广泛使用。有口干和吞咽困难者，可尝试非处方性唾液替代品，如保湿漱口水、口腔喷雾剂等。如仍有症状者，可使用胆碱能药物如毛果芸香碱或西维美林等，以增加液体分泌。随机对照临床试验证实胆碱能药物可缓解口干、眼干症状，但可能导致恶心、出汗、潮红、尿频、头晕或腹泻等副作用。

## （三）中医药研究

在我国，中医药在AILD的治疗中具有丰富的实践经验。中医药注重整体观念和辨证施治，可以有效调节患者的免疫功能、改善肝功能、减轻症状。与现代医学相结合，可以充分发挥两种疗法的优势，提高治疗效果。例如，在西医治疗基础上，运用中医药辅助治疗，可以提高患者免疫力，减轻药物副作用，提高生活质量。

### 1. 病证结合研究

中医学强调在疾病诊断基础上分辨证型，以"病证结合"把握疾病与个体特点。汉代张仲景《金匮要略》通过"辨病脉证治"提出黄疸病的病因分类及共性病机要素，并据此调整治疗方法。研究发现PBC患者存在8种主要证型，其中脾气亏虚证常见。与疾病分期关联，Ⅰ～Ⅳ期PBC均有脾气亏虚证，但各阶段证候特点不同。西药治疗PBC主要采用UDCA或中小剂量糖皮质激素。而中医治疗以健脾补肾为基础，根据证候特点加减用药，早期疏肝理气，中期化瘀活血，后期补气养血。对Ⅳ期患者，加用养血活血药物形成"胆淤方"，可改善乏力、纳差等症状，促进肝功能好转，作用机制与激活FXR1表达有关。

### 2. 临证用药研究

**（1）中药复方研究** 研究发现失笑散合二至丸联合熊去氧胆酸治疗老年女性PBC比单用熊去氧胆酸更好，能改善患者的肝功能储备及临床症状，保肝利胆且不良反应较少。研究通过网络药理学结合分子对接验证，发现黄芪汤可能通过多成分、多靶点、多途径协同发挥治疗PBC的作用，这可为后续黄芪汤的临床与基础研究提供新的理论基础，为PBC的治疗提供新的研究思路与治疗靶点。同时有研究得出荆防颗粒能显著减轻刀豆蛋白A诱导的肝炎症状，表现为小鼠存活率增加、肝细胞坏死减少、血清中丙氨酸氨基转移酶和天冬氨酸氨基转移酶活性降低，并通过抑制IL-6/STAT3、NLRP3通路进而调节多种细胞因子（IL-6、IL-1β、TNF-α、IL-8）的产生，从而发挥抗炎、抗凋亡作用。

**（2）中药单味研究** 白术有健脾燥湿利水、止汗安胎功效，通过调控JAK/STAT信号通路，抑制肝组织中的相关蛋白表达，减轻肝细胞氧化和炎症损伤。人参有健脾益气、生津功效，而人参皂甙具有抗炎、抗氧化应激反应等作用。姜黄可破血行气、通经止痛，其根茎提取的姜黄素有益于抗炎、抗氧化。姜黄素可通过调节巨噬细胞表型发挥保护作用，巨噬细胞分M1和M2两种表型，M2极化可减少M1数量，M1/M2比例改变可减轻细胞病理损伤。

## 七、转归与预后

AIH患者获得生化缓解后预后较好，生存期接近同龄普通人群。预后不佳的危险因素主要包括诊断时已有肝硬化和治疗后未能获得生化缓解。我国研究显示，合并其他系统自身免疫性疾病、肝内胆管损伤和诊断时MELD分数较高者与治疗应答和预后不佳有关。肝细胞癌（hepatocellularcarcinoma，HCC）发生在1%～9%的AIH相关肝硬化患者，此类患者的年发病率为1.1%～1.9%。HCC危险因素是肝硬化≥10年、门静脉高压、持续性炎症、反复复发和免疫抑制治疗≥3年。一项系统评价及荟萃分析显示，AIH患者中HCC发生率为3.06/1000人年，而AIH相关肝硬化患者中HCC的发生率为

10.07/1000 人年。因此，临床医师在 AIH 肝硬化患者中需要密切监测 HCC 的发生。

目前，经 UDCA 规范治疗 PBC 患者的整体预后已经有明显改善。国内报道经 UDCA 治疗后的 PBC 患者 5 年、10 年无肝移植生存率分别为 78.0%~86.7%、71.1%~74.3%；5 年 HCC 发生率约为 1.62%；5 年失代偿发生率为 3.81%~4.31%。已出现肝硬化者的预后较差，代偿期和失代偿期肝硬化 PBC 患者 5 年无肝移植生存率分别为 77.1%和 35.9%。近年文献报道了基于多中心、大样本量的 GLOBE 和 UK-PBC 评分模型，它们增加了与肝硬化分期相关的指标，可以准确预测 PBC 患者 5 年、10 年及 15 年无肝移植生存率。这两个模型已在包括中国在内的多个国家人群中被验证，总体认为其预测效能优于其他模型。而 GLOBE（www.globalpbc.com/globe）和 UK-PBC 评分（www.uk-pbc.com）计算较复杂，需要在相关网页上进行在线计算。

## 八、预防调护

AILD 的确切病因及发病机制尚未明确，但可能与遗传因素、环境因素和某些药物有关，临床预防 AILD 的具体措施有限，主要从生活方式的改善及定期体检等方面进行预防调护。

急性期需注意卧床休息，适当限制体力活动，减少体力消耗。保持健康的饮食习惯，避免过量饮酒，因为酒精对肝脏有直接的毒性作用，忌食生冷不洁、辛辣油腻之物，以清淡饮食为主，多食用富含维生素的食物，宜食新鲜蔬菜、豆类、粗粮；有家族史或其他高风险因素的人群应定期进行肝功能检查，以便早期发现和治疗；注重调护正气，定期进行体育锻炼，增强体质，维持健康的体重；某些药物可能诱发或加重 AILD，使用任何药物前应咨询医生，尤其是非处方药和补充剂；接种乙型肝炎疫苗和其他适当的疫苗，以减少肝脏感染的风险；长期的精神压力可能会影响免疫系统的正常工作，因此，学习有效的压力管理技巧，如冥想、瑜伽或咨询心理医生，可以帮助维持免疫系统的平衡。

### 课后思考

思考题 1：如何诊断 PBC，其临床表现有哪些？

思考题 2：AILD 根据其病程的不同阶段分属"胁痛""肝痹""黄疸""臌胀"等范畴。其中医证型有哪些，代表方剂分别是什么？

# 第十章　非关节性风湿病

## 第一节　纤维肌痛综合征

### 一、概　　说

纤维肌痛综合征（fibromyalgia syndrome，FMS），亦称纤维肌痛症，是以慢性弥漫性疼痛、睡眠障碍或无恢复性睡眠、疲劳和认知障碍为核心症状，还常伴有身体僵硬、感觉异常等躯体症状和焦虑、抑郁等心理症状的一种疾病[1]。FMS 的患病率为 1.3%～8%，各个年龄段均可发病，高发年龄为 40～60 岁，女性明显多于男性，且随年龄增长患病率呈增长趋势，该病会严重影响患者的生活质量。

FMS 在中医中属于"痹证"范畴。2018 年，中华中医药学会风湿病分会组织业内专家论证，在国家中医药管理局中医优势病种相关文件《纤维肌痛症中医临床路径和诊疗方案》中采用了"筋痹"的中医病名，并一直沿用至今。《素问·四时刺逆从论》云："少阳有余，病筋痹，胁满。"《素问·长刺节论》云："病在筋，筋挛节痛，不可以行，名曰筋痹。"

### 二、病因病机

目前，FMS 的病因尚不明确，可能涉及心理社会、感染、遗传、神经内分泌等方面因素。目前，FMS 的发病机制尚未完全明确，较为公认的与发病机制有关的论述有：中枢敏化、神经递质失衡、免疫紊乱等。

（一）病因与发病机制

在心理社会因素方面，工作、学习压力、日常烦恼、焦虑、抑郁等压力均会增加 FMS 发生率。感染因素层面：与 FMS 相关的病原体包括 EB 病毒、细小病毒、伯氏疏螺旋体病毒等。遗传因素上：FMS 与 5-羟色胺转运体基因（5-HTTLPR）、催产素受体基因（OXTR）、肾上腺素能受体基因等相关。神经内分泌方面：FMS 患者常存在下丘脑-垂体-肾上腺轴和下丘脑-垂体-甲状腺轴应激障碍，血清生长抑素水平升高。

FMS 较为公认的发病机制如下。①中枢敏化：是指中枢神经系统对刺激的反应性过度，包括正常致痛刺激和非伤害性刺激引起的疼痛感增强。②神经递质失衡：促进中枢神经系统疼痛信号传导的神经递质如 P 物质、谷氨酸、神经生长因子增加，而抑制疼痛传递的神经递质如 5-羟色胺（5-HT）、去甲肾上腺素（NE）和多巴胺等减少。③免疫紊乱：该病患者外周血表面抗原分化簇 4 受体（CD4）及 CD4/表面抗原分化簇 8 受体（CD8）比值明显升高，皮肤细胞中的白介素（IL）-10、IL-6 与 TNF-α 水平较健康对照组升高，表明这些细胞因子释放参与了该病发生。

## (二)中医病因病机

**1. FMS 病因**

大多为寒冬涉水,久居湿地,负重远行,致风寒湿热之邪侵袭筋脉。或因禀赋不足,气血亏虚、筋脉失养,亦或因后天情志内伤或情志不调,忧郁伤神,肝气郁结,致使气血运行受阻、筋脉阻滞,而最终成筋痹。

**2. FMS 病机**

肝郁气滞,邪淫痹阻,精伤血少。可由禀赋不足、风寒湿热或少阳肝胆热邪引起筋脉拘急疼痛。肝血亏虚或气血运行受阻亦可致筋痹。病理性质虚实夹杂,先天不足与肝肾亏虚为本虚,风寒湿邪及气滞、瘀血、痰浊为标实。病位在筋,久可累及肝、心、脾、肾。

## 三、临床表现

FMS 作为一种风湿性疾病,主要以全身广泛性疼痛为核心症状,常伴有疲劳、睡眠障碍、晨僵等躯体症状及抑郁、焦虑等精神症状。

### (一)全身疼痛

全身疼痛是 FMS 的核心症状,表现为全身多部位疼痛和压痛、痛觉过敏。性质多样,常见有酸痛、冷痛、痉挛牵扯痛等,以肩胛带、颈、背、髋等部位较为常见。

### (二)疲劳

绝大多数患者主诉易疲劳,部分患者可出现不同程度的劳动能力下降,甚至无法从事普通家务劳动。

### (三)睡眠障碍

睡眠障碍表现为入睡困难、睡眠浅、易醒、多梦、无恢复性睡眠、精神不振。

### (四)神经精神症状

神经精神症状表现为情绪低落、烦躁,对自己病情过度关注,甚至呈严重的焦虑、抑郁状态。

### (五)头痛

头痛通常是由颈部肌肉紧张引起的,也可能因按压头颈部压痛点而诱发。

### (六)多种伴随症状

多数患者有怕风怕冷的症状,在环境温度低或吹到凉风时常感到不适和疼痛,或因此而加重。

## 四、诊断与鉴别诊断

### (一)诊断标准

该病诊断困难,大部分临床表现无特异性,且缺乏特异性实验室指标,误诊、漏诊率很高,因此,如果在临床上遇见不明原因的全身弥漫性、广泛性、慢性严重疼痛及睡眠障碍,并伴有躯体不适、疲劳、晨僵、情绪障碍等症状,经实验室检查无明确器质性疾病的客观证据时,则应重视 FMS 的可能性。

国际上常用的诊断、分类标准有以下3个：1990年ACR的FMS分类标准、2010年ACR的新版FMS诊断标准、2016年ACR的修订版FMS诊断标准。目前临床多使用2016年ACR修订版的诊断标准，具体如下。

患者满足以下三种条件可被诊断为FMS：①弥漫疼痛指数（WPI）≥7并且症状严重程度（SSS）评分≥5；或WPI=4~6并且SSS评分≥9；②必须存在广泛的疼痛，即5个部位区域（左上部位、右上部位、左下部位、右下部位、中轴部位）中至少有4个（不包括下颌、胸部和腹部的疼痛）；③症状持续相同水平在3个月以上；④若符合上述诊断标准，即使患者同时存在其他疾病，FMS的诊断依然成立，FMS的诊断不排除其他临床重要疾病的存在。

**附：**

**1. 弥漫性疼痛指数（WPI）**

弥漫性疼痛指数是指过去1周中躯体19个部位（左右肩部；左右上臂；左右前臂；左右颌部；左右臀部；左右大腿；左右小腿；胸部；颈部）发生疼痛的数量，总分0~19分。

**2. 疼痛严重程度（SSS）**

特征性症状包括疲劳、无恢复性睡眠（睡醒后萎靡不振）、认知障碍。对过去1周时间内上述3种症状的每个症状的严重程度进行评分，总分0~9分：0分=无；1分=轻微，轻度或间歇出现；2分=中度，经常出现伴有或不伴有中等水平；3分=严重，普遍持续存在，影响生活。

躯体症状总体评分，总分0~3分：0分=无；1分=很少症状；2分=中等量症状；3分=大量症状。

可供参考的躯体症状：肌肉疼痛，肌无力，肠易激综合征，疲劳，思维障碍或记忆力下降，头晕，头痛，腹痛，腹泻，麻木，失眠，抑郁，便秘，恶心，呕吐，神经紧张状态，胸痛，视物模糊，发热，口干，眼干，瘙痒，雷诺现象，风团，耳鸣，胃灼热，食欲不振，口腔溃疡，味觉丧失，癫痫发作，气短，光过敏，易出现瘀斑，脱发，尿频，尿痛和膀胱痉挛等。

SSS评分总分是特征性症状评分和总体症状评分之和，总分为0~12分。

1990年的纤维肌痛诊断分类标准需要同时满足以下两点：一是持续3个月以上的全身性疼痛；二是18个压痛点中至少有11个部位疼痛。该标准简单易行，但可能缺乏敏感度，因为有些患者可能疼痛程度较轻或压痛点不足11个，但仍然符合FMS的其他特征。此外，该标准也没有包括综合征的特征性表现，如疲劳、睡眠障碍等。

2010、2016年的纤维肌痛诊断标准在1990年的基础上进行了一些修订，采用了弥漫疼痛指数（WPI）和症状严重程度评分（SSS）来评估患者的疼痛程度和症状严重性，较之前更为全面，这两个标准不仅考虑了疼痛和压痛点的数量，还评估了患者的其他症状，如疲劳、睡眠障碍等。此外还规定了症状需持续相同水平在3个月以上，使得诊断更为准确。

（二）鉴别诊断

**1. 西医鉴别诊断**

（1）**慢性疲劳综合征** 以持续或反复发作且病程持续6个月以上的慢性疲劳为主要特征，并可出现反复低热、头痛、咽痛、颈或腋下淋巴结压痛、关节痛、肌肉酸痛、记忆力减退、睡眠后精力不能恢复等表现，实验室检查常有抗EB病毒包膜抗原抗体阳性。值得注意的是，慢性疲劳综合征与FMS有多项重叠症状，并会同时存在。

（2）**风湿性多肌痛** 常见于60岁以上老年群体，以四肢及躯干近端肌肉疼痛为主要特点，主要表现为颈、肩带、骨盆带肌肉对称性疼痛，可有血沉、C-反应蛋白明显升高，小剂量糖皮质激素治疗效果明显。

**2. 中医鉴别诊断**

肌痹主要表现为筋急拘挛、疼痛及关节屈伸不利。肌痹为五体痹之一，因正气虚弱，外邪侵袭肌肉，导致肌肉疼痛、麻木，甚至萎缩无力。鉴别要点：筋痹与肝胆相关，由外邪、劳损引起；肌痹与脾有关，由脾虚、外邪侵入所致。症状上，筋痹表现为筋脉拘急、关节疼痛；肌痹则表现为肌肉麻木、酸痛无力。治疗方法上，筋痹需辨证施治，如中药内服、拔罐、针灸等；肌痹则需采用清热降湿、解肌通络或清热解毒、凉血通络的方剂治疗。

（三）疾病评估

全面的病情评估应包括对疼痛、疲劳、睡眠、躯体功能等 FMS 核心症状的评估，以及每位患者个体化的突出症状，如认知障碍、情绪障碍等，具体如下。

1）疼痛程度常应用视觉模拟疼痛评分（VAS），评分范围为 0~10 分。0 分表示无痛，10 分代表难以忍受的最剧烈的疼痛。一般来说，1~3 分为轻度疼痛，4~6 分为中度疼痛，7~10 分为重度疼痛。

2）疼痛范围常应用 WPI。

3）躯体功能常应用纤维肌痛影响问卷（FIQ）中的躯体功能维度评定问卷，FIQ 中包含了多个维度来评估纤维肌痛对患者的影响，其中躯体功能维度主要关注患者的日常活动能力。该维度通过一系列问题来评估患者在不同日常活动中的受限程度，如购物、洗衣服、做饭、刷碗、用吸尘器清洁地毯、铺床、步行数条街道、探望朋友和亲戚、打扫院子、驾车、爬楼梯等。每个问题都设有从"总是"到"从不"的选项，并对应不同的得分（如总是=0，从不=3）。通过计算这些问题的得分总和，并结合一定的计算方法（如平均得分乘以 0.33 或 1.43 等），可以得出 FIQ 的总分，其中得分≥70 分表示影响比较严重。

4）睡眠质量常应用匹兹堡睡眠质量指数量表（PSQI）：由 7 个睡眠参数和 19 个条目组成。每个参数和条目的评分范围为 0~3 分，将所有条目的得分相加得出总分。PSQI 总分的范围为 0~21 分，分数越高表示睡眠质量越差。轻中重分级标准如下：总分≤5 分代表睡眠质量良好，属于正常范围。总分 6~10 分代表睡眠质量一般，可能存在一定的睡眠问题，尚不影响日常生活。总分 11~15 分代表睡眠质量较差，存在明显的睡眠问题，可能影响日常生活和工作效率。总分≥16 分代表睡眠质量很差，存在严重的睡眠问题，可能严重影响日常生活和工作，需要采取积极的治疗措施。

5）疲劳感常应用疲劳严重度量表（FSS）：由 9 个条目组成，每个条目都是关于疲劳的描述，要求受试者根据自己的实际感受，在 1 到 7 分的范围内进行选择，其中 1 代表"非常不同意"，7 代表"非常同意"。总分低于 36 分通常表示疲劳程度较轻或没有显著的疲劳感。在此范围内，疲劳可能不会对日常生活和工作产生明显的影响。总分在 36 分以上通常表示疲劳程度较高，可能需要进行进一步的评估或干预。

## 五、治　疗

FMS 仍以药物治疗为主，但辅以非药物治疗，如患者宣教及认知行为治疗、水浴疗法、有氧运动等，可以明显提高疗效，减少药物不良反应。因此，最佳治疗方案应由风湿科、神经科、医学心理科、康复科及疼痛科等多学科医生共同参与制定，针对不同个体采取药物和非药物联合治疗。

（一）西医治疗

**1. 治疗原则**

FMS 的治疗需要综合考虑患者的具体情况，采取个体化的综合治疗方案。治疗目标为减轻疼痛等核心症状，提高患者的生活质量。

**2. 药物治疗**

目前的药物治疗多以抗惊厥药、抗抑郁药为主，用于改善睡眠状态、降低痛觉感受器的敏感度等。

**（1）抗惊厥药**

1）普瑞巴林（Pregabalin）：属于第二代抗惊厥药，通常具有缓解疼痛的疗效。初始剂量为150mg/d，分3次口服，1周内如无不良反应剂量增加至450mg/d。该药不良反应呈轻中度，包括头晕、嗜睡、体重增加、水肿等。

2）加巴喷丁（Gabapentin）：属于第二代抗惊厥药，能够改善该病患者疼痛、缓解焦虑抑郁状态。初始剂量300mg/d，逐渐递增，最高1800mg/d，分2～3次服用，常见的不良反应有嗜睡、恶心等。

**（2）抗抑郁药**

1）度洛西汀（Duloxetine）：属于5-羟色胺和去甲肾上腺素再摄取抑制剂（SNRIs），对该病伴或不伴精神症状的患者来说均可明显改善其疼痛压痛、晨僵和疲劳症状。用药剂量为60～120mg/d，分2次口服，不良反应包括失眠、口干、便秘、性功能障碍、恶心及烦躁不安、心率增快、血脂升高等。

2）米那普伦（Milnacipran）：属于5-羟色胺和去甲肾上腺素再摄取抑制剂（SNRIs），可减轻FMS带来的的疼痛及躯体不适症状。用药剂量为25～100mg/d，分2次口服。

3）阿米替林（Amitriptyline）：属于三环类抗抑郁药（TCAs），可明显缓解该病患者全身疼痛的症状，改善患者睡眠质量，提高患者情绪。初始剂量为睡前12.5mg，可逐步增加至每晚25mg，1～2周起效。

**3. 其他治疗**

**（1）认知行为疗法（CBT）和操作行为疗法（OBT）** 认知行为疗法和操作行为疗法属于心理疗法范畴，是目前非药物治疗的一线治疗方法，通过认知重建及行为训练等方式改善患者的精神状态和不良认知行为模式，是对伴有认知、执行功能障碍患者的首选治疗方法。

**（2）水浴疗法** 包括淡水浴、热水浴或泥浆浴等。研究表明热泥浆浴可以增加血浆中的内啡肽水平，从而起到镇痛和抗痉挛的作用。

**（3）引导想象/催眠疗法** 引导想象是指一个人在无外部刺激的情况下，想象和体验内部现实的动态心理生理过程，该过程依赖于专注和正念。在一般情况下，引导想象可以帮助患者减轻压力、疲劳、疼痛和抑郁等。

催眠疗法是一种意识状态，包括注意力集中和周边意识减弱，其特征是对暗示的反应能力增强。目前，催眠疗法已被运用于FMS的治疗中，其疗效尚在进一步观察中。

**（4）经颅直流电/磁刺激** FMS特有的中枢敏化涉及感觉处理功能障碍和皮层适应性神经可塑性变化，使用基于大脑皮层电流的神经生理学技术旨在增加大脑皮层的兴奋性，从而促进疼痛调节脑区功能的变化，减轻症状。

**（5）一般治疗** 对患者进行健康教育、心理疏导，并指导患者规律生活，加强运动锻炼，以减轻疼痛，改善抑郁症状及认知障碍，提高生活质量。

**（二）中医治疗**

中医治疗应以疏肝解郁、通络止痛为基本原则。久病应注意固护正气，调补肝肾、扶正固本利于疾病康复。

**1. 肝郁气滞证**

主症：肌肉走窜胀痛，焦虑易怒，胸胁胀闷，寐差多梦，或脘闷嗳气，腹痛腹泻，不思饮食，疲乏无力，大便不调，或疼痛夜甚，胸胁刺痛，月经不调，经色紫暗有块，舌暗淡，舌苔白或腻，脉弦细。

治法：疏肝解郁，行气止痛。

代表方：逍遥散（《太平惠民和剂局方》）合柴胡桂枝汤（《伤寒论》），或合血府逐瘀汤（《医林改错》）。

**2. 寒湿痹阻证**

主症：肌肉酸胀、疼痛、僵硬，四肢重着无力，每遇寒则冷痛，遇温痛减，舌淡苔白腻，脉沉细。

治法：散寒除湿，温经通络。

代表方：蠲痹汤（《医学心悟》）。

**3. 痰热扰心证**

主症：肌肉疼痛、拒按，惊悸不安，口苦心烦，头痛失眠，渴喜冷饮，性情急躁，反复梦魇，恶心纳呆，舌质红，苔黄腻，脉弦滑或弦滑数。

治法：清热化痰，宁心安神。

代表方：温胆汤（《备急千金要方》）。

**4. 肝肾不足证**

主症：肌肉酸痛、无力，腰膝酸软，劳累加重，筋缩，手足不遂；或畏寒肢冷，尿频清长，夜尿增多；或肢体麻木，失眠健忘，月经量少；舌淡苔白，脉沉或弱。

治法：补益肝肾，养血柔筋。

代表方：独活寄生汤（《备急千金要方》）。

## 六、临 床 研 究

FMS（Fibromyalgia）是以肌肉骨骼疼痛和全身症状为特征的慢性病。临床研究表明，其患者中枢神经系统包括大脑和脊髓的疼痛处理机制均出现异常。遗传学研究发现基因变异可增加患病风险，为个性化治疗提供新见解。新药物和治疗方法正在开发测试，非药物疗法也显示出了良好前景。综合治疗策略效果也获得了认可。随着研究深入，未来有望看到更多创新的治疗方法和患者管理策略。

（一）临床基础研究

**1. FMS 表观遗传**

目前研究多关注 FMS 患者的 microRNA 表达谱。①miR-124：神经元中高表达的 miRNA，参与神经元分化和功能调节。miR-124 在 FMS 患者外周血单核细胞（PBMCs）中表达显著降低，可能与疼痛感知和神经传递异常有关。②miR-146a：与炎症和免疫调节相关。其在 FMS 患者血清中表达升高，可能与炎症反应和免疫异常相关。③miR-155：多功能 miRNA，参与免疫反应、细胞增殖和凋亡，在 FMS 患者 PBMCs 中表达升高，可能与免疫异常和炎症反应有关。④miR-21：与多种疾病相关，包括疼痛性疾病，在 FMS 患者血清或 PBMCs 中表达升高，可能与疼痛感知和炎症反应有关。

**2. FMS 中枢神经系统敏化**

神经胶质细胞活化在 FMS 发病过程中起到了重要作用。神经胶质细胞参与调节脊髓疼痛的传输，胶质细胞在不同的刺激下活化后可释放不同的化学物质，如促炎因子、一氧化氮、前列腺素、活性氧合自由基等，这些物质可刺激脊髓，引起过度兴奋，并延长兴奋时间，从而引起慢性疼痛。

**3. FMS 外周神经系统敏化**

研究显示，临床上 20%～35% 的 FMS 患者与神经病变患者症状重叠，出现神经病理性疼痛特征，约50%的FMS患者神经纤维功能异常。FMS患者外周神经纤维功能异常，表现为伤害感受器的自主活动增多，进而诱发自发性疼痛。此外，FMS患者炎性细胞因子水平显著增加，如IL-6与IL-17A，与疼痛严重程度呈正相关。这些细胞因子增加可导致外周伤害感受器敏化，引起FMS患者痛觉过敏。

**4. FMS脑功能活动变化**

"脑功能"指大脑执行的各种生理和心理活动。脑功能连接指不同脑区在认知或感知过程中的神经活动相关性。研究人员利用功能性磁共振成像（fMRI）、脑磁图（EMEG）等技术，研究FMS与大脑功能区域对应关系。研究显示，FMS与大脑网络功能连接异常相关。音乐治疗能增强相关功能连接，缓解FMS疼痛。FMS患者丘脑后部与下顶叶功能连接增强，这与手部疼痛阈值呈负相关。FMS小鼠模型显示中脑导水管与多个区域功能连接减弱。丘脑背内侧核（MD）及丘脑腹内侧核（VM）核团作为"伤害性反应鉴别器"，参与伤害性传入处理。其功能紊乱影响痛觉下行易化和抑制。丘脑功能活动变化可能成为FMS机制的研究方向。FMS患者前扣带回中阿片受体结合能力下降，与IL-4表达水平降低相关，表明内源性阿片镇痛系统活性改变可能是FMS原因之一。

**5. FMS氧化应激与线粒体功能障碍**

由于辅酶Q10缺乏而导致线粒体复合物活性与膜电位降低，影响线粒体功能，促进活性氧（ROS）的产生增多，增加氧化应激水平，引起外周与中枢敏化，从而诱发疼痛。

**6. FMS与肠道微生物菌群**

麦吉尔大学的一个研究小组发现，FMS患者肠道内细菌的种类和数量存在异常：该病患者的肠道内有19种不同种类的肠道细菌，其中，普拉梭菌（Faecalibacterium prausnitzii）的丰度较低。值得注意的是，研究者发现普拉梭菌在慢性疲劳综合征患者的体内同样也在减少。

（二）临床应用研究

**1. 生物学标志物**

一些研究正在关注与FMS相关的生物学标志物，包括炎症因子（IL-1、IL-6、TNF-α）、神经递质（5-羟色胺、多巴胺、去甲肾上腺素）和代谢产物（乳酸、丙酮酸），但这些指标的特异性不高，因此并不能单独用于诊断FMS。

**2. 运动疗法**

运动在FMS治疗中占有重要地位。一项纳入37项随机对照试验、共477例患者的FMS运动疗法（包括有氧运动、瑜伽、拉伸运动、水中运动及联合运动，每次至少持续30分钟，通常每周2~3次）的系统评价显示，运动疗法可减轻躯体疼痛，提高生活质量，较大改善认知障碍，对抑郁症状亦有一定作用。

**3. 认知行为疗法**

认知行为疗法广泛用于治疗FMS。根据一项纳入25项随机对照试验，共2482例患者的系统评价显示，与常规药物相比，认知行为疗法在6~12周后对FMS患者疼痛改善效果相当；但在改善纤维肌痛相关生活质量、负面情绪和疼痛相关残疾方面表现更显著，达标率高达51%。然而，该疗法对疲劳无改善，对睡眠有较小益处；安全性尚未明确。

（三）中医药研究

中医药治疗FMS具有一定优势，通过中医辨证论治，中药口服或外治、中医功法等综合治疗，可以减轻患者疼痛、僵硬程度，改善睡眠等，并能提高生活质量。

**1. 病证结合研究**

中华中医药学会在2023年制定的《中国纤维肌痛综合征诊疗指南》中，将FMS归类为中医的

"筋痹"。由于缺乏中医证候流行病学研究，根据病因病机，暂将其分为肝郁气滞、寒湿痹阻、痰热扰心、肝肾不足四证。对 148 例患者进行调查，证候分为肝郁化火、脾虚湿蕴和肝肾不足三证。94.6%为复合证候，最常见的是肝郁化火和脾虚湿蕴。参考 2022 年中医诊疗方案并结合临床经验，对 165 例患者调查，证候分为寒湿痹阻、肝郁气滞、肝血亏虚、肝胆湿热、气滞血瘀和肝肾不足六证。85.4%与肝相关，单一证候中肝肾不足和肝郁气滞最常见。复合证候中，肝郁气滞合肝血亏虚最常见。

**2. 临床用药研究**

（1）中药复方研究　将 60 例 FMS 气血两虚型患者随机分为两组，治疗组 30 例使用黄芪桂枝五物汤加减治疗，对照组 30 例使用盐酸度洛西汀治疗。记录两组治疗前后的中医证候积分、修订版纤维肌痛影响问卷（FIQR 评分）、压痛点计数、VAS 评分、FSS 评分等指标。治疗组在中医证候积分、FIQR 评分、压痛点计数、VAS 评分及劳累严重度量表评分改善上均优于对照组（P<0.05）。

研究者使用小柴胡汤加减（150ml，早晚饭后半小时温服）治疗 FMS 30 例，并与盐酸阿米替林片（25mg，每日 1 次，睡前口服）对照。两组治疗均为 6 个月。通过比较中医证候、VAS、FIQ、汉密尔顿抑郁量表（HAMD）等积分变化，发现治疗组疼痛、压痛等症状改善优于对照组（P<0.05）。治疗组总有效率 93.3%，对照组 63.3%。

（2）中药单体研究　有研究选取 18 例 FMS 患者（1 例男性，17 例女性），予盐酸青藤碱缓释片 60～120mg，一日两次，30 日为一疗程，治疗结束后采用 VAS 评估自身疼痛程度。结果显示，显效（VAS<60 分，疼痛明显好转或消失）6 例（占比 33%），好转（VAS 60～90 分，疼痛好转）10 例（占比 56%），无效（VAS>90 分，疼痛无改善）2 例（占比 11%），总有效率为 89%。

（3）中医外治研究

1）针刺疗法：有研究以调畅气血、通络止痛、宁心安神为治疗原则，治疗 FMS 患者 136 例，疗程 24～35 日。结果：显效（WPI、症状严重程度（SSS）评分减少 50%以上，止痛、安眠及抗抑郁等药物减量）29 例，有效（WPI、SSS 值减少不足 50%，止痛等药物减量或无变化）66 例，无效（服用同等剂量止痛等药物时，WPI、SSS 值均无变化）38 例，加重（WPI、SSS 值升高或止痛等药物加量者）3 例，总有效率为 69.9%，治疗后 WPI 评分及 SSS 评分均较治疗前下降。另有一项研究采用针刺华佗夹脊穴联合电针治疗 FMS 41 例，并与普瑞巴林治疗 41 例对照观察。治疗 28 日。研究通过比较治疗前后疼痛 VAS 评分、匹兹堡睡眠指数量表（PSQI）评分、汉密尔顿抑郁量表（HAMD-24）评分及血清促肾上腺皮质激素（ACTH）、皮质醇水平变化，评定 2 组疼痛症状疗效。结果显示，治疗结束后，2 组 VAS 评分、PSQI 评分、HAMD-24 评分及血清 ACTH、皮质醇水平均明显低于治疗前，且针刺组各指标均明显低于药物组。

2）推拿疗法：有研究采用宫廷理筋八法手法治疗 FMS 患者 30 例。治疗 6 周后结果提示，与治疗前相比，治疗后患者 FIQ 评分、VAS 评分及压痛点数均明显下降，说明宫廷理筋八法可成为 FMS 的一种有效治疗手段。还有研究采用踩跷调衡法治疗 FMS 患者 28 例，并与采用电针治疗 28 例对照观察。两组患者均每 3 日治疗 1 次，治疗 10 次为 1 个疗程，共治疗 1 个疗程。结果：治疗组总有效率（30%≤FIQR 评分改善率<50%）为 96.4%，对照组总有效率为 78.6%，治疗组疗效优于对照组（P<0.05），且治疗组治疗后 FIQ 评分低于对照组（P<0.05）。

## 七、转归与预后

FMS 患者的预后有差异性。对于早诊断、早治疗的患者，可以有效地减轻疼痛、疲劳，从而提高患者的生活质量，预后通常较好。对于未能及时诊断或接受有效治疗的患者，症状可能会持续加重，导致患者长期受到疼痛、疲劳和其他症状的困扰，预后可能较差。

发病时病情的严重程度也会影响预后。病情较轻的患者在接受治疗后通常能较快地恢复，预后较好。而病情严重的患者可能需要更长时间的治疗和康复，预后可能相对较差。患者对药物的反应也是影响预后的一个重要因素。如果患者对治疗药物反应良好，症状能够得到有效缓解，预后通常较好。然而，有些患者可能对药物反应不佳，这可能会影响预后，需要尝试不同的药物或联合用药。

## 八、预防调护

FMS 的预防调护涉及饮食、情绪、运动、生活方式等方面，旨在减轻症状、提高生活质量，并降低疾病复发的风险。合理饮食、均衡营养，居住处注意通风，避免潮湿；克服焦虑、紧张情绪，必要时咨询心理医生；适当运动，增强体质，避免感染；创造良好的睡眠条件，保证充足的睡眠时间。

中医理论认为，本病发生与情志、气候及生活环境多有相关性，平素应注意保暖，免受风寒湿邪侵袭；应注重生活调摄，加强锻炼，增其体质，提高机体对病邪的抵御能力；久病患者，往往情绪低落，易产生焦虑情绪，因此，应注意加强心理疏导，保持乐观心境，有利于疾病的康复。

> **课后思考**
>
> **思考题 1**：试述 FMS 的主要发病机制有哪些？目前西医有哪些治疗手段？
> **思考题 2**：FMS 在中医学中对应于"痹证"的范畴，其核心病机是什么？请分别探讨 FMS 各证型的辨证治疗特点。

# 第二节　成人斯蒂尔病

## 一、概　说

成人斯蒂尔病（adult onset Still's disease，AOSD），曾用名"变应性亚败血症"，是一种少见的、病因不明的自身炎症性疾病，以长期间歇性发热、一过性多形性皮疹、关节炎或关节痛、咽痛，肝脾或淋巴结肿大，外周血白细胞总数及中性粒细胞比例增高等为主要表现。流行病调查显示，AOSD 全球发病率为（0.16～0.4）/10 万，20～40 岁发病率最高，约占 70%，女性发病率稍高于男性。AOSD 是临床上发热待查疾病的主要病种之一，临床常用排除法诊断。

AOSD 根据其临床表现特点，常归属中医"内伤发热"、"热痹"范畴。古代文献中对"内伤发热"、"热痹"多有描述，如《素问·痹论》云："其热者，阳气多，阴气少，病气胜，阳遭阴，故为痹热"，《温病条辨》有言："湿聚热蒸，熏于经络，寒战热炽，骨骱烦疼"。现临床多采用卫气营血辨证法进行辨证施治，但也有医家采用脏腑辨证、六经辨证、三焦辨证等手段进行辨治。

## 二、病因病机

AOSD 病因不明，普遍认为是多基因致病的自身炎症性疾病，常见发病因素有遗传、感染等。中医病因涉及内外两方面，机体正气不足，复感风湿热邪，邪气潜伏化热、生痰、成瘀、劳累、内伤、饮食失调或外邪侵袭后引发病症。

### （一）病因与发病机制

研究发现，HLA 的某些基因（如 HLA-B17、B18、B35、DR2）阳性与 AOSD 风险增加有关。AOSD 患者家族性地中海热（MEFV）基因突变也增多，可能与疾病易感性相关。AOSD 患者血浆中巨噬细胞移动因子（MIF）表达可能与基因多态性相关。AOSD 发病前常有咽痛等症状，感染被认为是其诱因之一。病毒（如风疹、流感、巨细胞病毒）及支原体、布鲁氏菌、肺炎衣原体等感染均与 AOSD 发病有关。

AOSD 发病机制尚不明确，但固有免疫系统活化被认为是核心。AOSD 患者血清中促炎性细胞因子（如 IL-18、IL-1β、IL-6 等）显著增高，形成细胞因子风暴，与疾病表现密切相关。同时，抑炎性细胞因子（如 IL-37、IL-10）也上调，可能通过抑制过度炎症参与发病。

（二）中医病因病机

本病起病急，多为内外合邪致病，内因多与阳盛血热、化热化火，或正气亏虚难以祛邪外出有关；外因多由于与感受外邪，进而充斥三焦有关。其临床表现复杂多样，易反复发作，素体阳盛，脏腑积热，复感风湿热邪或感受风寒湿邪从阳热化，可循卫气营血传变，或侵犯经络、关节、皮肤、血脉，重者也可累及心、肺、肝、脾等多个脏腑。初期以邪实为主，多为风、湿、热、瘀，后期伤及正气，可致本虚标实。

AOSD 的病机总属于湿热毒邪，充斥三焦，病初以邪实为主，热病日久伤阴，虚实夹杂，可致多种变证。外感邪气，侵及人体，病及卫表，致卫表失和则出现发热头痛，火热上炎则见咽痛，邪滞经络关节则有全身肢节疼痛。邪由卫入气则见发热而热势鸱张，邪由气转营则发热之时伴见皮疹隐隐、舌红绛。风湿热邪或风寒湿邪郁积日久转而化热，致使风湿热邪侵及经络、关节、筋脉，使血脉瘀阻，津液凝聚，而出现发热、关节肿痛、颈部结块、伴见皮疹斑块等症状。而青壮年患者素体阳盛，脏腑积热蕴毒，复感外邪，攻于骨节，流往经脉，更易波及脏腑而成本病。

## 三、临床表现

AOSD 是一种以发热、一过性皮疹、关节炎或关节痛为主要临床表现，伴有咽痛、肝脾淋巴结肿大、胸膜炎，外周血中性粒细胞升高等系统受累的临床综合征。

（一）发热

AOSD 最常见表现为发热，可为早期唯一症状。呈弛张热，傍晚或夜间升高至 39℃ 以上，可自行降至正常，持续超 1 周。

（二）关节痛或关节炎

关节痛或关节炎与发热相关，膝、腕关节常受累，部分呈多关节炎。约 1/3 患者关节受损。

（三）皮疹、肌痛、咽痛

皮疹呈三文鱼样斑疹或斑丘疹，分布于近端肢体或躯干，与发热相伴，热退后消失。非典型皮疹与铁蛋白水平高相关。AOSD 患者肌痛常不伴有肌酶升高、肌电图改变。咽痛与发热相关，咽部充血，咽后壁淋巴滤泡增生。

（四）多系统受累

AOSD 患者可见脾肿大和弥漫性对称性的淋巴结肿大，淋巴结活检多为反应性增生或慢性非特异性炎症，亦可为坏死性淋巴结炎。淋巴结肿大需要通过活检排除恶性淋巴瘤。肝脏受累表现多样，从肝酶升高到暴发性肝衰竭。多数经治疗 2 月内恢复。注意肝功能异常可能与非甾体类抗炎药治疗相关。心肺受累少见，主要累及浆膜和肺实质，可合并肺动脉高压。

（五）并发症

巨噬细胞活化综合征（MAS）是 AOSD 的一种严重且危及生命的并发症。当 AOSD 患者出现持续性发热，血常规 2～3 系下降，纤维蛋白原下降或甘油三酯升高时，要警惕 MAS 的发生。当 MAS 发生时，首先要明确其发生是由于 AOSD 的剧烈炎症反应，还是由于治疗过程中应用免疫抑制剂等继发感染，其中病毒的重新激活是最常见的原因。AOSD 其他的并发症相对少见，包括血栓性微血管病、弥散性血管内凝血、暴发性肝衰竭、急性呼吸窘迫综合征等。

## 四、诊断与鉴别诊断

（一）诊断

AOSD 无特异性诊断方法，依靠临床判断，并充分排除其他疾病方能作出正确诊断，目前使用的诊断标准包括 1987 年美国 Cush 标准，1992 年日本标准（Yamaguci 标准），2002 年 Fautrel 标准。

Yamaguci 标准是目前最常用的标准（表 10-1）。其在 Cush 标准的基础上，增加了肝功能异常、咽痛作为可诊断 AOSD 的指标。此标准应用的前提，需要排除感染、肿瘤及其他风湿性疾病。

**表 10-1 成人斯蒂尔病诊断的日本标准（Yamaguci 标准 1992 年）**

主要标准：
1. 发热≥39℃并持续 1 周以上
2. 关节炎/关节痛持续 2 周以上
3. 典型皮疹
4. 白细胞≥$10\times10^9$/L

次要标准：
1. 咽痛
2. 淋巴结和（或）脾大
3. 肝功能异常
4. RF 和 ANA 阴性

排除标准：
排除肿瘤性疾病、感染性疾病和其他风湿性疾病

诊断：
符合 5 条或 5 条以上（其中主要标准必备至少 2 条），可考虑诊断为 AOSD

美国 Cush 标准作为最早提出的 AOSD 诊断标准，明确指出了患者常见的临床表现，然由于 AOSD 临床表现复杂多样，同时缺乏特异性的诊断标准，容易出现误诊。Yamaguci 标准增加了排除标准，提升了诊断的精准性（特异性为 98.2%），至今仍是最常用的标准。Fautrel 标准则增加了糖基化铁蛋白这一标准，但因为临床检测受限，其灵敏度不如 Yamaguci 标准（Fautrel 标准灵敏度为 87%，Yamaguci 标准灵敏度为 96.3%）。

（二）鉴别诊断

**1. 西医鉴别诊断**

（1）**感染性疾病** 感染性疾病与 AOSD 均可出现发热，以及血沉等炎症指标的增高，白细胞总数及中性粒细胞增高，多提示细菌性感染；而白细胞、中性粒细胞正常或降低，多表示病毒感染。感染性的疾病常常见到降钙素原的升高，细菌或是病毒的培养可明确诊断。而 AOSD 的患者可见血清铁蛋白升高，糖基化铁蛋白低水平。

（2）**肿瘤性疾病** 常需与血液系统肿瘤相鉴别，如淋巴瘤、血管免疫母细胞性淋巴结病、Castleman 病及骨髓增殖性疾病，同时也要注意排除实体肿瘤。

与 AOSD 相比，肿瘤患者也可出现长期高热，且临床上亦可出现咽痛，肝、脾、淋巴结肿大，肝功能异常等表现。但肿瘤患者多伴糖类抗原等肿瘤指标的升高，淋巴、骨髓活检及病理检查可明确诊断。而 AOSD 患者骨髓检查多为感染性骨髓象。

**2. 中医鉴别诊断**

**外感发热**

外感发热因感受外邪，正邪相争而起，实证者居多，起病较急，病程较短，发热初期大多伴有恶寒，其恶寒得衣被而不减。发热的类型随病种的不同而有所差异。初期常兼有头身疼痛、鼻塞、流涕、咳嗽、脉浮等表证。而 AOSD 发热多属内伤发热，多起病缓慢，病程较长，多由外邪引动内邪，湿热毒蕴、充斥三焦所致，多无外感表证。

（三）疾病活动评估

临床常应用由 Pouchot 等提出的系统性评分，对 AOSD 患者进行疾病的活动度评估。该评分共 12 项，分别为发热、典型皮疹、胸膜炎、肺炎、心包炎、肝功能异常检查或肝大、淋巴结肿大、白细胞增多 $>15×10^9/L$、咽痛、肌痛、腹痛，其中每项各 1 分。评分越高，提示疾病活动度越高。在诊断时，系统评分≥7.0 的患者往往提示预后较差。

# 五、治 疗

AOSD 治疗由单一药物向综合治疗发展，包括非甾体抗炎药、糖皮质激素、免疫抑制剂等。与此同时，中医治疗在 AOSD 的干预中也发挥着重要作用。中医治疗注重辨证与分期，采用中药、针灸、拔罐等疗法，旨在调和阴阳、疏通经络，以缓解症状、提高生活质量。

（一）西医治疗

**1. 治疗原则**

AOSD 的治疗需要综合把控患者个体情况，预防感染，防止滥用激素。治疗应以恢复正常体温，减轻关节肌肉疼痛等核心症状为目标。

**2. 药物治疗**

（1）非甾体抗炎药 NSAID 是对症治疗药物，可用作诊断期间的桥接治疗。急性发热期可首选，但 82%~84% 的 AOSD 患者使用 NSAID 无法控制症状，约 20% 患者可能出现不良事件。使用期间需复查肝肾功能，注意药物不良反应。

（2）糖皮质激素 GC 是治疗 AOSD 的首选药物，起始剂量为泼尼松 0.5~1mg/（kg·d）。治疗 2~4 周后，症状缓解时开始减量。对常规剂量反应不佳或合并并发症者，可考虑给予甲泼尼龙 500~1000mg/d，连续静脉滴注 3 日，必要时可重复该冲击治疗方案。研究表明，若患者接受连续 3 日 1mg/（kg·d）的泼尼松治疗后体温仍未下降，则提示其预后可能不佳。对单剂泼尼松应答不佳者，可考虑多次给药或改为地塞米松。使用 GC 需注意高血压、高血糖、骨质疏松等不良反应。

（3）DMARDs 对于应用 GC 治疗效果不佳或者虽有效但减量后复发的患者，应尽早使用 DMARDs。MTX 是 AOSD 患者中使用最多的 DMARDs，对于以关节炎为主且糖皮质激素（GCs）未达到疾病控制目的的 AOSD 患者，可以考虑使用甲氨蝶呤 MTX；而对于合并肝功能异常和（或）发生噬血细胞综合征的患者，环孢素更有利于早期控制症状；其他一些免疫抑制剂，如 LEF、他克莫司、HCQ、硫唑嘌呤等也可酌情应用。

（4）生物制剂

1）TNF 抑制剂：包括依那西普（Etanercept）、英夫利西单抗（Infliximab）和阿达木单抗（Adalimumab）。TNF 抑制剂更适用于慢性关节炎型的患者，可作为关节受累突出患者的进一步选择。TNF抑制剂的不良反应包括注射部位反应、皮疹、感染、暴发性肝炎等。

2）IL-1拮抗剂：目前有三种IL-1拮抗剂，阿那白滞素（anakinra）、卡那单抗（canakinumab）和利纳西普（Rilonacept）。阿那白滞素，是一种重组的IL-1受体拮抗剂，有助于实现GC的减量或停用，但其半衰期短，停药后容易复发。卡那单抗，一种全人源的抗IL-1β的单克隆抗体，是第一个被批准用于AOSD治疗的生物制剂，半衰期较阿那白滞素长，每8周给药1次。阿那白滞素或卡那单抗可作为中度和重度疾病活动性AOSD的主要选择。利纳西普是一种可溶性IL-1捕获融合蛋白，每周给药1次。有研究提示其可以治疗难治性的AOSD。对于诊断时预后因素较差的AOSD患者，可尽早考虑IL-1拮抗剂。目前，暂无证据表明不同形式的IL-1拮抗剂的AOSD的疗效存在差异。

3）IL-6抑制剂：托珠单抗（tocilizumab）是一种人源化抗IL-6受体抗体。托珠单抗可用于难治性AOSD的治疗，可以有效地控制发热、皮疹、关节疼痛等临床症状。托珠单抗的应用过程中要注意感染、血脂升高、白细胞减少、肝酶升高等不良反应。

4）JAK抑制剂：包括托法替布（tofacitinib）和巴瑞替尼（baricitinib）。托法替布是一种JAK1/3抑制剂。有报道显示其在难治性AOSD患者中展示了很好的疗效，有助于疾病的缓解和GC的减量，尤其适用于多关节炎的患者。巴瑞替尼是一种JAK1/2抑制剂。JAK抑制剂在应用过程中需要注意感染、血脂升高、血栓等不良反应。

5）静脉注射免疫球蛋白（IVIG）：对于复杂和激素依赖的AOSD病例，可加用IVIG治疗。在危及生命的并发症，如MAS发生时，IVIG具有明显的优势。此外，每月静注IVIG有助于妊娠期AOSD的治疗。

## （二）中医治疗

**1. 风热犯卫证**

主症：发热恶风或伴恶寒，关节肌肉酸痛不适，咽喉疼痛，口干微渴，汗出，头痛，舌边尖红，苔薄白或薄黄，脉浮数。

治法：疏风清热，解肌透邪。

代表方：柴葛解肌汤（《伤寒六书》）合银翘散（《温病条辨》）加减。

**2. 气营两燔证**

主症：高热起伏，汗出，不恶寒，口渴喜冷饮，烦躁不安，肢体红斑皮疹随热而出，颈部皮下肿块，关节疼痛较剧，尿黄，便干，舌红苔黄燥或红绛少苔，脉滑数或洪数。

治法：清热泻火，清营凉血。

代表方：柴胡桂枝石膏知母汤合犀角地黄汤（《外台秘要》）加减。

**3. 湿热蕴毒证**

主症：日晡潮热，四肢沉重酸胀，关节肿胀、疼痛，全身困乏，口苦咽干，瘰疬肿痛，纳呆恶心，尿黄赤，大便黏滞不爽，舌苔黄腻，脉滑数。

治法：清热祛湿，解毒通络

代表方：四妙散（《成方便读》）合宣痹汤（《温病条辨》）加减。

**4. 阴虚血瘀证**

主症：低热昼轻夜重，盗汗，口干咽燥，手足心热，皮疹隐隐，面色潮红，关节隐痛，心悸失眠，小便赤涩，大便干秘，舌红苔薄白或薄黄而干，脉细数。

治法：养阴清热，散瘀通络

代表方：青蒿鳖甲汤合增液汤加减（《温病条辨》）。

目前有研究认为针刺及刺络放血疗法对AOSD有一定效果。临床上多采用近部取穴和远部取穴法，以达到清热利湿、活血通络的治疗目的。针刺治疗时多用泻法，急性期每日1次。肩部：取肩髃、肩贞、巨骨、曲池；肘臂部：取曲池、外关、阳溪、腕骨；膝部：取犊鼻、梁丘、血海、阳陵泉、曲泉；踝部：取昆仑、太溪、照海、悬钟、解溪；手指、足趾：取八邪、八风。发热：取大椎、陶道、照海、外关；穴位注射疗法选用柴胡注射液和复方当归注射液，每穴位可注射 1~2ml，取穴方案与针刺同前，每日一次。熏洗法，用忍冬藤 40g，桑枝 40g，红花 20g，乳香 20g，没药 20g，海桐皮 30g，黄柏 30 克，加水 2000 毫升，煎煮 30 分钟，熏洗关节部位，每日 1~2 次。

## 六、临 床 研 究

### （一）临床基础研究

**1. 遗传因素**

遗传易感性是 AOSD 主要病因之一。研究发现，白介素 3 受体 α 亚单位（IL-3Rα）基因型与 AOSD 易感性相关，通过促中性粒细胞激活参与发病。对 AOSD 患者 IL-18 启动子基因型分析发现，单核苷酸多态性（SNP）-607/AA 基因型患者 IL-18 水平低，慢性致残性关节炎发生率低，预后好。此外，AOSD 患者炎症水平受自噬相关（ATG）基因调节，AA/CC/TT 单倍型患者易出现皮疹。RNA 测序分析显示，NLR 家族含 Pyrin 结构域 4（NLRP4NIRP4）基因在 AOSD 患者中显著上调，可能增加 MAS 并发症风险。

**2. 免疫因素**

（1）细胞因子因素　Th-17 细胞诱导 TNF-α、IL-1β、IL-6 及 IL-17R 表达，通过 SEF/IL-17 受体结构域（SEFIR）激活核因子 κB（NF-κB）、丝裂原活化蛋白激酶（MAPK）及 CCAAT/增强子结合蛋白（C/EBP）途径，影响细胞信号传导及趋化因子分泌。Th17 细胞水平与其相关细胞因子（IL-17、IL-1β、IL-6、IL-18、IL-21 和 IL-23）水平及 AOSD 活动性分数相关。

（2）免疫细胞及其受体因素　AOSD 患者体内 M1 型巨噬细胞增多、M2 型减少，导致炎症反应持续和免疫调节紊乱。而 Toll 样受体 2（TLR2）与内源性损伤相关分子模式（DAMPs）作用，加重 AOSD 炎症反应。细胞焦亡作为高度促炎的程序性细胞死亡，也在 AOSD 发病机制中起重要作用。

### （二）临床应用研究

AOSD 易漏诊误诊，明确其诊断至关重要。2023 年研究纳入 160 例 AOSD 患者，基于受试者工作特征曲线确定疾病分类评分的最佳切点值。新评分包括：典型皮疹，3 分；发热≥39℃，3 分；关节炎，2 分；咽炎，2 分；中性粒细胞与淋巴细胞比率（NLR）≥4，2 分；糖化铁蛋白≤20%，1 分。总分≥7 分为 AOSD（灵敏度为 92.5%，特异性为 93.3%）。该评分比 Yamaguchi 和 Fautrel 分类法更准确灵敏。

目前西医在 AOSD 治疗上持续探索，撤减激素是关键。2024 年的研究评估了 AOSD 药物疗法，包括 NSAID、皮质类固醇（CS）、DMARDs 尤其是 bDMARDs。研究发现，IL-6 抑制剂托珠单抗和 IL-1 抑制剂阿那白滞素、卡那单抗治疗 AOSD 有较高缓解率和激素停用率，但疗效优势尚不确定。此外，2019 年的一项研究还观察了托珠单抗联合 MTX 治疗难治性 AOSD 的效果，发现症状及实验室指标持续改善，且安全性良好。

### （三）中医药研究

**1. 病证结合研究**

有研究分析了 108 例 AOSD 患者中医证型，发现证型分布以虚实夹杂的复合证型占多数，病程及服用 GC 时间越长则虚证越明显，符合"久病必虚"的理论。此外，有文献报道，滋阴清热中药和激素同时使用，可减少阳亢类症状或柯兴氏综合征的发生，故该研究认为激素有类似温阳的作用，所以长期使用激素的患者多见阴虚内热之证。此外，研究还表明，CRP 等炎症指标水平与证型存在相关性 CRP 等炎症指标越高病程越短，表实证越明显[14]，可能与炎症反应初期正邪交争剧烈有关。

**2. 临床用药研究**

充分利用中医药资源对治疗 AOSD 具有重要意义，通过中医辨治，部分患者可以改善症状、降低炎症指标。此外中西医结合治疗该病具有一定的优势，一方面可以帮助控制病情，缓解临床症状；另一方面，中西医结合治疗可以帮助激素撤减，一定程度上减少西药的不良反应。

由于 AOSD 临床发病率较低，中医方面研究以名医经验荟萃为主，中药复方及中药单体研究较少。

## 七、转归与预后

AOSD 的病情、病程多样，临床异质性大，通常达到临床和实验室指标缓解的中位数时间为 10 个月，达到缓解停药中位数时间为 32 个月。患者大多预后良好，少部分患者一次发作后不再发作，有自限性倾向。多数患者缓解后反复发作，还有部分慢性持续活动的患者，全身症状反复发作，激素减量困难，或逐渐出现关节畸形和骨质破坏，进展为慢性关节炎。还有部分患者在疾病的过程中合并感染，加重疾病的进展，造成不良预后。

AOSD 继发 MAS 患者可出现血细胞减少、脾脏肿大、肝功能异常、骨髓嗜血现象等，病死率增高，预后较差，因此早期的识别与治疗至关重要。

## 八、预防调护

AOSD 的预防调护旨在减轻患者痛苦，改善临床症状，并延缓疾病进展。患者应在正确规范指导下用药，定期复查相关指标。用药期间监测体温变化，部分患者在激素减量过程中可能出现复发。此外，治疗期间应谨防感冒及各种感染，避免接触过敏原。

中医认为 AOSD 患者疾病初期多以邪实为主，故多治以清热解毒缓解患者临床症状，此时饮食需要既保证充足的能量、营养供应，又不能辛辣、油腻，防止助热生火，加重病情。同时，需注意保证患者充足的饮水摄入，以存津液。疾病好转后，部分患者存在阴血耗伤但余热未清的状态，此时尤其需警惕，以防疾病复发，可适当进行力所能及的体育锻炼，帮助身体恢复，增加正气，驱邪外出，御敌于外。

### 课后思考

思考题 1：试述 AOSD 的 Yamaguci 标准。

思考题 2：AOSD 根据其临床表现特点常归属于中医学中的何种疾病？并阐述其临床常见证型及对应的治法方药。

## 第三节 IgG4 相关性疾病

### 一、概 说

IgG4 相关性疾病（immunoglobulin-G4 related disease，IgG4-RD）是一种新被定义的由免疫介导的慢性炎症伴纤维化的疾病，该病可累及全身多个器官和系统。主要表现为受累组织器官肿大、异常肿块、结节和纤维化病变，以血清 IgG4 升高及受累组织器官大量 IgG4+浆细胞浸润为主要特点。本病平均发病年龄为 58 岁，好发于中老年，男女比例约为 8∶3。我国尚无流行病学数据，日本报道的 IgG4-RD 患病率为（0.28～1.08）/10 万，且发病率逐年上升。

中医古籍中无 IgG4-RD 相对应的病名，本病广义上属风湿痹病范畴，依据出现肿大包块的部位，可归属中医学"眼胞痰核""发颐""鼻渊""癥积"等范畴。《丹溪心法》云："凡人身上中下有块者多是痰。"泪腺肿大、炎性假瘤类似于眼胞痰核，如《医宗金鉴》载："此证结于上下眼胞，皮里肉外，其形大者如枣，小者如豆，推之移动，皮色如常，硬肿不疼，由湿痰气郁而成"；颌下腺或腮腺肿大类似于发颐；肺部结节、腹部胰腺及腹膜后出现肿块者归属"积聚""癥瘕"等范畴。

## 二、病因病机

IgG4-RD 的发病原因复杂，尚未明确，研究表明，包括遗传、环境、固有免疫、适应性免疫、自身抗原等在内的多因素参与了该病发生的过程，造成免疫功能紊乱，从而引起了慢性纤维炎性病变。

### （一）病因与发病机制

IgG4-RD 有遗传倾向，与环境相关，但证据较少。不同种族临床表现不同。基因组研究发现 HLA 区域的 DRB1*0405-DQB1*0401 单倍型和 ABCF1 基因区与自身免疫性胰腺炎（AIP）易感性相关。多种固有免疫细胞参与了 IgG4-RD 的致病过程，B、T 细胞在多种细胞因子的促进下活化，参与炎症及纤维化。B、T 细胞互作在 IgG4-RD 发展中起核心作用。IgG4-RD 患者抗原驱动下的免疫耐受被打破，从而导致 B、T 细胞活化、克隆增殖，迁移至病变部位，与组织细胞相互作用，分泌促炎因子及促纤维化分子，导致疾病。

IgG4-RD 临床表现复杂，病因和发病机制不明，可能与免疫系统功能紊乱相关。B、T 细胞的互作在发病机制中起核心作用，IgG4-RD 的特征是大量淋巴细胞（尤其是 IgG4$^+$浆细胞）浸润和席纹状纤维化（storiform fibrosis）。纤维化组织逐渐替代正常实质细胞，导致器官结构破坏和功能丧失（如胰腺外分泌功能衰竭、胆管狭窄、肾衰竭）。故纤维化过程近年来也逐渐受到关注，而有关 IgG4-RD 肠道菌群的研究目前仍较少。IgG4-RD 发生的启动因素可能是病原体感染激活抗原呈递细胞表面受体；疾病活动性与 B 细胞、浆母细胞等增殖相关；体液免疫起核心作用，该病发病机制中一个中心因素是 B 细胞向 CD4$^+$T 淋巴细胞呈递抗原。

### （二）中医病因病机

本病病因分内外两因。外因涉及气候、生活环境；内因关联体质、情志。风邪为主要病因，风邪为百病之长，可携其他邪气致病，如寒毒、热毒等，易使人体生肿物、结块，肿块多见于眼睑、头面、体表上部，难以消除。湿热并重时，中焦受损，影响脾胃肝胆。湿重于热时，影响肠道、腰腹、膀胱等。肝郁气滞导致五脏六腑失和，痰凝湿聚，可见肿块、痰核。过劳、饮食不节损伤脾胃，水湿痰浊内生，久蓄成毒。久病之人，肾精亏虚，目胞肿胀。脾肾衰败，肝不行血，腹内积聚。

本病病机为正虚瘀结，外感风毒与湿热、寒邪相裹，伤及头目则致红肿。或因邪留导致痰凝湿聚，或因先天禀赋不足，脾肾亏损致痰瘀阻滞。气血痰胶结，阳气亏虚，或寒邪内生，正气不足，无法推动有形之邪。本病发于颌下腺、腮腺、舌下为肿块，发于脏腑器官为异形肿物，形成痰瘀、癥积等病理产物。

## 三、临床表现

IgG4-RD 累及多器官，症状多样。常见受累器官为淋巴结、颌下腺、泪腺和胰腺等。病程有差异，多为持续或反复。病变和免疫反应可导致压迫和不可逆损伤，甚至器官衰竭。主要受累器官临床特征简述如下。

### （一）唾液腺

IgG4-RD 累及唾液腺时，常引发大唾液腺炎，典型表现为无痛性肿大，质地硬，可伴口干。初期症状不明显，易被忽视，肿大明显时易误诊为肿瘤。

### （二）眶部病变

眶部病变包括泪腺、眼肌及眶内炎性假瘤样病变。泪腺受累常见，表现为单侧或双侧无痛性肿大，伴有异物感、眼部不适。眼肌病变导致眼肌增粗，严重时出现眼球突出、视物模糊、重影。眶内炎性假瘤样病变压迫视神经，致视力下降或突眼，需与Graves眼病鉴别。

### （三）耳鼻喉病变

IgG4-RD可累及鼻、鼻窦或中耳乳突，症状包括鼻塞、嗅觉减退等。常见于过敏病史患者。鼻窦病变多累及上颌窦等，表现为单侧或双侧。内镜下可见肿块、黏膜水肿及软组织占位。部分患者伴面神经受累，出现面瘫、感觉异常及疼痛。

### （四）胰腺

IgG4-RD常累及胰腺，主要表现为Ⅰ型自身免疫性胰腺炎（T1-AIP）。症状包括无痛性梗阻性黄疸、上腹痛、脂肪泻、体重减轻及新发糖尿病。典型影像表现为胰腺弥漫性肿大，实质延迟强化，可出现类似瘤样肿块的局灶性病变。

### （五）胆道

IgG4-RD累及胆道可表现为硬化性胆管炎，特征为胆管壁炎症、增厚、IgG4阳性浆细胞浸润和纤维化，可累及胆囊壁。主要临床表现为肝功能异常和梗阻性黄疸。约90%的IgG4-RD患者合并T1-AIP。

### （六）腹膜后组织

IgG4-RD累及腹膜后组织可导致纤维化或血管炎。主要症状为腰腹疼痛、下肢水肿，输尿管受压可能导致肾积水或衰竭。典型影像显示腹膜后软组织病变，包围重要血管和器官。

### （七）胸腔器官

肺、胸膜及纵隔可受累，症状包括咳嗽、哮喘、气短、胸闷或胸痛。影像学表现包括支气管血管征、小叶间隔增厚、胸膜病变、肺间质病变、肺内结节、纵隔炎、淋巴结肿大等。胸膜受累可见结节性增厚，偶见胸腔积液。

### （八）肾实质、肾盂和输尿管均可受累

肾实质受累：主要为小管间质性肾炎，少数可出现蛋白尿，严重可致肾功能不全。影像学显示肾实质肿块、皮质结节、肾脏弥漫性增大、肾盂占位等。前列腺受累：前列腺增大，导致排尿困难、尿频。GC治疗后症状缓解，可与其他原因的前列腺增生相鉴别。

### （九）内分泌系统

常见受累器官为甲状腺，即出现IgG4相关硬化性甲状腺炎，累及甲状腺叶或整体，表现为肿大、变硬或肿块。症状有疼痛、肿胀、吞咽困难、声嘶、呼吸困难等。多数患者甲状腺功能减低，血清可检测出多种抗体，可经组织活检确诊。部分慢性纤维性甲状腺炎实为IgG4相关性疾病。

### （十）淋巴结

淋巴结肿大在IgG4-RD中常见，占50%以上，表现为浅表或深部淋巴结无痛性、边界清晰的

肿大。多与其他器官受累伴随，也可单独发病。需与巨大淋巴结（Castleman）病、淋巴滤泡反应性增生、淋巴瘤等鉴别。

## 四、诊断与鉴别诊断

### （一）诊断标准

IgG4-RD 临床表现复杂多样，有时与肿瘤、感染和其他免疫性疾病难以鉴别，诊断需结合临床病史、血清学、影像学和组织病理学特征。推荐应用 2019 年 ACR 和 EULAR 联合制订的 IgG4-RD 国际分类标准（表 10-2）和日本制订的 2020 年更新版 IgG4-RD 综合诊断标准（表 10-3）。

表 10-2　2019 年 ACR 和 EULAR 联合制订的 IgG4-RD 分类标准

| 步骤 | 内容 | 是否符合标准 |
| --- | --- | --- |
| 1. 纳入标准 | 需包含以下典型器官或组织（胰腺、唾液腺、胆管、眼眶、肾脏、肺脏、主动脉、腹膜后、硬脑脊膜或甲状腺［纤维硬化性甲状腺炎］）的临床或影像学特征\*或以上器官不明原因的炎症过程，伴随有淋巴浆细胞浸润的病理证据 | 是或否（如不符合纳入标准，则不考虑符合 IgG4-RD 分类标准） |
| 2. 排除标准 | 项目（对是否符合排除标准的项目，应根据患者的临床情况进行个体化评估） | 是或否（如符合排除标准，则不适用于该 IgG4-RD 分类标准） |
| | 临床 | |
| | 　发热 | |
| | 　对 GC 治疗无客观反应 | |
| | 血清学 | |
| | 　不明原因的白细胞减少症和血小板减少症 | |
| | 　外周血嗜酸性粒细胞增多 | |
| | 　ANCA 阳性（特异性针对 PR-3 或 MPO） | |
| | 　抗 SS-A（Ro）抗体或抗 SS-B（La）抗体阳性 | |
| | 　抗 dsDNA，核糖体蛋白抗体或抗 sm 抗体阳性 | |
| | 　其他疾病特异性自身抗体 | |
| | 　冷球蛋白血症 | |
| | 影像学 | |
| | 　怀疑恶性肿瘤或有感染的影像学检查，尚未充分证实 | |
| | 　影像学检查病变进展迅速 | |
| | 　长骨病变符合埃德海姆-切斯特病（Erdheim-Chester） | |
| | 　脾大 | |
| | 病理学 | |
| | 　细胞浸润提示恶性肿瘤，尚未充分评估 | |
| | 　符合炎性肌成纤维细胞瘤的标记 | |
| | 　突出的中性粒细胞炎症 | |
| | 　坏死性血管炎 | |
| | 　显著的坏死改变 | |
| | 　原发性肉芽肿性炎症 | |
| | 　巨噬细胞/组织细胞病的病理特征 | |

续表

| 步骤 | 内容 | 是否符合标准 |
|---|---|---|
| | 已知的以下诊断 | |
| | 多中心 Castleman 病 | |
| | 克罗恩病或溃疡性结肠炎（如果只存在胰胆病） | |
| | 桥本甲状腺炎（如果只有甲状腺受累） | |

*如果病例符合纳入标准，同时不符合任何一项排除标准，进行步骤3*

| 3. 入组标准 | 内容 | 评分（每项领域中只计入最高权重分数） |
|---|---|---|
| | **病理学** | |
| | 无显著特征 | +0 |
| | 密集的淋巴浆细胞浸润 | +4 |
| | 密集的淋巴浆细胞浸润和闭塞性静脉炎 | +6 |
| | 密集淋巴浆细胞浸润和席纹状纤维化伴或不伴闭塞性静脉炎 | +13 |
| | **免疫组化染色**（淋巴结、胃肠道黏膜表面和皮肤的组织病理检查不计入免疫组化染色评分） | +0~16 计分 |
| | 注：0 分：$IgG4^+/IgG^+$ 比率 0%~40%或不确定\*\*并且 $IgG4^+$ 细胞/HPF（高倍视野）为 0~9； | |
| | 7 分：(1) $IgG4^+/IgG^+$ 比率≥41%并且 $IgG4^+$ 细胞/HPF 为 0~9 或不确定\*\*；或 (2) $IgG4^+/IgG^+$ 比率为 0%~40%或不确定\*\*并且 $IgG4^+$ 细胞/HPF≥10 或不确定\*\*； | |
| | 14 分：(1) $IgG4^+/IgG^+$ 比率为 41%~70%并且 $IgG4^+$ 细胞/HPF≥10；或 (2) $IgG4^+$ : $IgG^+$ 比率≥71%或不确定\*\*并且 $IgG4^+$ 细胞/HPF 为 10~50； | |
| | 16 分：$IgG4^+/IgG^+$ 比率≥71%并且 $IgG4^+$ 细胞/HPF≥51。 | |
| | **血清 IgG4 水平** | |
| | 正常或未检查 | +0 |
| | >正常但<2 倍正常值上限 | +4 |
| | 2~5 倍正常值上限 | +6 |
| | >5 倍正常值上限 | +11 |
| | **双侧泪腺、腮腺、舌下腺和颌下腺** | |
| | 无任何一组腺体受累 | +0 |
| | 一组腺体受累 | +6 |
| | 二组或更多腺体受累 | +14 |
| | **胸部** | |
| | 未检查或所列项目均未出现 | +0 |
| | 支气管血管周围和隔膜增厚 | +4 |
| | 胸椎旁出现带状软组织 | +10 |
| | **胰腺及胆管系统** | |
| | 未检查或所列项目均未出现 | +0 |
| | 弥漫性胰腺增大（无分叶） | +8 |
| | 弥漫性胰腺增大并伴有包壳状边缘，增强减弱 | +11 |
| | 胰腺出现上述任一种情况及胆管受累 | +19 |
| | **肾脏** | |
| | 未检查或所列项目均未出现 | +0 |
| | 低补体血症 | +6 |

续表

| 步骤 | 内容 | 是否符合标准 |
|---|---|---|
|  | 肾盂增厚或伴局部软组织密度影 | +8 |
|  | 双侧肾皮质出现低密度区 | +10 |
|  | **腹膜后** |  |
|  | 未检查或所列项目均未出现 | +0 |
|  | 腹主动脉壁弥漫性增厚 | +4 |
|  | 肾动脉以下的主动脉或髂血管周围或前外侧软组织密度影 | +8 |
| 4. 总计分 | 符合纳入标准,同时不符合任何一项排除标准,总计分≥20,则符合 IgG4-RD 分类 | |

注:*指受累器官肿大或肿瘤样肿块,但以下器官受累常为非肿块病变:(1)胆管,更倾向发生狭窄;(2)主动脉,典型特征是管壁增厚或动脉瘤扩张;(3)肺部,常见支气管血管束增厚。**指在特殊情况下,无法清楚地对染色阳性细胞的浸润进行量化评估,但仍可确定细胞数至少为 10 个/HP。

### 排除标准的定义

**1. 临床表现**

①发热:有记录的反复发热,体温>38℃,为患者突出的临床表现,且无任何感染证据。②对激素治疗无客观反应:患者接受泼尼松至少 40mg/d[0.6mg/(kg·d)]治疗 4 周,仍无任何客观临床反应,包括临床表现、血生化异常或影像学改善。激素治疗无反应亦需考虑以下两个方面:仅血清 IgG4 浓度下降,无临床或影像学改善,视为无临床反应;与长期纤维化相关的某些 IgG4-RD 类型,如腹膜后纤维化或硬化性肠系膜炎,激素治疗后影像学可能无明显改善,需综合其他临床指标判断。

**2. 血清学检查**

①不明原因的白细胞减少症和血小板减少症:白细胞和血小板总数低于正常参考值下限,可能由其他疾病导致。这类不明原因的白细胞减少症和血小板减少症在 IgG4-RD 中并不常见,但在骨髓增生异常综合征、血液系统恶性疾病、SLE 等自身免疫病中常见。②外周血嗜酸性粒细胞增多:嗜酸性粒细胞计数>$3\times10^6$/ml。③ANCA 阳性:利用酶联免疫吸附法检测,若特异性针对蛋白酶 3 或髓过氧化物酶的 ANCA 阳性,常提示自身免疫性血管炎等疾病。④抗体阳性:指两类对自身免疫病诊断具有重要意义的特异性抗体。一类是可明确提示某些自身免疫病的抗体,如抗 Ro/SSA 抗体、抗 La/SSB 抗体、抗双链 DNA 抗体、抗 RNP 抗体或抗 Sm 抗体;另一类是具有较高特异性的自身抗体,如抗合成酶抗体(抗 Jo-1 抗体),抗拓扑异构酶Ⅲ(Scl-70)抗体和抗磷脂酶 A2 受体抗体。需注意,此处不包括特异性低的自身抗体,如 RF、抗核抗体、抗线粒体抗体、抗平滑肌抗体和抗磷脂抗体。⑤冷球蛋白血症:分为Ⅰ、Ⅱ或Ⅲ型,常发生在某些临床疾病中。

**3. 影像学检查**

①影像学检查怀疑恶性肿瘤或感染,尚未充分证实:包括尚未明确评估的肿块、坏死、空洞、血运丰富或外生性肿块、淋巴结肿大粘连、可定位的腹腔积液等异常表现。②影像学进展迅速:4~6 周内病灶大小、形态、密度等影像学指标出现明显恶化。③长骨病变符合埃德海姆-切斯特病:呈现长骨多灶性骨硬化性病变特征,通常双侧骨干受累。④脾大:脾脏最大径>14cm,无其他原因可以解释(如门静脉高压)。

**4. 病理学诊断**

①细胞浸润提示恶性肿瘤,尚未充分评估:高度提示恶性肿瘤的表现,如细胞非典型性,免疫组化单型性,或原位杂交轻链限制性等。②符合炎性肌成纤维细胞瘤的标记:已知的标志物为间变

性淋巴瘤激酶（ALK1）或原癌基因1酪氨酸激酶（ROS），若检测显示ALK1阳性或ROS阳性，通常符合炎性肌成纤维细胞瘤的标记。③突出的中性粒细胞炎症：由于中性粒细胞浸润在IgG4-RD中少见，只有在肺部或黏膜部位周围偶尔出现。故大量中性粒细胞浸润或中性细胞性脓肿强烈提示非IgG4-RD。④坏死性血管炎：尽管血管损伤（如闭塞性静脉炎或动脉炎）是IgG4-RD的典型病理组织学特征，但血管壁中存在纤维蛋白样坏死为非IgG4-RD的有力证据。⑤显著的坏死改变：小坏死灶偶尔可出现在有导管器官的管腔表面，但带状坏死如无合理解释（如支架置入），属非IgG4-RD的有力证据。⑥原发性肉芽肿性炎症：由于炎症丰富的上皮样组织细胞，包括多核巨细胞和肉芽肿形成不属于IgG4-RD的典型表现，因此出现此类特征可作为与IgG4-RD鉴别的依据。⑦巨噬细胞/组织细胞病的病理特征：如S100阳性常为罗萨伊-多尔夫曼病的病理特征。

**5. 已知的以下诊断**

①多中心型Castleman病；②当同时存在胰腺胆道疾病时，需考虑克罗恩病的可能；③当同时存在胰腺胆道疾病时，需考虑溃疡性结肠炎的可能；④当患者只有甲状腺受累时，应考虑桥本甲状腺炎）。IgG4-RD患者很少仅患有桥本甲状腺炎，但桥本甲状腺炎在广义上仍属于IgG4-RD疾病谱范畴。

**表10-3　2020年日本更新版IgG4-RD综合诊断标准**

| |
|---|
| 1. 临床及影像学特征 |
| 一个或多个器官出现特征性的弥漫性/局限性肿大、肿块形成或结节样表现。单一器官受累时，单纯淋巴结肿大不纳入此诊断范畴 |
| 2. 血清学诊断 |
| 血清IgG4浓度升高（>135mg/dl） |
| 3. 病理学诊断（下述三条标准中符合两条） |
| （1）大量淋巴细胞和浆细胞浸润，伴纤维化 |
| （2）组织中浸润的IgG4$^+$浆细胞/IgG$^+$浆细胞比值>40%，且每高倍镜视野下IgG4$^+$浆细胞>10个 |
| （3）典型的组织纤维化，尤其是席纹状纤维化，或闭塞性静脉炎 |
| 符合上述第1、2、3项，确诊IgG4-RD |
| 符合上述第1、3项，可能诊断IgG4-RD |
| 符合上述第1、2项，可疑诊断IgG4-RD |

补充说明：

（1）结合器官特异性诊断标准：若根据本综合诊断标准不能确诊IgG4-RD，亦可结合脏器特异性诊断标准（IgG4相关性自身免疫性胰腺炎、IgG4相关性泪腺和唾液腺炎、IgG4相关性肾脏疾病、IgG4相关性硬化性胆管炎、IgG4相关性眼病、IgG4相关性呼吸道疾病、IgG4相关性大动脉周围炎/动脉周围炎/腹膜后纤维化等的诊断标准）进行诊断。

（2）排除诊断：IgG4-RD必须与累及脏器的肿瘤（如癌、淋巴瘤）、类似疾病（如SS、原发性硬化性胆管炎、多中心Castleman病、继发性腹膜后纤维化、韦格纳肉芽肿、结节病、变应性肉芽肿性多血管炎等）相鉴别。对于高热、C反应蛋白/中性粒细胞明显升高的患者，应除外感染、炎症相关疾病。

（3）病理学诊断：与针吸活检或内镜活检获得的组织样本相比，IgG$^+$浆细胞计数通常在手术切除的器官，尤其是经过特殊处理或选取的特定部位组织中数量更多。因此，对针吸活检或内镜活检标本，可降低对IgG$^+$浆细胞计数的要求。席纹状纤维化是指梭形细胞、炎性细胞和胶原纤维排列整齐，形成席纹状或漩涡状。闭塞性静脉炎是指纤维静脉闭塞伴炎性细胞浸润。两者均有助于IgG4-RD诊断。上述病理学诊断中符合（1）+（3），仅适用于IgG4和（或）IgG染色不佳者。

（4）激素治疗反应：在IgG4-RD的诊疗过程中，不提倡激素试验性治疗。若患者使用中高剂量激素治疗反应不佳，建议重新考虑诊断。目前，临床常用的IgG4-RD诊断标准主要有两个版本。日本制定的IgG4-RD综合诊断标准是该病最早的分类诊断标准，亦是迄今为止临床医师应用最广泛的标准，该标准于2011年初次公布，2020年更新，主要包括临床表现、血清IgG4升高和特征性病理表现三方面。另一个是2019年ACR和EULAR联合制订的IgG4-RD国际分类标准，此标准强调典型器官的特征性临床或影像学表现，并引入排除标准，提高了诊断的特异性，更适用于IgG4-RD的临床研究；其优势为在缺乏病理诊断或血清IgG4正常时仍可将患者分类为IgG4-RD。经2个独立队列研究验证，其特异性分别为99.2%和97.8%，灵敏度分别为85.5%和82%。

## （二）鉴别诊断

**1. 西医鉴别诊断**

（1）**结节病** IgG4-RD 与结节病均可累及多个器官，但两者的发病年龄和性别有所差异，IgG4-RD 更多见于 60 岁左右，以男性为主，而结节病男女发病率接近。结节病特征性病理改变表现为非干酪性类上皮细胞肉芽肿；实验室检查方面，IgG4-RD 表现为血清 IgG4 水平升高，而结节病表现为高钙血症及血清血管紧张素转换酶水平升高。Ga 闪烁法对两者的鉴别有一定意义，纵隔和锁骨上淋巴结、肌肉 Ga 摄取增加提示结节病，而胰腺和颌下腺 67Ga 摄取增加提示 IgG4-RD。

（2）**多中心型 Castleman 病**（multicentric Castleman's disease，MCD） MCD 是一种罕见的淋巴细胞增生性疾病，很少累及皮肤。病理上分为透明血管型、浆细胞型和混合型，其中浆细胞型 MCD 可累及多个部位，部分可存在外周血 IgG4 阳性细胞增多和组织 IgG4 阳性细胞浸润的情况，甚至在某些指标上可达到 IgG4-RD 的诊断标准。但 MCD 为白介素-6 免疫调节异常的疾病，病死率高。该病可为特发，也可源于人类疱疹病毒-8 或艾滋病病毒感染。而 IgG4-RD 病程迁延，大多数对激素治疗反应好，两者是两类不同性质的疾病，鉴别诊断至关重要。

**2. 中医鉴别诊断**

**癥瘕和积聚** 两者均属于腹内积块，伴有或胀或痛的病症。"癥"和"积"是有形的，而且固定不移，痛有定处，病在脏，属血分；"瘕"和"聚"是无形的，聚散无常，痛无定处，病在腑，属气分。癥瘕积聚，多因情志抑郁，饮食内伤等，致使肝脾受伤，脏腑失调，气机阻滞，瘀血内停，日久渐积而成。而正气不足是疾病发生的内因。

## （三）疾病评估

诊断 IgG4-RD 后应对患者的病情进行全面评估，包括临床、实验室检查、影像学检查等方面，以反映受累器官情况、疾病活动程度及是否需要紧急治疗等，可参考国际上公布的 IgG4-RD 治疗反应指数（IgG4-RD RI）（表 10-4）。IgG4-RD RI 最初于 2012 年公布，之后分别于 2015 年和 2018 年修订。该反应指数用于评估患者近 28 日的疾病情况，按不同器官受累程度（无受累或缓解、改善但持续、停药后新发或复发、或治疗下无好转、治疗下加重或新发）进行评分（0~3 分），各器官的评分总和为总分；当重要器官出现紧急受累情况时，须积极治疗以防止功能障碍，且该器官的评分加倍。需要注意的是：①对 IgG4-RD 患者病情的评估不能单纯依赖血清 IgG4 水平，更重要的是评估受累器官的情况；②评估治疗反应，即受累器官的改善情况，激素治疗后大部分受累器官均会出现明显改善，包括临床改善和影像学改善。但与长期纤维化相关的某些 IgG4-RD 类型，如腹膜后纤维化或硬化性肠系膜炎，激素治疗后影像学可能无明显改善。

表 10-4 IgG4-RD 治疗反应指数（IgG4-RD RI）表

| 器官/部位 | 活动性 | | | 器官受损 | |
|---|---|---|---|---|---|
| | 器官/部位评分（0~3 分） | 症状（有/无） | 紧急情况（有/无） | 有/无 | 症状（有/无） |
| 硬脑膜 | | | | | |
| 垂体 | | | | | |
| 眶周病变（标注部位） | | | | | |
| 泪腺 | | | | | |
| 腮腺 | | | | | |
| 颌下腺 | | | | | |
| 其他唾液腺（标注部位） | | | | | |

续表

| 器官/部位 | 活动性 ||| 器官受损 ||
|---|---|---|---|---|---|
| | 器官/部位评分（0~3分） | 症状（有/无） | 紧急情况（有/无） | 有/无 | 症状（有/无） |
| 乳突炎或中耳疾病 | | | | | |
| 鼻腔 | | | | | |
| 鼻窦 | | | | | |
| 其他耳鼻喉部位，如扁桃体等（标注部位） | | | | | |
| 甲状腺 | | | | | |
| 肺部 | | | | | |
| 淋巴结（勾选以下淋巴结区） | | | | | |
| 颏下，颌下，颈部，腋下，纵隔，肺门，腹部/盆腔，腹股沟，其他 | | | | | |
| 主动脉及大血管 | | | | | |
| 心脏及心包 | | | | | |
| 腹膜后纤维化 | | | | | |
| 硬化性纵膈炎 | | | | | |
| 硬化性肠系膜炎 | | | | | |
| 胰腺 | | | | | |
| 胆管 | | | | | |
| 肝 | | | | | |
| 肾 | | | | | |
| 皮肤 | | | | | |
| 全身症状（非特异性器官病变所致），如体重下降，发热，乏力 | | | | | |
| 其他，如前列腺、乳腺等（标注部位） | | | | | |

注：

评分规则：针对既往28d内IgG4-RD的活动表现进行评分，具体为：0分为无器官受累或疾病处于缓解状态。1分为病情有所改善，但疾病仍在持续。2分为停药后出现新发病灶或疾病复发，以及治疗后疾病无好转。3分为治疗后疾病加重或有新发病灶。

器官/部位评分：IgG4-RD特定器官或部位活动性评分；症状：特定器官/系统的病变是否有临床症状；紧急情况：受累器官是否存在需立即治疗以防严重器官功能障碍的情况（出现紧急情况，该评分加倍）；器官损害：是否存在因IgG4-RD导致的不可逆的器官功能障碍。

总的活动评分：各器官/受累情况（紧急情况×2）评分总和；

有症状/活动的器官总数：

紧急情况受累器官总数：

损伤器官总数：

有症状的损伤器官总数：

## 五、治　疗

对于IgG4-RD的治疗，医者需耐心详细地询问病史，全面评估病情，通过对临床表现，实验室、影像学检查等的询问，准确判断受累器官及疾病活动程度，制定不同治疗方案。治疗目标为控制炎症，恢复器官功能，维持疾病缓解。早期治疗可防止不可逆的脏器损伤。

## （一）西医治疗

**1. 治疗原则**

出现临床症状或疾病活动明显进展的患者，应及时治疗。无症状但内脏（如胰腺、胆道等）受损且处于发展期的患者需及时治疗，防止器官进一步损伤。无淋巴结方面的症状或仅有轻度腺体肿大，进展缓慢者可随诊。当相关症状出现或病情进展加速时，患者需积极接受治疗。

**2. 药物治疗**

IgG4-RD 的治疗包括诱导缓解治疗和维持治疗两个阶段。目前 IgG4-RD 的治疗药物种类包括激素、免疫抑制剂和生物制剂。

（1）**激素**　激素是治疗 IgG4-RD 的首选药物，起效快，可显著改善症状，适用于诱导缓解和维持阶段。大多数患者对激素反应良好。诱导缓解治疗阶段推荐中等剂量激素，如泼尼松 30～40mg/d，需根据个体差异进行用量的调整。病情得到控制后，每 1～2 周减少 5mg 至维持剂量。对于基线 IgG4 水平高，存在多器官受累，同时伴有过敏症状和疾病复发史的患者，建议采用长期小剂量维持。激素治疗需注意不良反应。治疗 2～4 周后评估疗效。无效时需排查是否存在其他可能导致病症的疾病。维持治疗方面，小剂量激素可降低复发率，推荐维持治疗时长为 1～3 年。具体时间和剂量需根据病情和不良反应决定。

（2）**免疫抑制剂**　当单用激素治疗 IgG4-RD 疗效不佳时，推荐使用激素联合免疫抑制剂治疗。研究表明，联合治疗的复发率低于单用激素，常用的免疫抑制剂包括吗替麦考酚酯、硫唑嘌呤等，这两者应用最广泛。不推荐在急性活动期单用免疫抑制剂，应结合患者特点进行个体化治疗。对于高龄或病情轻者应充分评估治疗风险。用药期间需监测患者状况，警惕不良反应。

（3）**生物制剂**　利妥昔单抗为抗 CD20 单抗，可以清除 B 细胞。研究证实，其对初治或复发难治性 IgG4-RD 有效，可以缓解临床症状，降低血清 IgG4 浓度。基于此，研究人员推荐其为二线治疗药物，用于常规治疗效果不佳、复发或激素不耐受患者。用法为静脉注射 375mg/m2，每周一次，连续 4 周或静脉注射 1000mg，共 2 次，间隔 1 周，之后按需重复。此外，抗 CD19 单抗、B 细胞活化因子抑制剂、细胞毒性 T 淋巴细胞相关抗原 4（CTLA-4）拮抗剂、布鲁顿酪氨酸激酶（BTK）抑制剂及拮抗滤泡辅助性 T 细胞药物等有望治疗 IgG4-RD，但疗效需临床研究进一步证实。

**3. 其他治疗**

IgG4-RD 患者出现面临器官功能障碍且药物无效时，需考虑手术或介入治疗。如当腹膜后纤维化致输尿管梗阻进而引发肾衰竭时，可行输尿管支架置入或肾造瘘术；硬化性胆管炎引发胆道梗阻时，通过植入支架可减轻黄疸；当甲状腺炎致气管、食管压迫时需手术解除。长期不可逆的器官纤维化，如眶周纤维性假瘤和硬化性肠系膜炎，药物治疗不佳时可考虑手术切除。

## （二）中医治疗

**（1）风邪犯表证**

主症：肌表肿块如眼睑肿大，唾液腺包括腮腺、颌下腺和舌下腺的肿物结节，颈部结节，有时自觉发热，舌质淡红，苔黄，脉浮数。

治法：祛风解毒。

代表方：银翘散合柴葛解肌汤加减。若腮腺明显肿胀，加夏枯草、玄参以清热软坚；若发热明显，加蒲公英、紫花地丁以清热解毒。

**（2）阳虚津聚证**

主症：肌表脏腑多发增生样肿物，平素恶风怕冷，手足不温，疲乏无力，夜尿多，小便清长，舌质暗白，苔薄白，脉缓或滑。

治法：温阳化气。

代表方：附桂八味丸合真武汤加减。若浮肿明显，加车前子、茯苓皮、泽泻以利水；若阳虚明显，加鹿角霜、巴戟天、杜仲补肾助阳。

（3）气滞痰阻证

主症：肌表脏腑多发增生样肿物，时感情志低落，胸胁胀闷不适，舌苔腻，脉弦滑。

治法：疏肝理气，化痰散结。

代表方：逍遥散合二陈汤加减。加夏枯草、昆布、海藻以软坚散结；情志抑郁加郁金、香附、玫瑰花疏肝解郁。

（4）痰瘀互结证

主症：肌表脏腑多发增生样肿物，胸闷气短或痰多，皮下硬结，关节局部肤色晦暗，皮肤干燥无光泽，或皮肤甲错。舌质紫暗，有瘀点或瘀斑，苔腻，脉沉滑或涩。

治法：化痰散结，活血行瘀。

代表方：血府逐瘀汤合海藻玉壶汤加减。若结节坚硬不移，加牡蛎、玄参以软坚散结；若舌紫瘀点多，加水蛭、虻虫、益母草等逐瘀通络。

（5）脾肾亏虚证

主症：久病体弱，肌表脏腑多发增生样肿物，乏力，纳差，腰酸神疲，头晕耳鸣，少寐健忘，五心烦热，舌红无苔，脉沉细数。

治法：健脾益肾。

代表方：参苓白术散合六味地黄丸加减。若心烦失眠加酸枣仁、百合、夜交藤；若兼见阴虚火旺，加知母、黄柏、龟板滋阴降火。

## 六、临 床 研 究

IgG4-RD 是一种免疫介导的慢性炎症伴纤维化疾病，可累及全身多器官，并逐渐进展，导致器官功能障碍，从而危及生命。近年来，随着对 IgG4-RD 发病机制的深入认识和相关临床试验的开展，IgG4-RD 的临床诊断和治疗都取得了很大进展。

（一）临床基础研究

**1. IgG4-RD 与 B 细胞**

活动性 IgG4-RD 患者外周血中 $CD19^+$、$CD27^+$、$CD20^-$、CD38hi 浆母细胞数量增加，伴有高滴度的免疫球蛋白和 IgG4 水平升高。组织病理检查可见大量 IgG4 阳性浆细胞浸润，这一特征性表现表明浆细胞处于异常活化状态。B 细胞清除治疗有效，证明 B 细胞参与致病，患者疾病复发与 B 细胞库重建相关。B 细胞在 IgG4-RD 的炎症和纤维化中起关键作用。

近年，高通量基因测序平台在转录组测序技术方面进步显著。研究发现，泛素特异性蛋白酶 25（USP25）与 IgG4-RD 发病机制紧密相关，它可以调控其纤维化和炎症通路。USP25 表达降低导致 SMAD 家族成员 3（SMAD3）激活，促进纤维化和炎症。USP25 缺陷的 B 细胞中酪氨酸蛋白激酶表达降低，可能影响 B 细胞活化。单细胞分析显示 IgG4-RD 患者浆细胞、$CD4^+$、$CD8^+$ 和 γδT 细胞增多，活化增强但抑制性受体受抑。不同器官淋巴细胞浸润不同。上述研究结果共同表明，IgG4-RD 患者存在免疫系统的广泛激活。

**2. IgG4-RD 与 T 细胞**

IgG4-RD 患者体内的寡克隆浆母细胞存在体细胞高频突变现象，这一特征显示该病存在 T 细胞依赖反应，包括 Th2、Treg、滤泡辅助 T 细胞（Tfh）细胞。受累组织中 Th2 型细胞因子如白介素-4、白介素-5、白介素-10 表达增加；Treg 细胞通过产生 IL-10 和转化生长因子-β（TGF-β），来促进 IgG4 产生；Tfh 细胞（特别是 Tfh2）通过 IL-21 在 B 细胞增殖、成熟、分化及 IgG4 类别转换中发挥关键作用。单细胞转录组测序发现 IgG4-RD 颌下腺新免疫细胞亚群：高表达 TUB、HMG、TOP2A 等基因的 T、B（TUB_HMG_TOP2A_T/B）细胞，与 IgG4-RD 相关。高表达 TOP2A 基因的 B（TOP2A_B）细胞向 IgG4$^+$浆细胞分化，高表达 TOP2A 基因的 T（TOP2A_T）细胞向 Tfh 分化。ICOS_PD-1_B 细胞类似 Tfh，可能是 B 细胞向 IgG4$^+$浆细胞分化的中间状态。为 IgG4-RD 发病机制和治疗靶点提供研究基础。

### 3. IgG4-RD 与纤维化

IgG4-RD 纤维化机制研究涉及免疫细胞、细胞因子、趋化因子等生物分子的相互作用。体外实验发现，IgG4-RD 患者成纤维细胞表面的 IL-6R 在受到 IL-6 刺激后，激活 JAK2/STAT3、JAK1/STAT3、JAK2/Akt 等多条通路。这些通路的激活能够促使成纤维细胞释放 IL-7、IL-12、IL-23 和 B 细胞活化因子，参与致病性生发中心形成及纤维化过程，为抑制 IgG4-RD 纤维化提供新思路。

### 4. IgG4-RD 与肠道微生物

有研究发现，在动物模型中，机体持续暴露于肠道共生菌抗原，可诱导 AIP 的发生。进一步研究发现，使用广谱抗生素进行肠道消毒可抑制实验性自身免疫性胰腺炎小鼠中产生干扰素-α 和 IL-33 的浆细胞样树突状细胞（pDCs）在胰腺部位的积累，从而抑制 AIP 的发展。目前 IgG4-RD 与肠道微生物成为近来研究的热点。

## （二）临床应用研究

使用激素及免疫抑制剂可以使大部分 IgG4-RD 患者达到临床缓解，但复发率高，且由于罹患 IgG4-RD 的患者多为中老年人，他们多不能耐受激素长期使用带来的不良反应。利妥昔单抗（RTX）治疗相关不良反应报道较少，但并不能完全抑制 IgG4-RD 的复发，且仍有 RTX 治疗无效的 IgG4-RD 病例报道，故寻找新的治疗靶点及治疗药物是十分必要的。目前已经取得一些进展，包括针对 B 细胞、T 细胞、细胞因子及纤维化进程的相关药物。

### 1. 靶向 B 细胞

目前在针对 B 细胞的治疗方案中，利妥昔单抗是应用最早且效果确切的 IgG4-RD 生物制剂。奥贝利单抗（Obexelimab）通过特异性结合 B 细胞表面抗原来抑制 B 细胞功能。马萨诸塞州综合医院的临床研究表明其具有良好的耐受性。伊奈利珠单抗（Inebilizumab）是一种人源化抗 CD19 单克隆抗体，用于清除表达 CD19 患者体内的 B 细胞群，目前正在开展利用其治疗 IgG4-RD 的试验研究。泰它西普（Telitacicept）是一种新型靶向生物药物，通过抑制 BLyS 和 APRIL，阻断 B 细胞及浆细胞的存活和分化信号。研究表明它对 IgG4-RD 患者有一定疗效，尤其适用于不适合激素治疗的患者。贝利尤单抗主要用于治疗 SLE，对合并 IgG4-RD 的病例报道有限，仍需更多临床研究。

### 2. 靶向 T 细胞

T 淋巴细胞在 IgG4-RD 发病中起重要作用，初始 T 细胞分化为 Th2、Treg，刺激 B 细胞转化。在 IgG4-RD 外周血及受累组织浸润的淋巴细胞中可观察到 CD4$^+$T 淋巴细胞激活。基础研究证实，CD4 阳性、表达信号淋巴细胞激活分子家族成员 7（SLAMF7）的细胞毒性 T 细胞可通过颗粒酶 B 与穿孔素引起组织损伤，并通过干扰素 γ 引起组织纤维化；Tfh2 在 IgG4-RD 发病中亦重要，它与患者受累器官个数及疾病反应指数评分均呈正性相关，可以促进 B 细胞成熟。

### 3. 其他

针对纤维化的治疗，IgG4-RD 的纤维化过程由多种细胞及细胞因子共同参与，病理表现为独特的席纹状纤维化，经治疗后纤维化呈现可逆表现。研究发现，IgG4-RD 患者中成纤维细胞中，IL-6/IL-6R 信号可以通过激活 JAK/STAT 信号通路转导，介导多种细胞因子的产生，促进纤维细胞的活化参与纤维化过程，这提示 JAK1/2 抑制剂可能对 IgG4-RD 的抗纤维化治疗有效。目前尚无将靶向抗纤维药物如吡非尼酮、尼达尼布等用于治疗 IgG4-RD 的临床报道，其是否能改善受累器官的纤维化程度需要临床研究来证实。

## （三）中医药研究

目前中医药对 IgG4-RD 认识尚浅，研究多集中于病因病机。有观点认为 IgG4-RD 病理产物相当于中医痰瘀等阴邪结聚。痰瘀形成与素体禀赋不足、阳气亏虚、气血津液失调有关。治疗应重视温化痰瘀。另有观点认为 IgG4-RD 病机特点为本虚标实，根本在于阳虚，阳虚推动无力导致痰浊、水饮、瘀血等病理产物形成。还有学者将 IgG4-RD 与中医"积聚"相比较，认为"结"为主要病机，发病基础为"虚"。

## 七、转归与预后

由于人们对 IgG4-RD 的认识时间较短，患者长期生存率尚无数据。总体来讲激素治疗 IgG4-RD 反应佳，无重要脏器不可逆损伤者长期预后好，有重要脏器损伤且发生功能障碍者，预后与脏器（如胰腺、肾、肺、肥厚性硬脑膜炎或垂体炎等）的损伤程度相关。IgG4-RD 目前尚不能治愈，且容易复发，因此进行规律随诊、及时监测病情，对改善预后尤为重要；同时，治疗过程中对药物不良反应的监测亦是提高生活质量、改善预后的关键因素。

## 八、预防调护

对于确诊的有症状、病情活动进展的 IgG-RD 患者均需强调规范治疗的重要性；对于无症状性内脏器官（如胰腺、胆道、肾脏等）受累者需要定期评估病情，了解疾病所处阶段，减缓器官进一步损伤，改善患者预后。而少数表现为无症状性淋巴结病或轻度浅表腺体肿大，且疾病进展很缓慢的患者，如患 IgG4 相关性泪腺炎、颌下腺炎的患者，可密切观察。一旦出现症状或病情活动进展加速，应予积极治疗，并在治疗中积极进行宣教，告知患者滥用药物会导致免疫紊乱的发生，切勿自行停用药物，做好定期复查。本病以肿块、痰核、积聚为主要表现，均与气机失常、情志失调有关，医生需重视在给予患者基础药物治疗的同时予以积极的心理疏导，防止患者进一步出现抑郁及焦虑等不良心理状态。

### 课后思考

思考题 1：IgG4-RD 为多系统受累，常见的受累器官是哪些？不同的诊断标准各有什么优势？

思考题 2：IgG4-RD 在辨证论治时需要注意什么，体现了中医论治的什么特点？

# 第十一章 与感染相关的风湿病

## 一、概 说

本部分主要讲述风湿热。

风湿热（rheumatic fever，RF）是一种由上呼吸道 A 组乙型溶血性链球菌（group A streptococcus pyogens，GAS）感染后引发的自身免疫性疾病，可累及关节、心脏、皮肤、神经等多个系统，其中最为严重的并发症为风湿性心脏病（rheumatic heart disease，RHD）。此病主要发生在学龄期儿童，但在成年人中也可能偶发。全球范围内，每年至少新增 1560 万例 RHD 患者，每年导致约 233000 例死亡。根据中医理论，若以关节炎为主要症状，RF 可归属于"风湿热痹、湿热痹、热痹"及"历节风"范畴，若以心脏炎为主要症状，则归属中医"怔忡""心悸""心痹"等范畴。

## 二、病因病机

### （一）病因与发病机制

研究已确认 A 组链球菌感染为疾病主因，易感基因增加易感性。A 组溶血性链球菌感染是主要病因，携带易感基因增加易感性。多数 A 组链球菌呈 β 溶血特征。RF 有遗传倾向，患者家族成员发病率高。60%～70%风湿热患者携带 HLA-DR4 型抗原。HLA-DR7 和 HLA-DRw53 是易感基因标志。

发病机制包括交叉反应、毒素学说、超抗原学说。链球菌抗体与人体心肌、瓣膜、神经元发生交叉反应，导致心肌损害、瓣膜病及舞蹈病。链球菌产生毒素和酶类，如溶血素 O 和激酶，具有心脏毒性。部分链球菌致热毒素具备超抗原特性，与 T 细胞受体和 MHC Ⅱ 分子结合，激活 T 细胞，产生肿瘤坏死因子等生物活性物质，可能导致病理变化。

### （二）中医病因病机

风湿病因：内为正气不足、气血阴阳失衡；外为邪气盛、风寒湿热侵袭。初期发病在皮腠、经络、肢体，逐渐深入脏腑。外感风热之邪化火生毒，痹阻经络气血，出现身热、斑驳、关节灼热疼痛等症。内因湿邪化热，关节红肿热痛。痰瘀热互结，痹阻经脉，则胸闷痹痛、关节红肿灼痛。阴虚内热痹阻关节也致关节红肿热痛。气血虚弱，筋脉失养，外邪流注关节致病。

该病病机为本虚标实，外感风热，内有痰瘀热结，虚证为阴虚内热、气血两亏。风热化火生毒，痹阻咽喉、内生邪热，导致咽喉肿痛、口干咳嗽；风湿热邪痹阻经络，引起关节灼热疼痛、筋脉拘急。脾胃虚弱易生湿酿痰，痰瘀热互结痹阻心脉，引发胸闷痹痛、心动悸。邪热痹阻关节、经络，耗损阴津，形成阴虚内热证。患者因气血虚弱，筋脉失养，故而易受风、寒、湿、热之邪侵袭，进而累及脏腑，严重时可导致脏腑损伤。

## 三、临床表现

RF 表现多样，无特异性。关节炎常急性起病，心脏炎隐匿进展。发病前 2～3 周，患者可能有咽炎或扁桃体炎，伴随发热、咽痛。其他症状包括精神不振、疲倦、食欲下降、面色苍白和多汗。下文详述 RF 典型表现。

### （一）咽喉炎

链球菌所致的咽喉炎半数患者无症状，急性风湿热（ARF）发生率降至 1.6%，表明两者有关联，但比例受多种因素影响。

### （二）关节炎

关节炎是 ARF 常见症状，随年龄增长而加重。症状包括红肿、疼痛、活动受限，具有游走性、多发性等特征。

### （三）心脏病变

40%～80% 的儿童 RF 患者表现出心脏炎症状，涉及心肌、心内膜，甚至心包炎。RHD 是获得性瓣膜疾病的主要诱因，慢性 RHD 在发展至心力衰竭前无明显症状。一旦进展至纽约心脏病协会心功能分级（NYHA 分级）Ⅲ级或Ⅳ级，10 年存活率低。

### （四）Sydenham 舞蹈病

Sydenham 舞蹈病是神经失调性疾病，表现为情绪不稳、性格转变、无规律运动等。通常在链球菌感染后 6～8 周内出现，20%～30% 的 ARF 患者出现此症状。

### （五）发热

ARF 成年患者发热可能不明显，常伴不适感与肌痛。

### （六）边缘性红斑

出现粉红色、无痛皮疹，易消散，多集中于躯干，与心脏炎有关联。

### （七）皮下结节

RF 皮下结节早期少见，位于骨性或肌腱邻近区域，如肘部、膝部等，通常 1～2 周内消退，与慢性活动性心肌炎有关联。

## 四、诊断与鉴别诊断

### （一）诊断标准

目前临床上广泛应用的仍然是 1992 年的 Jones 诊断标准（表 11-1），2015 年 AHA 再次对 Jones 诊断标准进行了修订（表 11-2）。该标准主要依靠临床表现，辅以实验室检查进行诊断。最新的诊断标准特别引入了超声心动图和多普勒彩色血流图作为心脏炎的诊断工具。同时，新标准根据总体人群发病风险，将其划分为低风险人群和中高风险人群，单发性关节炎或多发性关节痛成为中高风险人群的关键判定标准之一。

表 11-1 1992 年的 Jones 修订标准

| 主要表现 | 次要表现 | 有前驱的链球菌感染证据 |
| --- | --- | --- |
| 心脏炎c | 关节痛d | 咽喉拭子培养或快速链球菌抗原试验阳性 |
| 多关节炎d | 发热 | 链球菌抗体效价升高 |
| 舞蹈症 | 急性反应物（ESR，CRP）升高 | |
| 环形红斑 | 心电图 PR 间期延长e | |
| 皮下结节 | | |

表 11-2 2015 年修订的 Jones 诊断标准

A. 所有患者必须具备前驱的 GAS 感染证据a

初发风湿热：2 项主要表现或 1 项主要表现加 2 项次要表现

复发风湿热：2 项主要表现或 1 项主要表现加 2 项次要表现或 3 项次要表现

B. 主要表现

| 低风险人群b | 中高风险人群 |
| --- | --- |
| 1. 心脏炎c（临床或亚临床上） | 1. 心脏炎c（临床或亚临床上） |
| 2. 关节炎（必须为多发性关节炎） | 2. 关节炎 |
| 3. 舞蹈病 | 1）单发性关节炎或多发性关节炎 |
| 4. 环形红斑 | 2）多发性关节痛 |
| 5. 皮下结节 | 3. 舞蹈病 |
| | 4. 环形红斑 |
| | 5. 皮下结节 |

C. 次要表现

| 低风险人群 | 中高风险人群 |
| --- | --- |
| 1. 多关节痛 | 1. 单关节痛 |
| 2. 发热≥38.5℃ | 2. 发热≥38.0℃ |
| 3. ESR≥60mm/h 和（或）CRP≥3.0mg/dl | 3. ESR≥30mm/h 和（或）CRP≥3.0mg/dl |
| 4. 心电图：年龄调整后的 PR 间期延长 | 4. 心电图：年龄调整后的 PR 间期延长 |

注：a 前驱的 GAS 感染证据是指：①抗链球菌溶血素 O（ASO）滴度或抗 DNA 酶-B 升高；②咽喉拭子培养溶血性链球菌阳性；③快速链球菌抗原试验阳性。满足以上任何一条即可。

b 低风险人群指的是风湿热的发病率在学龄儿童（5~14 岁）中小于 2/10 万人每年，或所有风湿性心脏病患病率小于 1/1000 人每年的情况。

c 临床心脏炎是指听诊闻及二尖瓣和主动脉瓣反流杂音。亚临床心脏炎是指瓣膜区听诊无反流杂音但超声心动图提示有心脏瓣膜炎。

d 关节表现不能同时列为主要表现和次要表现。

e 如心脏炎已列为主要表现，则心电图表现不能作为 1 项次要表现。

## （二）鉴别诊断

### 1. 西医鉴别诊断

（1）链球菌感染后反应性关节炎　指一种不伴随心脏炎的链球菌感染引发的关节炎，与风湿热有以下几点区别：①发作的潜伏期明显较短（约 1~2 周），或前驱症状并不明显，直至关节炎出现后才可发现链球菌感染的证据。②对于阿司匹林及其他 NSAID 的治疗反应差。③关节炎症状显著，而心脏炎则较为罕见。④链球菌感染后反应性关节炎常伴有关节外症状，如腱鞘炎、肌腱端炎、睾丸炎及肾脏炎症等。

（2）**反应性关节炎**　患者有肠道或泌尿道感染病史，主要临床表现为下肢关节炎。同时，伴有肌腱端炎和腰痛，且 HLA-B27 检测结果为阳性。

**2. 中医鉴别诊断**
（1）**寒痹**　是由寒邪侵入人体关节，导致关节肌肉冷痛、挛缩、活动受阻。
（2）**热痹**　是由于感受热邪，关节出现灼热、红肿、疼痛。

### （三）疾病评估

对于风湿热病情的评估，没有通用的疾病活动度评估方法。临床上主要根据患者有无累及心脏及 ASO 滴度、CRP、ESR 及血常规等实验室检查结果进行评估，尚无公认统一标准。急性期反应物，如 ESR 和 CRP 水平在 ARF 发作期间上升，这常被视为疾病处于活动期的表现。急性期反应物有助于判断炎症进展的情况，炎症发生后 ESR 升高持续时间长达 2 个月，而 CRP 则在数日内恢复正常。

## 五、治　疗

### （一）西医治疗

**1. 治疗原则**
治疗原则包括四个方面：①消除病因，清除链球菌感染灶；②抗风湿治疗，控制关节炎、心脏炎、舞蹈病等临床症状的发展；③有效治疗并发症和合并症；④实施个体化处理原则。

**2. 药物治疗**
（1）**抗生素应用**　目的是消除咽部链球菌感染，避免 RF 反复发作或迁延不愈。临床上，ASO 滴度常作为判断链球菌感染及治疗必要性的重要指标。需要强调的是，只有当 ASO 滴度显著升高至 1：800 时，才需考虑治疗措施。目前，苄星青霉素仍被公认为是消除链球菌最有效的药物。对于初次发生的链球菌感染，根据患者的体重，制定相应的治疗方案：体重在 10kg 以下者可肌内注射苄星青霉素 45 万 U/次，体重在 10~20kg 之间者剂量为 60 万 U/次，体重在 20kg 以上者剂量为 120 万 U/次，每 3 周 1 次。对于无法肌内注射者，推荐口服苯氧甲基青霉素替代，儿童为 15mg/kg（最大剂量为 500mg），成人为 500mg，2 次/d，疗程为 10 日。医生对于风湿热复发或风湿性心脏病的预防用药，应根据患者的具体病情进行个性化调整。如青霉素过敏，可改用头孢菌素类或大环内酯类抗生素等。

（2）**非甾体抗炎药**　对于单纯关节受累者，首选非甾体抗炎药，常用阿司匹林，开始剂量成人为 3~4g/d，小儿为 80~100mg/（kg·d），分 3~4 次口服。亦可用其他非甾体抗炎药。单纯关节炎治疗疗程为 6~8 周。

（3）**糖皮质激素**　对于心脏炎患者，常用泼尼松治疗，成人初始剂量 30~40mg/d，小儿 1.0~1.5mg/（kg·d），分次口服，病情缓解后减量维持。停用激素前 2 周或更早加用阿司匹林，激素停用 2~3 周后再停阿司匹林。有心包炎、心脏炎并急性心力衰竭者可静脉注射地塞米松或氢化可的松，病情改善后改口服糖皮质激素。疗程至少 12 周，病情迁延需延长。舞蹈病患者需避免强光噪声刺激，首选丙戊酸治疗，无效可用卡马西平，氟哌啶醇等其他药物也可能有效。

**3. 其他治疗**
（1）**并发症预防**　治疗风湿热，需要同时预防肺部感染、心功能不全、高脂血症等并发症。处理并发症，心功能不全用小剂量洋地黄、利尿剂，感染用抗菌药物。合并房颤，非中度以上二尖瓣狭窄及机械性瓣膜用非维生素 K 拮抗剂抗凝，中度及以上二尖瓣狭窄伴房颤用维生素 K 拮抗剂（如华法林）。

**（2）手术治疗** 对于严重的心脏瓣膜狭窄或返流者，可通过介入或手术方法修补或置换瓣膜。

## （二）中医治疗

**1. 风热上犯，热毒痹喉**

主症：初起见发热，恶风，咽喉肿痛，口干，口渴，继而肌肤红斑，色红灼热，关节游走性疼痛，局部红肿热痛，烦渴，纳差。舌红，苔薄黄，脉滑数。

治法：清热解毒，疏风通络。

代表方：清营汤合银翘散加减（《温病条辨》）。

**2. 湿热蕴结，流注关节**

主症：身热不扬，四肢关节或肌肉局部红肿、疼痛、重着、麻木不仁或腰脊重着，或风湿结节，皮下硬痛，或红疹融合成不规则斑块，或有身肿或足肿，口苦口黏，或口渴不欲饮，大便黏滞，小便黄赤。舌质红，苔黄腻，脉滑数。

治法：清热利湿，宣痹通络。

代表方：宣痹汤加减（《温病条辨》）。

**3. 痰瘀热结，痹阻心脉**

主症：关节疼痛微肿，肌肤温热，胸闷或胸痛，时有憋气、心悸；胸脘痞满，纳呆，或见皮下结节或紫暗红斑。舌质黯红，舌苔黄厚或腻，脉弦滑或结代。

治法：化痰清热，祛瘀通络。

代表方：小陷胸汤加味（《伤寒论》）。

**4. 阴虚内热，消烁营阴**

主症：低热，午后潮热，倦怠乏力，心悸，烦躁易怒，关节肌肉红肿疼痛，触之发热，甚则屈伸不利，筋肉挛缩，两颧潮红，口干渴饮，大便干，小便短赤。舌质红，少苔或剥苔，脉细数。

治法：养阴清热，通络凉血。

代表方：补肝散加减（《证治准绳》）。

**5. 气血两虚，正虚邪恋**

主症：病程日久，神疲乏力，面色黯淡或萎黄无华，头晕，心悸，气短，自汗，动则尤甚，唇甲发绀，形体瘦弱，关节肿痛不明显，或关节肿胀僵硬，麻木不仁，行动艰难，或夜寐不宁。舌质淡有齿痕或紫暗，苔薄白，脉细弱或结代。

治法：补气养血，祛瘀通络。

代表方：三痹汤加减（《妇人良方》）。

## 六、临 床 研 究

风湿热的基础研究和应用研究的数量均较少，尤其是近5年。基础研究主要集中于临床表现和器官累及的差异性，临床应用研究集中在抗生素有效性，使用清热解毒中药治疗风湿热是中医药治疗的热点。

### （一）临床基础研究

一项对92例风湿热患儿临床研究的分析发现，关节受累以膝和踝关节最多，膝关节55例，占59.8%，踝关节49例，占53.3%。关节超声提示滑膜增厚伴或不伴有关节腔少量积液，X线检查表明骨质均无异常改变。还有研究发现，以急性心力衰竭为首发症状的风湿性心脏炎发病早，除心脏症状外，常伴关节症状、神经系统症状和皮肤症状。特征性病变为二尖瓣病变，超声心动图有助于诊断和随访。抗感染、抗风湿、抗心力衰竭的内科综合治疗有效，但风湿性心脏瓣膜病后遗症发生率仍较高。

## （二）临床应用研究

一项在 18 例舞蹈病患者中比较卡马西平、丙戊酸和氟哌啶醇临床疗效的前瞻性研究显示，丙戊酸是最为有效的治疗方法。预期治疗 1~2 周后症状减少，但不会消失。药物应在舞蹈病症状消失后继续使用 2~4 周。

持续使用苄星青霉素 G 可使 71%~91%病例的新发链球菌咽炎发生率降低，87%~96%的病例新发 ARF 减少，可减轻 RHD 的严重程度及其相关死亡率。肌内注射青霉素比口服青霉素能够更有效预防疾病复发。

## （三）中医药研究

**1. 病证结合研究**

使用清热息风、安神止痉的中药，如天麻、钩藤等，治疗风湿热舞蹈病。对于不同症状，可加减其他草药，如发热不退加青蒿、柴胡；关节疼痛加香附、延胡索等；心律失常者选用相应方剂加减。针对风湿热引起的关节红肿、灼烧疼痛等症状，黄教授使用自拟清热通痹汤，包含金银花、连翘等草药，旨在清热通痹。疗效确切。

**2. 临床用药研究**

（1）**中药复方研究** RF 初期多为风热痹型，治宜清热解毒、疏风通络。方选银翘散加减，药用金银花、连翘等。咽喉肿痛、发热重者加板蓝根、牛蒡子、玄参等以增强清热解毒利咽之效；关节红肿疼痛明显者，用白虎桂枝汤加减。热毒炽盛者，酌用清瘟败毒饮等。兼湿邪、风邪者，酌加相应药方。湿热痹型表现为身热不扬、肢体疼痛等。治宜化湿清热、宣通经络。方选宣痹汤等，药用防己、薏苡仁等。关节肿痛明显者，加活血药；可用地锦草等局部浴洗。寒湿热痹型表现为关节红肿热痛、恶风畏冷等。治宜化湿清热、祛风散寒。方选桂枝芍药知母汤等，药用桂枝、炮附子等。寒痛甚者可加细辛、吴茱萸以温经止痛；热重者加黄连、石膏、知母以清热泄火；体虚者可加黄芪、党参、白术以益气扶正。阴虚热痹型表现为低热、倦怠乏力等。治宜育阴清热、通经活络。方选一贯煎加减，药用生地黄、北沙参等。心气不足、气阴两伤者，加西洋参等；心烦不寐、便干者，加酸枣仁、百合、柏子仁、火麻仁等养心安神、润肠通便之品。风湿性心脏病或心内膜炎出现急性心力衰竭时，应用参附龙牡汤，采用中西医结合方法救治。

（2）**中药单味研究** 有研究表明，风湿热应激前后使用雷公藤有抗炎增效减毒的作用，其中应激后抗炎增效作用减弱，而减毒作用增强，其配伍减毒体现了中医中"有故无殒"思想，减毒机制可能与抑制肝脂质过氧化并增强抗氧化水平有关。

# 七、转归与预后

风湿热影响关节、心脏及中枢神经系统，转归与预后因个体差异而异。有研究显示风湿热患儿可转归为幼年型 AS、幼年类风湿关节炎和过敏性紫癜等风湿病。约 70%的 ARF 患者可在 2~3 个月内恢复。单纯表现为关节炎的患者预后通常较好，经治疗可恢复。而急性期心脏受累者，如不及时合理治疗，可发生心脏瓣膜病，预后较差，需长期管理和治疗，可能需手术。舞蹈病等神经系统并发症预后一般较好，但少数患者可能有长期精神神经症状。总体而言，早期诊断和治疗对改善预后至关重要。心脏受累者需特别关注，及时治疗以防止严重并发症。

# 八、预防调护

初发预防为一级预防。预防疾病的发生需要采取一系列措施，包括改善居住条件、提升卫生水平、积极防范上呼吸道感染等情形。针对高风险和易感人群，推荐接种抗链球菌疫苗。当儿童、青年和成人出现疑似上呼吸道感染链球菌的症状时，建议使用青霉素或其他有效抗生素治疗，以防诱发风湿热。青霉素过敏者可选用磺胺类、头孢菌素、红霉素、阿奇霉素等药物替代。再发预防为二级预防。风湿热复发预防是持续应用有效抗生素，避免 GAS 侵入而诱发风湿热再发。预防应在初次风湿热发病后开始施行，目的是防止心脏损害加重。病情不同，注射长效苄星青霉素的剂量和频率也不同。青霉素过敏或耐药者，可使用红霉素、罗红霉素、林可霉素、头孢类或喹诺酮类。预防期限和超声心动图复查频率应根据风湿热发作次数、心脏受累程度而定。无心脏受累者，每 1、3、5 年复查一次超声心动图；有心脏炎者至少预防 10 年，根据心脏炎程度分别至 21 岁、35 岁或 40 岁，其间分别每 2 年、1 年、半年复查一次超声心动图。

中医认为，风湿热患者日常生活中应合理搭配膳食营养，顾护脾胃运化功能，尤其发热时应补充水分，给予易消化并富有蛋白质、糖和维生素的饮食，少吃辛辣刺激及生冷、油腻之物。充血性心力衰竭者应限制盐和水分摄入量。注重精神调养，首先应该让患者了解本病的性质，保持情绪乐观、稳定，增强患者战胜疾病的信心，调动其主观能动性，最大限度地发挥患者自己的康复能力。注意起居，避免居处潮湿、寒冷，保持室内空气新鲜，适当保暖，避免感冒。患者应在医生的指导下，合理加强锻炼，增强体质，进行心脏功能、关节功能的康复训练。病情稳定时，应进行适当室外活动如散步等，增强抗病能力。

### 课后思考

**思考题 1**：风湿热的病因、主要临床表现和西医治疗药物是什么？

**思考题 2**：风湿热如何辨证论治？

# 第十二章 风湿病常见动物模型

## 第一节 风湿病动物模型概述

风湿病是一类涉及关节、骨骼、肌肉等周围软组织及其他相关组织器官的自身免疫性疾病，具有病程长、发病机制复杂等特点。鉴于风湿病的复杂性和多样性，建立合适的风湿病动物模型不仅可以模拟人类风湿病的发病过程，用于研究其发病机制、病理过程，还可以为探究新的诊断治疗方法提供策略，对临床转化具有重要意义。

### 一、风湿病动物模型的定义

风湿病动物模型是指在医学研究中建立的具有人类风湿疾病表现的动物实验对象。风湿病动物模型模拟了人类风湿性疾病的病理生理过程和临床表现，主要应用于研究风湿病的发病机制、评价新的治疗方法和药物疗效。这些模型通常具有与人类风湿病相似的病理特征和免疫反应，能够为科研人员提供一个可控、可重复的研究环境。

### 二、风湿病动物模型的意义

选用人作为实验对象来推动生命医学的发展是十分困难的，临床所积累的经验在时间和空间上都存在着局限性，许多实验在操作方法上受到种种限制，而动物模型就可以克服这些不足，自古以来人们就发现和认识到这一点。风湿病动物模型帮助科技工作者不断突破科研难题，为风湿病相关实验的临床转化奠定独特研究基础。动物模型在风湿病研究中的意义主要表现在以下几个方面。

（一）风湿病发病机制研究

动物模型能够帮助科研人员深入了解风湿病的发病机制。通过对模型的观察和分析，研究者可以探索风湿病的免疫学、遗传学、分子生物学等方面的机制，从而揭示风湿病发生和发展的内在规律。

（二）药物研发和评价

动物模型是药物研发过程中不可或缺的一部分。针对风湿病的新药物或新疗法在应用于临床前，需要在动物模型中进行安全性和有效性的评估。通过动物实验，科研人员可以筛选出风湿病潜在的治疗靶标，进而设计有效药物。同时，也可通过风湿病动物模型来评估药物副作用和毒性，为临床试验提供依据。

（三）风湿病预防策略

动物模型可以用来研究疾病的预防措施。通过对模型进行不同的预防性干预，研究者可以探索预防风湿病发生的有效途径，为公共卫生政策的制定提供科学依据。

### （四）个体化治疗

动物模型有助于个体化治疗策略的研究。由于风湿病存在多种不同的亚型和临床表现，动物模型可以模拟不同的病理状态，帮助研究者探索针对不同患者的个性化治疗方案。

### （五）教学研究

动物模型在医学教育和专业培训中也发挥着重要作用。通过观察动物模型并对其进行实际操作，医学生和研究人员可以更好地理解疾病的特点并掌握治疗方法，提高临床实践能力。

动物模型的应用极大地推动了风湿病研究的进展，为疾病的预防、诊断、治疗提供了重要的科学依据。同时也需要注意动物模型与人类疾病之间存在的局限性和差异性，合理解释和应用动物模型实验结果。

## 三、风湿病动物模型的分类

在现代实验医学长时间的积累下，疾病动物模型各式各样且数量巨大，且处在不断改进、不断增加之中。我们根据模型的复制途径和实验对象对风湿病动物模型进行分类。

### （一）按动物模型的复制途径分类

按动物模型的复制途径，可将其分为自发性风湿病动物模型、诱发性风湿病动物模型及转基因和基因敲除风湿病动物模型。

**1. 自发性风湿病动物模型**

自发性动物模型（spontaneous or natural animal model）是指实验动物不需经过特殊的人为干预，在自然情况下就能以较高的频率发病，因而可用作人类疾病模型。这种模型通常通过培育近交系和发现突变系来获得。如 MRL/lpr 小鼠、BXSB 小鼠和 NZB×NZWF1 小鼠，它们是能较好地模拟人系统性红斑狼疮症状的自发性系统性红斑狼疮小鼠。这类模型由于疾病的发生、发展与人类相应疾病很相近，故有很大应用价值。

**2. 诱发性风湿病动物模型**

诱发性动物模型（induced or artificial animal model）是指对实验动物施加一定的物理或者化学因素的人为处置，使之出现与人类疾病类似的改变，即通常所说的复制动物模型，简称造模。例如，使用液体石蜡与无水羊毛脂复制的佐剂性关节炎模型是类风湿关节炎的经典动物模型。这类模型制作方法一般比较简便，实验条件容易控制，因而应用范围很广泛。

**3. 转基因和基因敲除风湿病动物模型**

转基因动物（transgenic animal）是指用基因工程技术将外源目的基因通过生殖细胞或早期胚胎导入胚胎染色体基因组内，使之稳定整合并能传给后代的一类动物。基因敲除动物（gene knock-out animal）是指用相应的分子生物学技术将结构已知但是功能未知的基因去除，或用其他序列相近的基因将其取代的一类动物。到目前为止，已建立了数千种转基因和基因敲除动物，广泛应用于生物学、医学、药学等研究领域，并取得了许多有价值的研究成果。在人类疾病研究中，转基因和基因敲除动物模型已应用于多种人类疾病动物模型的制作，为深入研究人类疾病的本质奠定了重要基础，并已显示出广阔的应用前景。然而，制备转基因动物和基因敲除动物需要熟练的操作技术，成功率不是很高，所需仪器设备价格昂贵，很难在短期内制备出大量模型动物。

## （二）按实验对象分类

按复制模型所用的对象分类可将动物模型分为整体动物模型和离体实验模型。整体动物模型是常用的疾病模型，也是研究人类疾病的常用手段。

## 四、风湿病动物模型的设计原则

成功的动物模型常常依赖于最初周密的实验设计，在设计风湿病动物模型时，科研人员需要遵循一系列的原则来确保模型的有效性、可靠性和适用性。以下是风湿病动物模型设计的关键原则。

### （一）相似性

动物模型应尽可能地模拟人类风湿病的临床表现、病理生理机制和免疫反应。这意味着所选的动物种类、模型的诱导方法和观察的疾病特征都应与人类的风湿病相似。

### （二）重复性

模型的建立应该是可重复的，能够在相同条件下重复产生相似的疾病表现和病理变化。这有助于确保实验结果的一致性和可靠性。

### （三）可靠性

动物模型应该能够稳定地反映出风湿病的关键特征，包括症状、体征和实验室指标。模型的可靠性还体现在能够重复产生一致的疾病严重度和进展速度。

通过遵循这些原则，科研人员可以设计出高质量、有效的风湿病动物模型，为风湿病的研究和治疗提供重要的实验平台。

## 五、影响风湿病动物模型质量的因素

影响风湿病动物模型质量的因素众多，主要包括以下几点。

### （一）动物的选择

动物的种类、品系、年龄、性别、体重等都会影响模型的质量。例如，某些品系的动物可能对特定的诱导剂更敏感，从而更容易产生风湿病的症状。此外，动物的遗传背景应尽量稳定，以便模型具有良好的重复性。

### （二）模型的构建方法

不同的诱导方法（如佐剂诱导、胶原诱导、转基因技术等）和操作技术（如注射技术、手术技术等）都会对模型的质量和一致性产生影响。在构建方法的选择上需要精准和合适，以确保模型的可靠性和稳定性。

### （三）环境和饲养条件

动物的饲养环境（如温度、湿度、光照周期等）和饲养管理（如饲料、清洁、群体大小等）都会影响动物的健康状况和疾病的发展。环境因素的稳定性和可控性对于维持模型的一致性至关重要。

### （四）实验操作的标准化

实验过程中的所有步骤都应遵循标准化的操作流程，以减少变异性和提高模型的可重复性，其中包括实验人员的培训和技能提升、实验设备的选择和维护等。

（五）评价指标和方法

评价风湿病动物模型的指标和方法需要标准化，包括临床评分、生化指标、影像学评估和病理学检查等。评价方法的准确性和可重复性直接影响对模型质量的判断。

综合考虑上述因素，并在实验设计和实施过程中进行严格控制和优化，可以提高风湿病动物模型的质量，从而为风湿病的研究提供更准确和更可靠的实验数据。

## 第二节　类风湿关节炎动物模型

目前应用较为成熟的类风湿关节炎动物模型主要有胶原诱导性关节炎（CIA）、佐剂性关节炎（AA）、卵清蛋白诱导的关节炎（OVA）、降植烷诱导的关节炎（PIA）、转基因关节炎动物模型等。主要的造模动物有鼠类、兔类、犬类、小型猪、羊及非人灵长类动物，其中鼠类是应用最广泛的模型动物之一。

### 一、胶原诱导性关节炎

胶原诱导性关节炎模型是由 TRENTHAM 等于 1977 年创立，他们提出 50% 的 RA 患者有自身抗胶原抗体，并观察到用异源Ⅱ型胶原抗原可诱导大鼠出现破坏性多关节炎，该模型是目前公认的最佳 RA 动物模型。科研人员一般选择啮齿类及灵长类动物为造模对象，其中大鼠作为载体运用最多，有学者认为 Wistar 和 SD 大鼠发病率和发病程度明显高于其他品种。

（一）模型复制方法

将Ⅱ型胶原（一种与免疫系统隔绝的蛋白质，大量存在于关节软骨中）溶于 0.1mol/L 的醋酸中，在 4℃下搅拌使其充分溶解，浓度为 2g/L，置 4℃冰箱过夜，再将灭活卡介苗（BCG）置于液体石蜡中，配成 2g/L 的完全弗氏佐剂，将两者等体积混合、乳化，制成Ⅱ型胶原乳剂。将该乳剂于小鼠的尾根部皮内注射 0.1ml 致炎，第 21 日腹腔注射乳剂 0.1ml 作为激发注射。

（二）模型特点

首次免疫注射后，皮内注射部位可形成多处小溃疡，此为局部炎症刺激反应，一般 1 周左右可自行结痂愈合；关节炎体征表现为：致炎后第 24 日，小鼠出现关节肿胀，先两个后足，然后蔓延到前足和尾部，并日渐加重，致炎后 36 日达到炎症高峰。使用足爪测量仪测足爪发现，致炎后第 28 日，小鼠的足爪明显大于正常对照组。在发病过程中，小鼠的毛色失去光泽，轻微脱毛，体重减轻，伴有耳及尾部的炎症病灶。肉眼可见单个或多个关节红、肿，小鼠行动不便；光镜下早期滑膜组织有中性粒细胞、单核细胞、淋巴细胞浸润，继之滑膜细胞增生、排列紊乱，纤维素渗出，胶原纤维沉着，纤维素样坏死，即出现滑膜炎表现；电镜下滑膜细胞线粒体减少，溶酶体增多，细胞间隙增大，关节腔内渗出液细菌培养阴性，提示 CIA 为非感染性炎症。

（三）模型应用前景

CIA 模型在临床症状、病理学改变、免疫反应等方面都与人类 RA 特征高度相似，如都出现对称关节受累、肢体远端关节侵犯、滑膜增生炎症、血管翳形成及软骨和骨的破坏等情况。然而，CIA 模型与人类 RA 也存在较为显著的差异，CIA 模型中虽存在自身抗体，但无 RF 及抗核抗体，也无

RA 皮下结节、浆膜炎、血管炎等关节外表现；其次，该模型无复发情况，也无病情的波动，动物模型在发病时间、发病率及给药剂量方面均无统一标准。

## 二、佐剂性关节炎动物模型

20 世纪 50 年代由细菌学家 Freund 创立的 AA 模型，又称费氏佐剂关节炎模型，是复制免疫性关节炎动物模型的基本方法。Freund 佐剂分为完全佐剂（CFA）和不完全佐剂（IFA），构建 AA 模型可选用大鼠、小鼠、家兔等啮齿动物。

### （一）模型复制方法

CFA 是将高压灭菌的液体石蜡与无水羊毛脂按 2∶1 或 6∶4 比例混合制成总体积为 1ml 的混合液，加入经 80℃灭活减毒的卡介苗或 10mg 干燥结核死菌充分乳化混匀，制成卡介苗或干燥结核死菌浓度为 10g/L 的乳剂，于大、小鼠后足跖部或尾根部皮内注射。家兔造模方法则采用单侧足跖、背部皮下注射 CFA 乳液 0.4ml，同时于肩胛部任意 4 点注射 CFA 乳液，每点 0.2ml，造模 7 日后于背部或足跖背部再次注射 CFA 乳液进行加强免疫。

### （二）模型特点

通常于造模后第 2 日出现早期关节炎表现，持续 2~3 日后症状逐渐减轻，7~8 日再度肿胀，继发病变于致炎后第 10 日左右出现，表现为继发侧（对侧）关节进行性肿胀。大鼠 AA 是以多发性关节炎为特征的、由 T 细胞介导的慢性全身性免疫性炎症。其症状表现为 T 细胞功能、T 细胞致分裂素反应低下，其免疫学指标与 CIA 稍有不同。AA 大鼠血清中蛋白水平与炎症参数（关节肿胀度、IL-6 活性等）呈平行改变。血清中结合珠蛋白、黏蛋白、α2-微球蛋白、分泌性蛋白因子-3、α-抗胰蛋白酶、C-反应蛋白等水平均升高，而激肽释放酶结合蛋白、α-抑制因子Ⅲ、载脂蛋白 A-Ⅰ、载脂蛋白 A-Ⅳ、卵清蛋白、转铁蛋白等水平下降。在 RA 发病中，内分泌系统分泌的甾体类激素、性激素等及外周神经系统分泌的去甲肾上腺素或 P 物质等介质到达滑膜细胞与相应受体特异性结合，通过反馈系统调节局部的炎症过程。交感神经系统分泌的去甲肾上腺素、肾上腺素、内啡肽和甲硫氨酸脑啡肽（Met-Enk）可以促进 RA 患者滑膜成纤维细胞 IL-6、IL-8 的分泌。

### （三）模型应用前景

AA 模型在发病症状，如关节肿胀及软骨破坏等，病理表现，如增生性滑膜炎、血管翳、炎性浸润和肉芽肿形成等，以及关节外症状，如累及脾脏、肝脏、骨髓、皮肤和眼等方面接近人类 RA，其不足是无慢性病理过程及自身抗体、病变有自限性，造模 AA 大鼠 4 个月炎症自行消退，与人类 RA 不符。

## 三、卵清蛋白诱导的关节炎模型

OVA 模型是 1962 年 DUMONDE 与 GLYNN 以家兔为实验载体，首先建立的一种可持续数月的迟发性变态反应性 RA 动物模型，其炎症反应与抗原的颗粒性、不溶性等因素相关。

### （一）模型复制方法

将卵清蛋白溶解于生理盐水配成 20g/L 的溶液，然后与等量弗氏佐剂充分混合。于动物背部皮下注射，1 次/周，连续 3 周致敏，末次注射 2 周后于关节内注入 5mg 卵清蛋白（溶于 50μl 生理盐水）。注射后 24h 内，模型动物注射部位关节出现红肿热痛等急性炎症的表现，发病率达 100%。

## （二）模型特点

OVA 模型的病理改变有增生、血管翳形成和软骨及骨破坏。第一阶段为关节内注入抗原后 24h 内，动物可出现关节肿胀，关节直径可增加 32%，病理表现为急性滑膜炎，伴有大量渗出液。随后关节肿胀有所减轻，但仍比正常关节肿大。第二阶段为 1~4 周，关节滑膜明显增生，血管翳形成。滑膜细胞由 1~3 层增至 5~10 层，主要由单核细胞、巨噬细胞组成，淋巴细胞数量次之。这一阶段部分动物可出现早期软骨破坏。第三阶段在 4 周后，不可逆的关节软骨及骨破坏出现，表现为软骨细胞的坏死、软骨纤维化、软骨下新骨形成，最后可出现骨变形。直到 6 个月的观察期结束，慢性炎症仍存在。

## （三）模型应用前景

OVA 模型可在兔、羊等动物上复制，由于不需要使用近交系动物，炎症的发生易于复制，且关节相对较大，比较适用于类风湿关节炎的治疗研究，如光动力疗法、无创治疗等。

## 四、降植烷诱导的关节炎动物模型

降植烷（2，6，10，14-四甲基十五烷）是一种常用的致炎剂。PIA 动物模型常选用 BALB/c、DBA/1 小鼠及 DA、Lewis、E3 大鼠作为实验动物，SD、Wistar 等远交系大鼠也可供选择。

### （一）模型复制方法

PIA 小鼠模型制备方法为：在小鼠尾根部注射降植烷 500μl，7 周后注射等量降植烷加强免疫，首次注射后 10 周左右即可观察到关节肿胀。PIA 大鼠模型制备方法为：于 DA 大鼠尾根部皮内一次性注射降植烷 300μl，注射 1~2 周可见四肢掌指、指间及踝关节红肿，动物行走障碍，关节活动度下降，第 3~4 周达高峰，发病率可达 100%，急性炎症消退后病程仍迁延数月，反复发作，慢性进展。

### （二）模型特点

该模型是受 T 细胞和 MHC-II 类分子调控产生的慢性、联合特异性关节炎，主要依赖于 $CD4^+T$ 淋巴细胞活化致炎，主要通过免疫系统的非特异性刺激引起自身反应性 T 淋巴细胞活化，进而导致关节急性炎症，随即关节急性炎症进入慢性进展和反复发作阶段，表现为一个较长的慢性迁延期。

### （三）模型应用前景

PIA 模型重复性好，与人 RA 病变关节组织病理改变相似：都有滑膜增生、软骨破坏、骨缺损、炎症细胞浸润（以中性粒细胞和单核细胞为主）和血管翳形成。

## 五、转基因关节炎动物模型

除诱导性关节炎模型，转基因动物的 RA 模型主要包括 K/BxN 转基因模型、TNF 转基因小鼠模型等，可作为研究靶向生物制剂和病理机制的良好模型。

### （一）K/BxN 转基因模型

**1. 模型复制方法**

K/BxN 转基因模型小鼠是 KRN T 细胞受体转基因小鼠与 C57BL/6x NOD 小鼠杂交的后代，是 20 世纪 90 年代首次建立的自发性关节炎小鼠模型。

**2. 模型特点**

该模型小鼠 3～4 周即可见关节炎急性发作，表现为关节肿胀、滑膜及血管增生、血管翳形成、软骨及骨破坏等，缓慢进行性发展表现为关节损伤、关节畸形（远端关节为主）；较为特别的是该模型血清中存在大量自身抗体。

**3. 模型应用前景**

K/BxN 转基因模型发病率高，重复性好，与 RA 疾病相似度高，对于 RA 发病机制的相关研究具有重要意义。

### （二）TNF 转基因模型

**1. 模型复制方法**

通过修饰 C57BL/6 小鼠 3′ 端的 UTR 区域，使其表达高水平 TNF-α，致自发性关节炎发生。

**2. 模型特点**

TNF-α 转基因模型小鼠 3～4 周时出现自发性慢性炎症，可见关节炎、滑膜增生及炎症细胞浸润等，小鼠在 10 周龄时发展成 RA，可见与人 RA 特征相似的表现，如具有慢性进行性的对称性关节炎、血管翳形成、关节软骨及骨破坏，该模型成模率 100%。

**3. 模型应用前景**

鉴于 TNF-α 基因敲除研究，目前已有多种 TNF-α 抑制剂出现，这对于 RA 的药物治疗向着生物制剂发展有着不可替代的价值。但单一的致病因素也限制了其在多靶点药物的治疗效果评价方面的应用。

在类风湿关节炎动物模型中，CIA 和 AA 是经典的模型复制方法，除具有较丰富的研究基础外，两种模型的病理变化和患者的临床表现也具有较高的相似性，其中以 CIA 最为突出。因此，CIA 也是应用最广泛的模型。OVA 适用于对实验对象体型有要求的特殊实验，例如药品注射、细胞移植等。PIA 由于模型中伴有多种自身抗体升高，病程存在延缓迁延的特点，故多应用于研究 RA 慢性病程或者自身抗体相关的实验中。转基因模型可以在分子生物学的水平上探究 RA 的病因病机，从表观遗传的角度寻找治疗药物。

## 第三节 系统性红斑狼疮动物模型

SLE 动物模型探索涵盖小鼠、猫、犬类、兔、树鼩及非灵长类动物等多个品系。目前，SLE 实验研究多选择小鼠，一些自发性 SLE 小鼠能较好地模拟人 SLE 的症状，如 MRL/lpr 小鼠、BXSB 小鼠和 NZB×NZW F1 小鼠。其中 MRL/lpr 小鼠是最经典的 SLE 动物模型，被广泛用于神经精神性 SLE 的研究，NZB×NZW F1 小鼠被认为是人类自身免疫病的最佳天然模型动物，而至今，非抗原性佐剂姥鲛烷（Pristane）诱导小鼠模型是唯一可模拟 SLE 患者体内干扰素过表达的模型。

### 一、MRL/lpr 小鼠 SLE 模型

#### （一）模型复制方法

C3H/HeDi、LG/J、AKR/J 和 C57BL/6J 小鼠交配至 12 代时产生。

#### （二）模型特点

MRL/lpr 小鼠模型是由 MRL 品系小鼠中 Fas 基因发生 lpr 自发突变而产生的。Fas 基因编码的蛋白质是调节细胞凋亡的关键因子，lpr 突变导致 Fas 介导的凋亡途径受损，进而引起 T 细胞和

B 细胞的异常增殖和自身免疫反应。雌性 MRL/lpr 小鼠通常比雄性更早出现 SLE 症状。MRL/lpr 小鼠的病情进展与人类相似，症状随年龄增长而逐渐加重，包括淋巴结肿大、肾脏损伤、皮炎和关节炎等。

（三）模型应用前景

MRL/lpr 小鼠作为经典 SLE 模型，根据中西医关于 SLE 的诊断标准，其模型符合度可达 75%，能较好地反映 SLE 患者的临床表现，且具有发病早的优点。但其模型复制成本较高，且 Fas 突变不会驱动人类 SLE，淋巴结肿大、脾肿大和双阴性 T 细胞不存在或更少见于人 SLE。

## 二、NZB×NZW F1 小鼠 SLE 模型

（一）模型复制方法

将新西兰黑鼠（NZB）与新西兰白鼠（NZW）进行杂交而产生的第一代杂交后代（F1）。这种杂交品系的小鼠能够表现出与人类 SLE 类似的临床表现和病理特征。

（二）模型特点

NZB×NZW F1 小鼠通常在 3~6 月龄时开始表现出 SLE 的症状，随着年龄增长，症状会逐渐加剧。同时它们会自发产生高滴度的自身抗体，如 ANA 和抗双链 DNA 抗体（anti-dsDNA）。这些小鼠会出现溶血性贫血、蛋白尿和进展性免疫复合物型肾小球肾炎等临床表现。雌性小鼠的发病率通常比雄性小鼠更高，症状严重程度也更为明显。

（三）模型应用前景

NZB×NZW F1 小鼠 SLE 模型是多基因疾病模型，并且可通过干扰素加速疾病进程，同时在复制模型时需要 2 个品系的交叉才能引发 SLE。随着研究技术的不断进步，该模型的应用潜力将会进一步扩大。

## 三、Pristane 诱导的 SLE 小鼠模型

（一）模型复制方法

选择健康、年龄相近的 BALB/c 小鼠，通常为 6~8 周龄的雌性小鼠，因为雌性小鼠对 Pristane 的应答更为敏感，更易于诱导出 SLE 模型。一次腹腔注射 0.5ml 的 Pristane，至 8 个月时，造模结束，取材检测。

（二）模型特点

肉眼观察大多数模型小鼠的腹腔内可见各脏器根部、肠系膜上附有点状或块状物质，白色质硬，病理切片证实为反应性增生、钙化，中心为注射的 pristane，周围被大量脂肪细胞和炎性细胞层层包围；个别小鼠可见脾大及出现大量腹水。

（三）模型应用前景

Pristane 诱导的 SLE 小鼠模型具有较高的可靠性和重复性，与其他化学药物诱导的 SLE 动物模型相比，其临床特征最为经典，适合进行大规模的药理学和免疫学研究。

## 四、慢性移植物抗宿主病小鼠模型

### （一）模型复制方法

体重为 16g 左右、年龄为 6～8 周龄的雌性 DBA/2×雄性 C57BL/6J 的 F1 代小鼠，通过尾静脉注射其母鼠 DBA/2 淋巴细胞诱导模型，观察 12 周。

### （二）模型特点

慢性移植物抗宿主病（cGVHD）小鼠模型的发病特点是淋巴样增生，它可产生与临床 SLE 患者相似的自身抗体，以及严重的免疫复合物介导的肾脏疾病。10～12 周时各项观察指标均改变明显，免疫荧光显示 IgG、IgM、C3 沿毛细血管壁及系膜区沉积。12 周时肾小球系膜呈中到重度增殖，内皮下可见大量免疫复合物，有局灶性或弥漫性肾小球硬化，出现类似人类 V 型狼疮肾炎表现。

### （三）模型应用前景

cGVHD 小鼠模型是国际上公认的狼疮小鼠模型，可通过实验方法诱导，实验条件易控制，且发病早，其病变与人类狼疮性肾炎的典型表现相似，尤其适合作为狼疮性肾炎研究的模型，本方法建立的狼疮小鼠模型制作简便，时间短，发病迅速，病变特征典型，成模率高。

# 第四节　干燥综合征动物模型

以动物模型为载体进行研究，一直是研究人干燥综合征（SS）的重要途径，研究和开发实验性动物模型，不仅有利于阐明 SS 的主要发病机制，还可以探索新的临床诊断标准和治疗方法。目前，SS 的动物模型主要是鼠类，包括大鼠和小鼠。然而大鼠存在造模成本高、性价比低等问题，限制了其在实际实验中的应用。小鼠具有易繁殖、饲养成本低及在遗传基因方面与人类具有的高度相似性等特点，这些特点使其在 SS 动物模型中得到了广泛的应用。根据 SS 样小鼠发病方式的不同，将其分为诱导型、基因型和杂交型 3 类。

## 一、诱导型 SS 小鼠模型

### （一）模型复制方法

以 SSA/Ro-60 kD、Ro-52 kD 及 M3R 抗原肽诱发小鼠产生针对自身抗原的免疫应答和抗原抗体反应，经过持续免疫数周，最终建立干燥综合征（SS）动物模型，至造模完成，这是 SS 小鼠模型的主要诱导方式之一。此外，还可以使用以碳酸酐酶Ⅱ、巨细胞病毒为主的病毒抗原免疫的诱导手段。

### （二）模型特点

抗原肽和病毒抗原诱导手段均打破外分泌腺的免疫平衡和免疫耐受，引发自身免疫紊乱，使小鼠泪腺分泌受损，出现明显的淋巴细胞浸润。

### （三）模型应用前景

诱导型 SS 小鼠模型模拟环境暴露因素致病的方式，虽然有利于临床诊疗的研究，但不同品系小鼠诱导后的具体表现不一样。诱导剂对不同实验对象的特异性识别作用仍需更多的证据验证，从而进一步提高诱导型 SS 小鼠模型与人类 SS 的关联性。

## 二、基因型 SS 小鼠模型

近年来，随着人类遗传学的不断发展，基因修饰小鼠在 SS 中的应用也逐渐广泛。对 SS 的发病机制进行研究和对其特定发病基因进行修饰使得小鼠在病理组织、血清免疫和遗传性等方面表现出 SS 样特征。目前报道的基因型 SS 小鼠模型有 TSP1 基因敲除型、ACT1 基因敲除型、BAFF 转基因型等。但它们都存在一定局限性，如仅泪腺表现 SS 样改变或仅早期出现 SLE 相关症状。

尽管人与小鼠在基因层面存在高度的相似性，但由于人类基因转录表达及免疫调控的高度复杂性，基因修饰小鼠的研究起步较晚，所以基因型 SS 小鼠模型的研究还存在许多未知性，对 SS 样基因小鼠的研究成果的临床转化仍需保持谨慎态度。

## 三、杂交型 SS 小鼠模型

诱导型和基因型 SS 样小鼠都是高度人为干预的结果，而自然杂交发展的 SS 样小鼠模型，在临床表现和免疫反应等方面与人 SS 存在诸多相似之处。目前有许多通过杂交手段形成的 SS 样小鼠模型，其中以 NOD 小鼠及其亚型 NOD.B10.H2b 和 C57BL/6.NOD-Aec1Aec2 小鼠最具代表性。

### （一）NOD 小鼠

NOD 小鼠是由 JCL-ICR 品系小鼠衍生的 CTS 糖尿病小鼠近交培育而来。最初培育时发现 NOD 小鼠在 13 周时的饮水量是发病前的 4 倍左右，22~26 周龄的雌性 NOD 小鼠下颌下腺会出现明显的淋巴细胞浸润损害。之后，抗 SSA、SSB 抗体、抗 α 胞衬蛋白抗体、抗 M3R 抗体等人 SS 特异性抗体陆续在 NOD 小鼠体内被发现。

### （二）NOD.B10.H2b 小鼠

NOD.B10.H2b 小鼠是通过将敲除 MHCI-E 表达的 NOD 小鼠与 C57BL/10SnJ 小鼠杂交，得到了 MHC 杂合子小鼠，再与 NOD 小鼠进行一系列回交之后，最终培育而成。NOD.B10.H2b 小鼠最大的特点是仅独立表现 SS 样改变，没有发展成为胰腺炎或糖尿病的趋势，而且还表达出许多与人 SS 疾病相似的特征，包括 SS 的性别差异、自身抗体的产生、外分泌功能障碍及肺部和肾炎症，因此可能更适合用于 SS 的研究。

### （三）C57BL/6.NOD-Aec1Aec2 小鼠

在 NOD 小鼠体内被明确认定具有糖尿病易感性的染色体区间（又称为 Idd 区域）中，Idd3 和 Idd5 与 SS 外分泌腺损害关系最为密切。将两种杂合子小鼠 C57BL/6.NODc3（Idd3，Idd10，Idd17）和 C57BL/6.NODc1t（Idd5）体内的 Idd3 和 Idd5 部分区间进行基因标记后，再通过一系列回交和传代繁殖，最终得到带有纯合子 Idd3 和 Idd5 部分区间的 C57BL/6.NOD-Aec1Aec2 小鼠。该模型小鼠从 12 周龄开始出现唾液腺分泌障碍，并随着周龄的增加出现泪腺分泌功能障碍，而且具有相对的独立性，避免了 NOD 小鼠多重免疫耐受缺陷的影响。C57BL/6.NOD-Aec1Aec2 小鼠被频繁应用到 SS 的研究中，为研究 SS 的发病机制提供了各种新的证据。

## 第五节　强直性脊柱炎动物模型

随着 AS 研究的不断进展，各国学者分别探索并构建了炎症诱导或转基因层面等若干种 AS 动物模型，这些动物模型不仅可以研究疾病的发生机制，还可以研究可能存在的治疗靶点，为治疗提供新的思路和方法。常用的 AS 动物模型主要是鼠类，包括大鼠和小鼠。

## 一、HLA-B27 转基因 AS 动物模型

HLA-B27 是一种由 I 类主要组织相容复合体（MHC）等位基因编码的人类白细胞表面抗原，主要作用是向 T 淋巴细胞提呈内源性抗原，即让 T 淋巴细胞能够特征性地杀伤组织。

### （一）HLA-B27/人 β2m-双转基因大鼠模型

HLA-B27 和 hβ2m 双转基因大鼠自发地发生外周关节炎症和脊柱关节炎症，转基因的拷贝数目越多，模型鼠的附着点炎症、骶髂关节炎、胃肠炎症等症状特征表现越明显。目前，该模型已成为最受欢迎的模型之一。但该模型仍具有较多局限性，例如造模时间长、价格昂贵、操作复杂、成模率低等，很大程度限制了它的使用。而小鼠具有体积小、成本低的优势，逐渐成为替代对象。

### （二）HLA-B27/鼠 β2m-双转基因小鼠模型

这一类针对小鼠的遗传背景构建的双转基因模型，与 HLA-B27/人 β2m-双转基因大鼠模型相比，具有雄性小鼠的发病率高于雌性的特点，并且该模型小鼠在无特殊病原体环境下不发病，只在普通环境下表现出 AS 病变。该模型具有与临床类似的病理表现，例如双足关节炎、足踝关节炎、软骨关节融合及关节强直等。但是这种强直主要影响关节边缘，在整个模型期均不能引发中轴关节病变，因此，该模型在实际应用时是否可作为 AS 模型尚有争议，仍需要结合临床病程特点综合考虑。

## 二、炎症导致的 AS 动物模型

### （一）BALB/cZAP-70W163C 突变（SKG）Curdlan 诱导的 AS 小鼠模型

SKG 小鼠是一种 TCR 酪氨酸蛋白激酶 ZAP-70SH2 区 C 端 W163C 基因突变的 BALB/c 小鼠。该模型的复制方法是向 SKG 小鼠腹腔注射酵母多糖或者 β-1,3-葡聚糖，使其出现双后脚趾肿胀、踝关节水肿、耳鼻眼周边发红等症状。病理检查显示椎间盘、椎间韧带附着处大量炎症细胞浸润，关节外出现肠炎、皮炎等并发症状。这些提示该模型与人类 AS 的复杂特征具有良好的相似性，是理想的动物模型之一。

### （二）蛋白聚糖诱导的 AS 小鼠模型

该模型使用蛋白糖对关节炎易感的 BALB/c 和抗炎的 DBA/2 小鼠及其 F1、F2 代进行反复免疫，构建得到 AS 小鼠模型。这种小鼠模型早期会出现外周关节炎症，后期出现脊柱关节变性和功能受限。病理检查会出现滑膜炎、软骨侵蚀、软骨细胞增殖等现象。该模型造模操作简单、周期短、症状明显、成模率高，并且与临床人类 AS 具有较多相似性，对于在分子水平上研究 AS 的发病机制及免疫应答反应具有重要价值。

### （三）TNF 相关的 AS 小鼠模型

TNF 相关的 AS 小鼠模型，是将人的 TNF 基因转入小鼠内或者在特定条件下将小鼠染色体中 AU 序列富含元件删除，两者均达到使 TNF mRNA 表达增加的目的。TNF 转基因 AS 模型在病变过程中由于不累及脊柱和椎间盘，因此不适用于研究人类 AS，但是，其自发出现慢性多关节炎的特点适用于有关关节炎的炎症信号通路研究。后者基因敲除型在模型期间表现为脊柱关节炎、关节强直、骨赘形成，很好地模拟了人类 AS 的发病特征，这也为研究 TNF 抑制剂作为 AS 潜在治疗靶点提供了可能性。

# 第六节 银屑病关节炎动物模型

PsA 是银屑病的一种特殊类型，常见表现为外周关节炎、指（趾）炎、附着点炎和脊柱炎，早期识别 PsA 并及时给予治疗对改善预后非常重要，但由于无法对 PsA 患者进行常规活检，因此建立能够模拟人类 PsA 特征的动物模型对该病的研究十分重要。目前常用的 PsA 模型动物是鼠类，主要选择小鼠进行模型复制。

## 一、自发性动物模型

### （一）DBA/1 小鼠

DBA 模型最初是由 Little 构建的，包括 DBA/1 和 DBA/2 两个主要的亚系。

该小鼠模型能自发出现银屑病样皮损，成模特征为关节肿胀、关节僵硬及关节变形，病理表现主要为软骨内骨形成、指炎及骨膜炎。该模型发病与 IL-17 密切相关，这对于有针对性的研究 PsA 发病过程中炎症通路的作用具有重要意义。

### （二）C57BL/10 小鼠

在 C57BL/10 小鼠中，以 B10. BR（H-2k）为代表，早期表现出类似于 PsA 中的附着点病变，如出现增殖性炎症，轻度白细胞浸润，关节韧带附着处轻度骨质侵蚀。雄性 C57BL/10 小鼠在 6～10 月龄时关节炎发生达高峰期，约 20% 的小鼠会自发出现踝关节强直性附着点炎，如果再转入人 HLA-B27 基因，自发性关节炎的发病率会明显增加，但是这种表现只发生在普通环境，无菌环境下不会出现自发性关节炎症状，因此选用此模型时需要注意饲养环境的选择。

## 二、诱发性动物模型

### （一）多西环素诱导型 PsA 小鼠模型

该模型的复制方法是利用四环素反应构建 TNF-α 转基因小鼠模型，然后定期对该转基因鼠模型喂食多西环素蔗糖水。小鼠约 2 周后出现前后爪趾红肿，并随着多西环素的持续使用症状加重。成模后，小鼠没有表现出踝关节的病变，仅远端关节爪趾发生变形，伴随软骨破坏及炎症，出现活动受限，这种症状与人类 PsA 的典型特征"腊肠指"极其相似。该模型的造模过程是可控的，并且停药后 3～5 周小鼠病变爪趾即可恢复正常，这对于研究 PsA 的恢复过程具有重要意义。

### （二）甘露聚糖诱导的 PsA 小鼠模型

甘露聚糖诱导 PsA 小鼠模型是给如 NCF1 基因突变等易感小鼠腹腔内注射酿酒酵母产生的甘露聚糖，使小鼠产生耳部、足掌处表皮角化过度，棘层增厚等银屑病样皮肤损伤和关节红肿病变。该模型的特点是在小鼠自身缺陷的基础上通过使用甘露聚糖诱导激活组织内巨噬细胞，从而促进炎症因子产生，引起 PsA 样病变。但是由于人类 PsA 的发病过程是获得性免疫和先天免疫共同发挥作用的结果，而该模型获得性免疫发挥的作用较小。因此，该模型并不能完全复刻 PsA 的临床症状，但后期可在此模型的基础上进行模型的优化。

## 三、基因工程动物模型

### （一）JUNB/c-JUN 双基因敲除小鼠

JUNB 是调节细胞增殖、分化和细胞因子表达的重要蛋白，c-JUN 作为 JUNB 的一种拮抗剂，在银屑病中普遍表达，两者均与银屑病发生发展密切相关。该模型的复制方法是在双基因敲除背景下向小鼠腹腔注射他莫昔芬，小鼠 8~10 日开始出现银屑病样症状，18 日后，出现耳朵、足爪、尾部等鳞屑性斑块。病理组织学检查发现表皮角化过度、棘层增厚明显、表皮中性粒细胞浸润、巨噬细胞增多。该模型表现出与人类 PsA 的骨质破坏和骨膜炎等类似的关节病变，这对于 PsA 的临床研究具有重要意义。

### （二）IL-23 过表达小鼠

该模型的复制方法即构建质粒使小鼠体内过表达 IL-23，当模型表现出外周及中轴关节附着点炎症、指关节炎症、银屑病样皮肤病变及主动脉根部炎症时，即为造模成功。此外，该模型出现的骨质破坏、新骨生成的关节病变与人类 PsA 病变特征相似。该模型模拟了 PsA 的发病机制，具有较强的可靠性，目前很多学者均在此模型基础上开展相关研究。

# 第七节　骨关节炎动物模型

OA 是一种常见的慢性关节疾病，它会导致关节软骨的退化、关节疼痛和功能受限。目前，OA 的诊疗研究领域不仅有内科药物治疗、外科手术治疗、物理疗法等，还包括中医、西医、中西医结合等药物及非药物治疗方案的探讨和研究。设计并选择合适的实验研究模型成为实验可行性、结果可信度的重要保证。用于复制 OA 动物模型的动物种类包括鼠类、兔、犬、猪、羊等，常用的主要是大鼠和小鼠。

## 一、自发性动物模型

### （一）C57BL 小鼠

C57BL 小鼠在 3 个月龄时关节软骨基质中的糖胺聚糖染色性降低。6 个月龄时大部分小鼠关节软骨可出现 I 度骨关节炎改变，主要表现为半月板游离缘附近的关节软骨表面不平整，排列在最表层的扁平软骨细胞脱落、消失，软骨下骨小梁密度改变。18 个月龄时所有小鼠均可出现 I 度以上的 OA 改变。

### （二）豚鼠

以往研究证实，豚鼠在 12 月龄后股骨内侧髁中央可出现与人类 OA 相似的病理变化，其疾病病理学始于生命早期，并显示出许多类似于人类原发性 OA 的特征。

### （三）BCBC/Y 小鼠

来源于 B6C3F1 小鼠的 BCBC/Y 小鼠，形成以踝关节为典型的 OA 损伤部位，伴有关节肿胀和畸形，关节软骨变薄且有裂隙及侵蚀，关节边缘多形成骨赘，并且随着鼠龄增长小鼠多有瘫痪。

## 二、诱发性动物模型

### （一）手术诱发

传统的造模方法有切除模型动物膝关节前交叉韧带、后交叉韧带、内侧副韧带及摘除内侧半月板和进行节软骨划伤，此外还有通过切断 SD 大鼠踝关节外侧副韧带建立 SD 大鼠踝关节 OA 模型。这种通过手术破坏组织来造成关节损伤诱发 OA 模型的方式，实验进展快，模型效果明显，适合实验周期较短的研究。

### （二）非手术诱发

非手术诱发的 OA 关节模型是通过物理或化学刺激的方式构建模型，如利用跑台对小鼠进行关节强迫运动、关节注射透明质酸酶、胶原酶等。传统 Videman 造模法是经典的非手术诱导体外 OA 的造模方法，该方法可较好地模拟人类膝盖骨关节炎症，避免了手术创伤和关节内部操作的影响。

## 三、基因工程动物模型

这一类模型主要是通过干预与 OA 发病有关的基因，使小鼠产生 OA 样病理变化。例如敲除 COL2A1、ACAN 可以产生软骨缺陷，过表达 IL-1β、TNF-α 可以模拟 OA 炎症反应。这种通过基因工程干预特定基因水平的造模方式相比于自发性动物模型具有培育周期短的优点，相比于诱发性模型具有创伤小、模型稳定性高的优势，但是该模型的成本较高，对于实验者经济水平具有挑战。

# 第八节　其他风湿病相关动物模型

## 一、系统性硬化病动物模型

SSc 的动物模型通常选择鼠类，目前主要的动物模型有博来霉素诱导的模型和转基因小鼠模型。博来霉素是一种化疗药物，研究人员通过对小鼠皮下注射建立 SSc 样小鼠模型。该模型同时具备炎症反应、局部皮肤纤维化、肺纤维化及自身免疫反应等特征。TGF-β 通路是参与 SSc 组织纤维化的重要通路之一，Cre-ER 转基因小鼠是在 TGFβRI 基因上游引入原 α2（I）胶原基因的转录增强子和他莫昔芬诱导的 Cre/loxP 系统，小鼠出生后 2 周给予 4-羟基他莫昔芬，激活 TGFβRI 表达，小鼠会逐渐出现全身进行性真皮纤维化，但不会出现肺纤维化，并可见肾、肺和肾上腺动脉血管壁增厚。此外还有 SIRT3 基因敲除、FLI1-KLF5 双杂合子等基因敲除小鼠 SSc 动物模型。

## 二、多发性肌炎及皮肌炎动物模型

多发性肌炎/皮肌炎模型制备常选用大鼠，品系包括 SD、Wistar、Lewis；其次选用豚鼠；小鼠有 C57BL/6、BALB/c、NOD、SJL/J 等品种。目前建立多发性肌炎/皮肌炎动物模型主要是依靠诱导产生实验性自身免疫性肌炎。可通过不同种动物肌匀浆联合皮下注射弗氏完全佐剂的方式来诱导模型；或应用纯化肌球蛋白加弗氏完全佐剂同时注射百日咳杆菌进行免疫诱导；以及使用同种异体膜抗原联合毒素诱导；还可接种柯萨奇病毒联合弗氏完全佐剂诱导。

## 三、痛风动物模型

痛风主要表现为反复发作的痛风性关节炎，目前已构建的痛风动物模型主要有痛风性关节炎动物模型、高尿酸血症动物模型、痛风性结节肿动物模型等，常用的动物有鼠类、鸡禽类。

### （一）痛风性关节炎动物模型

该模型是采用单钠尿酸盐（MSU）晶体关节穿刺法构建的。现大多采用大鼠建立踝关节痛风性关节炎模型，可在麻醉状态下，于大鼠踝关节外侧后方，与胫骨呈45°进行穿刺并注射MSU晶体混悬液进行关节建模；也可于大鼠踝关节后侧沿跟腱内侧30°~40°方向穿刺关节腔并注射MSU晶体混悬液进行关节建模。

### （二）高尿酸血症动物模型

高尿酸血症小鼠模型分为基因修饰型和环境诱发型两种。由于人体内编码尿酸氧化酶（UOX）基因失活，而小鼠体内该基因未失活，因此可通过对小鼠UOX基因敲除或修饰，建立类似于人的高尿酸血症动物模型。环境因素诱发方式是应用尿酸氧化酶抑制剂氧嗪酸钾，在小鼠皮下或腹腔注射氧嗪酸钾混悬液抑制UOX的活性，从而建立小鼠高尿酸血症模型。

### （三）痛风性结节肿动物模型

痛风性结节肿形成是慢性痛风性关节炎的重要表现与特征。痛风发展到一定程度可表现为痛风性结节肿及痛风石。建立相应的动物模型有助于研究痛风性结节肿及痛风石的局部反应。大鼠及小鼠均可用于建立痛风性结节肿模型。痛风性结节肿动物模型复制方法一般是在雄性大鼠（或小鼠）背部皮下注射经处理的消毒空气，使该部位隆起，3日内若隆起部位缩小再重复上述方法，第4日在隆起部位注射MSU晶体混悬液，从而建立痛风性结节肿动物模型。

## 四、纤维肌痛综合征动物模型

目前，较成熟的FMS动物模型可以分为物理因素诱发和化学因素诱发两大类，常用的动物是鼠类，包括大鼠和小鼠。

### （一）物理因素诱发的FMS动物模型

研究发现，强迫游泳、声音压力、间歇性冷应激和间歇性心理压力四种物理因素均可诱发出现类似FMS的表现。强迫游泳诱发的FMS动物模型是目前能检索到的最早构建的模型，主要造模方法是连续3日强迫大鼠在一定区域和水温环境下游泳10分钟。该模型会出现自发性疼痛、热痛觉过敏、疲劳、焦虑等临床症状；声音压力诱发的FMS动物模型是根据FMS患者对不同声音刺激的敏感度不同这一临床表现开发出来的，主要造模方法是在特定区域内对小鼠进行不同频率和分贝的扬声器干预，使其持续暴露4日，每次30分钟。该模型表现的临床症状除自发性疼痛、机械性和热痛觉过敏、疲劳、焦虑外，还有睡眠障碍、肠应激等；间歇性冷应激模型是基于部分FMS患者对寒冷的敏感度不同，且寒冷可以加重疼痛等临床表现开发而出，该模型复制方法是将小鼠或大鼠放置在-3~4℃过夜，然后放置在22~24℃的环境中，重复3次。该模型具有机械性和热痛觉过敏、疲劳、睡眠障碍等症状；间歇性心理压力诱发FMS动物模型的构建方法是将实验小鼠暴露于有足部电击小鼠的隔间，通过看到电击过程，听到电击声，使其产生心理压力。该模型具有机械性和热痛觉过敏的临床症状。

## (二)化学因素诱发的 FMS 动物模型

化学因素诱发的 FMS 动物模型主要包括酸性盐水注射、利血平注射和 FMS 患者血清 IgG 注射 3 种。酸性盐水注射造模方法主要是根据大鼠或小鼠体重向单侧腓肠肌注射一定量的酸性盐水(pH 4.0),共注射 2 次,每次间隔 2 日或 5 日。造模成功后模型表现出机械性和热痛觉过敏、疲劳、睡眠障碍、抑郁等临床症状。利血平注射造模方法是根据大鼠或小鼠体重每日皮下注射一定量利血平,连续 3 日。该模型的临床症状主要是自发性疼痛、机械性和热痛觉过敏、疲劳、焦虑等。血清 IgG 注射造模方法是连续 4 日给雄性小鼠腹腔注射一定量纯化 IgG。模型表现出机械性、冷痛觉超敏、肌肉力量降低、疲劳等临床症状。这三种模型中酸性盐水注射诱发的 FMS 动物模型研究最多,而利血平注射诱发是最近新兴的诱导方式。

## 五、ANCA 相关血管炎

### (一)ANCA 相关实验性自身免疫血管炎大鼠模型

该模型的复制方法是对 Wistar-Kyoto(WKY)大鼠注射纯化的主动免疫人源髓过氧化物酶(hMPO)与完全弗氏佐剂混合液,使其产生可以和大鼠自身 MPO 交叉反应的抗 hMPO 抗体。6 周之后,模型鼠出现与人类 ANCA 相关血管炎类似的肾小球肾炎和肺毛细血管炎等临床症状。

### (二)抗 GBM 抗体激活的主动免疫性小鼠模型

该模型的复制方法是向主动免疫 hMPO 的 C57BL/6 小鼠注射羊抗鼠 GBM 抗体(低于致肾炎剂量),构建伴有极少 IgG 沉积的新月体性肾小球肾炎小鼠模型。该模型具有皮肤和肾脏的迟发型超敏反应,如巨噬细胞浸润等。该模型打破小鼠自身免疫耐受的局限,通过 hMPO 引起的交叉反应使小鼠机体产生免疫攻击,属于真正意义上的自身免疫模型。该模型具有操作简单、造模周期短等特点,被广泛应用于 ANCA 相关血管炎的研究中。

### (三)基于 MPO 基因敲除小鼠构建的被动免疫性模型

该模型的复制方法是敲除小鼠 MPO 基因,并向小鼠腹腔注射小鼠 MPO,使之产生抗 MPO 抗体和抗 MPO 脾细胞,然后将抗体或脾细胞经尾静脉注射到野生型 C57BL/6 小鼠体内,构建经典的 MPO-ANCA 相关血管炎被动免疫性小鼠模型。

以上列举的动物模型为风湿病的研究提供了重要的工具。通过这些模型,研究人员可以更好地理解疾病的发病机制、评估新的治疗方法及进行药物筛选。然而,需要注意的是,没有任何一个动物模型能够完全复制人类疾病的所有特征,因此在解释研究结果时需要谨慎。此外,动物模型的选择应基于研究目的和疾病特征来决定。

### 课后思考

**思考题 1**:实验人员为了设计有效的风湿病动物模型,应遵循哪些原则?
**思考题 2**:简述类风湿关节炎动物模型类型及模型特点?

# 第十三章 风湿病常见细胞模型

## 第一节 风湿病细胞模型概述

风湿病细胞模型提供了一种可控制和操纵细胞环境体外模拟风湿病发病的手段，通过研究各类风湿病的关键细胞在不同条件下的反应和相互作用，进而揭示细胞内的信号传导途径、基因表达调控机制及风湿病发生、发展的分子机制。

### 一、风湿病细胞模型的定义

风湿病细胞模型是指在实验室中利用细胞培养技术，将细胞分离、培养并组织成一定形态和结构的模型，以模拟风湿病的发生和病理生理变化。

### 二、风湿病细胞模型的意义

细胞是生命的基本单位，针对细胞模型的研究可以深入揭示疾病进展中细胞正常或异常的生命活动规律，包括细胞的增殖、分化、代谢、运动、衰老和死亡等过程，为从分子层面理解疾病的发病原因提供了基础。

细胞模型在风湿病研究中的意义主要表现在以下几个方面。

（1）**深入了解风湿病的发病机制** 细胞模型可以通过基因编辑、转染等分子生物学技术，在基因层面模拟风湿病的发病过程，探究关键基因或蛋白质的功能，从而深入了解风湿病的发病机制。

（2）**筛选风湿病新型药物靶点** 细胞模型可以用于筛选风湿病新型治疗药物靶点，通过高通量筛选和分析，鉴定具有治疗潜力的药物分子，为风湿病的治疗提供新思路。

（3）**研究风湿病免疫炎症反应** 细胞模型可以用于研究风湿病中的免疫炎症反应，包括可视化炎症细胞的活化、炎症因子的释放等过程，从而深入了解免疫炎症反应在风湿病中的作用。

（4）**评估药物疗效** 细胞模型可以直接用于评估风湿病治疗药物的疗效，通过观察细胞模型中的细胞活力程度、细胞凋亡数量等指标，准确评估药物的疗效和安全性。

（5）**探索风湿病新型治疗手段** 细胞模型可以用于探索针对风湿病的新型治疗手段，包括基因治疗、细胞治疗等，为风湿病的治疗提供新方法。

### 三、风湿病细胞模型的优点与缺点

风湿病细胞模型在研究中具有许多优势，但也存在一定的局限性，因此我们对风湿病细胞模型应有全面的认识。

## （一）优点

**（1）研究对象为活细胞**　风湿病发病多与免疫细胞紊乱及效应细胞生物学行为异常相关，风湿病细胞模型可根据实验要求，调整细胞状态来模拟风湿病发病，并可长时间地检测甚至定量评估细胞情况，包括其形态、结构和生物学行为等。

**（2）研究条件可人为控制**　风湿病细胞模型可根据实验要求，精确控制 pH、温度、$O_2$ 浓度、$CO_2$ 浓度等环境条件，并且可以长时间保持相对的恒定。不仅如此，研究人员可随时对风湿病细胞模型施加化学、物理、生物等因素干预，作为条件而进行实验、观察。

**（3）研究样本具有均一性**　风湿病细胞模型来源、生长环境、干预手段均相同，保证了实验的稳定性和均一性，无明显个体差异。

**（4）研究结果便于观察、检测和记录**　可采用各种直接或间接技术和方法来观察、检测和记录风湿病细胞模型的各种指标，充分满足实验的要求。

**（5）研究范围比较广泛**　风湿病细胞模型可结合多学科进行交叉研究，如免疫学、生物学、材料学、表观遗传学、计算机科学等。

## （二）缺点

**（1）细胞与体内模型存在一定差异**　尽管风湿病细胞模型培养技术不断发展，研究人员也在努力创造条件以模拟生物体内状况，但体外培养细胞与完整机体仍然存在一些差异。体外培养的环境与体内不完全相同，特别是细胞培养环境缺乏体内神经和内分泌系统等的调节作用。

**（2）细胞研究要求较高**　细胞培养对人员、设备等条件均要求较高，需要建立规范的无菌实验条件，才能保证细胞学实验的可重复性。

## 四、风湿病细胞模型的分类

现如今，细胞生物学发展迅速，各种新型技术层出不穷，根据细胞来源、培养方式及技术手段等方面，将风湿病细胞模型分为以下几类。

### （一）原代细胞模型

原代细胞（primary cell）是指经蛋白酶或其他方法处理后，从机体的组织（人组织、小鼠组织、大鼠组织和兔组织等）中获得单个细胞并在体外进行模拟机体培养所得到的细胞，如来自类风湿关节炎患者关节滑膜组织的原代成纤维样滑膜细胞。这种细胞能够更好地模拟患者体内的病理环境，但存在操作复杂、细胞状态不稳定等问题。

### （二）细胞系模型

细胞系（cell line）是指原代细胞培养物首次传代成功后人工繁殖的细胞群体，也指可长期连续传代的培养细胞，如人成纤维样滑膜细胞系、人肾足细胞系等。这些细胞系具有稳定的生长特性和可控性，但可能与原代细胞在某些生物学特性上存在差异。

### （三）三维培养细胞模型

三维培养细胞模型是指利用细胞培养技术，在三维培养皿中构建的细胞与基质相互作用的模型，如类风湿关节炎成纤维样滑膜细胞—基质相互作用模型。这种模型能够模拟组织结构和细胞间的相互作用，有助于更准确地研究风湿病的发病机制。

### （四）基因编辑细胞模型

基因编辑细胞模型是指借助 CRISPR-CAS9 等新型基因编辑技术，对细胞进行特定基因的敲除或过表达所建立的细胞模型，以研究特定基因在风湿病发病中的作用，如 Wnt1 敲除-成纤维样滑膜细胞（Wnt1 Knockout FLSs）。基因编辑细胞模型具有高可控性和可重复性，但技术要求较高。

### （五）小分子化合物筛选细胞模型

小分子化合物筛选模型是指利用高通量筛选技术，在细胞层面对大量小分子化合物进行筛选，以寻找具有抗风湿病活性的药物分子。这种细胞模型可以快速筛选大量化合物，但需要建立合适的筛选体系。

## 五、影响风湿病细胞模型质量的因素

### （一）细胞来源

风湿病细胞模型的质量与细胞的来源密切相关。细胞来源不合适或细胞质量不好，例如细胞株突变、细胞老化、污染等，都会影响风湿病细胞模型的质量。

### （二）细胞状态

细胞的状态对风湿病细胞模型的质量有很大影响。如果细胞处于不良状态，如过度生长、过度分裂、DNA 损伤等，就会影响风湿病细胞模型的质量。

### （三）培养条件

细胞的培养条件对风湿病细胞模型的质量有很大影响。不适宜的培养基，以及物理化学环境如温度、pH、$O_2$ 浓度、$CO_2$ 浓度等都可能导致风湿病细胞模型质量下降。

### （四）实验操作

不当的实验操作也会影响风湿病细胞模型的质量。例如，不合理的实验设计、操作不规范、试剂质量差等都可能导致风湿病细胞模型质量下降。

### （五）模型稳定性

风湿病细胞模型的稳定性也是一个重要指标。如果建立的风湿病模型不够稳定，即在多次实验中出现差异，那么这个模型的质量也会受到质疑。

因此，若想保证风湿病细胞模型的质量，不仅需要选择合适的细胞来源，保持良好的细胞状态，还需要优化培养条件，严格遵循实验操作，并确保模型的稳定性。

## 六、风湿病细胞模型设计的关键原则

### （一）选择合适的细胞类型

建立风湿病细胞模型时，需根据研究目的选择最合适的风湿病细胞类型，需要考虑细胞的生物学特性，如增殖速率、分化状态和特定标志物的表达。

### （二）保持细胞的自然状态

建立风湿病细胞模型时，需保持风湿病细胞模型在接近其体内生存环境的条件下生长，包括适当的温度、pH 和营养供应。避免风湿病细胞模型受到非实验因素的应激，如过度的传代次数或不适宜的培养条件。对于需要长期培养的细胞，要定期评估细胞的稳定性和一致性。

（三）尽可能模拟风湿病体内环境

建立风湿病细胞模型时，需考虑到细胞间的相互作用，如滑膜细胞与细胞外基质的相互作用，以及不同细胞类型之间的通讯关系。

（四）遵守伦理和法律规范

建立风湿病细胞模型时，需遵守人体细胞和动物细胞使用的伦理准则，确保细胞来源合法且符合伦理标准。如果涉及患者样本，确保获得了适当的知情同意，并注意保护患者的隐私。

（五）提供持续监控和维护

建立风湿病细胞模型需定期检查和维护细胞培养设备，确保其正常运行。监控风湿病细胞培养过程中的任何异常情况，如污染或细胞状态的改变，并及时采取措施。

通过遵循上述原则和详细的考虑因素，我们可以建立有效且可靠的风湿病细胞模型，这对于风湿病发病机制的研究和治疗药物的开发等领域至关重要。

## 七、小　　结

细胞模型在风湿病研究中扮演着重要的角色，为我们提供了深入探索疾病机制、筛选潜在药物靶点及评估治疗效果的有力工具，使我们能够在控制实验条件下模拟风湿病的发病过程，揭示炎症反应、免疫调节等关键生物学过程的作用机制，为风湿病的诊断和治疗提供新的思路。同时，细胞模型的应用也有助于降低研究成本、提高实验效率，并在一定程度上弥补了动物模型和临床研究的局限性。总之，细胞模型为风湿病研究的发展做出了重要贡献，有望在未来为患者带来更加精准和有效的治疗方法。

## 第二节　类风湿关节炎细胞模型

RA 微环境中的功能细胞由激活的免疫细胞和效应细胞组成。激活的免疫细胞，包括巨噬细胞、中性粒细胞和淋巴细胞等；效应细胞，包括成纤维样滑膜细胞、破骨细胞和软骨细胞。这些功能细胞可通过多种途径诱导炎症反应发生，进而导致 RA 的关节损伤及软骨破坏等病理特征。

## 一、免疫细胞与类风湿关节炎

免疫细胞几乎参与了 RA 的所有疾病进程，异常的免疫细胞行为也是 RA 主要致病因素之一。RA 致病相关的免疫细胞类型主要包括 T 淋巴细胞、B 淋巴细胞、巨噬细胞及自然杀伤（NK）细胞。T 淋巴细胞大量存在于炎症滑膜中，包括 $CD4^+$ T 淋巴细胞和 $CD8^+$ T 淋巴细胞，可诱导滑膜细胞激活、血管翳形成及关节破坏。B 淋巴细胞可调控自身抗体产生、免疫复合物形成、细胞因子分泌及促炎性 T 淋巴细胞的激活以诱发滑膜炎症反应。巨噬细胞在 RA 中发挥核心作用，通过协调细胞因子环境，促进滑膜炎症反应并导致关节破坏。滑膜 NK 细胞通过与单核细胞/巨噬细胞之间的相互作用，促进持续炎症的产生，进而导致滑膜炎症反应或关节破坏。因此，针对 RA 中免疫细胞的功能开展研究，有助于阐明类风湿关节炎的发病机制，寻找新型治疗手段。

## 二、滑膜巨噬细胞与 RA

滑膜巨噬细胞起源于骨髓造血干细胞，通过血液循环定植于关节滑膜，具有单核/巨噬细胞系的一般特征。滑膜巨噬细胞可通过清除滑膜液中的异物来维持关节液内环境的稳定。滑膜巨噬细胞除表达巨噬细胞特有的 CD11b、CD68、CD14、CD163 和 MHC-II 等表面分子外，还具有吞噬、降解并清除关节腔内颗粒性物质及细胞碎片、合成并释放溶解酶和炎症因子等功能，因此，滑膜巨噬细胞对于 RA 的发生、发展和转归至关重要。针对 RA 中滑膜巨噬细胞的功能开展研究，有助于阐明类风湿关节炎的免疫炎症发生机制，寻找新型治疗手段。

### （一）原代滑膜巨噬细胞的分离与培养

将大鼠进行深度麻醉，在无菌操作台上，通过手术暴露关节部位，取大鼠腿部，剪刀剪断膑韧带和交叉韧带，暴露滑膜组织并用眼科剪取下双侧滑膜组织，用生理盐水冲去组织中残留的血液后将组织剪碎，均匀分装，于 1500rpm 离心 7min，弃去上清液。使用 PBS 缓冲液配置浓度为 1mg/ml 的 IV 型胶原酶，用滑膜组织体积 5 倍量的混合胶原酶溶液重悬组织，并置于恒温摇床 37℃、150rpm 条件下消化 60min，每 15min 涡旋震荡一次。组织消化液涡旋混匀后，使用 200 目滤网过滤，收集滤液，于 2000rpm 离心 7min，弃去胶原酶溶液，细胞沉淀用 PBS 缓冲液洗涤 3 次，重悬细胞，即得到富含滑膜巨噬细胞的原代细胞悬液。一般使用免疫荧光染色观察特征蛋白 CD68 和 MAC387 是否为阳性，即可判断细胞是否为滑膜巨噬细胞。

### （二）常用巨噬细胞系

RA 研究中常使用骨髓源性巨噬细胞进行定向诱导分化，如诱导为具有骨吸收功能的破骨细胞。骨髓源性巨噬细胞形态呈典型巨噬细胞样，常不规则，细胞核小而圆，着色较深，核仁不明显，细胞质丰富。骨髓源性巨噬细胞体外培养周期有限，因此不建议传代培养，提取后应尽快进行相关实验。目前，RA 实验研究中多使用的骨髓源性巨噬细胞系包括人骨髓源性巨噬细胞、大鼠骨髓源性巨噬细胞和小鼠骨髓源性巨噬细胞等。

## 三、成纤维样滑膜细胞与类风湿关节炎

成纤维样滑膜细胞起源于间充质细胞，位于关节内膜衬里层，是组成关节的重要结构之一。成纤维样滑膜细胞活化后出现肿瘤样生长特性和侵袭性行为，参与 RA 的疾病进展过程，因此体外培养的成纤维样滑膜细胞是研究关节稳态、滑膜炎症及血管增生等病理过程的理想模型。

### （一）成纤维样滑膜细胞的分离与培养

常用的成纤维样滑膜细胞分离方式包括机械分离法和消化分离法。其中，机械分离法主要利用机械力来破坏滑膜组织的结构，使滑膜细胞释放出来；消化分离法则是通过消化酶来降解滑膜组织的胶原纤维和细胞外基质，从而分离成纤维样滑膜细胞。

消化分离法的步骤如下：取滑膜组织样本转移至超净台，用 PBS 缓冲液漂洗滑膜组织两次，去除残留的血液。随后将滑膜组织样本置于 PBS 缓冲液中，使用刀片剥离滑膜组织表面的脂肪层，取出滑膜组织并将其置于新的培养皿中，使用剪刀将滑膜组织剪成 $1mm^3$ 的大小。向培养皿中添加 0.1% 的胶原酶 IV，并将培养皿置于恒温摇床中 37℃ 150rpm 振荡消化 2h，之后将消化后的细胞转移至新的离心管中。消化后的细胞经 100μm 细胞筛过滤，过滤后的单细胞经 1500rpm 离心 5min，弃去上清，用 DMEM 完全培养基重新悬浮细胞，将细胞密度调整至 $1×10^5$ 个细胞接种至培养皿中，摇晃均匀后置于 37℃，5% $CO_2$ 细胞培养箱中培养，待贴壁细胞达到 80%～90% 时，按照 1：3 进行传

代至培养皿中培养,即得到成纤维样滑膜细胞。成纤维样滑膜细胞的鉴定一般通是过光镜观察细胞形态,免疫荧光染色观察特征蛋白波形蛋白是否呈阳性表达。

(二)常用成纤维样滑膜细胞系

成纤维样滑膜细胞系来源于大鼠或人类滑膜组织,为特化的成纤维样滑膜细胞,可多次传代。滑膜细胞系形态较为均一,呈长梭状或纤维状并伸出突起,细胞核呈卵圆形,位于细胞中央,核仁清晰,细胞周围可见基质聚集。目前,RA 实验研究中常用的滑膜细胞系包括大鼠膝关节滑膜成纤维细胞系、人关节滑膜成纤维细胞系、胶原蛋白诱导的关节炎大鼠膝关节滑膜成纤维细胞系(CIA-FLS)、人 RA 滑膜成纤维细胞系(HFLS-RA)等。

## 四、RA 细胞模型研究实例

一项针对 RA 中巨噬细胞和成纤维细胞样滑膜细胞的研究发现,PU.1-FLT3 轴可通过同时影响巨噬细胞和成纤维细胞样滑膜细胞来参与 RA 的发生发展。PU.1 通过促进巨噬细胞和成纤维样滑膜细胞的过度活化,诱发其产生炎症状态来诱导 RA 发病,而 PU.1 下游靶基因 FLT3 在巨噬细胞和成纤维样滑膜细胞中则具有相反的作用,可阻止 RA 的进展。因而此研究确定了 PU.1-FLT3 轴是一个共同存在于巨噬细胞和成纤维细胞样滑膜细胞中的促炎通路,可能为 RA 的治疗提供潜在的靶点。

另一项研究则重点关注了 RA 中的巨噬细胞向破骨细胞分化的过程,通过多组学测序联合应用鉴定了 RA 中 RANKL 应答的人类破骨细胞特异性增强子和相关 RNA,确定了 RA 中 BATF 结合基序在 RANKL 反应性破骨细胞特异性增强子中高度富集,且 BATF 的缺失可抑制 RANKL 诱导的巨噬细胞向破骨细胞分化的关键机制,这可能有助于开发破骨细胞特异性干预类风湿关节炎的新型治疗手段。

## 第三节 系统性红斑狼疮细胞模型

SLE 发病机制复杂,造成患者体内出现大量致病性抗体和免疫复合物,进而出现皮肤、关节、浆膜、心脏、肾脏、中枢神经系统、血液系统等多种系统和脏器损伤的表现。因此,SLE 涉及细胞类型多样,包括中性粒细胞、巨噬细胞等固有免疫细胞,B 细胞、T 细胞等适应性免疫细胞,以及损伤的脏器细胞。

## 一、免疫细胞与系统性红斑狼疮

SLE 发病与免疫系统紊乱有着密不可分的关系,多种免疫细胞参与其疾病进展过程。由于各种原因,机体对自身抗原出现了免疫耐受障碍,导致免疫系统将暴露的自身抗原识别为异常信号,刺激 B 淋巴细胞、T 淋巴细胞信号传导失常,B 淋巴细胞分化为浆细胞并产生了自身抗体,自身抗体与自身抗原形成免疫复合物沉积在重要组织、器官,导致炎症并造成不同程度的损伤。除此之外,B 淋巴细胞通过向 T 淋巴细胞提呈抗原,促进 T 细胞的激活和分化,诱发免疫反应。因此,免疫细胞的异常活化是 SLE 细胞研究的重点,围绕免疫细胞的功能、数量、细胞亚群等方面开展针对性的研究,有助于明确 SLE 的致病原因,帮助研究人员寻找新型治疗靶点。

## 二、肾小球足细胞与系统性红斑狼疮

肾小球足细胞来源于间充质细胞，是高度分化的终末上皮细胞，是肾小球过滤屏障的重要组成部分。在 SLE 进展过程中免疫复合物沉积，激活了先天免疫和适应性免疫，进而导致肾脏足细胞病变和损伤，诱发 SLE 肾脏损伤。因此，体外培养的肾小球足细胞系是研究 SLE 肾脏损伤的理想模型。

（一）肾小球足细胞的分离与培养

取出双侧肾脏组织，用 PBS 缓冲液冲洗数次，将冲洗好的肾脏组织置于培养皿中并分离肾包膜。将分离后得到的肾脏组织用剪刀均匀剪成 1mm³ 大小碎片，加入提前预热的酶消化液 2ml，37℃消化 10～15min。消化完成后，分别经 100μm、70μm、40μm 细胞筛过滤，用 PBS 缓冲液冲洗 40μm 筛网，收集肾小球至离心管中静置 10min，2000rpm 离心 20min，弃去上清，加入 5ml 细胞培养液，吹打混匀后接种至培养瓶中并置于 37℃培养箱内培养，培养传代后加入 2ml 胰酶消化 5min，用 40μm 筛网筛去肾小球并将滤液收集至离心管中 1200rpm 离心 5min，弃去上清，加入 1ml 细胞培养液对细胞进行重悬，传代培养即得肾小球足细胞。肾小球足细胞的鉴定一般通过光镜观察细胞形态，免疫荧光染色观察其特征蛋白——足突蛋白是否呈阳性表达。

（二）常用肾小球足细胞系

肾小球足细胞系主要来源于人或鼠的肾脏组织，为特化的肾小球足细胞，可多次传代。肾小球足细胞系呈星型多突状，胞体较大，由胞体伸出许多突起，呈指状交叉覆盖于肾小球基底膜外表面，并通过黏附分子和蛋白多糖分子与肾小球基底膜相连。目前，SLE 实验研究中常用的肾小球足细胞系包括人肾足细胞系、大鼠肾足细胞系及小鼠肾足细胞系。

## 三、肾小球系膜细胞与系统性红斑狼疮

肾小球系膜细胞过度增殖是 SLE 肾脏损伤的核心事件。系膜细胞和系膜基质是肾小球内的重要组成部分，在清除沉积于基底膜的聚集蛋白和免疫复合物过程中发挥关键作用。因此，体外培养的肾小球系膜细胞是研究 SLE 中组织、器官损伤发生机制及治疗药物开发的理想模型。

（一）肾小球系膜细胞的分离与培养

取出肾脏组织，去除包膜及结缔组织等附着物，用 PBS 缓冲液清洗数次，分离肾皮质和髓质。用剪刀将肾皮质均匀剪切成 1mm² 大小碎片，加入 PBS 缓冲液 1500rpm 离心 5min，弃去上清。将肾皮质置于 100 目不锈钢筛网上进行研磨，同时用 PBS 缓冲液反复充分冲洗筛网。将得到的细胞悬液转入 250 目筛网，滤下细胞碎片及肾小管并得到肾小球，同时用 PBS 缓冲液重悬肾小球，1500rpm 离心 5min，弃去上清。肾小球沉淀中加入混合酶液（0.1% IV 型胶原酶和 0.05% I 型胶原酶），置于 37℃培养箱中振荡消化。当观察到肾小球出现破碎后，使用 DMEM 完全培养液停止消化，离心后细胞沉淀使用 DMEM 完全培养液重悬。将重悬后的细胞悬液接种至培养瓶中，加入嘌呤霉素核苷（5mg/L）抑制上皮细胞生长，经培养传代 4 周左右，即得原代肾小球系膜细胞。肾小球系膜细胞的鉴定一般通过光镜观察细胞形态，免疫荧光染色观察其特征蛋白——α平滑肌肌动蛋白和肾病蛋白是否呈阳性表达。

（二）常用肾小球系膜细胞系

肾小球系膜细胞系主要来源于人或鼠的肾脏组织，为特化的肾小球系膜细胞，可多次传代。肾

小球系膜细胞系形态呈星形，有多个突起，染色较深，细胞核相对较小，胞内有丰富的细胞质。目前，SLE实验研究中常用的肾小球系膜细胞系包括人肾小球系膜细胞系、大鼠肾小球系膜细胞系及小鼠肾小球系膜细胞系。

## 四、系统性红斑狼疮细胞模型研究实例

一项关于T细胞分化在SLE中作用的研究发现，SLE患者$CD4^+$T细胞线粒体皱缩，线粒体DNA水平下降，关键基因PINK1表达显著降低，进一步分析SLE中T细胞亚群的线粒体自噬发现，调节性T细胞的线粒体自噬水平降低最为显著。此外，研究人员还发现，针对PINK1进行干预对SLE中T细胞的分化产生了显著的影响，确定SLE患者CD4+T细胞存在PINK1依赖的线粒体自噬障碍，主要影响调节性T细胞，且PINK1缺失促进了SLE中辅助性T淋巴细胞的分化，揭示了SLE中T淋巴细胞的异常变化。

在另一项针对SLE新药开发的研究中，研究人员使用肾小球足细胞来验证SGLT2抑制剂对SLE小鼠的肾脏保护作用。研究结果显示，SGLT2抑制剂可以通过减轻炎症反应来减轻肾小球足细胞损伤，进而改善肾小球和肾小管间质功能，并通过抑制mTORC1活性来促进细胞自噬，阻止SLE的发生、发展，为非免疫抑制疗法改善SLE肾功能损伤提供了药理学实验证据。

# 第四节　干燥综合征细胞模型

SS是淋巴细胞活化增殖后持续浸润外分泌腺（包括唾液腺和泪腺）所引发的疾病，涉及的细胞包括T淋巴细胞、B淋巴细胞和分泌腺相关细胞等，该病会造成唾液腺和泪腺进行性功能障碍、炎症和破坏，以及腺外表现。其中唾液腺是SS发病最常见的受累器官，唾液腺功能受损是引起SS口干症状的最主要原因。唾液腺细胞是唾液腺微环境中产生和运输唾液的主要细胞，是驱动自身免疫形成的重要细胞，也是SS疾病过程中的主要效应细胞，因此，通过唾液腺细胞模型模拟唾液腺功能受损的状态揭示其发生机制并探索其治疗手段是研究SS的重要目标。

## 一、免疫细胞与干燥综合征

SS是激活的免疫系统和腺体的上皮细胞之间复杂相互作用导致的病理性结果，其疾病进展过程中存在T淋巴细胞和B淋巴细胞的参与。SS组织学标志是唾液腺和泪腺的淋巴细胞浸润，尤其以$CD4^+$T淋巴细胞和B淋巴细胞的浸润为主。其中，辅助性T细胞Th1和Th17在疾病早期阶段浸润腺体，产生大量炎症因子并造成上皮细胞损伤，进而诱导自身免疫性上皮炎并参与炎症的维持和持续。外周B淋巴细胞的活化及亚细胞的异常紊乱同样影响SS的发生发展，具体表现为上皮细胞参与调节B淋巴细胞亚群的串扰，B淋巴细胞亚群通过形成自身抗体及免疫复合物参与激活唾液腺和泪腺组织内的自身免疫反应。因此，T淋巴细胞和B淋巴细胞的过度活化在SS的发病中发挥重要作用，针对性开展免疫细胞研究有助于明确SS中的免疫特征，揭示其发病的免疫因素。

## 二、颌下腺上皮细胞与干燥综合征

颌下腺上皮细胞是唾液腺微环境中产生和运输唾液的主要细胞，也是驱动自身免疫形成的重要细胞，是干燥综合征疾病过程中的重要效应细胞。SS导致颌下腺上皮细胞亚群比例失调，进而造成细胞功能异常。不仅如此，颌下腺上皮细胞免疫激活能力增强，可招募免疫细胞并与之相互作用，

同时颌下腺上皮细胞也具备成为抗原提呈细胞的潜力,导致免疫炎症反应及病理性的唾液分泌能力下降。因此,体外培养的颌下腺上皮细胞是研究 SS 自身免疫形成和唾液减少等分子机理的理想模型。

(一)颌下腺上皮细胞的分离与培养

取小鼠双侧颌下腺组织,用 PBS 缓冲液漂洗数次,置于培养皿中分离附带的脂肪、包膜等。将分离出来的颌下腺组织用剪刀均匀剪成 1mm³ 大小碎片,向其中加入Ⅳ型胶原酶(0.25g/L,PBS 缓冲液配置),于 37℃培养箱中消化 3h,期间每隔 30min 轻轻振荡培养皿以促进消化。消化完成后,于 100 目不锈钢筛网内过滤消化液,1000rpm 离心 5min,弃去上清,向沉淀中加入 5ml 红细胞裂解液,轻轻吹打充分裂解红细胞后,PBS 缓冲液清洗数次,1000rpm 再次离心 5min,弃去上清,沉淀中加入 DMEM 完全培养基重悬细胞,调整细胞浓度为 $1\times10^5$ 个细胞接种于培养皿中,37℃、5% $CO_2$ 环境下培养,细胞铺满单层后进行传代培养。培养过程中采用差速贴壁法去除成纤维细胞,成纤维细胞贴壁能力强,细胞接种 30~60min 后,收集细胞上清液,转移至新培养皿中继续培养,即得原代颌下腺上皮细胞。颌下腺上皮细胞的鉴定一般通过光镜观察细胞形态,免疫荧光染色观察其特征蛋白——角蛋白 8(CK8)是否呈阳性表达。

(二)常用颌下腺上皮细胞系

颌下腺上皮细胞系主要来源于人、兔或鼠的颌下腺组织,为组织分离出的颌下腺上皮细胞。颌下腺上皮细胞系形态呈多边形或椭圆形,表面具有细长突起,细胞间紧密相连形成完整的细胞单层,细胞核位于正中央。目前,SS 实验研究中多使用的颌下腺上皮细胞系包括人颌下腺上皮细胞系、兔颌下腺上皮细胞系、大鼠颌下腺上皮细胞系及小鼠颌下腺上皮细胞系。

## 三、腮腺细胞与干燥综合征

腮腺作为唾液腺的重要组成部分,主要功能为分泌唾液和腮腺素。SS 发病过程中,腮腺的病理表现为腺体淋巴细胞浸润,进而造成腺泡破坏、腮腺萎缩及弥漫性脂肪沉积。不仅如此,腺体血管炎也是 SS 中腮腺的病变特征,表现为明显的新生微血管,并且随着腺体炎症程度增加,腺体微血管密度也随之增加,进而造成唾液腺损伤。因此,体外培养的腮腺细胞是研究干燥综合征唾液分泌变化及腺体炎症等病理特征的理想模型。

(一)腮腺的分离与培养

取腮腺组织,无菌条件下将组织块剪成 1mm³ 大小碎块,加入浓度为 10%的Ⅰ型胶原酶 10ml,组织消化 20min。随后加入浓度为 0.25%的胰蛋白酶 10ml,再次消化 15min。收集 2 次消化后的细胞悬液,1500rpm 离心 5min,弃去上清,收集细胞沉淀。加入 DMEM 完全培养基和 F12 培养基按照 1:1 比例混合后的培养基重悬细胞,调整细胞密度为 $2.5\times10^5$ 个细胞接种于培养皿中,37℃、5% $CO_2$ 环境下培养,即得原代腮腺细胞。腮腺细胞的鉴定一般通过光镜观察细胞形态,免疫荧光染色观察其特征蛋白——广谱角蛋白(PCK)是否呈阳性表达。

(二)常用腮腺细胞系

腮腺细胞系主要来源于人、大鼠或小鼠的腮腺组织,多为组织分离出的腮腺细胞,形态呈梭形或不规则多角形。多数腮腺细胞系仅可传代培养 1~2 代,因此需尽快进行实验。目前,SS 实验研究中多使用的腮腺细胞系包括人腮腺细胞系、大鼠腮腺细胞系及小鼠腮腺细胞系。

## 四、干燥综合征细胞模型研究实例

一项围绕唾液腺、颌下腺上皮细胞中溶酶体相关膜蛋白表达异常在 SS 中的作用研究显示,该蛋白与 SS 患者 I 型干扰素和 γ 信号通路存在潜在关系,I 型干扰素信号增强可诱导该蛋白的异常表达,同时该蛋白通过上皮细胞中异位 TLR7 的表达促进 I 型干扰素的产生,进而形成正反馈调控回路诱导该蛋白错误表达及 I 型干扰素的过量分泌,这揭示了 SS 病理生理学的关键调控机制。

另一项研究重点针对 SS 中的唾液腺功能衰退,通过从 PSS 患者腮腺样本中分离细胞,检测腮腺细胞再生潜力及端粒长度,并通过 RNA 测序表征腮腺细胞基因表达的异常情况,发现来自 PSS 患者样本的腮腺细胞不仅数量较少,分化能力较差,且存在显著的衰老特征,证实了 SS 与细胞过早衰老表型之间的联系。

## 第五节　强直性脊柱炎细胞模型

AS 的主要病理变化是免疫炎症、骨破坏和新骨形成,其中间充质干细胞、成骨细胞和破骨细胞等表达各种炎症细胞因子导致免疫系统失调,T 淋巴细胞和 B 淋巴细胞等免疫细胞的改变导致骨代谢紊乱。免疫细胞与骨细胞的相互作用已成为 AS 发病机制研究的热点。

### 一、免疫细胞与强直性脊柱炎

免疫系统的紊乱或过度激活参与 AS 的发病过程,滑膜或软骨的机械损伤过程中,积累分解的结缔组织提供大量危险信号刺激先天免疫反应和适应性免疫反应,进而改变免疫细胞分化程序对受损关节做出反应并维持促炎作用,参与这一过程的免疫细胞包括 T 淋巴细胞、B 淋巴细胞和巨噬细胞。T 淋巴细胞亚群 Th17 通过 IL-17 驱动炎症信号诱导 AS 的发生,调节性 T 细胞比例异常则导致了自身免疫耐受及免疫系统平衡失调,进而促进 AS 疾病进展。B 淋巴细胞分化和成熟过程异常,导致大量自身抗体产生,进而出现 AS 发病的异常免疫反应,同时调节型 B 淋巴细胞的缺失也导致 AS 中炎症反应的过度激活。而巨噬细胞过度活化则是 AS 患者体内高炎状态的重要原因之一,不仅如此,单核巨噬细胞在刺激因子的诱导下可向破骨细胞大量分化,加剧骨吸收,进而影响骨代谢,促进 AS 发病。因此,免疫细胞可作为治疗 AS 的潜在靶标。

### 二、骨髓间充质干细胞与强直性脊柱炎

骨髓间充质干细胞(BMMSCs)是从骨髓中分离出来的多功能基质细胞,具有自我增殖和多向分化的潜力,还承担着免疫调节和成骨分化相关的核心功能,也是连接骨代谢和免疫系统的关键细胞,在维持体内稳态中发挥重要作用。骨髓间充质干细胞的异常行为,可以导致关节滑膜炎症或附着点炎症。在活动性 AS 发病中,骨髓间充质干细胞表现出异常的增殖、细胞活力、表面标志物和多种分化特征,其免疫调节能力显著降低,这就形成了 AS 的成骨异常分化及免疫失调等病理性特征。因此,体外培养的骨髓间充质干细胞成骨诱导是研究 AS 成骨异常分化过程及分子机制的理想模型。

*(一)骨髓间充质干细胞的分离与培养*

取样本股骨和胫骨,用 PBS 缓冲液漂洗数次,置于培养皿中分离肌腱及肌肉组织。将股骨和胫骨浸泡在 DMEM 完全培养基中,剪掉胫骨、股骨的干骺端,注射针头插入骨髓腔,使用 DMEM 完

全培养基对干骺端反复冲洗多次，获取骨髓液。使用移液器对培养皿中骨髓液反复吹打，消除细胞团，得到单细胞悬液，1000rpm 离心 5min，弃去上清，使用 DMEM 完全培养基重悬细胞沉淀，调整细胞浓度为 $1×10^6$ 个细胞/ml 接种于培养皿中，37℃、5% $CO_2$ 环境下培养。待培养 24h 后，清理未贴壁细胞，待细胞密度达到 80%时进行传代培养，即得原代骨髓间充质干细胞。骨髓间充质干细胞的鉴定一般通过光镜观察细胞形态，免疫荧光染色观察其特征蛋白——细胞表面抗原（CD90）是否呈阳性表达。

（二）骨髓间充质干细胞成骨诱导

取对数生长期骨髓间充质干细胞，调整细胞浓度至 $2×10^4$ 个/ml 进行接种培养，37℃、5% $CO_2$ 环境下培养，细胞密度达到 60%~70%时弃去上清，加入成骨诱导分化培养基，继续培养 2~3 周，观察细胞形态变化。当出现细胞钙盐结晶析出和钙质结节形成的情况，即完成骨髓间充质干细胞成骨诱导。骨髓间充质干细胞成骨诱导的鉴定通常通过茜素红 S 染色观察钙质结节的形成，结合免疫荧光检测成骨相关蛋白（如 RUNX2、ALP 或 Osteocalcin）的表达水平进行综合评估。

（三）骨髓间充质干细胞系

骨髓间充质干细胞系主要来源于人、兔或鼠的骨髓组织，为永生化的骨髓间充质干细胞。骨髓间充质干细胞系为成纤维细胞样，细胞大小均匀，形态呈梭形或纺锤形，细胞体较大，胞质丰富，细胞核呈椭圆形或卵圆形，位于细胞的中央或偏离中央位置，胞质内含有丰富的细胞器。目前，AS 实验研究中多使用的骨髓间充质干细胞系包括人骨髓间充质干细胞系、兔骨髓间充质干细胞系、大鼠骨髓间充质干细胞系及小鼠骨髓间充质干细胞系。研究人员通过骨髓间充质干细胞成骨诱导分化培养基，可诱导骨髓间充质干细胞进一步向成骨细胞分化。

## 三、强直性脊柱炎细胞模型研究实例

一项针对 AS 间充质干细胞成骨分化机制的研究发现，TNF-α 诱导的炎症环境在体外和体内均可促进间充质干细胞的成骨分化，并增强其定向迁移的能力，进而导致 AS 发病。通过建立间充质干细胞体外培养模型，发现 TNF-α 可导致 AS 间充质干细胞中 ELMO1 的表达增加，同时在 AS 患者体内也发现 ELMO1 表达显著升高，而抑制 ELMO1 表达在 AS 模型中发挥治疗效果，这为揭示 AS 的发病机制及寻找有效治疗手段提供了新的方向。

# 第六节 银屑病关节炎细胞模型

eSpA 发病中炎症反应的显著特点是自我延续的正反馈回路，在所有受影响的器官中募集各种免疫细胞，包括巨噬细胞和淋巴细胞，皮肤中的角质形成细胞增殖和中性粒细胞积聚，骨代谢改变关节和脊柱，以及导致关节滑膜中的血管异常增生。

## 一、免疫细胞与银屑病关节炎

eSpA 作为免疫介导的慢性炎症性系统性疾病，其发病是多种免疫相关细胞共同作用的结果，包括 T 淋巴细胞、B 淋巴细胞、树突细胞和巨噬细胞等。eSpA 发病过程中，T 淋巴细胞产生大量细胞因子和巨噬细胞集落刺激因子，且 eSpA 滑膜组织中含有丰富的 $CD4^+$ T 细胞和 $CD8^+$T 细胞。B 淋巴细胞参与抗原呈递、T 淋巴细胞的共刺激及可溶性介质的合成过程，进而调控 eSpA 的发病。

不仅如此，eSpA 滑膜组织中存在 T 淋巴细胞和 B 淋巴细胞聚集体，这些聚集体也与 eSpA 疾病活动性增加相关。树突细胞主要存在于 eSpA 滑液中，其中髓样树突细胞与浆细胞样树突状细胞的比例显著增加，且树突细胞表达的免疫应答分子可通过转运至核内体中，产生促炎细胞因子，进而诱发 eSpA。巨噬细胞是 eSpA 滑膜中主要的细胞类型，除了分泌大量促炎因子外，还分泌基质金属蛋白酶和一氧化氮合酶，将抗原呈递给 T 淋巴细胞和 B 淋巴细胞，促进骨吸收，参与 eSpA 发生发展。因此，免疫细胞作为 eSpA 的直接相关细胞，具有分子机制研究和药物开发的潜力。

## 二、血管内皮细胞与银屑病关节炎

eSpA 最显著的病理特征是关节滑膜中出现肉眼可见的细长、曲折、扩张的血管，与 RA 滑膜中笔直、规则分支的血管明显不同。由于银屑病关节滑膜中各种血管生长因子（包括血管内皮生长因子及其受体、血管生成素及其受体、细胞因子和神经细胞黏附因子）均呈现高表达状态，因此大量未成熟的血管保持可塑性，引发血管内皮细胞活化和芽生，减少血管内皮细胞凋亡，进而诱导 eSpA 的发生。

（一）血管内皮细胞的分离与培养

取出主动脉样本，使用 PBS 缓冲液漂洗数次，除去附着血迹，置于培养皿中分离主动脉外膜。用眼科剪纵向剖开血管段，并将其均匀剪成 1mm³ 大小碎片。将血管碎片以内膜朝下的方式植入铺有明胶的培养皿中，加入 1ml DMEM 完全培养基，置于 37℃、5% $CO_2$ 环境下培养。培养过程中能观察到组织周围有内皮细胞迁出，培养过程采用差速消化法去除成纤维细胞，由于成纤维细胞迁出时间相对较晚，故待内皮细胞迁出 60h 后，及时移去组织块，收集细胞并转移至新培养皿中继续培养，即得原代血管内皮细胞。血管内皮细胞的鉴定一般通过光镜观察细胞形态，免疫荧光染色观察其特征蛋白——细胞表面抗原（CD31）是否呈阳性表达。

（二）血管内皮细胞系

血管内皮细胞系主要来源于人、兔或鼠的各类存在微血管的组织，为特化的血管内皮细胞，可传代培养。血管内皮细胞系呈扁平、短梭形或多角形，细胞单层排列紧密，呈鹅卵石或铺路石样。目前，eSpA 实验研究中多使用的血管内皮细胞系包括人滑膜微血管内皮系、人脐静脉内皮细胞系等。

## 三、银屑病关节炎细胞模型研究实例

有研究通过体外培养血管内皮细胞模型，比较了 eSpA 和 RA 中滑膜血管生成的差异性，通过使用 eSpA 和 RA 滑膜液分别处理血管内皮细胞，发现 eSpA 滑膜液促血管生成能力显著高于 RA，且细胞生长相关基因表达也存在差异，血管形态观察发现 eSpA 中出现了曲折、细长的分支血管，显著区别于 RA 中笔直的分支血管，证实 eSpA 在血管形态和血管内皮细胞活化方面与 RA 存在显著差异，为 eSpA 的治疗提供了不同于常规关节炎的见解。

# 第七节　骨关节炎细胞模型

骨关节炎的病理特征为软骨退变，主要涉及软骨细胞的表型变化及免疫细胞的调控作用。软骨细胞发生细胞肥大和基质钙化，形成增殖性软骨细胞和肥大软骨细胞，同时免疫细胞失调，软骨细胞免疫浸润，进一步诱发骨关节炎。因而软骨细胞免疫浸润的相关机制是骨关节炎发病的关键。

## 一、免疫细胞与骨关节炎

免疫反应越来越被认为是影响骨关节炎修复的关键因素，遗传、代谢或机械因素导致软骨的初始损伤，使得软骨特异性自身抗原得以释放，从而激活免疫反应。在此过程中，包括T淋巴细胞、B淋巴细胞、NK细胞和巨噬细胞在内的免疫细胞会浸润关节及滑膜组织，释放细胞因子和趋化因子，进一步加重关节损伤。T淋巴细胞在骨关节炎患者滑液中显著增加，且血管周围也存在CD4$^+$T细胞浸润，其主要通过分泌细胞因子和生长因子参与骨关节炎中细胞外基质的降解和重塑。B淋巴细胞分泌多种促炎因子，诱导骨关节炎中软骨细胞死亡和软骨基质破坏，但调节性B淋巴细胞参与免疫应答的调节，介导免疫耐受，发挥免疫抑制作用，减轻炎症反应，从而间接促进软骨修复。NK细胞是骨关节炎增生滑膜的主要免疫细胞亚群之一，致病因素刺激NK细胞导致关节内结构细胞组织杀伤增强，引发骨关节炎中关节结构的退变。巨噬细胞则通过分泌炎症细胞因子诱导软骨细胞破坏，同时通过促进蛋白水解酶的产生来阻碍软骨修复，加速骨关节炎发展。因此，免疫细胞被认为是影响骨关节炎中软骨修复的关键因素。

## 二、软骨细胞与骨关节炎

软骨细胞是关节软骨中唯一细胞类型，而关节软骨是膝关节最重要的部分，容易受到外部变化的影响。损伤或机械刺激、衰老和其他危险因素会导致软骨细胞向纤维化和肥厚表型转化，造成细胞外基质降解，进而导致软骨表面出现纤维颤动和裂隙，最终发展为关节软骨破坏。因此，软骨细胞是骨关节炎中软骨破坏和功能丧失的主要效应细胞。致病因素刺激下，软骨细胞还可以合成并分泌MMPS、ADAMTS等蛋白酶，以及NO和PGE2等有破坏作用的物质，促进关节软骨的损伤，加速骨关节炎的发展。因此，体外培养的软骨细胞是研究软骨修复和关节炎软骨破坏等病理过程的理想模型。

（一）软骨细胞的分离与培养

对患者或动物关节组织进行预处理，去除表面皮毛及肌肉等杂质后，用75%乙醇浸泡保存。随后剪取关节段，移至超净工作台内。PBS缓冲液洗涤数次后，用手术刀或弯剪将关节表面的软骨组织取下。将软骨组织块静置5min，弃去上层液体及悬浮组织，使用剪刀将软骨组织剪成1mm$^3$的大小。将软骨组织碎片移入离心管中，加入3倍体积的0.25%胰蛋白酶，置于37℃恒温摇床中，振荡消化15~20min；4℃环境静置5min，PBS缓冲液洗涤，弃去上清。加入0.2%胶原酶Ⅱ，再次置入37℃恒温摇床中，振荡消化2h；加入生长培养基终止消化，反复吹打后经100μm细胞筛过滤，收集滤液，1200rpm离心8min，弃去上清，用DMEM完全培养基重新悬浮细胞，将细胞置于37℃，5% CO$_2$细胞培养箱中培养，传代后放入预置有薄骨片或盖玻片的培养板中培养，即得原代软骨细胞。软骨细胞的鉴定一般通过光镜观察细胞形态，免疫荧光染色观察其特征蛋白——Ⅱ型胶原和蛋白聚糖是否呈阳性表达。

（二）常用软骨细胞系

软骨细胞系主要来源于人、兔或鼠的关节组织，为特化的关节软骨细胞，可传代培养。软骨细胞系胞体扁平，呈三角形或多角形，形态不规则，单层生长，胞质均匀透明，细胞体积较大，胞质多，胞核呈圆形或卵圆形。目前，骨关节炎相关实验研究中多使用的软骨细胞系包括人软骨细胞系、大鼠软骨细胞系及小鼠软骨细胞系。

## 三、骨关节炎细胞模型研究实例

一项围绕骨关节炎中软骨细胞死亡机制的研究，通过构建 GPX4 条件敲除小鼠骨关节炎模型和机械应力培养的软骨细胞体外模型，分析了铁死亡与骨关节炎发生、发展间的关系，研究结果表明，机械应力可诱导软骨细胞铁死亡，且 GPX4 基因敲除加剧了实验性骨关节炎的进程，而用铁死亡抑制蛋白可治疗 GPX4 条件敲除小鼠的骨关节炎。基于软骨细胞的机制实验进一步发现，抑制 Piezo1 离子通道活性可增加软骨细胞中 GPX4 的表达，还能抑制机械应力诱导的软骨细胞铁死亡损伤，并降低骨关节炎的严重程度。这一研究结果阐明了骨关节炎软骨细胞死亡的重要机制，为骨关节炎的治疗提供了潜在靶点。

# 第八节 其他风湿病相关细胞模型

## 一、系统性硬化病细胞模型

SSc 发病过程中存在炎症、自身免疫攻击和血管损伤，进而导致成纤维细胞的活化和细胞外基质的异常积聚。由于 TGF-β1 刺激的健康成纤维细胞特征与 SSc 成纤维细胞特征相似，体外培养的皮肤成纤维细胞多是用 TGF-β1 刺激的，能够较好模拟 SSc 成纤维细胞的特征，因此，体外培养的皮肤成纤维细胞是研究 SSc 发病机制及病理特征的理想模型。

（一）皮肤成纤维细胞的分离与培养

取样本皮肤组织置于培养皿中，使用 PBS 缓冲液漂洗数次，去除附着血迹，将皮肤组织剪开并摊平，表皮面朝下，用手术刀剔除皮下脂肪层，并将皮肤组织剪成 5mm² 的大小，把多个皮肤组织碎片共同转移至新的培养皿中，保持彼此之间不重叠。风干 30min 后，向培养皿中加入 DMEM 完全培养基，覆盖皮肤组织碎片，置于 37℃，5% $CO_2$ 细胞培养箱中培养当观察到皮肤组织周围有成纤维细胞迁出时进行传代培养，即得原代皮肤成纤维细胞。皮肤成纤维细胞的鉴定同前述，一般通过光镜观察细胞形态，免疫荧光染色观察其特征蛋白——波形蛋白是否呈阳性表达。

（二）皮肤成纤维细胞系

皮肤成纤维细胞系主要来源于人皮肤组织，为特化的成纤维细胞，可传代培养。皮肤成纤维细胞呈多突起的纺锤形或星形扁平状，细胞体积较大，细胞核多为卵圆形或椭圆形，细胞轮廓不清，边缘有突起。目前，SSc 相关实验研究中多使用的成纤维细胞系包括人皮肤成纤维细胞系。

## 二、自身免疫性肝病细胞模型

自身免疫性肝病是指机体免疫系统，针对肝细胞或胆管细胞产生免疫应答，进而引起肝细胞或胆管细胞的免疫损伤，导致炎症发生诱发肝损伤的一种疾病。因此，体外培养的肝细胞是研究自身免疫性肝病病理特征及治疗手段的理想模型。

（一）肝细胞的分离与培养

经胶原酶灌注样本肝脏后，取下肝脏并置于培养皿中，用 PBS 缓冲液清洗肝脏表面，并使用镊子将肝脏撕扯至糊状，向其加入 0.05% 胶原酶灌注液于 37℃培养箱消化 30min，期间每隔 5min 摇匀培养皿。向消化完成的肝组织中加入预冷 PBS 缓冲液体终止消化，并使用 200 目不锈钢滤网过滤，滤液依次经 80g、50g 和 40g 转速梯度离心，每次 3min，离心完成后，弃去上清，收集细胞沉淀。用 DMEM 完全培养基重悬细胞沉淀，传代培养，即得原代肝细胞。正常肝细胞的鉴定可通过光镜观察其特征性形态，并结合免疫荧光染色检测如白蛋白（ALB）、HNF4α 等成熟肝细胞标志物的表达。

（二）肝细胞系

肝细胞系主要来源于人、兔和鼠的肝脏组织，为分离、筛选并传代培养出的肝细胞。肝细胞系细胞形态呈多面体形，细胞核大而圆，胞质中糖原丰富。目前，自身免疫性肝病相关实验研究中多使用的肝细胞系包括人肝细胞系、大鼠肝细胞系及小鼠肝细胞系。

## 小　　结

以上列举的风湿病细胞模型仅为常用细胞模型，虽然这些模型并不能完全复刻风湿病的发病全过程，但不可否认的是细胞模型在风湿病研究领域中早已占据了核心地位，它为我们揭示了风湿病发生、发展的复杂网络，并为风湿病治疗手段的创新提供了丰富的试验场。这些细胞通过模拟风湿性疾病中的细胞互作和分子变化，使我们能够在实验室条件下探讨炎症、细胞生长、信号传递及免疫反应等过程。这些研究不仅加深了我们对风湿病发病机理的理解，而且为我们指明了新的治疗途径，将来有望通过这些研究解锁一系列治疗风湿病的新型靶点。

随着技术的不断演进，我们相信未来风湿病细胞模型的构建将变得更为精细且全面。利用高通量筛选技术、CRISPR-CAS9 等先进的基因编辑技术，以及借助人工智能的分析能力和大数据的整合网络，科研人员能够设计出更加复杂和贴近人体真实生理状态的风湿病细胞模型。这些高级模型预期能够更精确地模拟风湿病的多因素相互作用，从而提高药物筛选的准确度和效率，降低临床试验前阶段的不确定性。人们也期望借助特定患者的细胞模型来为个性化医疗设计定制化治疗方案，实现真正的精准医疗。

综上所述，细胞模型不仅是风湿病研究的坚实基础，还将在未来的进展中进一步扩展科学探索的边界，为改善风湿病患者的生活质量和治疗效果提供强大的科学支持。

### 课后思考

**思考题 1**：简述风湿病细胞模型的主要类型、模型特点及模型设计原则？
**思考题 2**：简述细胞模型在风湿病研究中的重要性。

# 第十四章　风湿病常用生物信息学方法

## 第一节　生物信息学概述

生物信息学（bioinformatics）是 20 世纪 80 年代末随着人类基因组计划的启动而兴起的一门新兴交叉学科，体现了生物学、计算机科学、数学、物理学等学科间的渗透与融合。它通过对生物学实验数据获取、加工、存储、检索与分析，达到揭示数据所蕴含的生物学意义从而解读生命活动规律的目的。

### 一、生物信息学的概念

20 世纪后期，现代分子生命科学与医药技术迅猛发展，生物医学数据资源快速积累，极大地丰富了人们对生命本质的认识，并快速推动了新的分子生物技术和新式探测仪器的开发和应用。数据资源的爆炸式增长迫使人们寻求一种强有力的工具，借助它人们可以有效地实现数据的整理、存储和分析，从而揭示海量数据中蕴含的重要的科学规律，解开生命产生、发育、成长的关键谜题。与此同时，计算机科学与技术的迅速发展引领了信息化时代的到来，新兴生物医学数据的特性和本质决定了它与计算科学的紧密契合性，生物信息学快速兴起，它以解决生物医学问题为核心，以计算机和算法技术为主要手段，系统性分析和注释生物医学大数据（biomedical big data），迅速占据现代生命科技领域不可或缺的支撑地位。

### 二、生物信息学的研究领域

生物信息学是以生物医学数据研究为核心的科学领域，在研究过程中体现出高通量、数量化、系统性的研究特色，其研究领域主要包括以下几个方面。

（一）序列比对

序列比对（sequence alignment）即比较两个或两个以上分子序列的相似程度，包括核酸序列和蛋白质序列的比对过程，是生物信息学的重大基础性问题，对于进行基因组序列拼接、理解未知序列功能有重要意义。序列比对方法在生物信息学领域较为成熟，有明确的分析原则、多种完善的算法和成熟的应用软件，序列比对算法也是序列装配算法中的核心内容。

（二）序列装配

将基因组打断成片段，并在测序后逐步把它们拼接起来形成序列更长的重叠群，直至得到完整序列的过程称为序列装配（sequence assembly）。序列装配已经成为基因组研究的基础性技术过程，但其装配精度和速度还有待提高。

### （三）基因识别

狭义的基因识别（gene identification）是在给定的基因组序列基础上，正确识别蛋白质组编码基因在基因组序列中的位置并精确定位。广义的基因识别还包括对基因组的各种功能元件和非编码基因的识别。目前，编码基因的识别已经取得较为突出的成效，但对功能元件和非编码基因的识别水平还有待提高，这一过程也正伴随 RNA 测序技术的发展再次成为热点问题。

### （四）多态和基因间区分析

基因组多态的识别和功能鉴定是研究物种进化、种群多样性、人类疾病易感和药物敏感度的关键技术。而基因间区的基因组序列组织形式既有多态性，其中包括重复片段，又具有不规则特性，基因组序列既可能是重要的未知基因的潜伏区域、重要的功能调控子，也可能是真正意义上的"垃圾"片段，对它们的深入理解是揭示基因组功能复杂性的关键因素。

### （五）RNA 表达分析

这里所指的 RNA 表达分析主要包括编码 RNA 和非编码 RNA 的表达分析。无论是前体 mRNA 的定量及其在生理或病理过程的变化分析，还是非编码 RNA 的定量及其表型相关性分析，对于细胞功能研究而言都有重要的意义。目前基于片段测序的 RNA 表达谱及分析方法都比较成熟，但对于前体 RNA 的成熟过程和作用机制了解还相对匮乏。

### （六）分子进化

分子进化和比较基因组学研究是通过建立系统发生树，从生物大分子的角度揭示物种之间的垂直进化关系或同一物种内不同亚种之间的迁移、进化关系。其既可以用 DNA 序列、遗传多态性数据，也可以用蛋白质序列来开展相应的研究，甚至可从结构和分子网络层面进行比对分析。分子进化和比较基因组学研究为大分子功能识别、DNA 功能元件提供了重要方法，广泛应用于功能基因组研究之中。

### （七）结构预测

结构预测（structure prediction）主要用来分析蛋白质序列和 RNA 序列，包括预测 2 级和高级结构，是生物信息学中的根本性问题之一，也是结构决定功能的经典假设的主要支撑技术。经过近 30 年的研究工作，蛋白结构预测技术不断进步，但预测效果仍然不能完全满足实际需要，非编码基因的大量识别进一步凸显了结构预测算法开发的紧迫性。

### （八）分子互作

分子互作是细胞行使功能过程中最主要的作用形式，既包括最早认识到的蛋白质与蛋白质之间的互作关系，也包括蛋白质与核酸、核酸与核酸之间的相互作用。分子互作是定性与定量相结合的分析过程，阐明分子互作不仅有利于人们了解整个细胞活动过程，也有利于人们对各种分子的功能和作用方式产生深刻的理解，并能够为更高层次的细胞协作、疾病机制、药物开发研究提供依据。

## 三、生物信息学的主要应用

### （一）生物信息学数据库

数据库（database）是一类用于存储和管理数据的系统，是统一管理的相关数据的集合，其存储形式有利于数据信息的检索与调用。数据库开发的主要任务就是将数据以结构化记录的形式进行组织，以便于信息的检索。数据库的每一条记录（record），也可以称为条目（entry），包含了多个描述某一类数据特性或属性的字段（field），如基因名、来源物种、序列的创建日期等，这也是数据结构化的基础；值（value）则是指每个记录中某个字段的具体内容。当我们进行数据库记录的检索时，就是利用查询语言在整个数据库中查找符合条件（即对特定字段包含特定内容的限定）的所有记录的过程。例如，我们可以在 GenBank 核酸序列数据库中查找所有来源于人类（organism：Homo sapiens）、最近 30 日公布的（published in the last 30 days）、类型为 mRNA（molecular type：mRNA）的核酸序列。

生物信息学很大一部分工作体现在生物数据的收集、存储、管理与共享上，包括建立国际基本生物信息库和生物信息传输的国际联网系统；建立生物信息数据质量的评估与检测系统；开发生物信息工具并提供在线服务；构建生物信息可视化和专家系统。比较著名的与生物有关的数据资源有 NCBI、EMBL、KEGG 等。

**1. 数据库建设**

生物数据库的建设是进行生物信息学研究的基础，尽管目前已有许多公共数据库可供使用，如 GenBank，同时它们还集成开发了相应的生物分析软件工具，如 NCBI 的 BLAST 系列工具。但我们在进行专项研究时，往往需要组建新的数据库。建立自己的数据库，就必须分析数据库的储存形式和复杂程度，考虑选择什么数据库，怎么开发信息交流平台，要不要提供相应的分析程序，甚至要不要将各搜索算法硬件化，实行并行计算、显卡处理器（GPU）计算和先进的内存管理以提高速度等。此外，也需要考虑架设数据库的成本。Oracle 这类大型数据库的价格较高，而免费的 MySQL 则可能会有功能上的缺失。目前来看，基于 UNIX 开发的共享数据库 PostgreSQL 较为适宜。Xml 类数据库亦可提供一些解决方案。

**2. 数据库整合和数据挖掘**

生物数据库覆盖面广，分布分散且异质。当根据一定的要求将多个数据库整合在一起提供综合服务、提供数据库的一体化和集成环境时，最简单的方法是用超级链接或进行拷贝再整理。但往往简单的链接并不能满足要求，再整理涉及数据下载和更新的问题，而且也不是真正意义上的"整合"。目前使用较多的是联合数据库系统，它是 IBM 分布式数据库解决方案的重要组成部分，支持用户或应用程序在同一条 SQL 语句中查询不同数据库甚至不同数据库管理系统中的数据。也有直接基于 Internet 技术而进行远程查询，从而进行文本数据挖掘和再整理的系统。由于生物的分支学科较多，整合时还需从语义学的角度考虑不同数据库的一致性问题，其实这已经成为通过标准查询机制来连接数据库的一大阻碍，Ontology 技术或许可以解决这一问题。

（二）序列分析

**1. 序列比对**

生物信息学最基本的操作对象是核酸序列和氨基酸序列。1955 年桑格（FrederickSanger）完成了第一个蛋白质——牛胰岛素化学结构的测定。1977 年，他领导的研究小组再一次成功地测定了第一个噬菌体 ΦX174 全基因组 5386 个碱基对的核苷酸序列，并发明了快速测定 DNA 序列的新方法。这为全世界生物科学研究进入了分子水平奠定了良好的基础。在使用鸟枪法进行 DNA 测序时，完整的 DNA 链被打散为成千上万条长 600~800 个核苷酸的 DNA 片段，这些 DNA 片段的两端相互重叠，只有依照正确的顺序组合，才能还原为完整的 DNA 序列。对于较大的基因组，鸟枪法能够迅速地测定 DNA 片段的序列，但将它们组装起来的工作则相当复杂。因此基因重组算法是生物信息学研究的重点课题。

序列比对的目的是发现相似的序列，得到保守的区域，它们可能有结构、功能或进化上的关系。对于一个感兴趣的 DNA 或蛋白质序列，寻找到与它同源的序列是基本工作。目前已开发了很多的算法，其中 BLAST 和 FASTA 都是不错的算法。基于 BLAST 和 FASTA 开发的 PSI-BLAST 和 megaBLAST 等，针对不同情况有更好的性能。

**2. 基因序列注释序列比对**

越来越多的物种测序工作的开展，迫切需要全基因组的自动注释，这一直都是生物信息学研究的重要内容。Ensembl 是由 EBI 和 Sanger 研究院合作的一个项目，它可以利用大型计算机根据已有的蛋白质证据来对 DNA 序列进行自动注释。自动寻找基因和调控元件的工作的步骤通常包括：翻译起始点和终止点的确定，潜在的阅读框、剪切位点的识别，基因结构的构建，各种反式和顺式调控元件的识别等。除此以外，转录起始位点和可变剪切体的鉴定等工作都可利用计算生物学方法从庞大的基因组数据中提取出生物学信息，并把它注释并图形化显示给生物学家。

### （三）其他主要应用

**1. 比较基因组学**

各种模式生物基因组测序任务的陆续完成，为从整个基因组的角度研究分子进化提供了条件。比较基因组学的核心课题是识别和建立不同生物体的基因或其他基因组特征的联系。利用比较基因组学方法可以研究不同物种间的基因组结构的关系，并挖掘其功能。发现基因组中新的非编码功能元件是很有前途的。起初，真核生物中基因预测依靠概率模型预测得到，该方法的缺点是会产生很多的假阳性。通过比较不同物种间的同源基因可以大大提高预测的精准度。例如，在人类基因预测上，老鼠的基因信息起到了很重要的作用。

**2. 基因和蛋白质的表达分析**

进入后基因组时代，高通量技术高速发展并得到广泛应用。多种生物学技术可以用于测量基因的表达，如微阵列、表达序列标签、基因表达连续分析、大规模平行信号测序、多元原位杂交法等。这些方法均严重依赖于环境并能产生大量高噪声水平的数据，而生物信息学致力于发展一套统计学工具，并从中提取有用的信息。

通过蛋白质微阵列技术或高通量质谱分析对生物标本进行测量所获得的数据中，包含大量生物标本内蛋白质的信息，生物信息学被广泛地应用于这些数据的分析。对于前者，生物信息学所面临的问题与在 RNA 微阵列数据分析中遇到的问题相似；对于后者，生物信息学将所获得的大量质谱数据与通过已知蛋白质数据库预测得到的数据进行比较，并使用复杂的统计学方法进行进一步分析。

**3. 生物芯片大规模功能表达谱的分析**

生物芯片因其具有高集成度、高并行处理能力及可自动化分析的优点，可对不同组织来源、不同细胞类型、不同生理状态的基因表达和蛋白质反应进行监测，从而获得功能表达谱。此外，生物芯片还可进行 DNA、蛋白质的快速检测及药物筛选等。由此可见，无论是生物芯片还是蛋白质组技术的发展都更强烈地依赖于生物信息学的理论与工具。由于生物芯片存在固有的缺陷及实验重复性等问题，并且有关表达谱的分析还不很精确，研究人员仍需开展大量的工作来提高对斑点图像处理的能力和提升系统的分析水平。近年来，随着第二代测序技术的使用，人们已普遍运用 RNA-Seq 技术来进行大规模转录组表达谱的分析。

**4. 蛋白质结构的预测**

蛋白质结构的预测是生物信息学最重要的任务之一。蛋白质的一级结构决定其高级结构而高级结构又决定着蛋白质的生物学功能，蛋白质结构预测的目标是通过氨基酸序列来预测出蛋白质的三维空间结构。这方面的用途在医药工业上特别突出，如药物设计、各种特殊用途的酶设计等。对于序列同源性大于 25% 的蛋白质，可以使用比较同源模建的方法预测蛋白质结构，如 SWISS-MODEL 和 Modeller 软件。对于没有合适模板的蛋白质预测可以使用折叠识别方法。折叠识别方法尝试寻找该目标序列可能适合的已知的蛋白质三维结构。如果前两种方法都无效，则要从头建模，它的缺点是计算量大、耗时，而且仅适用于长度为几十个氨基酸的蛋白质片段，因此该方法目前主要作为前两种基于模板预测法的补充。整体来看，蛋白质结构预测领域还有待发展，特别是深度学习技术的成功应用有望推动该领域进入一个新的阶段。

**5. 蛋白质与蛋白质相互作用**

蛋白质与蛋白质相互作用是当今生命科学研究的前沿和热点。基因的复制与转录、蛋白质的翻译与加工、免疫识别、信号传导等重要细胞生理过程都是通过蛋白质相互作用实现的。能够鉴定特定蛋白质是否相互作用的生物学实验技术有很多种，如免疫共沉淀、酵母双杂交系统、双分子荧光互补等，但这些方法无法反映出蛋白质是如何从空间结构的角度相互作用的。X射线晶体衍射和核磁共振等结构生物学技术可以高分辨率地展示蛋白质之间在空间上是如何结合的，但实验操作十分困难且昂贵。利用计算机技术有望基于蛋白质的各种性质，如理化性质、初级结构、三维结构等来对蛋白质互作进行预测。其中，卷积神经网络、循环神经网络等深度学习技术已经大幅提高了蛋白质互作的预测精度，但深度学习技术对训练集的依赖较大且可解释性仍有待提高。

**6. 表型组学**

表型组学即通过评估生物体的形态、生理和生化特征，以及与遗传、表观遗传和环境因素的相关性，对表型进行高通量组学分析。近年来，表型组学在植物学研究中应用广泛，其应用被认为可能是保障未来粮食安全和推动第二次绿色革命的关键。植物表型组学是对植物生长发育、性状等的调查分析。植物表型分析则是从图像和传感器数据中提取和分析有关植物结构和功能的定量数据。这种方法可以将基因型与表型差距对应，已普遍用于植物育种、通过遗传标记预测表型等领域。一些高通量的自动化表型分析平台已被用于不同环境条件下的植物表型组学研究，有助于研究人员将多参数表型信息与遗传变异联系起来。其中，植物表型图像的识别与处理是表型组学的重点与难点。一些自动成像分析方法可将图像信息转换为生长、生理特征方面的表型测量值，以及抗性和产量等表型测量值。基于深度学习的图像识别处理技术将会是一个重要的研究方向。

**7. 生物系统模拟**

生物体是个复杂的系统，整个系统可以分成多个亚系统。现在的生物学家越来越清楚地认识到生物体涉及了生物的方方面面，从而兴起了一个新概念——系统生物学。Leroy Hood 认为系统生物学是确定、分析和整合在遗传或环境的扰动下的生物系统所有内部元件间相互作用关系的一门学科。模拟生物系统对于更好地理解生命的本质活动至关重要。细胞水平下的代谢网络、信号传导通路、基因调控网络的构建，以及分析和可视化工作都给生物信息学带来了挑战。此外，从研究方法和途径来看，人工生命或虚拟进化的研究往往致力于通过计算机模拟简单的生命形式来理解进化过程。

**8. 代谢网络建模分析**

代谢网络涉及生化反应途径、基因调控及信号传导过程（蛋白质间的作用）等。后基因组时代将研究大规模网络的生命过程，又称为"网络生物学"研究。代谢网络建模分析过程如下。

（1）构建调控网络　目前已有多个代谢网络途径数据库，有些数据可以直接参考使用。有些数据库本身除了手工和自动检索文献以补充数据外，也在通过开发预测工具来补充数据，但是都有局限性和准确性的问题。这些数据库还需要从基因组来预测网络，或有针对性地去整合某些数据研究其规律，开发算法模型等。已有若干研究小组从事"基因组到代谢网络"的预测。

（2）网络普遍性分析　构建调控网络之后，人们对网络的"图论"方面的属性做了分析，如最短距离、连接度等，并试图给出一些重要的结论；也有研究人员分析其最小单元的代谢途径等。越来越多的人开始开发专门的软件工具来自动分析大规模网络系统的物理属性，提供路径导航、模式搜索、图形简化等分析手段。

（3）建立模型分析　目前已有若干个比较优秀的代谢网络建模工具，如 Copasi、E-cell 等，它们大都基于代谢控制分析原理，使用常微分方程来求解反应速率。这些建模工具基于标准化数据输出输入考虑，并组成了合作组，共同支持 SBml 数据交换。其他形式的建模工具也很多，如因为确切的动态参数目前还很难得到，有些建模工具便使用随机方法处理数据。其他如用 Petri net 进行建模的，其强大的数学计算功能和明了的示图形式也引起越来越多的的兴趣。另外，如何自动建立大规模的代谢网络，也是个正在进行中的课题。

与代谢分析直接相关的便是系统生物学研究，它将是后基因组时代最为突出的研究方向。它要求我们看待生命活动过程要用系统的眼光，不能只盯住一个方面的数据分析而隔离联系。所谓的 "Virtual Cell（虚拟细胞）" 模型就是基于系统考虑。

**9. 计算进化生物学**

引入信息学到进化生物学中，使得生物学家可以通过测量 DNA 上的变化来追踪大量生物的进化事件。通过比较全基因组，生物学家还可以研究更复杂的进化事件，如基因复制、水平基因转移、物种形成等，为种群进化建立复杂的计算模型，以预测种群随时间的演化。

**10. 计算进化生物学**

生物多样性数据库集合了物种的各种信息。它可以用来模拟计算种群动力学过程，或计算人工培育下或濒危情况下物种的遗传健康状况。计算进化生物学在这方面一个重要的前景就是可以将大量物种的遗传信息保存成电子信息，为濒危物种建立基因库，将各物种的基因组信息保存下来，这样即便在将来这些物种灭绝了，人类也可能利用它们的基因组信息重新创造出它们。

**11. 合成生物学**

合成生物学这个术语是由波兰遗传学家瓦克罗·斯巴斯基（Waclaw Szybalski）在 1974 年提出的。目前合成生物学仍然没有一个明确的定义，一般认为合成生物学是一门依据生物学、化学、物理学和工程学等原理设计出优越的或新型的生物系统的学科。合成生物学涉及许多不同的生物学研究领域，如功能基因组学、蛋白质工程、化学生物学、代谢工程、系统生物学和生物信息学。它将自然科学和工程科学结合到一起进行生物学上的研究。近几年来，由于在系统生物学和 DNA 合成与测序等新技术上取得了长足的进步，合成生物学逐步形成了自己的研究领域，广泛应用于医药、化学、食品和农业等行业。

**12. 生物医学文本挖掘**

近年来，生物医学领域的文献数量迅速增加。这些文献作为科学研究成果的载体，大多以电子格式提供且易于获取。如何从海量的文献中挖掘蕴藏的知识对于生物医学研究和应用至关重要。融合自然语言处理技术的生物医学文本挖掘应运而生。其任务包括生物医学命名实体识别、文本分类、关系抽取、知识图谱构建等。其中，命名实体识别是具有挑战性的关键基础任务。常用于生物医学命名实体识别的方法有基于规则、基于字典、基于机器学习（尤其是深度学习）的模型。目前，命名实体识别面临的问题包括同义词、替换表达、一词多义或歧义、缩写等，因而可能需要大量的人工标注。如何在保持精度的同时减少标注训练集的规模，以及运用迁移学习和半监督学习等是生物医学文本挖掘的发展方向。

## 四、生物学数据库

生物学数据库的类型多种多样。根据存放数据类型的不同，可以将其分为序列（如 GenBank、Swiss-Prot 等）、（三维）结构（如 PDB）、文献（如 NCBI 的 PubMed）、序列特征（如 PROS-ITE、Pfam 等）、基因组图谱（如 MapViewer、Ensembl 等）、表达谱等多种数据库，每一种还可以进行更细致层次的划分。根据数据库存储的具体内容还可以将其分为一级数据库和二级数据库（primary and secondary database），以及用户针对性更强的专用数据库（specialized database）。

（一）一级数据库与二级数据库

一级数据库属于档案数据库（archive），库中的主要内容是来源于实验室操作的原始数据结果（如测序得到的序列或经过X射线晶体衍射所得到的三维结构数据等），当然也会包含一些基本的说明（如序列所属的物种、类型、序列发表的文献出处等）。例如，核酸序列数据库GenBank、EMBL、DDBJ和蛋白质结构数据库PDB（Protein Data Bank）就是典型的一级数据库。二级数据库则是在一级数据库的信息基础上进行了计算加工处理并增加了许多人为的注释而构成的。例如，NCBI的RefSeq数据库，其mRNA序列是综合了GenBank中来源于同一物种相同基因的所有mRNA序列信息的一致性序列（consensus sequence）；而公共数据库中大多数的蛋白质序列是将核酸序列中的编码序列区域（coding sequence region，CDS）进行蛋白质翻译后，通过后续的一些计算分析（如利用BLAST进行序列相似性分析），人为地为序列加上蛋白质产物名称及功能注释。也就是说，它们不是通过实验来确定的。以UniProt下属的KnowledgeBase数据库为例，它是由众多蛋白质专家人工校正注释的高质量Swiss-Prot和由计算预测得到各种蛋白质功能信息的TEMBL两部分组成的，是目前最大的二级蛋白质序列数据库。

一级数据库的注释信息非常有限，因此二级数据库中的功能与结构注释在分析中的作用便显得十分重要。但必须注意的是，二级数据库中的信息有些时候也会产生误导，特别是一些由程序自动计算得到的结果。

除了一级与二级数据库外，更多的专业数据库被开发出来，以满足不同生物学研究团体对特定类型信息的需求。例如，专门研究小RNA的数据库或专门存储基因表达谱数据的数据库，以及专门为果蝇、线虫、拟南芥等基因组研究提供各类信息的专业数据库等。这些数据库虽然在序列数据方面与一级数据库有些重叠，但由于各研究领域的专家更注重于为这些专业数据库提供相应的注释，因此它们为公共序列数据库提供了非常有价值的补充。

（二）如何查找与研究相关的生物学资源

生物学数据的快速增加，直接导致数据库种类与数量的大幅增长。这些整合了大量信息与知识的数据库能够以易懂易读的方式为生物科研工作者提供进一步深入实验的依据与洞察力。然而，面对众多的生物学资源，刚刚接触生物信息学的新手常常不知如何开始相关的学习和研究，更不知道如何才能找到与自己研究相关的生物学资源。针对上述问题，常用的方法如下。

（1）利用公共搜索引擎　一般来说，数据库在建立时都会在自己的网页代码中设立相关的关键词。我们可以利用与研究相关的关键词在搜索引擎中进行资源的搜索。然而，由于关键词使用的不唯一性，以及不同公共搜索引擎对多个搜索关键词之间的默认组合关系不同，如对于rheumatic disease这样一个双检索词，不同的搜索引擎可能会将其作为短语、采用双检索词的交集或并集等不同形式作为其默认的组合形式，这使得我们的检索结果与目的要求大相径庭。因此，利用公共搜索引擎进行资源的搜索是最简单也是最容易引起歧义的方法。当然，如果事先了解准确的生物资源名称或简称别名，如利用National Center for Biotechnology Information或其简称NCBI时，公共搜索引擎则是一个能够快速得到确定生物信息资源网址URL的工具。

（2）了解重要的生物信息学门户站点　生物信息门户站点包含了大量的公共资源。美国的国家生物技术信息中心（NCBI）、位于英国的欧洲生物信息研究所（European Bioinformatics Institute，EBI、由瑞士生物信息研究所（Swiss Institute of Bioinformatics，SIB）维护的专家级蛋白质分析系统ExPASy（Expert Protein Analysis System）等都是非常重要的生物信息学门户站点。每个站点都提供了种类繁多的数据库、分析工具、生物信息教程等内容，并且链接了大量非自身维护的有用站点与资源。它们是进行分子生物学研究最基础的批量数据来源。

（3）利用Nucleic Acids Research杂志每年的数据库专辑/网络服务器专辑　《核酸研究》

（Nucleic Acids Research，NAR）是分子生物学研究的权威杂志。从 1994 年起，NAR 在其每年的第一辑杂志中都会介绍一些重要数据库的更新情况，提供可访问的各类数据库的网址，并附带提供这些数据库的建库目的与主要内容等描述信息。这些信息为实验生物学家查找与使用特定类型的数据资源提供了极大的便利。在这一特刊发行 10 年即 2004 年时，NAR 被正式改名为数据库专辑（Database Issue）。数据库专辑将收集的各类公共数据库分为 15 个大类多个小类，包含的数据库数量也在逐年增加。到 2020 年底，数据库专辑收录的主要分子生物学数据库已经达到了 1906 个。从 2003 年起，NAR 开始在每年的 7 月份发行数据库专辑的补充内容——网络服务器专辑（Web Server Issue），为用户提供基于网络的分子生物学数据分析及可视化软件资源。到 2020 年底，网络服务器专辑收录的链接已经超过 2208 个。

## 五、重要的生物信息站点

### （一）NCBI——美国国家生物技术信息中心

NCBI（National Center for Biotechnology Information）建立于 1988 年 11 月 4 日，隶属于美国国立卫生研究院（National Institutes of Health，NIH）的美国国家医学图书馆（National Library of Medicine，NLM），主要任务是创建公共可接入数据库，引导在计算生物学及基因组数据分析方面的软件开发，同时发布各类生物医学信息。到目前为止，NCBI 已经成为世界级的生物信息资源中心，为生物医学及生命科学研究提供了大量的数据和众多的分析工具与平台。例如，PubMed、GenBank、BLAST、Map Viewer 等都是 NCBI 中最常用的数据库与分析工具。

NCBI 的数据资源主要包括数据库、数据下载、数据提交及分析工具 4 个部分，另外还有一个 How To 页面，包含了 NCBI 主要数据库或工具的使用方法说明。NCBI 的全部资源及其简介可以从 NCBI 主页中的 All Resources 界面中进行查找和了解（图 14-1）。

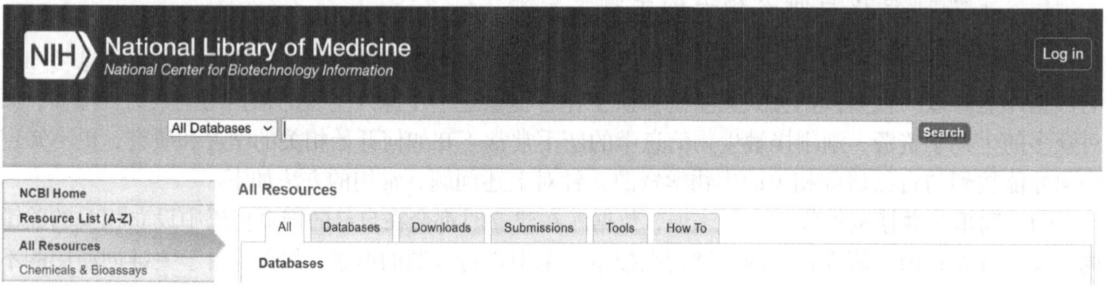

图 14-1　NCBI 的 All Resources 界面

### （二）UCSC——加州大学圣克鲁兹分校基因组浏览器

UCSC 基因组浏览器站点（图 14-2）包含收集的大量基因组参考序列和拼接数据信息，还提供基因组元件百科全书计划 ENCODE 和尼安德特人基因组分析 Neandertal 等项目的快捷链接。导航栏和工具栏中提供了多种便利的基因组查询和注释工具：Browser 可以用缩放和滚动的方式查看染色体的注释；Blat 可以快速将用户输入的序列以图像的方式在基因组中显示；Tables 提供便捷的入口链接到基础数据库；Gene Sorter 展示表达、同源性和以多种方式关联的其他基因组信息；VisiGene 可以让用户浏览大量的检测小鼠和青蛙表达模式的原位图像；Genome Graphs 允许用户上传或显示基因组范围的数据集等。UCSC 基因组浏览器支持文本和序列检索，对用户任何感兴趣的基因组区域可提供快速、准确的访问。

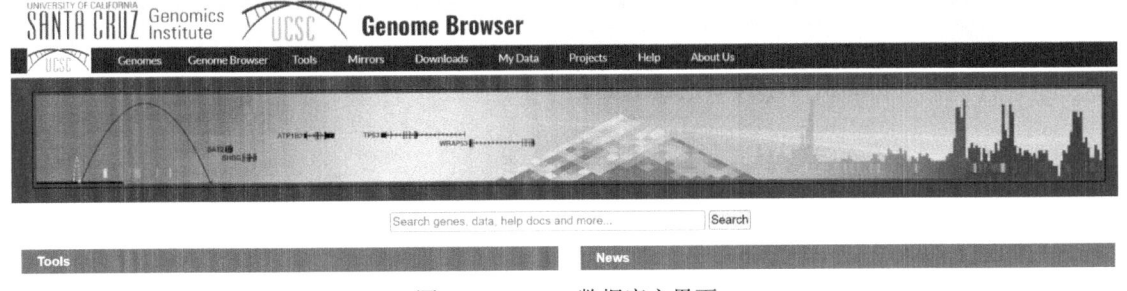

图 14-2  UCSC 数据库主界面

### (三) EBI——欧洲生物信息研究所

EBI (European Bioinformatics Institute, 图 14-3) 是隶属于欧洲分子生物学研究室 (EMBL) 的一个非营利性的学术机构，专门从事生物信息学方面的研究与服务。EBI 的主要任务包括为科研团体免费提供数据及生物信息学服务，从生物信息学的角度为推动特定科研项目的发展做出努力，为各阶层的科研人员提供高级生物信息学培训，以及帮助向工业界发布最新技术等。EBI 的网站在数据规模和承担的任务方面都与 NCBI 相当，而全部资源及工具则显示在其 Services A to Z 界面（图 14-4）中。

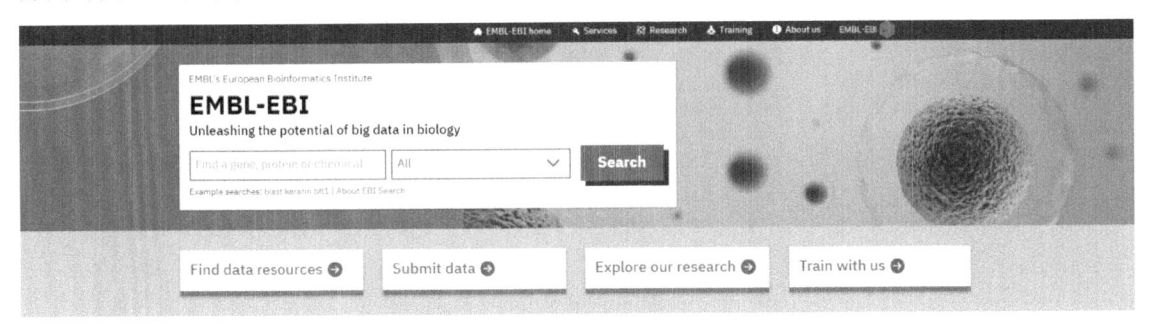

图 14-3  EMBL-EBI 的网络首页

### (四) EMBnet——欧洲分子生物学信息网络

EMBnet (European Molecular Biology Network) 建立于 1988 年，由多个位于欧洲及欧洲以外的成员国节点和专业节点组成。除了上面提到的欧洲生物信息学研究所 (EMBL-EBI) 外，瑞士生物信息研究所 (SIB)、澳大利亚国家基因组学信息服务 (AGRIS) 及中国北京大学的生物信息中心 (PKU-CBI) 都是 EMBnet 的成员。它们不仅为本国用户提供生物信息资源及生物计算服务，同时也为用户提供支持、培训，并进行相关的生物信息研究与开发。例如，专业蛋白质分析系统 ExPASy 就是由 SIB 开发及维护的，而通用蛋白质资源数据库 UniProt 则由 EMBL-EBI 及 SIB、PIR 共同进行维护。由于 EMBnet 的成员国节点与专业节点各自包含了大量的公共数据信息及自行开发的数据库和分析工具，因此它可用来作为生物学数据资源的补充来源，如 EMBnet 德国节点（图 14-5）和北京大学生物信息中心节点（图 14-6）。

人类基因组计划的完成，推动了现代测序技术的快速发展。越来越多的人类个体和众多的动植物、微生物基因组被测定，海量序列数据快速积累，形成了形式多样、功能丰富的数据资源和网络平台。这些数据的利用、分析将为生物医学科学研究和产业转化提供重大的资源支持。本节主要介绍了生物信息学的基本概念、研究领域、主要应用和目前由 NCBI、UCSC、EBI 等重大数据维护机构广泛开发并应用的关键生物序列数据库和数据资源。这些内容共同构成了生物信息学的重要知识体系，为进一步深入研究和应用生物信息学奠定了基础

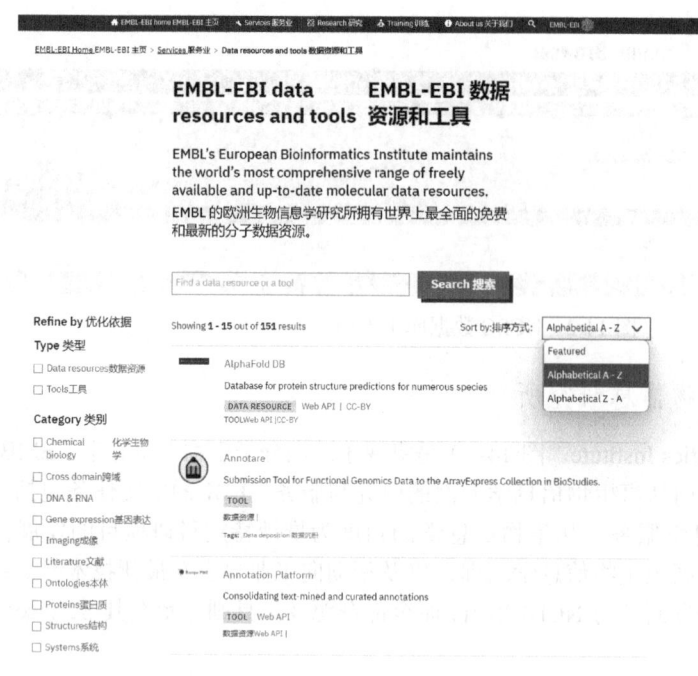

图 14-4　EMBL-EBI 资源检索管理

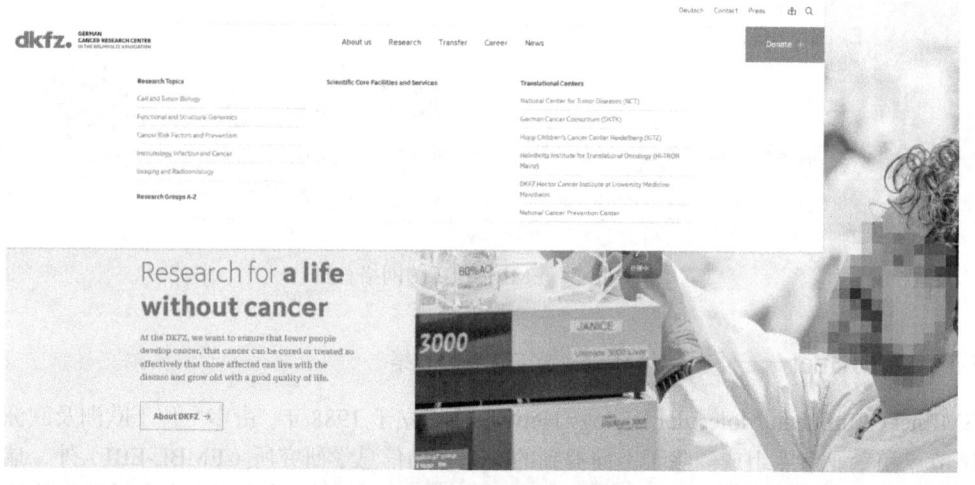

图 14-5　EMBnet 德国节点首页

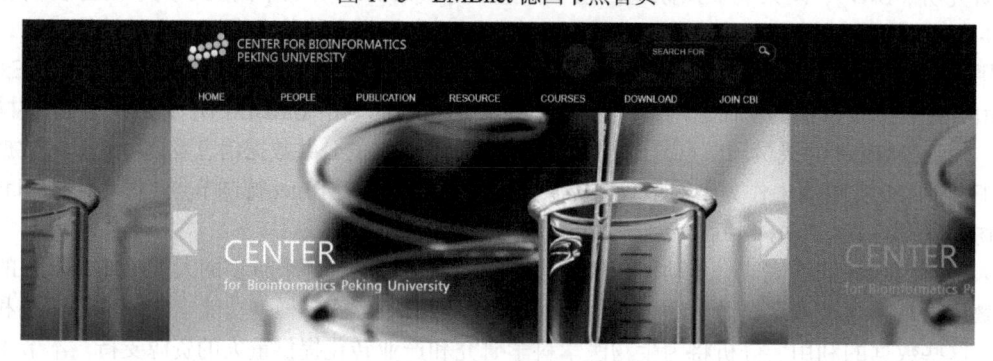

图 14-6　EMBnet 北京大学生物信息中心节点

## 第二节 生物信息学在风湿病中的应用

现代医学信息和高通量分子生物技术的巨大变革推动着疾病诊疗和药物应用方式的巨大变化。生物信息学技术结合现代计算机科学，多方面分析、呈现数据，成为风湿病研究的热门方法之一，为临床实践提供理论依据。下面，本节就常用的生物信息学方法和治疗风湿病案例进行简要介绍。

### 一、基因组学

"基因组"（genome）是指生物体的单倍体细胞中所有遗传物质的总和，包括细胞核内的 DNA 和各种细胞器中的 DNA，是生物体内全部遗传信息的集合。基因组学（genomics）由美国科学家 Thomas H, Roderick 在 1986 年首先提出，是从整体水平研究生物体全部遗传物质的结构、组成、功能及进化的生命科学前沿学科。按其研究内容，基因组学可分为结构基因组学（structural genomics）、功能基因组学（functional genomics）和比较基因组学（comparative genomics）等。这几类基因组学研究方向各有侧重：结构基因组学以研究生物全基因组 DNA 的序列组成和基因数目、功能和分类为目标；功能基因组学以研究全基因组水平的基因表达和调控为目标；比较基因组学则基于结构基因组学和功能基因组学信息，以研究不同物种或群体间基因组变化与进化关系为目标。

基因组学技术促进了中医辨证分型研究的客观化、定量化、标准化，提高了中医诊疗的准确性。在风湿病研究中，通过微阵列分析，研究人员鉴定了系统性红斑狼疮的转录模块，并生成了疾病特异性转录指纹。Xiangyu Ge 等通过功能基因组学定位了类风湿关节炎的遗传风险变异与活性调控 DNA 元件，确定了风险位点的 SNP、增强子、基因和细胞类型。Tin 等进行了跨种族荟萃分析，鉴定了与痛风显著相关的多态性位点。Sandoval-Plata 和 Jing 团队确定了高尿酸血症向痛风转变的预测因子。Dong 等鉴定了痛风风险相关基因。基因组学技术还应用于针灸治疗 KOA 的研究，揭示了温针灸与调节免疫、代谢相关基因异常表达的关系。

### 二、转录组学

DNA 是遗传信息的载体，在细胞分裂时复制并平分，保证遗传稳定；蛋白质是细胞功能关键部分；RNA 能够传递遗传信息至蛋白质，这一过程正是中心法则主要内容。DNA、RNA、蛋白质分别衍生出基因组学、转录组学和蛋白质组学。转录组学涵盖所有 RNA 转录本，通过转录组技术研究发现，mRNA 在转录中起中介作用，非编码 RNA 控制转录精确性。转录组学技术始于 20 世纪 90 年代，现包括微阵列和 RNA 测序，该技术研究基因表达情况，揭示转录调控规律，对生命活动机制有重要意义。

目前，转录组技术已经在风湿病机制研究和中西医结合治疗中被广泛应用。IMGENBERG 团队对 12 例干燥综合征患者和 20 例健康对照纯化的 $CD19^+B$ 细胞进行 RNA 全转录组测序，发现干燥综合征患者的I型和II型干扰素（IFN）诱导的基因、趋化因子及其受体表达上调，而细胞因子信号传导的抑制因子下调，提示干燥综合征的 B 细胞呈免疫激活特征。Dang 团队发现外周血单核细胞 NLRP3 基因转录本和 NOD 样受体热蛋白结构域相关蛋白 3（NOD-like receptor thermal protein domain associated protein 3，NLRP3）炎症小体在原发性痛风患者中表达降低，且 NLRP3-4 转录本变异可能与原发性痛风的发生密切相关。国内学者团队则通过收集 AS 患者及健康对照者的外周血单个核细胞，提取 RNA 后进行高通量 RNA 测序得到基因表达谱，随后运用生物信息学方法，比较 AS 患者及健康对照者的基因表达情况，选取差异基因，并进行 GO 功能注释、KEGG 通路富集分析、蛋白互相作用网络分析（PPI）及表型分析。研究发现 AS 患者和健康对照者存在 153 个差异表达基因，包括炎症细胞因子 IL-2、IL-6、IL-10、TNF-α 和 IFN-γ。

## 三、非编码 RNA

除 mRNA 以外，生物体内还存在许多不编码蛋白质的 RNA，它们直接在 RNA 水平上发挥作用，称为非编码 RNA（non-coding RNA, ncRNA）。通过对哺乳动物基因组的测序分析发现，虽然大部分 DNA 序列可以转录为 RNA，但是其中大多数并不编码蛋白质。在组成人类基因组的 30 亿个碱基对中，蛋白质编码序列仅占 1.5%，75%的基因组序列都能够被转录成 RNA，其中非编码 RNA 占转录形成的 RNA 总量的 74%。这些非编码 RNA 并非垃圾 RNA。最近研究表明很多非编码 RNA 具有很重要的功能，其中突出和核心的作用是调控。非编码 RNA 按照碱基长度一般分为两类：第一类为短链非编码 RNA（small ncRNA, sncRNA），通称小分子 RNA，长度一般小于 200nt，包括 miRNA、piRNA、siRNA、snRNA、snoRNA 等；第二类为长链 RNA，长度一般大于 200nt，包括长链非编码 RNA（longnon-coding RNA, lncRNA）等，环状 RNA（circular RNA, circRNA）也是一类特殊的长链非编码 RNA。在这些非编码小分子 RNA 中，miRNA 主要负责调控转录后目标基因的表达，是最重要的一类调控小 RNA。目前 miRBase 已报道的人类 miRNA 为 2883 个，预期这类 RNA 的总数目还会增加。lncRNA 也是当前的研究热点，它和许多染色质重塑复合物相关，可以定位这些复合物到特定的基因位点来改变 DNA 的甲基化和组蛋白的状态，在表观遗传调控中起着重要作用。lncRNA 不仅在转录水平调控蛋白质编码基因的表达，在转录后水平上也能发挥作用，从而广泛地参与包括细胞分化、个体发育在内的重要生命过程，其异常表达与多种人类重大疾病的发生密切相关。lncRNA 有带 PolyA 尾和不带 PolyA 尾两种形式，具有跨物种的低保守性、组织特异性表达和丰度低等特点。lncRNA 的种类远远超过编码 RNA，保守估计哺乳动物基因组序列中有 4%~9%的序列产生 lncRNA 转录本，而相应的蛋白质编码 RNA 的比例仅是 1%~5%。

miRNA 是基因表达的重要调控方式，HILLEN 团队采用 Open Array 定量 PCR 技术对 30 例干燥综合征患者和 16 例健康对照者的外周血细胞样树突细胞（pDC）的 758 种 miRNA 进行检测，发现并验证了 10 种差异表达 miRNA，其中 miR-29a 和 miR-29c 是促细胞凋亡因子，这提示了干燥综合征的 miRNA 的下调与 pDC 存活率增加有关。此外，一些研究表明，lncRNA 在 T 细胞、B 细胞、中性粒细胞和其他免疫细胞中特异性表达。中性粒细胞和巨噬细胞在痛风的发生发展中发挥重要作用，提示了 lncRNA 可能通过影响免疫细胞来介导痛风的炎症过程。Qing 团队利用 lncRNA 微阵列分析健康对照者及痛风患者外周血单核细胞中 lncRNA 的表达谱，鉴定出两种 lncRNA 与痛风炎症指标相关，可以作为痛风治疗的候选靶点。此外，国内团队的研究还采集了 9 名 RA、11 名痛风、10 名骨关节炎患者的关节液，通过 lncRNA 测序检测关节液外泌体中 lncRNAs 的表达情况，结果显示在 RA 患者关节液来源外泌体中共检测到 1067 个差异表达 lncRNAs，与 KOA 相比，在 RA 中共发现 347 个差异表达 lncRNAs，其中有 236 个表达上调，111 个表达下调，差异表达 lncRNAs 靶基因的功能分析显示这些靶基因主要富集于"T 细胞活化"、"凋亡"及"mTOR 信号通路"；与痛风相比，在 RA 中共发现 805 个差异表达 lncRNAs，其中有 479 个表达上调，326 个表达下调，差异表达 lncRNAs 靶基因的功能分析显示 lncRNAs 主要富集于"自噬的正向调节"、"白细胞跨内皮迁移"及"铁死亡"；同时与跟 KOA、痛风相比，在 RA 中共发现 85 个特异表达 lncRNAs，其中有 65 个表达上调，20 个表达下调；特异表达 lncRNAs 靶基因的功能分析显示其主要富集于"自噬"、"RA 疾病通路"及"mTOR 信号通路"，这提示 RA 可差异表达 lncRNAs，通过调控靶基因来发挥"自噬、mTOR 信号通路"等生物学功能。研究人员还筛选到 RA 可能的潜在生物标志物，为探索 RA 的发病机制提供了新的线索。

## 四、蛋白质组学

"蛋白质组学"（proteomics）和"蛋白质组"（proteome）这两个概念是澳大利亚科学家 Marc Wilkins 及其同事在 20 世纪 90 年代初提出的，与"基因组学"（genomics）和"基因组"（genome）相对应，其中"蛋白质组"意为"一个基因组、一种生物或一种细胞、组织所表达的全套蛋白质"。"Proteome"一词源于"PROTEin"与"genOME"的杂合，而"-omics"是"组学"的意思，"蛋白质组学"代表对生物学和生物体系运作的一种全局的研究方式，即从整体的角度来研究一个生物体、细胞或组织。蛋白质是生理功能的执行者，是生命现象的直接体现者，对蛋白质结构和功能的研究将直接阐明生命在生理或病理条件下的变化机制。蛋白质本身的存在形式和活动规律等问题，如翻译后修饰机制、蛋白质间相互作用模式及蛋白质构象特点，仍依赖对蛋白质的研究来解决。蛋白质组学的研究可望提供精确、详细的有关细胞或组织状况的分子描述。诸如蛋白质合成、降解、加工、修饰的调控过程只有通过对蛋白质的直接分析才能揭示。因此，蛋白质组学应运而生，它以细胞内全部蛋白质的存在及其活动方式为研究对象，可以说蛋白质组学研究的开展不仅是生命科学研究进入后基因组时代的里程碑，也是后基因组时代生命科学研究的核心内容之一。蛋白质组学常用的方法有：蛋白质二维电泳-质谱技术、一维（二维）色谱-质谱技术、同位素编码亲和标签技术、表面增强激光解吸离子化飞行时间质谱技术、蛋白质芯片技术等。蛋白质组学通过对蛋白质表达水平、翻译后修饰、蛋白与蛋白相互作用的解析来获得蛋白质水平上的关于疾病发生，细胞代谢等过程的整体的认识。在过去的十年中，定量蛋白质组学已发展成为比较生物样品中蛋白质表达的关键工具。利用定量蛋白质组学技术探索各类风湿病中出现的关键差异表达蛋白，可以帮助人们识别各类风湿病的生物标志物，预测其风险并做出预防和诊断。

Salajegheh 等人针对 DM 患者，采用了液相色谱串联质谱分析和基因芯片技术，深入探讨了与肌肉组织束周萎缩相关的蛋白表达情况。研究结果显示，干扰素刺激基因 15（ISG15）、黏病毒抗性蛋白 1（MxA）、干扰素诱导蛋白 1（IFIT1）和干扰素诱导蛋白 3（IFIT3）在束周萎缩患者中表达明显上升。ISG15，作为Ⅰ型干扰素诱导产生的关键蛋白，对于其他蛋白具有修饰结合的作用，其表达失衡可能与 DM 肌细胞的损伤有关。此外，束周萎缩作为皮肌炎的典型病理特征，过去的研究认为其与局部缺血有关。进一步的研究发现，ISG15 在皮肌炎束周萎缩的缺血细胞中表达显著升高，同时其他三种蛋白也呈现不同程度的上升，这提示 ISG15 及其结合蛋白在皮肌炎束周萎缩的发病过程中可能扮演了关键角色。另一项研究中，Ying 等人利用同位素标记相对和绝对定量（iTRAQ）技术与液相色谱-串联质谱法，对痛风患者和对照组的差异表达蛋白进行了筛选，并成功鉴定出 95 种差异蛋白。其中，TBB4A 蛋白在原发性痛风患者中的表达水平明显高于对照组，这一发现为原发性痛风的发病机制提供了新的线索。

## 五、系统生物学

系统生物学是生物信息学的前沿领域，旨在研究生物系统整体，整合基因、蛋白和代谢物间相互作用并帮助人们理解复杂生物系统。其具有高度整合、信息化的特点，是探索疾病本质、药理药效的重要工具。系统生物学改变了生物信息学的研究视角，使研究者从 DNA、RNA、蛋白、代谢物等层面研究疾病。该方法符合现代医学整合思想和中医学"整体观"，推动了中医学客观化、现代化。在风湿病研究中，基于系统生物学的中医方药和证候研究是研究热点，多维度药物效应网络符合中药多重生物学作用，能够推动中医"证"本质客观化研究，对中医药防治风湿病有重要指导意义，有望带来新突破。

在既往的研究中，Sun 等利用以 iTRAQ 为基础的蛋白质组学技术比较不同中医证型的 KOA 患者关节液表达差异，结果显示血清淀粉样蛋白 P、载脂蛋白 C1、组蛋白 H2A、C 反应蛋白、纤维蛋白原α等蛋白可能是鉴别肾虚证、阳虚证、血瘀证这三种证型的潜在标志物；苏炳烛等对KOA中医证型的物质基础进行了探索，其应用核磁共振技术寻找KOA患者肝肾亏虚证与寒湿痹阻证的差异代谢物质轮廓，两者分型的差异代谢物可能是柠檬酸盐、组氨酸和醋酸，其中醋酸、组氨酸可能为寒湿痹阻证的标志性代谢产物，而乙醛酸和二羟酸代谢、组氨酸代谢、柠檬酸循环等可能是其中关键性的代谢通路。

网络药理学试图从系统生物学角度解释疾病，理解药物与机体的相互作用，促进新药发现。基于高通量组学数据、计算机计算和网络数据库，网络药理学揭示了药物的作用机制、有效性、毒性和代谢特性。该方法与中医的整体观和辨证论治相符，两者都强调整体性和系统性。有研究通过收集益气活血复方的有效化合物，预测潜在靶点，与SSc靶点相映射，建立了靶蛋白互作网络，并进行GO功能和KEGG通路分析，最终筛选出73个关键靶点，其中GSK3β是SSc血管病变的潜在治疗靶点，Wnt信号通路为主要作用通路之一。

未来系统生物学方法仍将是进行风湿病证本质客观化研究的重要手段，有望通过多种组学结合的方式从多维层面揭示中医"证"的物质基础、分子靶点以及动态变化规律，但相关研究的开展仍需要建立在大样本、多中心、证型统一、靶向验证的基础之上。

## 六、代谢组学

代谢组学是一门利用液相色谱-质谱、核磁共振等技术对生物体内所有小分子代谢物进行定量分析的学科。它通过建立数学模型，结合统计学方法，来揭示不同代谢物之间的差异性，并深入探究其生物学意义。代谢组学的研究重点在于代谢物的动态变化和生物过程能够全面反映机体的整体代谢状态。在风湿病的中医药研究中，研究人员除了对证型进行深入探讨外，还可以借助代谢组学的方法来研究中药在整体动力学中的作用。代谢组学能够帮助我们更准确地理解中药在生物体内的作用机制，使中药的使用更加符合个体差异，提高治疗效果。最近的一项研究针对SSc患者进行了深入的肠道菌群和代谢物分析。通过对12例SSc患者和11例健康对照者的粪便样本进行高通量测序和代谢组学分析，研究人员发现SSc患者的肠道菌群结构存在显著差异，且这些差异与临床症状和代谢物表达之间存在密切关联。特别是某些特定的菌属和代谢物在SSc患者中呈现下调状态，这为SSc的诊治提供了新的线索和思路。

本节探讨了生物信息学在风湿病研究中的应用，并分别从基因组学、转录组学、蛋白质组学、系统生物学和代谢组学等不同层面介绍了相关案例。我们希望能够通过这些案例的介绍，帮助读者理解生物信息学如何解析风湿病的复杂性，以及它在疾病诊断、治疗和预后中的潜在作用。生物信息学在风湿病研究中扮演着至关重要的角色，它不仅加深了我们对疾病机制的理解，还为开发新的治疗方法和改善患者管理提供了强有力的工具。随着技术的不断进步和数据的日益积累，未来生物信息学将在风湿病的精准医疗中发挥更大的作用。

### ❓ 课后思考

**思考题1**：一级数据库和二级数据库的区别是什么？
**思考题2**：登录NCBI/GenBank数据网站并进行了解学习。
**思考题3**：请简述风湿病研究中常用的生物信息学方法。

# 主要参考文献

高天文，王雷，廖文俊，2017. 实用皮肤组织病理学[M]. 2版. 北京：人民卫生出版社.
耿研，武丽君，谢其冰，2024. 生物制剂在系统性红斑狼疮中应用的中国专家共识（2024版）[J]. 中华风湿病学杂志，28（2）：78-92.
耿研，谢希，王昱，等，2022. 类风湿关节炎诊疗规范[J]. 中华内科杂志，61（1）：51-59.
顾军，戴生明，2020. 中国关节病型银屑病诊疗共识（2020）[J]. 中华皮肤科杂志，53（8）：585-595.
国家皮肤与免疫疾病临床医学研究中心，中国医师协会风湿免疫专科医师分会血管炎学组，海峡两岸医药卫生交流协会风湿免疫病学专业委员会血管炎学组，等，2024. 中国大动脉炎诊疗指南（2023）[J]. 中华内科杂志，63（2）：132-152.
黄烽，朱剑，王玉华，2022. 强直性脊柱炎诊疗规范[J]. 中华内科杂志，61（8）：893-900.
黄红，谢文慧，张卓莉，2021. Janus酪氨酸激酶抑制剂治疗类风湿关节炎安全性研究进展[J]. 中华风湿病学杂志，25（6）：407-411.
季兰岚，张卓莉，2017.2015年IgG4相关疾病诊断及治疗国际专家共识推荐意见解读[J]. 中国实用内科杂志，37（4）：301-302.
姜林娣，马莉莉，薛愉，等，2022. 大动脉炎诊疗规范[J]. 中华内科杂志，61（5）：517-524.
姜泉，2022. 实用中医风湿免疫病学[M]. 北京：中国中医药出版社.
姜泉，周新尧，唐晓颇，等，2024. 干燥综合征病证结合诊疗指南[J]. 中医杂志，65（4）：434-444.
《类风湿关节炎超药品说明书用药中国专家共识》制定专家组，2022. 类风湿关节炎超药品说明书用药中国专家共识（2022版）[J]. 中华医学杂志，102（5）：1076-1085.
李才，任立群，2017. 人类疾病动物模型的复制[M]. 2版. 北京：人民卫生出版社.
李正富，王新昌，范永升，2013. 范永升教授治疗结缔组织病相关间质性肺病经验[J]. 中华中医药杂志，28（10）：2970-2972.
栗占国，2020. 凯利风湿病学[M]. 10版. 北京：北京大学医学出版社.
栗占国，2023. 凯利风湿病学[M]. 11版. 北京：北京大学医学出版社.
梁东风，徐晓矞，2024. 纤维肌痛诊疗中国心身-风湿专家共识（2023）[J]. 解放军医学院学报，45（1）：1-11.
廖文俊，李承新，王雷，2012. 皮肤血管炎的组织病理学诊断[J]. 临床皮肤科杂志，41（8）：510-512.
刘健，2009. 风湿病中医临床精要[M]. 合肥：安徽科学技术出版社.
刘瑞林，李纪高，周全，等，2023. 干燥综合征样动物模型的研究现状与思考[J]. 中国实验动物学报，31（2）：257-264.
刘维，2009. 中西医结合风湿免疫病学[M]. 武汉：华中科技大学出版社.
刘云，戴晓敏，2023. 中国大动脉炎全病程多学科慢病管理专家共识[J]. 复旦学报（医学版），50（5）：633-654.
刘志纯，刘磊，2021. 风湿免疫病临床诊治手册[M]. 苏州：苏州大学出版社.
刘志栋，葛宏慧，张笑，2022. 基于网络药理学和分子对接技术探究黄芪汤治疗原发性胆汁性肝硬化的作用机制[J]. 中药新药与临床药理，33（5）：655-665.
路志正，焦树德，1996. 实用中医风湿病学[M]. 北京：人民卫生出版社.
罗泽红，胡小钰，李浩，等，2022. 肠道菌群在干燥综合征中的研究进展[J]. 中华风湿病学杂志，26（8）：553-556.
马丹，杨和霖，武泽文，等，2020. 间充质干细胞及其细胞外囊泡在干燥综合征治疗中的研究进展[J]. 中华风湿病学杂志，24（9）：634-637.
牟艳嫣，谢冠群，郑卫军，等，2021. 基于网络分析中医药治疗系统性红斑狼疮疾病用药规律[J]. 中国中西医结合杂志，41（2）：199-203.
沈南，赵毅，段利华，2023. 系统性红斑狼疮诊疗规范[J]. 中华内科杂志，62（7）：775-784.
石宇红，李茹，陈适，等，2012. 91例混合性结缔组织病患者的临床特点及转归[J]. 北京大学学报（医学版），44（2）：270-274.
孙怡宁，何岚，吕晓虹，等，2014. 1例混合性结缔组织病合并ANCA相关肾小球肾炎患者（英文）[J]. 中南大学学报（医学版），39（2）：209-314.
田惠，孙晓涛，李军霞，2017. 混合性结缔组织病合并黑变病1例[J]. 中国免疫学杂志，33（1）：112-113.
田新平，赵丽珂，姜振宇，等，2022. 抗中性粒细胞胞质抗体相关血管炎诊疗规范[J]. 中华内科杂志，61（10）：1128-1135.
童荣生，2022. 生物制剂治疗类风湿关节炎合理用药中国专家共识[J]. 中国新药杂志，31（21）：2174-2184.
万新，曾三武，2023. 单味中药调控MAPK信号通路在银屑病中的研究进展[J]. 中成药，45（8）：2650-2656.
汪悦，纪伟，陆燕，2019. 实用中西医结合风湿免疫疾病治疗学[M]. 北京：中国医药科技出版社.
王承德，沈丕安，胡荫奇，2009. 实用中医风湿病学[M]. 2版. 北京：人民卫生出版社.

王迁, 王旖旎, 王嬙, 等, 2023. 风湿性疾病相关噬血细胞综合征诊疗规范[J]. 中华内科杂志, 62（1）: 23-30.

王璇, 胡景贤, 韩舒羽, 等, 2024. 中医五音疗法在肝郁脾虚型自身免疫性肝炎患者中的应用研究[J]. 中华护理杂志, 59（7）: 789-795.

魏亚梅, 尤浩军, 雷静, 2023. 纤维肌痛的发生机制研究发展[J]. 中国疼痛医学杂志, 29（9）: 697-701.

巫晓慧, 王君明, 宋玲玲, 等, 2021. 风湿热应激前后雷公藤配伍金钱草抗炎增效减毒作用研究[J]. 中华中医药杂志, 36(2): 1006-1011.

吴冰洁, 马玲瑛, 项忆瑾, 等, 2023. 大动脉炎中西医协同分期诊疗的研究进展[J]. 复旦学报（医学版）, 50（5）: 761-764.

吴开春, 梁洁, 冉志华, 等, 2018. 炎症性肠病诊断与治疗的共识意见（2018年·北京）[J]. 中国实用内科杂志, 38（9）: 796-813.

杨佳蕾, 尹世敏, 2021. 神经白塞综合征的诊治进展[J]. 中华神经医学杂志, 20（4）: 401-405.

杨山景, 李凌军, 2022. 丹皮酚药理作用与应用研究进展[J]. 中药药理与临床, 38（5）: 237-241.

杨志波, 李元文, 谢红付, 等, 2020. 中西医皮肤性病学[M]. 长沙: 湖南科学技术出版社.

姚曼曼, 龚晓红, 李桓, 等, 2023. 基于中西医临床病证特点的系统性红斑狼疮动物模型研究评述[J]. 世界中医药, 18（1）: 141-145, 153.

于长禾, 周彦吉, 安易, 等, 2023. 基于多阶段优化策略构建中医治疗膝骨关节炎的综合方案[J]. 中华中医药杂志, 38(7): 3383-3387.

曾小峰, 邹和建, 2021. 风湿免疫内科学[M]. 3版. 北京: 人民卫生出版社.

张奉春, 栗占国, 2015. 内科学-风湿免疫科分册[M]. 北京: 人民卫生出版社.

张辉, 杨念生, 鲁静, 等, 2021. 狼疮肾炎诊疗规范[J]. 中华内科杂志, 60（9）: 784-790.

张秦, 王玉明, 谢幼红, 等, 2011. 当归拈痛汤加减治疗银屑病关节炎湿热痹阻型临床观察[J]. 北京中医药, 30（4）: 246-248.

张荣, 丁慧敏, 2022. 干燥综合征表观遗传学研究进展[J]. 中华风湿病学杂志, 26（7）: 485-488.

张爽, 毕映燕, 刘晓婷, 等, 2024. 中药有效成分调控氧化应激防治骨关节炎的研究进展[J]. 中国实验方剂学杂志, 30(11): 282-289.

张文, 陈竹, 厉小梅, 等, 2023. 原发性干燥综合征诊疗规范[J]. 中华内科杂志, 62（9）: 1059-1067.

张文博, 陈祖祥, 刘镇, 等, 2024. 巨噬细胞在间充质干细胞治疗骨关节炎中的作用[J]. 海军军医大学学报, 45（6）: 764-769.

张学军, 郑捷, 2018. 皮肤性病学[M]. 9版. 北京: 人民卫生出版社.

张志祥, 李俊琴, 柴淑芳, 等, 2024. JAK抑制剂治疗银屑病关节炎的研究进展[J]. 海南医学院学报, 30（5）: 395-400.

赵辨, 2017. 中国临床皮肤病学[M]. 2版. 南京: 江苏凤凰科学技术出版社.

赵岩, 曾小峰, 2022. 风湿病诊疗规范[M]. 北京: 人民卫生出版社.

中国初级卫生保健基金会风湿免疫学专业委员会, 2023. 干燥综合征超药品说明书用药中国临床实践指南（2023版）[J]. 中华医学杂志, 103（43）: 3445-3461.

中华医学会风湿病学分会, 2016. 2016中国痛风诊疗指南[J]. 中华内科杂志, 55（11）: 892-899.

中华医学会风湿病学分会, 2018. 2018中国类风湿关节炎诊疗指南[J]. 中华内科杂志, 57（4）: 242-251.

中华医学会肝病学分会, 尤红, 贾继东, 等, 2021. 原发性胆汁性胆管炎的诊断和治疗指南（2021）[J]. 中华内科杂志, 60（12）: 1024-1037.

中华医学会肝病学分会, 尤红, 贾继东, 等, 2022. 原发性胆汁性胆管炎的诊断和治疗指南（2021）[J]. 临床肝胆病杂志, 38（1）: 35-41.

中华中医药学会风湿病分会, 海峡两岸医药卫生交流协会风湿免疫病学专业委员会纤维肌痛综合征中西医研究学组, 首都中西医结合风湿免疫病研究所, 2023. 中国纤维肌痛综合征诊疗指南[J]. 中华内科杂志, 62（2）: 129-146.

周光兴, 高诚, 徐平, 等, 2008. 人类疾病动物模型复制方法学[M]. 上海: 上海科学技术文献出版社.

周明珠, 康诗然, 夏育民, 2023. 系统性红斑狼疮的慢病管理[J]. 中国皮肤性病学杂志, 37（11）: 1222-1226.

周琦, 孙慧娟, 于栋华, 等, 2020. 巨噬细胞M1/M2型极化在不同疾病中的作用机制[J]. 中国药理学通报, 36（11）: 1502-1506.

朱小霞, 李芹, 王悦, 等, 2022. 成人斯蒂尔病诊疗规范[J]. 中华内科杂志, 61（4）: 370-376.